医学影像学诊断与超声技术

主编　王艳艳　邢　艳　孙　瑞　张　健
叶　鹏　李志鹏　郑瑞琦

黑龙江科学技术出版社
HEILONGJIANG SCIENCE AND TECHNOLOGY PRESS

图书在版编目(CIP)数据

医学影像学诊断与超声技术 / 王艳艳等主编. -- 哈尔滨：黑龙江科学技术出版社，2023.2

ISBN 978-7-5719-1778-4

Ⅰ. ①医… Ⅱ. ①王… Ⅲ. ①影像诊断②超声波诊断 Ⅳ. ①R445

中国国家版本馆CIP数据核字（2023）第031417号

医学影像学诊断与超声技术

YIXUE YINGXIANGXUE ZHENDUAN YU CHAOSHENG JISHU

主　　编　王艳艳　邢　艳　孙　瑞　张　健　叶　鹏　李志鹏　郑瑞琦

责任编辑　陈兆红

封面设计　宗　宁

出　　版　黑龙江科学技术出版社

地址：哈尔滨市南岗区公安街70-2号　邮编：150007

电话：（0451）53642106　传真：（0451）53642143

网址：www.lkcbs.cn

发　　行　全国新华书店

印　　刷　黑龙江龙江传媒有限责任公司

开　　本　787 mm×1092 mm　1/16

印　　张　21.75

字　　数　550千字

版　　次　2023年2月第1版

印　　次　2023年2月第1次印刷

书　　号　ISBN 978-7-5719-1778-4

定　　价　198.00元

编委会

◎ 主　编

王艳艳　邢　艳　孙　瑞　张　健

叶　鹏　李志鹏　郑瑞琦

◎ 副主编

初　明　韩雯雯　王　丽　刘　燕

赵　乾　安　波

◎ 编　委（按姓氏笔画排序）

王　丽（山东省聊城市莘县燕店镇卫生院）

王艳艳（博兴县中医医院）

叶　鹏（临清市人民医院）

邢　艳（枣庄市立医院）

刘　燕（山东国欣颐养集团枣庄中心医院）

安　波（烟台市烟台山医院）

孙　瑞（青岛市西海岸新区中医医院）

李志鹏（鄄城县第二人民医院）

时志强（济南市莱芜人民医院）

初　明（山东省烟台市牟平区莒格庄镇卫生院）

张　健（滕州市中医医院）

郑瑞琦（潍坊美年大健康健康体检中心）

赵　乾（微山湖医院）

韩雯雯（山东省东营市人民医院）

前言

医学影像与超声是应用医学成像技术对人体疾病进行诊断，在医学影像技术引导下应用介入器材对人体疾病进行微创性诊断和治疗的医学学科，是临床医学的重要组成部分。伴随着医学影像技术发展，医学影像诊断手段已从传统的X线诊断发展为诊断与治疗兼备。医学影像学体系更加完整、医学影像诊断手段越来越先进，大大地提高了疾病的诊断率。为了让广大影像学工作者更好地了解现代医学影像学，合理利用各种影像诊断与治疗手段，更好地为患者服务，我们特组织具有丰富工作经验的影像科医师共同编写了《医学影像学诊断与超声技术》一书。

本书共分为14章，详细阐述了CT、MRI、超声诊断基础，以及各常见疾病的影像学和超声检查与诊断。书中详细介绍了各常见疾病的临床表现、影像学检查方法、病理生理基础、影像学征象、诊断与鉴别诊断等内容，便于学习者灵活掌握并应用于临床实践。本书的编者在影像学检查规范化扫描和影像学诊断的精准化等方面积累了丰富的临床经验，并对影像诊断学的前沿领域及最新动态充分的了解和掌握，为突出本书内容的实用性、新颖性、专业性奠定了坚实的基础。本书内容丰富、条理清晰，可供临床从事影像学诊断的专业技术人员、进修人员、实习人员及影像专业的学生参考使用。

编者在写作时虽力求严谨，但由于时间原因及自身水平的限制，书中难免存在疏漏和不足之处，望广大读者提出宝贵意见和建议，以便再版时做出改进。

《医学影像学诊断与超声技术》编委会

2022年10月

目录

第一章 CT诊断基础

第一节 CT 成像技术

计算机断层扫描(CT)由英国工程师 Hounsfield 于 1969 年发明，它是继 1895 年伦琴发现 X 线以来，X 线诊断方面划时代的飞跃。CT 自发明以来就在神经系统疾病诊断中发挥着重要作用。

一、CT 的基本结构与成像原理

(一)CT 的基本结构

常规 CT 或性能优越的螺旋 CT 都包括以下几个重要组成部分。

1.高压发生器

高压发生器为 X 线的产生提供一个稳定的直流高压。稳定的高压是 CT 成像的重要基础之一，因为高压值的大小直接影响 X 线能量值的变化，而 X 线能量与吸收系数关系密切，只有在 X 线能量稳定的情况下，才能准确反映被扫描物体的 X 线吸收系数。

2.X 线管球

作为 CT 扫描用的 X 线管与一般 X 线管相同，是高度真空的二极管。分固定阳极和旋转阳极两种。固定阳极由于热负荷不足，不能耐受阳极产生的高热，已被旋转阳极管球替代。高档螺旋 CT 机管球由石墨或金属陶瓷组成，热容量更高，适于长时间连续扫描。

3.探测器

探测器分固体探测器和气体探测器。一代、二代 CT 的探测器由碘化钠晶体与光电倍增管组成。碘化钠晶体探测器对 X 线的敏感度比 X 线胶片大 100 倍，后来改用氯化钙晶体和锗酸铋晶体，这些晶体在 X 线照射时，产生与 X 线量成比例的可见光线，经光电倍增管放大，并由光能转为电流作为扫描信息输入计算机。晶体中常放入微量的增光或减少余辉的激活物质。三代、四代 CT 装置的探测器主要用氙气电离室或锗酸铋晶体和光电倍增管组成。一般而言，固体探测器较高压氙气探测器性能好。目前，性能先进的 CT 多采用高效的稀土陶瓷探测器，可降低球管曝光量，保护球管延长寿命，并可维持更长时间扫描。

近年来，CT 设备的发展主要表现在探测器性能的不断改进，如单层螺旋 CT 探测器只有一排，而多层螺旋 CT 的探测器可为几排、数十排甚至更多。

4.准直器

CT 扫描时,X 线束的准直与否影响 X 线照射量及重建图像质量。使用较大焦点的管球,半影大,需用准直器;性能优越的小焦点管球,半影小,已无使用准直器的必要。

5.电子计算机

电子计算机是 CT 机的中枢,有数据处理、图像重建、图像显示等多种用途。性能优越的 CT,除对球管、探测器有很高要求外,计算机系统的功率也十分关键,它的外围系统中的资料存储设备用以存储包括扫描和维修检测的各种程序指令,可用来存储扫描图像的数据。图像照相系统用以拍摄扫描图像,有多幅照相机和激光照相机。操作控制台可操纵整个系统完成 CT 检查。

6.图像贮存、显示和记录部分

图像贮存、显示和记录部分包括磁盘或光盘,磁带或软磁盘,显示器和照相机等,可用来存储扫描图像的数据,显示、拍摄扫描图像。

CT 设备的技术进展主要集中在高功率的球管、探测器和电子计算机数据处理系统方面。如多层 CT 探测器的材料多为稀土陶瓷,其稳定性好,光输出率高,余辉短暂,X 线利用率高。64 层螺旋 CT 探测器的宽度已达 40 mm。目前,球管的发展趋向于大功率高毫安输出球管和高散热率低毫安输出球管。电子计算机数据采集和传输,后处理重建和存贮效率都有了极大的提高。

(二)成像原理

X 线束对人体所选层面从多个方向进行扫描,由探测器收集到许多透过所扫层面不同强度的 X 线,经模/数转换器转换成数字,输入计算机储存和运算,而得到该层各单位容积的X 线吸收值,并排列成数字矩阵。这些数字可储存于磁盘中,数字矩阵经数/模转换器于阴极射线管影屏上转成 CT 图像,即该层的横截面图像,图像再摄于胶片上。

二、检查方法

(一)普通扫描

普通扫描也称平扫,指不用造影增强或造影的普通扫描,一般都先做平扫。对于急性颅脑外伤、急性脑卒中、先天畸形等患者,一般只做平扫检查。

(二)造影增强检查

造影增强检查是指先经静脉注入水溶性碘造影剂,然后再行扫描的方法。当病变组织与正常组织 X 线吸收系数差别小而 CT 上难于显示时,应用造影增强扫描,可使病变组织与正常组织间吸收差别增高,从而提高病变的显示率。

适用于脑瘤、脑梗死和脑脓肿,外伤患者平扫表现正常及怀疑血管性病变的蛛网膜下腔出血等患者,多做平扫后的增强扫描。脑瘤患者术后可直接行造影增强检查。

(三)特殊检查

1.薄层扫描

薄层扫描指层厚 5 mm 以下的扫描,可观察病变细节。立体定向 CT 定位常采取薄层扫描。功能性立体定向手术,有时采用 2 mm 或更小层厚的连续扫描,需要时还可将轴位图像进行矢状位或冠状位重建。需要强调的是,重建图像具有几何图像扭曲效果,因而会增大测量误差,因此重建图像不适合脑内较小核团的定位。

2.重叠扫描

重叠扫描指在依次进行横截面扫描时,层间间隔小于层厚的扫描方法。对鞍区及后颅凹肿瘤有诊断价值。优点是减少部分容积效应,减少病灶的漏诊;缺点是扫描层面增多,照射量加大。

3.脑池造影扫描

脑池造影扫描是指经蛛网膜下腔注入造影剂或气体充盈脑池后再行扫描的检查方法,可清楚显示脑池,对桥小脑角区、脑干及鞍上池区域的病变可起辅助诊断的作用,造影后不同时间扫描,还可观察脑脊液的动力变化。由于为侵入性检查,此方法现已很少应用。

三、螺旋CT

(一)螺旋CT的原理

螺旋CT设计原理与机械构造有别于常规CT,常规CT机X线管与扫描架外的高压发生器之间,探测器与计算机数据采集系统之间,都是通过电缆连接的,X线球管与探测器每绕患者一周就必须反向回转1次,以避免电缆缠绕。这就要求X线球管与探测器做反向运动,每次扫描就必须花费一定时间进行启动、加速、匀速取样、减速和停止过程,因此常规CT机的扫描时间受到限制。

螺旋CT采用了滑环技术,其X线球管与高压发生器的电源,探测器与计算机数据采集系统都通过滑环和电刷连接,无电缆缠绕之忧,减少了CT扫描时X线球管与探测器必须在二次扫描间做反向运动的时间。这就允许X线球管与探测器绕患者不断旋转的同时,球管连续产生X线,数据采集也同时进行,而患者则卧于检查床恒速移动,穿过扫描架,导致X线束以螺旋形方式穿过患者,对感兴趣区进行容积扫描和采样,然后通过图像重建方法把容积数据转变为像常规CT一样的横截面图像。图像的质量受层厚、床移动速度、螺矩和内插方式等扫描参数的影响。

多层螺旋CT(MSCT)或称多排探测器CT(MDCT)代表着CT技术的突破,它不仅有最佳的容积数据三维显示,而且从一个横截面技术转变成一个真正的可以任意切面的三维成像。多层CT采用2个或更多的平行探测器阵列,利用同步旋转管球和探测器阵列技术装备而成,与单层CT相比,其核心变化体现在探测器构成和数据采集系统。MSCT在Z轴上设有多排探测器,并有多个数据采集系统。多层CT为临床诊断带来了巨大的好处:它可减少扫描时间,降低层面的准直,显著增加扫描范围。对于同样的原始数据的层厚进行回顾性重建,提高了空间分辨率和时间分辨率,改善了三维图像质量,使CT功能成像、心脏成像和CT血管成像等一大批新的技术在临床广泛应用。

(二)后处理重建技术

基于螺旋CT扫描技术的诊断工作站,是一个强大的计算机系统,它强大的三维成像处理、分析功能对临床疾病的诊治起着十分重要的作用。

1.多平面重建技术及曲面重建

多平面重建技术(MPR)解决了传统CT只能对人体长轴做横截面扫描的不足,通过横截面图像上按要求任意划线,然后沿该划线将横截面上二维体积元层面重组,即可获得该平面的二维重建图像。主要包括冠状面、矢状面和任意角度斜面图像,多方位、多角度地观察病灶,把复杂部位的病变充分暴露出来。

曲面重建为多层面重建技术的延伸和发展,用于行径扭曲的血管、支气管等结构,在MPR基础上,沿感兴趣组织划曲线,将沿曲线的体积元资料重组,便可获得曲面重建图像。它可将扭曲、重叠的血管和支气管等伸展拉直,展示在同一平面上。需注意的是,曲面图像上的空间关系并不能反映真实情况。

2.表面遮盖法重建技术(SSD)

按表面数学模式进行计算处理,将超过预设的CT阈值的相邻像素连接而重组成图像,图像表面有明暗之区别。该技术广泛应用于骨骼系统,如颅面部、骨盆、脊柱等解剖结构复杂部位,空间立体感强,利于病灶定位,还可应用于空腔结构的显示,如支气管、血管和胆囊等。

3.腔内重建技术

腔内重建技术是计算机技术与三维图像相结合的产物,它是利用计算机软件功能,将螺旋CT容积扫描获得的图像进行后处理,重建出空腔器官表面的立体图像,类似纤维内窥镜,又称为仿真内窥镜技术。适于对喉、气管、支气管、结肠、鼻腔和鼻旁窦,甚至主动脉腔壁的观察,用于不能承受纤维内窥镜,以及纤维内窥镜无法到达的管腔,如阻塞远端、声门结构以下,血管、鼻旁窦内腔等的观察。

4.其他重建技术

容积重建(VR)可获真实的三维显示图像,它将每个层面容积资料中的所有体积元加以利用,可根据要求任意显示高密度的血管或较低CT值的肿瘤灶和小血管。Raysum重建,对所选择的三维组织或物体内所有图像进行投影,相当于模拟数学X线图像,可观察内部结构,类似于透明法图像,可应用于胆囊、结肠和输尿管等空腔脏器。

(三)CT新技术的临床应用

1.CT血管造影

CT血管造影(CTA)是血管造影技术与CT快速扫描相结合的一种技术,多用于颅脑及腹部CT血管显影,随着螺旋CT的出现,这项技术进一步完善和发展。多层螺旋CT能在血管内造影剂高峰期快速获得大量薄层图像,并采用SSD、最大密度投影等重建方法,显示血管的解剖细节,对神经血管性病变的诊断有重要价值。如颅内动脉瘤,CT血管造影可充分显示瘤体的三维结构,并可了解动脉瘤内有无血栓形成和夹层;对于颅内肿瘤性病变,CT血管造影可估计颅内肿瘤与血管的关系,为临床治疗提供重要信息。

2.CT灌注成像

CT灌注成像(CTPI)的理论基础为核医学的放射性示踪剂稀释原理和中心容积定律。Miles等认为,碘造影剂与放射性示踪剂具有相同的药代动力学,因此放射性核素的示踪原理可用于动态CT的研究。CT灌注是基于静脉内团注造影剂后分析动脉、组织及必要时包括静脉之间强化的关系,以了解该层面组织脏器的灌注情况。经静脉注射对比剂,同时对选定的某一层或多层进行动态扫描,获得该兴趣层面内每一像素的时间-密度曲线(TDC),其变化反映的是对比剂在该器官中浓度的变化,即碘聚集量的变化,从而间接反映组织灌注量的变化。根据该曲线利用不同的数学模型,计算出血流量(BF)、血容量(BV)、对比剂平均通过时间(MTT)、对比剂峰值时间(TTP)和表面通透性(PS)等灌注参数,并给色阶赋值,形成灌注图像,以此来评价组织器官的灌注状态。CT灌注成像技术已广泛用于临床,如肿瘤灌注成像、脑缺血性疾病灌注成像、心肌灌注成像、肺栓塞灌注成像、肾脏缺血性疾病灌注成像和正常肝脏与肝硬化的CT灌注测量等。肿瘤CT动态增强和灌注成像指标与肿瘤血管生成、肿瘤增殖细胞核抗原等高度相关,因此该方法的应用具有重要的临床价值。

(初　明)

第二节 CT 检查前准备与检查步骤

一、CT 检查前准备

为使 CT 检查取得较好的效果，扫描前的准备工作必不可少。检查前的主要准备有以下几个方面。

(一)了解病情

扫描前应详细询问病史，了解患者携带的有关影像学资料和实验室检查，以供扫描时定位及诊断时参考。

(二)做解释工作

对患者耐心做好扫描说明解释工作，以消除其顾虑和紧张情绪。

(三)胃肠道准备

腹部、盆腔和腰骶部检查者，扫描前 1 周，不做胃肠道钡剂造影，不服含金属的药物，如铋剂等。扫描前两天少吃多渣食物。腹部检查前 4 小时禁饮食，扫描前口服对比剂，使胃肠道充盈。盆腔检查前晚口服甘露醇等泻剂清洁肠道，若行清洁灌肠更佳；扫描前 2 小时口服对比剂充盈肠道(图 1-1)。

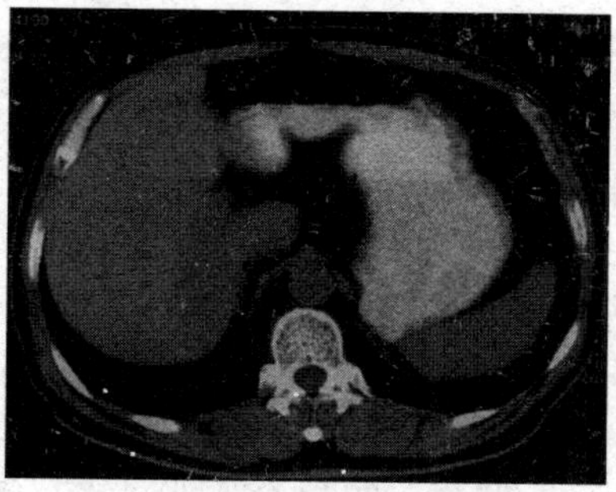

图 1-1 CT 扫描胃肠道内对比剂

(四)制动

根据不同检查部位的需要，确保检查部位的固定，是避免漏扫及减少运动伪影的有效措施。另外，胸腹部检查前应做好呼吸训练，使患者能根据语音提示配合平静呼吸或吸气、屏气；腹部检查前可口服或肌内注射 654-2 注射液 20 mg 以减少胃肠道蠕动；喉部扫描时嘱患者不要做吞咽动作；眼部扫描时嘱患者两眼球向前凝视或闭眼不动；儿童或不合作的患者可口服催眠剂 10% 水合氯醛 0.5 mL/kg(不超过10 mL)以制动。

(五)除去金属物品

摆位时去除扫描范围内患者穿戴及携带的金属物品，如钥匙、手机、发卡、耳环、项链、金属拉链、义齿、带金属扣的皮带、硬币和带金属的纽扣等，以防伪影产生。

(六)增强扫描及造影检查准备

行增强扫描及血管造影检查的患者检查前 4 小时禁食、水，以防发生变态反应时发生呕吐或呛咳将胃内容物误吸入肺；检查前应询问有无过敏史，并做碘过敏试验，试验阴性者请患者或家属在碘对比剂检查说明书上签名。少数低渗型非离子型对比剂变态反应发生率极低，不需做过敏试验，但应在增强或造影过程中严密监控，以防意外。

（七）注意监护

危重患者检查时，需请临床科室的医护人员陪同并监护。

（八）防尘

患者更衣、换鞋或穿着鞋套进入扫描室，以防灰尘带入机房，进入机器内部。

（九）注意患者家属防护

患者家属非特殊情况下不要滞留在扫描室内，以避免辐射线损伤。

二、CT检查步骤

（一）患者的接待与登记

仔细审查CT检查申请单是否填写完整，检查部位是否明确和符合要求，并根据病情的轻、重、缓、急和本部门的工作流程合理安排患者的检查时间。给患者做好解释和说明工作以便其做好配合，通知患者做好检查前准备。由专门人员进行检查项目的登记和归档。

（二）输入患者的一般资料与扫描相关信息

将患者的姓名、性别、出生年月和CT号等资料输入CT机。有放射科信息系统（RIS）和图像存储与传输系统（PACS）的医院，输入患者资料由工作列表完成。选择扫描方向和患者的体位；如果是增强扫描，要注明C+，其他特殊扫描方式，必要时也注明。

（三）患者体位的处置

根据检查的要求确定是仰卧还是俯卧，头先进还是足先进；根据检查的需要采用适当的辅助装置，固定检查部位；按不同检查部位调整检查床至合适位置，开启定位指示灯，将患者送入扫描孔内。

（四）扫描前定位

定位就是确定扫描的范围，通常先进行定位像扫描，即球管与探测器位置不变，曝光过程中，检查床载患者匀速移动，扫描图像类似高千伏摄影平片。在该定位像上制订扫描计划，确定扫描范围、层厚、层距等。定位较明确的部位（如颅脑），也可利用定位指示灯直接从患者的体表上定出扫描的起始位置，该方法节省时间，缺点是定位不如通过定位像定位准确。

（五）扫描

选择扫描条件，设计扫描程序，按下曝光按钮。在整个扫描过程中，要密切观察每次扫描的图像，必要时调整扫描的范围或做补充扫描，如肺内发现小病灶，最好加扫小病灶部位的高分辨力CT。

（六）拍摄和存储

根据不同的机器情况可自动拍摄或手工拍摄。自动拍摄是指在CT机上可预先设置，扫描完毕CT机会自动根据设置依次将所有扫描的图像拍摄完成。手工拍摄是扫描完成后，由人工手动拍摄。一般扫描完毕的CT图像都暂存于CT机的硬盘上，如需永久存储，可选择磁带、光盘等存储介质。

三、CT检查注意事项

主要注意事项有以下几个方面。

(1)CT检查必须注意放射线的防护,要正确、合理地应用CT检查,避免不必要的曝光。对育龄妇女及婴幼儿更应严格掌握适应证,非特殊必要,孕妇禁忌CT检查。CT机及机房本身结构需达到防护标准,以减少被检者、工作人员和与CT机房相邻地区人员的X线辐射剂量。重视个人防护,减少被检者、工作人员的受照剂量。

(2)应认真了解病史、其他检查结果及既往影像检查资料,借以指导本次检查,以免检查范围或扫描参数设置不当。

(3)增强扫描使用的碘对比剂量较大,注射速度快,有引起不良反应甚至变态反应的可能,碘过敏试验阳性者禁忌增强扫描。过敏体质的患者可选用非离子型对比剂以减少不良反应,使用过程中要严密观察,一旦出现变态反应应及时处理、抢救,否则可能危及生命。为避免迟发型变态反应的发生,检查后应让患者留CT室观察30分钟后再离开。CT室应常备必需的急救药品、器械,以备抢救之用。注意药品的有效期,定时添补更新。

(4)危重患者、过多搬动有生命危险者,临床应先控制病情,可待病情较为稳定后再做CT检查。对危重患者的搬动及检查应迅速、轻柔,检查以满足诊断需要为标准,不宜苛求标准延误抢救时间。

(初　明)

第三节　CT的检查方法

一、CT普通扫描

CT普通扫描是指不用对比剂增强或造影的CT扫描,又称CT平扫。平扫是CT扫描最基本的扫描方式(图1-2)。CT检查一般先做平扫,根据扫描结果必要时再做其他扫描。

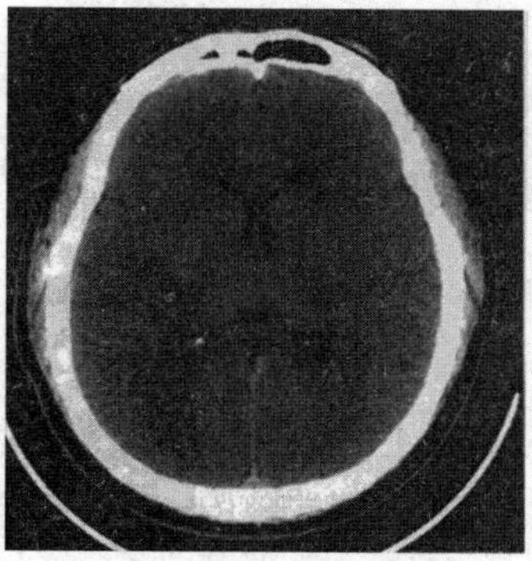

图1-2　颅脑CT扫描图像

(一)非螺旋CT扫描

非螺旋CT扫描常称轴位扫描或序列扫描。扫描时,检查床载被检者位置不变,球管与探测器系统在曝光的同时围绕人体旋转一圈扫描一个层面,该层面扫描结束后,检查床载被检者移动到下一层面再进行扫描。球管围绕被检者旋转的运行轨迹呈一个个独立的圆形。

非螺旋 CT 扫描管电压通常为 120～140 kV，管电流 70～260 mA，扫描时间 6～20 秒，矩阵 512×512，层厚 5～10 mm，层距 5～10 mm，连续扫描。标准算法、软组织算法均可。非螺旋 CT 扫描对 CT 机没有特殊要求，在非螺旋 CT 机和螺旋 CT 机上都可实施。

非螺旋 CT 扫描速度慢，不利于被检者制动，但是其数据没有螺旋 CT 数据的插值，图像信噪比高，质量好，因此经常在某些不需快速扫描的检查部位使用。颅脑、椎间盘的常规扫描常选用非螺旋扫描。

(二)螺旋 CT 扫描

螺旋 CT(HCT)有单层螺旋 CT 和多层螺旋 CT。螺旋 CT 扫描机采用滑环技术，球管与探测器系统在曝光的同时围绕人体单向连续旋转，同时检查床载被检者单向连续移动，球管围绕被检者旋转的运行轨迹呈螺旋形(图 1-3)。螺旋 CT 采集的不是一个层面的数据，而是一个器官或一个部位的纵向连续的扫描数据，因而这种扫描方法又被称为容积扫描。螺旋 CT 扫描的速度较非螺旋 CT 大幅度提高，一次屏气大多可完成规定区域的扫描任务，同时减少了呼吸伪影，避免了漏扫。对于连续容积扫描数据，可进行任意地、回顾性图像重建、重组，无层间隔大小的约束和重组次数的限制，提高了后处理技术中的多平面和三维成像图像的质量。

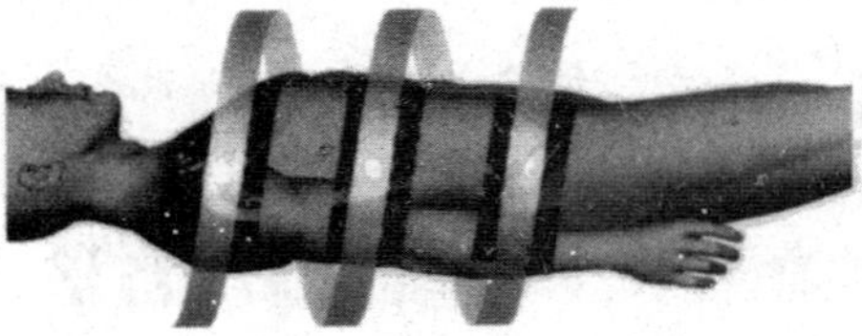

图 1-3　单层螺旋 CT 扫描示意图

SCT 扫描一般管电压为 80～140 kV，管电流为 50～450 mA，扫描时间最长可连续曝光 100 秒，层厚通常在 1～10 mm。

多层螺旋 CT(MSCT)一次采集可同时获得多层 CT 图像，包括双层、4 层、8 层、16 层、64 层和 320 层等(图 1-4)。

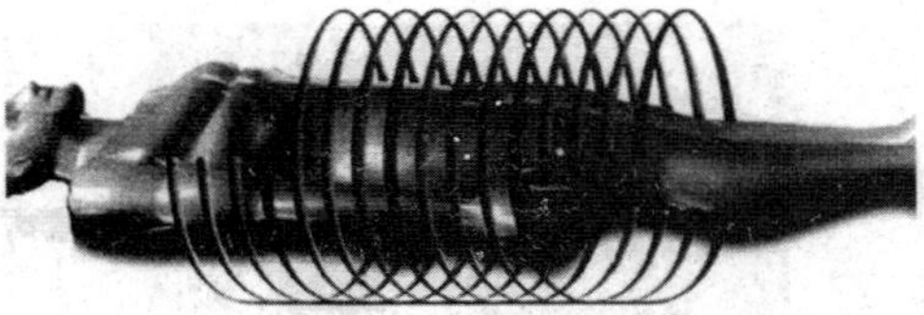

图 1-4　多层螺旋 CT 扫描示意图

多层螺旋 CT 的特点有以下几点。①宽探测器结构：MSCT 探测器排数为多排，球管旋转一周可完成更多层面的容积数据采集并重建出更多层面的图像。②具有先进的旋转方式，有电机皮带驱动、磁悬浮等。③使用大容量 X 线球管。④X 线束为锥形束，根据拟采集的层厚选择锥形束宽度，激发不同数目的探测器，实现一次采集获得多层图像。⑤采集层厚薄。MSCT 采集层厚可达亚毫米级，提高了后处理图像的质量。⑥使用大容量高速计算机处理数据。随着 MSCT 采集到的原始数据量大为增加，采用大容量计算机使处理速度相应加快，重建时间更短，图像后处理更快捷。

MSCT 的临床应用范围比单层螺旋 CT 有了进一步扩展，它除具有单层螺旋 CT 的优点外，还有以下优势。①同层厚时的扫描速度提高：有利于进行血管检查、胸腹部的检查和对急、重症被检者的检查。②检测效率提高：MSCT将单层螺旋CT中纵向扫描层面两侧被浪费的X线用来采集数据，提高了X线的利用率。整个器官或一个部位一次屏息下的容积扫描，不会产生病灶的遗漏。③CT图像质量提高：MSCT扫描时获取的容积数据具有较高的纵向分辨力，减少了容积效应和运动伪影。④图像后处理质量提高：MSCT在相同扫描时间内可获得范围更长或范围相同但层面更薄的容积数据，并且可任意地、回顾性重建，获得更加清晰、直观、逼真的后处理图像。⑤同层厚时X线剂量减少。MSCT对射线的利用率较高，减少了X线管的负荷，降低了X线管的损耗。

经过20年的发展，MSCT无论从硬件技术，还是软件功能等方面均有了很大的提高，并在许多临床应用方面显示出优势，如心脏和冠状动脉成像、脑血管成像、CT灌注成像、智能血管分析及骨关节容积重组等。

（三）双源CT扫描

双源CT(DSCT)是2005年推出的新型CT扫描仪，它的基本结构秉承了多层螺旋CT的设计，但在X线球管和探测器系统做了大胆的创新，由沿袭使用的一个球管、一组探测器系统，改变成了双球管和双探测器系统，两套采集系统同置于扫描机架内，呈90°角排列(图1-5)，两个球管既可同时工作，也可分别使用。当心脏成像、双能减影和全身大范围扫描时，可采用两个球管同时工作，一般的扫描可只用一组球管探测器系统工作。

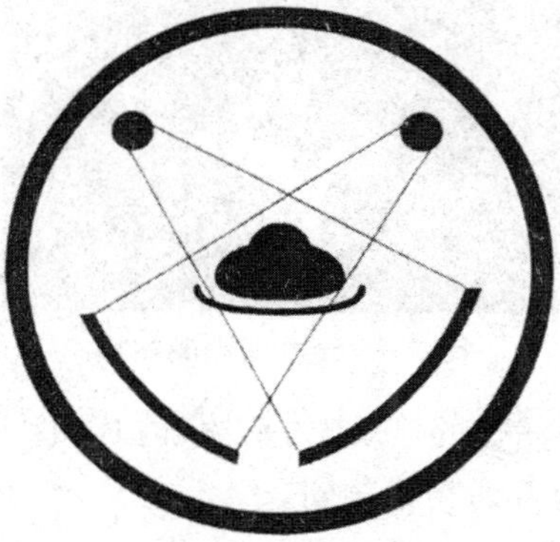

图1-5　双源CT扫描示意图

双源CT进一步提高了扫描速度和时间分辨力，对心脏的CT检查具有明显的优势，减小了对心率的依赖。双源CT的两个球管设置不同的千伏值时，发射不同的能量，还可以进行双能量成像。

（四）薄层扫描

薄层扫描是指层厚≤5 mm的扫描方法。目前，应用非常广泛，一般采用1～5 mm。在普通CT机和螺旋CT机上都可实施，平扫和增强扫描均可，主要优点是减少部分容积效应。薄层扫描的主要用途有以下几个方面。

(1)较小组织器官如鞍区、颞骨乳突、眼眶和椎间盘等，常规用薄层平扫。

(2)检出较小病灶，如肝脏、肾脏等的小病灶，胆系和泌尿系统的梗阻部位等，在普通扫描的基础上加做薄层扫描。

(3)一些较大的病变，为了观察病变的内部细节，局部可加做薄层扫描。

(4)拟进行图像后处理，最好用薄层螺旋扫描，扫描层面越薄，重组图像的质量越高。薄层扫描因层面接受 X 线光子减少，信噪比降低，图像质量有所下降。为保证符合诊断需要的图像质量，通常需增大扫描条件。目前，最薄的扫描可达亚毫米扫描，即<1 mm 层厚的扫描。从诊断意义上讲，1 mm 以下的薄层层面信息主要用于图像后处理重组。

（五）连续扫描、重叠扫描和间隔扫描

根据层距和层厚的关系，分为连续扫描、重叠扫描和间隔扫描。若层距与层厚相等，则为连续扫描（也称序列扫描），各层之间既无间隙，也无重叠；若层距大于层厚，则为间隔扫描，部分层面组织未被扫描；若层距小于层厚，则为重叠扫描，层面相邻部分重复扫描。CT 检查常规使用连续扫描，肺高分辨扫描通常使用间隔扫描，重叠扫描通常指非螺旋 CT 而言，现已少用。

（六）靶扫描

靶扫描是指对较小的感兴趣区进行扫描的方法，又称放大扫描、目标扫描（图 1-6）。通常对检查部位先行普通扫描，利用此扫描图像确定感兴趣区，缩小扫描视野后进行的扫描。靶扫描图像增加了感兴趣区的像素数目，提高了空间分辨力。多层螺旋 CT 通常采用扫描后小视野、大矩阵重建的方式减小像素尺寸，提高空间分辨力。

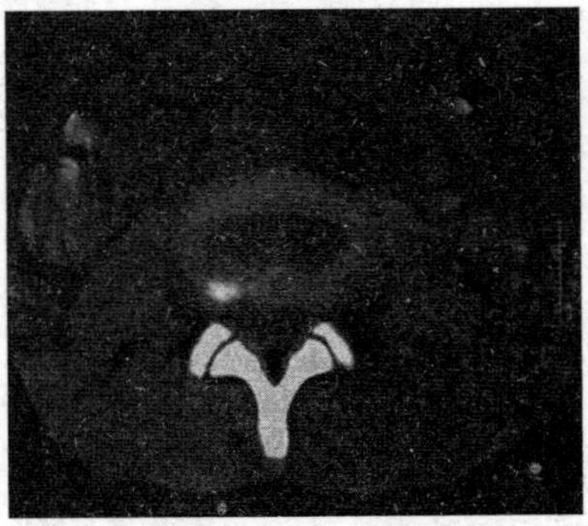

图 1-6　腰椎间盘靶扫描

靶扫描主要用于小器官和小病灶的显示，如垂体、内耳、肾上腺和肺内孤立结节的扫描。对 CT 机没有特殊要求，扫描条件与普通扫描相同。

（七）高分辨力 CT 扫描

高分辨力 CT（HRCT）是使用较高的 X 线剂量进行薄层扫描，大矩阵、骨算法重建图像，获得具有良好的空间分辨力 CT 图像的扫描方法。有时，还采用小视野重建图像。管电压120～140 kV，管电流120～220 mA，层厚 1～2 mm，层距可视扫描范围大小决定，可无间隔或有间隔扫描，矩阵通常 512×512，选用骨算法重建。此方法突出优点是具有良好的空间分辨力，主要用于小病灶、小器官和病变细微结构的检查。如肺部 HRCT，能清晰显示以次级肺小叶为基本单位的肺内细微结构，有助于诊断和鉴别诊断支气管扩张、肺内小结节、弥漫性间质性病变等。也可用于检查内耳、颞骨乳突和肾上腺等小器官。HRCT 扫描因层厚小，需使用高的曝光条件（图 1-7）。

（八）定量扫描

定量 CT（QCT）是指利用 CT 检查来测定某一感兴趣区内特殊组织的某一种化学成分含量的扫描方法。依 X 线的能级分单能定量 CT 和多能定量 CT。用于测定骨矿物质含量，监测骨质疏松或其他代谢性骨病被检者的骨矿物质密度。扫描时在被检者胸腰椎下面放置标准密度校正体模，体模内含数个已知不同密度的溶液或固体参照物。扫描后测量各感兴趣区的 CT 值，通过专用软件，与参照密度校正并计算出骨密度值。

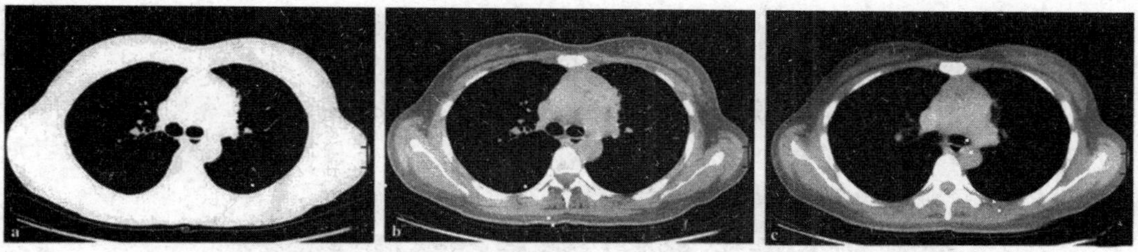

图 1-7 肺高分辨力扫描

a.肺高分辨力扫描(WL:-600,WW:1000);

b.肺高分辨力扫描(WL:-650,WW:1600);c.常规肺扫描(WL:-650,WW:1600)

(九)低剂量 CT

低剂量 CT(LDCT)扫描:LDCT 扫描指在保证诊断要求的前提下,降低扫描 X 线剂量进行 CT 扫描的方法,可以降低被检者 X 线吸收剂量,并且减少球管损耗。随着 MSCT 技术的不断发展,LDCT 在成人胸部健康体检、肺癌普查、肺小结节病变随访、眼眶、鼻窦及儿童颅脑中的应用越来越受到重视并发挥很大的作用。

(十)双能量成像

利用双源 CT 两种不同的能量采集的数据进行处理,实现组织结构的减影、识别等的 CT 技术称为 CT 双能量成像。双能量成像开辟了 CT 临床应用的新领域。双源 CT 可利用两个 X 线球管发射不同的能量(即设置不同的千伏值,如 140 kV 和 80 kV),两种不同的能量对不同的组织的衰减值不相同,如某被检者在 80 kV 时,骨骼的 CT 值为 670 HU,对比剂为 296 HU;当能量提高为 140 kV 时,骨骼的 CT 值降低为 450 HU,而对比剂降低为 144 HU。利用两种不同的能量,DSCT 可对血管增强与骨骼进行直接减影(图 1-8);可对某些组织如肿瘤组织进行特征性识别;可对人体的体液成分进行识别;可对人体不同成分的结石进行鉴别;此外,还在四肢韧带、肌腱和软骨的显示与疾病诊断方面展现出令人满意的效果。

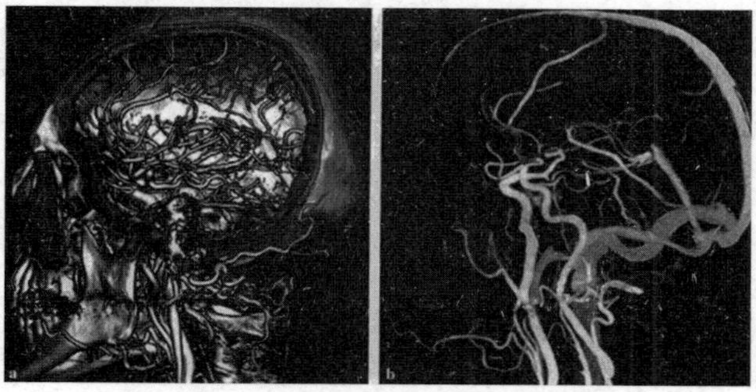

图 1-8 DSCT 对骨骼与增强血管减影

a.减影前 VR 显示骨骼及血管影;b.减影后 VR 仅余血管影

(十一)CT 透视及 CT 导向穿刺活检

CT 快速连续扫描的同时,进行高速图像重建和连续图像显示,可以达到近似 X 线透视的实时观察图像的效果,称为 CT 透视。CT 透视主要用于 CT 导向穿刺活检。CT 导向穿刺活检是在 CT 引导下,将穿刺针刺入病灶内,进行组织活检、抽吸和注入药物等诊断、治疗的手段。在常规 CT 扫描的基础上,确定出病灶位置,在病灶区对应的体表表面,贴上进针的体表标志,在此区域扫描数层,确定病灶中心层面所对应的体表标志的进针点、进针深度和角度(图 1-9)。在 CT

透视扫描下，进针并监视调整进针的方向位置，位置满意后进行组织活检、抽吸、注入药物等临床操作。CT透视能在CT扫描的同时观察针尖的位置与病灶的关系，操作者可以实时、快速、准确地调整穿刺针的方向和深度，与一般的CT引导的穿刺相比，明显提高了病灶穿刺活检的准确性，同时能及时发现和处理穿刺过程中的并发症。不足之处在于术者接收X线辐射和被检者局部X线照射量较大、穿刺针的金属伪影、重建伪影和图像显示延迟等问题有待进一步解决。

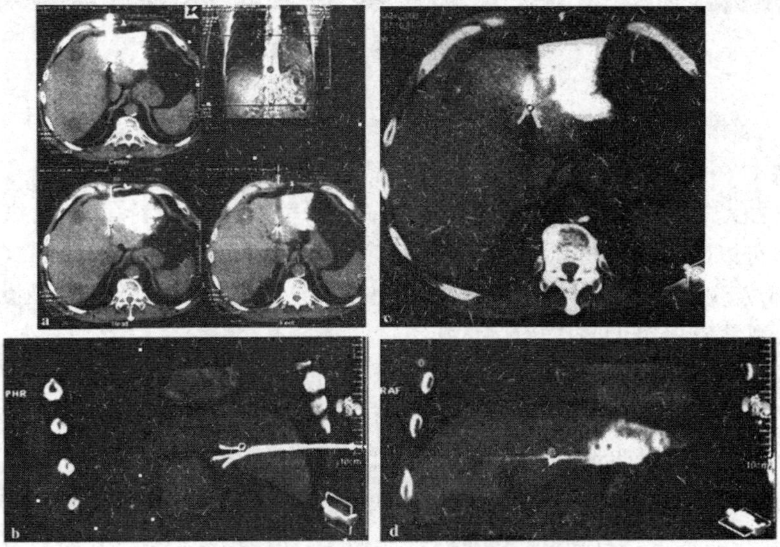

图1-9 CT导向穿刺活检界面

a.三个相邻的横截面；b.矢状面；c.横截面；d.冠状面

二、CT增强扫描

静脉注射对比剂后的扫描称增强扫描(CE)。其作用是增加组织器官的对比度，临床应用普遍。注射对比剂后血液内碘浓度增高，血管和血供丰富的组织结构含碘量升高，而血供少的组织结构含碘量较低，使组织结构的密度差别增大，正常组织与病变组织之间密度差别增大，有利于病变的显示和区别。

(一)对比剂

1.对比剂

用于增强扫描的水溶性碘对比剂与X线血管造影用对比剂基本相同，多为三碘苯环的衍生物，根据分子结构在溶液中以离子或分子形式存在分为两型，以离子形式存在的称为离子型对比剂，以分子形式存在的称为非离子型对比剂。两种类型均有单体和二聚体之分。离子型单体对比剂渗透压高1 500～1 600 mmol/L，非离子型单体对比剂渗透压500～700 mmol/L，二聚体对比剂渗透压均比相应单体减半。对比剂的浓度多为300～400 mgI/mL。

一般使用非离子型对比剂进行CT增强扫描。常用的药物有碘海醇、碘普胺、碘佛醇、碘帕醇和碘比醇等。

2.对比剂毒性反应和变态反应

对比剂进入体内，有化学毒性、渗透压毒性、免疫反应、离子失衡和肝肾功能损害等毒性反应，部分被检者还可以发生变态反应，变态反应的临床表现及处理详见造影检查部分。

3.对比剂的注射方法及用量

对比剂用量一般按体重计算，15～20 mL/kg，儿童用量酌减。根据不同的检查部位、扫描方法、被检者的年龄和体质等，其用量、流速略有不同。

对比剂通常使用静脉团注法通过手背静脉或肘静脉注射。以 25～35 mL/s 的流速快速注入对比剂80～100 mL，然后进行扫描。其血管增强效果明显，应用广泛。另一种注射方法是快速静脉滴注法，即以1.5～20 mL/s的流速将 100～120 mL 的对比剂快速滴注，当注入约一半左右时开始扫描。此方法血管内对比剂浓度维持时间较长，但强化效果不如团注法，不利于时相的选择和微小病变的显示，多用于扫描速度慢的 CT 机，现已少用。

CT 增强扫描通常使用高压注射器准确、匀速地注入对比剂。高压注射器由注射头、控制台、机架和多向移动臂组成，有单筒高压注射器和双筒高压注射器。使用双筒高压注射器时，对比剂和生理盐水分别抽入注射头上的两个针筒内。注射参数可在控制台上进行选择，通常包括注射顺序、注射速度(mL/s)、注射总量(mL)等。血管造影时，在对比剂注射后常需紧接着注射生理盐水 30～50 mL，可以减少高浓度对比剂对上肢血管的刺激、将残留在输液管内的对比剂冲入血管，以及迅速推移静脉内的高浓度的对比剂以免造成放射状伪影。

(二)增强扫描的方法

1.常规增强扫描

常规增强扫描是指静脉注射对比剂后按普通扫描的方法进行扫描。

2.动态增强扫描

动态增强扫描是指静脉注射对比剂后，在极短的时间内对感兴趣区进行快速连续扫描。对比剂通常采用团注法静脉注入。扫描方式有以下几种。

(1)进床式动态扫描，通常使用螺旋 CT，对一组层面或整个脏器连续进行数次增强扫描。

(2)同层动态扫描，可选病灶的最大层面或感兴趣层面，对该层面连续进行多次扫描。

动态增强扫描可以获得动脉早期、动脉期、静脉期、静脉晚期等不同时相的强化图像。还可以针对多次扫描的同一病灶测定 CT 值，将其制成时间密度曲线，以研究该层面病变血供的动态变化特点，借以诊断及鉴别诊断。

3.延迟增强扫描

延迟增强扫描是在常规增强扫描后延迟数分钟至数小时再行感兴趣区扫描的方法。此方法作为增强扫描的一种补充，观察组织与病变在不同时间的密度差异，可用于肝脏小病灶的检出及肝癌和肝海绵状血管瘤之间的鉴别及肾盂、膀胱病变的显示等。

4.双期和多期增强扫描

双期和多期增强扫描是指一次静脉注射对比剂后，分别于血供的不同时期，对欲检查器官进行两次或多次扫描。扫描步骤如以下所述。

(1)根据平扫选择增强扫描范围，设定不同时期的开始时间，扫描条件与平扫相同。

(2)抽取对比剂 80～100 mL，生理盐水 30～50 mL，建立手背静脉通道。设定高压注射器注射参数。

(3)检查各项参数无误，同时按下注射开始键和扫描键，CT 机即按设置好的起始扫描时间对欲检查器官分别进行两次或多次扫描。

此方法可用于身体各个部位，利用螺旋 CT 机扫描速度快的优势，准确显示不同时期组织器官及病灶的血供特点，提高病灶的检出率和定性能力。各期扫描的扫描时机与脏器血液循环时间有关,另外,也受年龄、体质、心肾功能和有无门静脉高压等因素影响,操作中要根据部位的不同,综合考虑各种因素,灵活选定扫描时机,才能获得最佳的增强图像(图 1-10)。

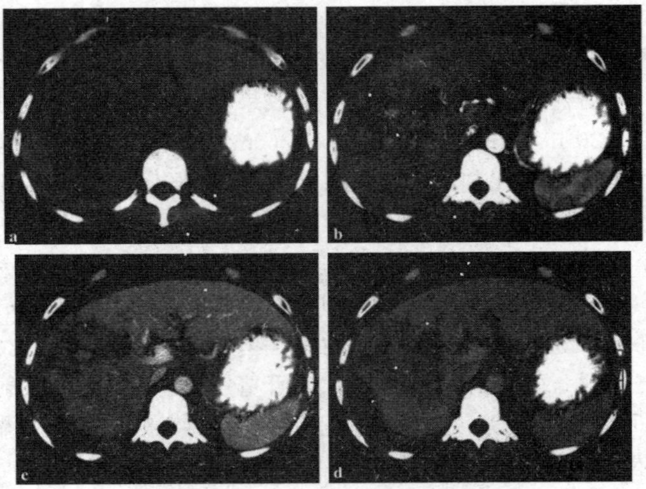

图 1-10　肝癌三期增强扫描

a.平扫;b.动脉期;c.门静脉期;d.平衡期

(三)增强扫描的应用

增强扫描增加了组织与病变间密度的差别,更清楚地显示病变与周围组织间的关系及病变的大小、形态和范围,有助于发现平扫未显示或显示不清楚的病变;不同的病变显示不同的增强特性,增强扫描可以动态观察某些脏器或病变中对比剂的分布与排泄情况,根据其特点,判断病变性质。如肝脏海绵状血管瘤和肝癌的增强扫描表现特点不同,原发性肝癌和肝脏转移性肿瘤的增强特点不同。增强扫描还可以帮助区分病变组织和水肿等继发改变;可以借以鉴别血管结构和淋巴结等其他结构;可观察血管结构及血管性病变。增强扫描得到了广泛应用,目前已成为大部分占位性病变的常规检查手段。

螺旋 CT 尤其是多层螺旋 CT 的广泛应用,提供了更快的扫描速度、更薄的扫描层面,保证了多期扫描的扫描时间更准确;提高了对比剂的利用率,对比剂用量相对减少;在心脏检查时,明显改善了冠状动脉及心脏形态学的显示;在脑、肺、肝及肾脏病变的 CT 灌注成像及功能分析方面也显示出很大的潜能。

三、CT 血管造影

CT 血管造影(CTA)实质是血管的增强扫描,经周围静脉快速注入对比剂后,在靶血管对比剂充盈的高峰期,使用多层螺旋 CT 进行快速连续的薄层扫描,并经重组得到血管的直观图像(图 1-11)。

CT 血管造影需要多层螺旋 CT,螺距 0.3～2,层厚 0.5～1.5 mm,重建间隔 0.5～1 mm,矩阵 512×512,对比剂为碘对比剂,浓度＞300 mgI/mL,经手背静脉或肘静脉团注法注入,注射速度 3.5～4.5 mL/s,注射总量 80～100 mL,对比剂注射后紧接着注射 30～50 mL 生理盐水。开始注射对比剂后,经过一定的延迟时间进行快速薄层扫描。目前,较多通过团注追踪智能触发技术自动触发扫描。还可以根据经验值确定延迟时间进行扫描。也可以采用小剂量对比剂预扫描实验确定延迟时间,通常使用碘对比剂 20 mL,生理盐水 20 mL,进行小剂量对比剂同层动态测试,测定靶血管的CT值变化，绘制时间密度曲线，根据CT值峰值制定出延迟时间。CTA准确确定扫描时机非常重要，过早扫描会使靶血管的起始段不明显，过晚启动会使靶血管显影浅淡。

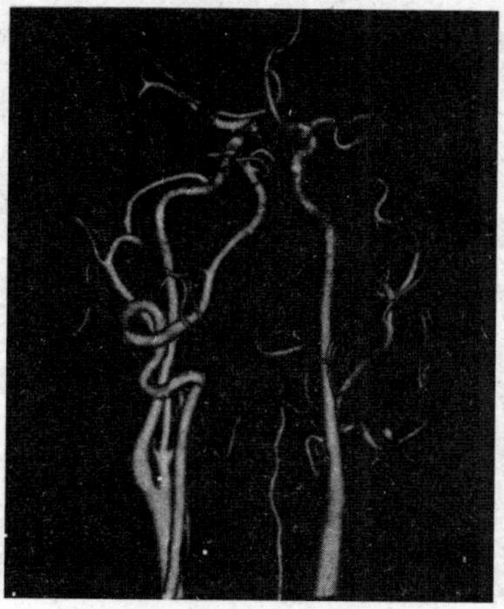

图1-11 CTA显示头颈部血管

多层螺旋CT和双源CT的薄层、快速扫描给CTA提供了设备保证。扫描获得的高空间、高时间分辨率容积数据经重建、重组后可以充分显示血管形态、走形、分布和管腔狭窄与扩张等，并可通过分析软件进行多种分析。CTA属于无创或微创检查，高质量的CTA图像接近血管造影，可以显示1～4级，甚至5级动脉结构。三维显示立体结构清楚，可以任意角度旋转观察，目前广泛用于全身各大血管，如主动脉、肾动脉、颈动脉、冠状动脉和脑血管等的检查，尤其是冠状动脉病变筛选、斑块评价和支架与搭桥术后随访，以及主动脉病变与肺动脉栓塞等病变的检查与诊断方面越来越成为首选检查方法。CTA的最大局限性在于部分容积效应，使相邻结构间发生密度值的传递及边缘模糊，其诊断准确率、空间和时间分辨率仍不如常规血管造影。随着CT扫描技术的不断提高和三维技术软件的不断更新，CTA技术的应用将更加广泛和普及，在某些大血管病变的诊断而不需要介入治疗的情况下，CTA有取代DSA的趋势。

四、CT灌注成像

CT灌注成像(CTP)是指用CT同层动态增强扫描来分析局部器官或病变的动态血流变化，并以图形和图像的形式将其显示出来的一种功能性成像技术。CT灌注成像属于CT功能成像技术，原理是经静脉团注对比剂后，在对比剂首次通过受检组织的过程中对选定层面进行快速、连续扫描，而后利用灌注软件测量所获得图像像素值的密度变化，并采用灰度或色彩在图像上表示，最终得到人体器官的灌注图像。需在MSCT机上进行扫描，团注水溶性非离子型碘对比剂，并使用专用灌注软件进行处理和分析。CTP可以获得扫描层面内每一像素的时间-密度曲线(TDC)，根据该曲线利用不同的数学模型计算出血流量(BF)、血容量(BV)、相对组织血容量(rBV)、对比剂峰值时间(TTP)和平均通过时间(MTT)等。

BF是指单位体积组织在单位时间内的血液供应量，与组织器官或病变的血容量、组织耗氧量、静脉引流和淋巴回流状况等因素有关；BV指某一体积组织内血液的含量；相对组织血容量是指单位体积的相对血液含量；MTT是指对比剂由供血动脉进入组织并到达引流静脉所需时间的平均值(图1-12)。

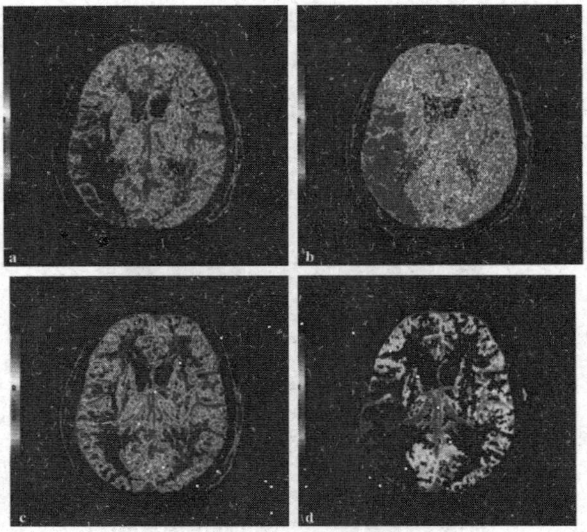

图 1-12 脑灌注成像

CTP 是一种定量的检查方法，目前应用较多的是脑血流灌注，对缺血性脑梗死的早期诊断具有明显优越性；在肿瘤病变的鉴别诊断和分级诊断及其他方面的应用也具有较好的应用前景。

五、实时增强监视

实时增强监视是指增强扫描时对一定解剖区域的 CT 值进行监视，并根据 CT 值的变动来自动触发预定的扫描程序。实时增强监视并不是一种独立的检查方法，而是增强扫描，尤其是 CT 心脏、血管造影检查的一种辅助手段，它是通过软件来协助实施的，也称团注追踪技术。首先对检查器官进行平扫，然后设定好增强扫描的扫描程序，在靶血管内选定一个监测的感兴趣区并设定 CT 值阈值，开始注射对比剂并延迟一定时间后即对该区进行连续的快速扫描，并监视其 CT 值的变化，当对比剂到达该区时 CT 值会突然升高，达到预定阈值时则会自动触发预定的扫描程序。靶血管常选用主动脉根部或者颈内动脉，注射对比剂开始后延迟的时间常为 5 秒左右，CT 值阈值根据对比剂浓度、用量、注射速度和解剖部位不同而不同，通常在 80～100 HU。当感兴趣区放置不当等原因导致自动触发失败时，需根据情况立即手动启动扫描。

实时增强监视为增强扫描准确掌握扫描时机提供了可能。增强扫描时，从静脉开始注射对比剂到对比剂到达不同器官的动脉期和静脉期的时间不同，且被检者的年龄、性别、体质、心排血量和心率及是否伴有门静脉高压等均会影响对比剂到达各个器官的时间，而根据经验确定开始扫描时间难免产生人为的误差，扫描时机不准确，导致图像诊断信息损失。而实时增强监视则有效地解决了这一难题，可准确地确定开始扫描的最佳时间，使扫描时间与器官组织的增强同步，从而获得高质量的增强图像。

六、PET-CT

(一)工作原理

PET-CT 扫描仪是正电子发射体层摄影(PET)和 CT 有机组合的产物。它基于肿瘤组织的代谢与正常组织的代谢不同，通过正电子药物示踪剂在 PET-CT 显像上反映，是目前诊断肿瘤的强有力的检测手段。这种检测方法无痛、无创伤、能对肿瘤进行早期诊断，在临床中应用越来越普遍。目前，应用得最多的 PET 显像剂是放射性核素^{18}F-脱氧葡萄糖(^{18}F-FDG)。它是一种正电子糖代谢显像剂，由回旋加速器产生，然后经过化学合成，其显像机制是恶性肿瘤细胞增殖活跃，对能量需求量大，显像剂在恶性肿瘤内浓聚。

检查前，一般需禁食 6 小时，测量血糖<7.0 mmol/L，静脉注射显像剂，安静休息 60 分钟，排尿后进行检查。先行 CT 扫描，然后进行 PET 2D 或 3D 扫描。扫描范围可为部分肢体、头颈躯干部或者全身，必要时可于 1 小时后行盆腔延迟显像。PET 图像可以反映病灶生化代谢功能的变化，但是图像空间分辨力低；CT 图像空间分辨力高，解剖结构显示精细；PET/CT 除了分别获得 PET 图像和 CT 图像外，还可以将二者图像融合，优势互补，大大提高了诊断价值。肿瘤的放射性摄取程度可通过图像观察，也可通过测量标准摄取值(SUV)判断。

PET-CT 中的 CT 扫描主要具有两项基本功能。

(1)采用低辐射剂量技术进行局部和全身 CT 扫描，对检查部位的病灶进行准确定位。

(2)采用 X 线对 PET 图像进行衰减校正以提高 PET 图像的分辨率、缩短检查时间。

(二)临床应用

PET-CT 目前在临床上主要应用于肿瘤、心血管系统疾病和神经系统疾病三个方面。

(1)在肿瘤疾病中的应用：肿瘤的诊断与鉴别诊断，尤其在恶性肿瘤早期发现、隐匿性转移和复发灶上有较高的临床价值；提供恶性肿瘤准确的分期和分级，为制订治疗方案提供可靠的依据；鉴别诊断治疗后肿瘤的变化，如瘢痕、放射性坏死与肿瘤复发残余，并对肿瘤治疗的疗效进行评估；为不明原因的转移性肿瘤寻找原发病灶；为恶性肿瘤放疗提供准确的定位。

(2)在心血管系统中的应用：冠心病的诊断和监测，心肌存活率测定，引导导管介入手术，心肌病的辅助诊断等。在冠心病的诊断中，PET-CT 的 CT 技术重点，在心脏冠状动脉成像、冠状动脉钙化定量分析及心功能的计算，而 PET 成像的重点是心肌血流灌注，心肌代谢及心室功能研究，这些信息的结合可以全面了解血管状况与心肌血流灌注之间的关系、心肌血流代谢灌注的心肌存活情况及心室功能状况等信息。

(3)在神经系统疾病中的应用：多用来研究脑缺血和梗死时的一些参数，包括局部脑血流、局部脑氧代谢率、局部脑氧摄取分数和局部脑血流容积等。

(李志鹏)

第二章 MRI诊断基础

第一节 MRI 成像技术

磁共振成像检查是影像学领域内 CT 问世以来又一次飞跃，它的出现和发展对医学影像学的进步起着巨大的推动作用。MRI 具有无辐射、无骨伪影，以及优越的软组织分辨率等优点，并可进行各平面扫描，非常适用于颅内病变和脊髓病变的检查。

一、磁共振的基本原理

原子核由质子、中子组成，质子中子都具有自旋特性，并在其周围产生磁场。但如果它们的数量均为偶数，产生的磁场就相互抵消。原子核含有奇数(不成对)的质子、中子，或奇数的质子和中子时，其自旋可产生磁场，并产生磁共振现象。人体中氢原子为磁化最高的原子核，并占活体组织原子数量的 2/3，因此 MRI 的研究中多选用氢原子。

氢原子由一个质子构成，带一个正电荷，自旋产生小磁场，犹如一个小磁体有南北极。无外加磁场时，大量氢质子任意方向自旋，互相抵消，不会使人体产生磁场。若将人体置于一个大的外加磁场中，则体内氢质子将按磁场方向排列，结果是较多的氢质子顺磁场方向排列，较少的逆磁场方向排列，后者具有较高位能，由此会产生沿外加磁场方向的净磁化。氢质子在自旋的同时，沿外加磁场方向做圆周运动，称为进动，进动的频率可用拉莫(larmor)公式表示，$f=\gamma B_0/2\pi$，公式说明氢质子进动频率与外加磁场强度 B_0 成正比，γ 对每种原子核是恒定常数(磁旋比)，在外加磁场中，进动的质子类似重力作用下旋进着的陀螺。

MRI 成像中，被激发者为生物组织的氢原子团，激发者为射频脉冲，当以频率与进动频率相同的射频脉冲激发氢质子时，可引起质子群出现共振，即磁共振。磁共振使氢质子吸收能量，偏离外加磁场方向，转向射频脉冲方向。MRI 技术中使用较多的是 90°、180°射频脉冲，梯度回波脉冲序列使用的是小于 90°的射频脉冲。如 90°射频脉冲作用下，氢质子偏转 90°与外加磁场方向垂直，形成横向磁化矢量(以主磁场方向为直角坐标系的 Z 轴)。射频脉冲停止后，受激发的氢质子将吸收能量放出，产生 MR 信号，同时自发回复到平衡状态。这个过程称为“核磁弛豫”。弛豫过程可用两个时间值描述，即纵向弛豫时间 T_1 和横向弛豫时间 T_2。纵向弛豫时间指氢质子受激发后与外加磁场方向垂直处于高能状态，其恢复到激发前状态所需的时间，又称自旋-晶格弛豫时间，晶格指氢质子周围环境原子核有秩序的晶体框架，T_1 可反映分子运动频率与拉莫频率之间的关系，二者越接近，T_1时间越短，反之T_1时间越长。受激发后，大量氢质子呈同相位偏离外加磁场，产生一横向磁化，激发中止后，由于氢质子间相互作用使相位发生变化，横向磁化逐渐减少，以致消失。横向磁化由最大到完全消失的时间为横向弛豫时间，又称自旋-自旋弛豫时间。氢质子的T_1、T_2可反映其周围的化学或磁环境，各种正常组织、病变组织的T_1、T_2值均不同。这是由组织的结构特点决定的，因而可以产生不同信号强度的图像。

MRI影像对比除了取决于组织本身的参数，如T_1、T_2及质子密度（单位体积内质子数目）外，还受所使用脉冲序列的影响。如自旋回波法是最广泛、常规使用的脉冲序列；还有反转回波法、梯度回波法、平面回波扫描等。

二、磁共振血管成像

磁共振血管成像（MRA）是应用磁共振成像技术对血管和血流进行描绘并对其特征进行显示，分时间飞越法（TOF）和相位对比法（PC）。

（一）时间飞越法

TOF是首先将欲造影部位加饱和脉冲，使扫描范围内所有组织处于饱和状态，不再产生磁共振信号，因血液不断流动，饱和血液将流出，未饱和血液流入，新流入的血液产生较高的磁共振信号，而周围静止组织信号则很低，因此可提高血液的信号，抑制周围组织的信号，经计算机重建后，就可以显示血管形态。这种方法又分为二维（2D）、三维（3D）两种方法。2DTOF用于观察颈动脉分叉，评价基底动脉闭塞性疾病及颅内静脉血栓形成，对速度较慢的血流敏感。3DTOF对快和中等流速血流敏感，用于评价颈动脉闭塞，观察动静脉畸形和颅内动脉瘤，增强后可观察静脉瘤。

（二）相位对比法

血液流动过程中，氢质子相位可发生变化，而静止的组织中不会发生这种相位变化，PC技术可区别血流和周围组织，并使周围组织的信号完全消除。它可选择血流速度以显示不同流速的血管，选择血流方向使不同方向血流表现为高或低信号，也分为2D、3D两种方法。2DPC扫描时间短，可以对低流速病变显示清楚，结合电影技术能观察脑脊液流动情况；3DPC具有较高的空间分辨率和高信噪比，适于观察动静脉畸形、颅内动脉瘤、静脉闭塞和畸形，以及较大动脉分支的闭塞。

目前，三维对比增强（3DCEMRA）技术作为一种新的血管性病变的检查手段，对血管形态的显示更为清晰、可靠。3DCEMRA是通过静脉内注射顺磁性造影剂，利用造影剂在血管内较短暂的高浓度状态形成明显缩短血液T_1弛豫时间现象，同时配合快速梯度回波MR扫描技术的短TR效应，有效抑制周围背景组织的信号，形成血管信号明显增高而周围静态组织信号明显受抑制的强烈对比效果成像。获得的原始图像经计算机后处理，便可得到类似X线血管造影的图像。所有图像均可360°旋转，因此可从腔内、腔外的不同方向对血管系统进行观察。3DCEMRA与常规MRA相比，很大程度提高了MRA对血管的显示能力。

三、功能磁共振成像

广义而言，以反映器官功能状态为成像目的的磁共振成像技术都应称为功能磁共振成像。目前在临床上已较为普遍使用的功能磁共振成像技术包括以下几种。

(一)磁共振波谱

磁共振波谱(MRS)是近年来应用于临床的磁共振诊断技术,是迄今为止唯一能进行活体组织代谢定量分析的无创检测手段。MRS主要通过射频脉冲激励被检物质的原子核,并将磁共振信号经过转换,测出不同化合物在强磁场作用下所产生的不同化学位移(通常用PPM表示)峰值,从而对机体内多种不同化合物进行相对定量分析。目前,医用MRS主要的原子核有^{1}H和^{31}P。^{1}H常用来测量体内微量代谢产物,如肌酸(Cr)、胆碱(Cho)、γ-氨基丁酸(GABA)、谷氨酸(Glu)、乳酸(Lac)和N-乙酰天冬氨酸(NAA)等,根据代谢物含量的多少,分析组织代谢的改变。目前,癫痫是MRS研究最活跃的领域。^{31}P在活体能量代谢和磷脂代谢中占有重要地位,广泛应用在研究组织能量代谢和生化改变。正常人体组织^{31}P波谱共有七个共振峰,由右向左依次是磷酸单酯(PME)、无机磷(Pi)、磷酸二酯(PDE)、磷酸肌酸(Pcr)和三磷酸腺苷(α、β、γ-ATP)。

与MRI、CT和脑血管造影等结构性影像技术相比,MRS提供了神经元的完整性、细胞的增生和衰变、能量代谢及脑组织或肿瘤组织坏死等不同信息。因此,该技术在常见的神经系统疾病中起到越来越重要的作用,如脑卒中、癫痫、多发性硬化、人类免疫缺陷病毒(HIV)脑病、痴呆、头颅外伤、运动神经元病及各种脑白质疾病等。

(二)功能磁共振成像

功能磁共振成像(fMRI)是近10余年来在常规磁共振成像基础上迅速发展起来的一种新的成像技术。1990年,由Ogawa等首先报道,它是应用血氧水平依赖(BOLD)技术探测脑血流动力学改变。人体内的脱氧血红蛋白是一种顺磁性物质,可以作为一种内源性的顺磁性对比剂加以利用。顺磁性脱氧血红蛋白可引起磁化敏感效应,通过血氧饱和度的变化而实现成像,它反映了血流、血容量和血红蛋白氧合作用三者之间的相互作用关系。当脑功能区受到刺激,局部活动增强时,邻近血管床的血流量和血容量增加,并高于局部氧代谢所需要的量,使得脑功能活动区的局部氧合血红蛋白含量高于非活动区,即脑功能活动区的脱氧血红蛋白含量低于非活动区,脱氧血红蛋白作为顺磁性物质缩短T_2的作用亦减少,使功能区MR信号相对增加,使用敏感的EPI脉冲序列或GRE序列可以充分地显示BOLD效应出现的信号变化。当然,由于功能信号比较弱,就需要在功能活跃时和功能静止时反复进行扫描,然后将两种状态下扫描的图像各自叠加,并通过减影及计算二者之间的信号差异,得到功能活跃造成的信号变化,即功能信号。目前,BOLD-fMRI在神经科学领域的应用越趋广泛,对正常人类语言、记忆和听觉等认知功能及患者功能区定位等评价发挥了重要作用。

(三)弥散成像

1.磁共振弥散加权成像

磁共振弥散加权成像(DWI)是一种测量自旋质子的微观随机位移运动的较新技术,目前在活体中主要是测量水分子的运动,它通常是在标准MRI序列上再加上对弥散敏感的梯度脉冲来获得,其图像对比度主要衡量水分子的位移运动并非水的内容物。水分子的运动特性可以用弥散敏感梯度方向上的表观弥散系数(ADC)表示,加上表观二字是由于影响水分子运动(随机和非随机)的所有因素都被叠加成一个观察值。近十年来,DWI在中枢神经系统疾病中的应用进展迅速,尤其在脑缺血的早期诊断中具有明显的优势。此外,DWI也可用于鉴别囊性肿瘤、脓肿、肿瘤样病变及胶质瘤等。

2.弥散张量成像

弥散张量成像(DTI)是在弥散加权成像基础上改进和发展而来的一种新的成像方法,是一种神经纤维示踪技术。它利用水分子扩散运动存在各向异性的原理，从多个方向对其进行量化，从而反映活体组织的细微结构和功能改变。在人体生理条件下，水分子向三维空间各个方向的弥散运动不仅受细胞本身特征的影响，而且受各种屏障（如轴突髓鞘、水分与蛋白质大分子的相互作用和基底膜的状态等）的影响。结果导致水分子向某些方向的弥散比其他的方向更容易，例如，水分子在有髓神经纤维垂直于轴突的方向比沿着轴突方向遭受的弥散限制更大。这种具有很强方向依赖性的弥散被称为弥散的各向异性，它是DTI成像的关键。用来定量分析组织弥散特征的参数很多，最常用的有以下几种：①平均扩散度（D），表示单位时间内分子自由扩散的范围；平均扩散度越大，组织内自由水含量越多；②部分各向异性（FA），表示组织纤维的各向异性，是张量的各向异性值与张量值之比；FA值的范围为0～1，0代表最大各向同性弥散，1代表假想状况下最大各向异性弥散。组织的生化特性（黏滞性和温度等）、组织结构（大分子、膜和细胞内的细胞器等）等均能影响水的弥散，而组织的病理改变也影响水的弥散和各向异性，因此DTI图像能有效显示相应的病变。DTI已用于揭示多种神经系统疾病的内在病理改变，如脑缺血、多发硬化及脑肿瘤、癫痫等，并显示了很好的应用前景。

（四）灌注成像

磁共振脑灌注成像的原理与CT灌注成像一样，通过静脉团注造影剂，观察造影剂的磁化敏感效应导致的脑组织信号变化的过程，可以绘制出时间信号强度曲线，再根据这个曲线分析脑组织的血流灌注情况和灌注图像。主要用于缺血性脑卒中的早期诊断；应用于脑肿瘤的检查中，可以判断肿瘤的良、恶性程度。MR灌注成像还可用于鉴别放射性坏死灶与病灶复发，判断预后及监测治疗效果。

（叶　鹏）

第二节　MRI基本设备

MRI设备相当复杂，各厂家的产品有所差异，但基本设备均由两大部分组成，一是MR信号发生与采集部分，二是数据处理及图像显示部分。本节重点介绍MRI设备的主要部件，以便使用户有选择的余地。

一、磁场

（一）磁场的产生

磁场由运动的电荷产生，运动电流（D）与导线长度（dB）的乘积即产生一个小的磁场（dB）。导线总长度产生的磁场总和即为总磁场。复杂形状的导线与多个导线会产生相当复杂的磁场。

（二）场强

稳定的外磁场（B_0）是磁共振的基本条件，但究竟采用多大的场强才能产生最好的MR图像迄今仍有争议。在一般情况下，FID的信噪比（SNR）越高MR图像质量越好，但有一些因素会影响信噪比的提高。T_1弛豫时间在一般情况下随着场强的增加而相应延长，从（$B_0{}^{1/4}$至$B_0{}^{1/2}$）。在成像过程中信噪比取决于T_1与TR之比，也就是说SNR取决于90°脉冲间纵向弛豫量。如果TR值固定，T_1增加会使SNR丢失，但这种丢失比场强增加获得的SNR增加要小得多。

T_1 值变异引起的对比度噪声比(CNR)更为复杂,因为必须同时考虑两个因素,一是 T_1 改变所致的对比度变化,二是场强增加对 SNR 的作用。因此,CNR 将取决于两种特定组织的 T_1 值相对变化。T_2 弛豫时间与场强的关系不大,无须考虑 T_2 的影响。

在高场强条件下射频脉冲(RF)不均匀比较明显,在观察野会形成不确定的倾斜角,并引起 SNR 丢失。其他一些因素不影响 SNR,但可影响成像质量,也必须予以考虑。①在高场强中化学位移伪影比较明显,在水/脂肪交界线上由于两种成分的共振频率不同,会引起一道薄线影;②在高场强中运动伪影加重,其原因尚不清楚;③RF 储热效应随场强的平方而增加,但与成像质量无关。

二、磁体

(一)磁体的种类

全身 MR 成像所用的磁体分为 3 种:①阻抗型(常导型);②超导型;③永磁型。

阻抗型(常导型)磁体由电流产生磁场(图 2-1),导线由铝或铜制成,线圈分为几组,缠绕成圆桶状,它们均有明显的电阻,故为阻抗型电磁体。电阻会消耗电能并使磁体产热。电能消耗量与场强的平方成正比。场强过高冷却系统将无法承受。全身阻抗型 MR 扫描仪的场强只能达到 0.02～0.4 T 老式阻抗型 MR 扫描机当场强为 0.15 T 时,耗电量为 30 KW 量级。新式 0.5 T 阻抗型 MR 扫描仪耗电量为 45 KW 量级。阻抗型磁体的磁力线与磁体圆桶平行,也就是说与受检患者身体的长轴平行,但也有与之垂直者。总而言之,阻抗型磁体的优点是空气芯阻抗磁体造价低,工艺不复杂,可现场安装;磁体重量轻,仅 5 吨左右;磁场可关闭,切断电源即可。阻抗型磁体的缺点为耗电量大,0.2 T 磁体耗电达 60 KW 以上;产热量大,需大量循环水加以冷却;场强低,因提高场强冷却系统不能承受;磁场均匀性受室温的干扰较大。

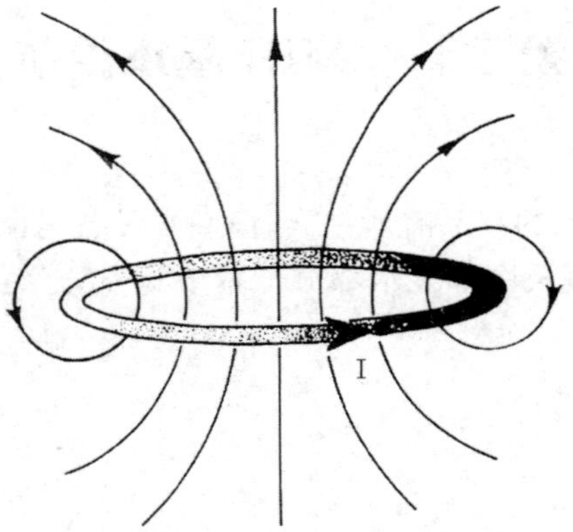

图 2-1 环状带电导线产生的磁场

超导型磁体也由导线的电流产生磁场,它与阻抗型的主要差别在于导线由超导材料制成,后者没有电阻,因而没有电能损耗,从理论上说其电流将长流不息,但实际上电流随着时间延长会有极小量的损耗。为了保持超导状态,导线必须浸泡在液氦中(温度为 4.2 K)。液氦容器以外包绕着真空层,其外又包绕着液氮(温度为 77 K)及又一个真空层。液氮的作用是减慢贵重液氦的挥发。这两种冷冻剂的蒸发率与外磁场场强的大小关系不大。液氦与液氮容器称为冷冻剂低温控制器。如果不用液氦制冷,也可换用外屏蔽式机械制冷器,如果屏蔽制冷的温度低于液氮制冷,可使液氦的挥发率进一步降低。超导型磁体可获得较高的磁场强度,全身 MR 扫描的场强可达 2.0 T,但与阻抗型磁体相比耗费也相应增加,而且需定时补充挥发的液氦与液氮。所有超导型磁体的磁力线均与孔洞的长轴及患者身体的长轴平行。超导磁体的导线线圈用铌钛合金镀在铜线表面上绕制而成,密封在杜瓦容器内,其外还有一层循环的冷却水。总而言之,超导型磁体的优点为:①场强高,试验用 MR 扫描机已有 4.7 T 的产品,用于人体者多为0.35～2.0 T;②磁场稳定而均匀,不受外界温度的影响,可用于磁共振波谱分析等研究项目,亦可进行磁共振血管造影(MRA);③磁场亦可关闭,极特殊情况下可使磁体升温,线圈失超,场强下降,但液氦液氮会大量挥发,场强急速下降会使人体产生感应电流,有一定危险性;④磁场强度可以调节,做到一机多用。超导型磁体的缺点是:①需要昂贵的冷冻剂,尤其是液氦,使日常维持费用增高;②工艺复杂使造价较高。

永磁型磁体由铁磁物质组成,制造时诱发出较强的磁场。全身 MR 永磁体的场强可达 0.3 T,其重量甚重,可达 100 吨。近年,改用稀土合金如钐钴与钕铁,产生的场强提高而重量减轻。用钕生产的一台永磁型磁体其稳定场强为 0.2 T,仅重 4 081 kg,但造价比铁磁物质昂贵得多。永磁型磁体的磁力线垂直于孔洞与患者的身体长轴。总而言之,永久磁体的优点是:①造价与维持费用低,不耗电,不耗冷冻剂;②边缘磁场小,磁铁本身为磁力线提供了反转通路,磁场发射程度小,对周围环境影响小;③磁力线垂直于孔洞,可使用螺线管射频线圈,有助于提高信噪比。永久磁体的缺点是:①场强低,只能达到 0.3～0.35 T;②重量过大;③磁场稳定性较差,要求室温波动<1 ℃,因此均匀性也较差;④磁场不能关闭,一旦有金属吸附其上就会影响磁场均匀度。

(二)磁屏蔽

如果固定磁场的场强足够大,明显影响周围环境,就必须有适当的屏蔽对磁体及磁场加以保护。否则对附近的设备如 CT 机、X 线机、影像增强器、电视显示器、心电图仪和脑电图机均会产生不良作用。还会对带有心脏起搏器及神经刺激器的患者造成危险。另外,较大的铁磁性物体如汽车、钢瓶等从附近经过,也会影响磁体的均匀性,造成 MR 图像质量下降。一般的磁屏蔽是由大量的铁组成,放在磁体间的墙壁内,或直接安在磁体上面。近年,采用超导线圈以抵消磁体远处的磁场。铁本身能像海绵吸水那样吸收磁力线,所以目前仍以廉价的铁制造磁屏蔽。

(三)射频屏蔽

磁共振扫描机使用的射频脉冲可对邻近的精密仪器产生干扰;人体发出的 MR 信号十分微弱,必须避免外界射频信号的干扰才能获得清晰的图像。因此,MR 扫描机周围应当安装射频屏蔽。射频屏蔽一般安装在扫描室内,由铜铝合金或不锈钢制成。扫描室四壁、天花板与地板等六个面均需密封,接缝处应当叠压,窗口用金属丝网,接管线的部位使用带有长套管的过滤板,拉门及接缝处均应贴合,整个屏蔽间与建筑物绝缘,只通过一点接地。接地导线的电阻应符合要求。射频屏蔽使外界射频信号如电视、广播、计算机噪声、步话机与汽车发动机等来的干扰波受到阻挡,并接地短路。

(四)匀场线圈

无论何种磁体,在制造过程中都不可能使孔洞内的磁场完全均匀一致。另外,磁体周围环境中的铁磁性物体如钢梁也会进一步降低磁场的均匀性。为了使外磁场趋于均匀,可进行被动调整与主动调整。被动调整是在磁体孔洞内贴补金属小片,主动调整则采用匀场线圈。匀场线圈是带电流的线圈,外形相当复杂,位于磁体孔洞内,产生小的磁场以部分调节外磁场的不均匀性。匀场线圈可为常导型,亦可为超导型,在常导型中电流由匀场电源供应。

MR 成像所需要的磁场均匀度随时间而有些飘移，患者身体也会使其均匀性有些减低，因此匀场线圈的电流应不定期地加以调整。磁共振波谱分析要求的均匀度较高，在实验之前应对感兴趣区的匀场状况加以调节。

一般磁体孔径范围内的磁场均匀度应<50 ppm，当然 ppm 值越低磁场均匀度越好。匀场线圈既可调整磁场均匀性，又可控制磁场形状。一般，在磁体安装完成后即调节均匀度，应使孔洞范围内的均匀度<50 ppm，受测标本内每立方厘米内的均匀度<0.01 ppm。目前安装的医用 MR 扫描机多用小铁片做被动调整，有的已不用匀场线圈，因后者既耗电又受电流稳定性的影响。

三、磁场梯度

梯度线圈为带电线圈，位于磁体圆桶内部，套在 1 m 孔径的低温控制器内，从而使 RF 线圈与患者所能使用的孔洞内径更小。目前，设计的梯度线圈有 2 种，一种产生的梯度与外磁场 B_0 平行（图 2-2A），一种产生的梯度与外磁场 B_0 垂直（图 2-2B）。第二套梯度线圈与 B 相同，其长轴旋转 90°，提供的梯度位于同一层面上，但与外磁场 B_0 平行。梯度典型数值为 1～10 mT/m 量级，即 0.1～1 GaUSs/cm。梯度场的目的是提供成像的位置信息。目前，设计的特殊磁场梯度有3 种，一是层面选择梯度，二是频率编码梯度，三是相位编码梯度。这 3 种磁场梯度的设计不仅取决于任何一种的物理差异，也取决于采用的特定脉冲序列。3 种磁场梯度的任何一种均可用以完成这 3 项作用之一。

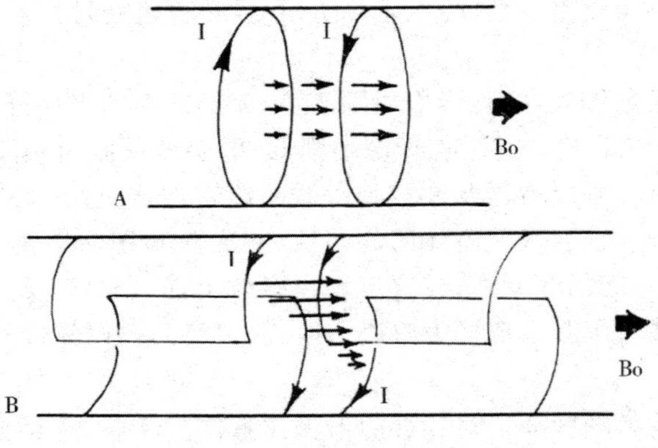

图 2-2　梯度线圈示意图

A.梯度场与外磁场 B_0 平行；B.梯度场与外磁场 B_0 垂直

磁场梯度的方向均按 3 个基本轴线（X、Y、Z 轴）的方向。但联合使用梯度场亦可获得任意斜轴的图像。与匀场线圈不同，磁场梯度可随时开关，在整个脉冲序列中可有不同的幅度。梯度改变的幅度与速率必须精确调节，需在计算机直接控制下供应适当的电流，与多层面常规自旋回波成像相比，多数迅速采集数据的方法均需要梯度场迅速变化。也就是说，对梯度场及其供电系统有很高的技术要求。

与外磁场 B_0 相比梯度磁场相当微弱，但它却提供了扫描物体的空间分辨力。在 Larmor 方程上，$\omega_0=\gamma B_0$，即质子的共振频率等于其旋磁比与外磁场强度的乘积。外磁场的轻微变化必然使受检组织的共振频率发生相应的变化。在固定的外磁场上附加一个线性的梯度场，就会在受检物体上形成不同共振频率的空间坐标。以 1.0 T 的磁场为例，采用两组线圈通以不同方向的电流，在磁体两侧即形成 0.002 5 T 的磁场差（梯度），一端为 1.002 5 T，另一端为 0.997 5 T，中心为1.0 T，位于1.0 T处氢质子的共振频率为42.577 1 MHz，位于较高场强端氢质子的共振频率为42.683 5 MHz，位于较低场强端者为42.470 6 MHz。选用不同频率的射频脉冲去激励相应位置的氢质子，就可以选择层面。控制梯度场的大小及RF脉冲的带宽就可以选择层厚。

在X、Y、Z三个方向上施加的梯度磁场可以对冠状、矢状与轴面进行层面选择。三个梯度场中之一作为层面选择梯度，另外两个分别做频率编码与相位编码。例如，将X方向上的梯度场Gx用于层面选择，在施加RF脉冲与Gx脉冲后X、Y层面上的氢质子产生共振。此时，立即施加频率编码梯度GY，沿Y轴进行频率编码，由于处在磁场不同位置的质子共振频率不同，从而可以确定它们在Y轴上的位置。在Z轴方向上进行相位编码，处在较强磁场端的质子进动快，处在较弱磁场端的质子进动慢，根据相位编码可以确定不同进动速度的质子的位置。频率编码与相位编码可对每个体素进行空间定位，而在施加梯度场后每个体素与成像的像素是对应的，它们发出的MR信号幅度就是图像上的黑白灰度。

磁场梯度系统是磁共振的核心之一，其性能直接关系到成像质量，下列几点应特别注意：①均匀容积，标准鞍形线圈的容积内仅60%能达到磁场均匀度的要求，该容积位于孔洞的中轴区，线圈的均匀容积区越大，成像区的限制越小。②线性，是衡量梯度场平稳度的指标。非线性百分比越高磁场准确性越差，图像边缘区产生的暗影与解剖变异越明显，一般梯度场的非线性不应>2%。③梯度场强度与变化幅度，与图像层厚和扫描野有关，梯度场强可变就能选择不同的扫描野，并可选择不同的空间分辨率，还可影响扫描时间，梯度放大器的性能主要取决于梯度场强与变化幅度。梯度场强度一般为1 Guass/1 cm。④梯度场启动时间：快速扫描要求从启动至达到额定值的时间越短越好，一般梯度场启动时间为1毫秒。

四、射频线圈及其电子学

射频系统用来发射射频脉冲，使磁化的氢质子吸收能量产生共振(激励)；在弛豫过程中氢质子释放能量并发出MR信号，后者为检测系统所接受。由此可见，射频系统主要由发射与接收两部分组成，其部件包括发射器、功率放大器、发射线圈、接收线圈及低噪声信号放大器等。

(一)发射器

射频脉冲是诱发磁共振现象的主导因素，它由能产生宽带频率的频率合成器发出，既需要发射波有精确的时相性，又需要复杂而准确的波形，整个过程需要由计算机控制。应当指出的是，它产生的频带围绕着Larmor频率左右，并非恰好等于Larmor频率。这些发射波由射频(RF)线圈放大并发射出去。发射线圈也可作为接收器，接收进动原子核发出的放射波，当然也可采用第二个线圈担任接收功能。一般发射器的功率为0.5～10 kW，合格的发射功率应能激励所选层面内的全部质子，以取得最大的信号强度。由于人体外形、重量与组织类型不同，对射频功率的要求也有所不同，因此高场强磁共振机通常需要先测定患者的体重，以供计算机选用不同的发射功率。

每种原子核的共振频率 $\omega_0=\gamma B_0$(旋磁比×外磁场强度)，不同原子核的旋磁比不同，在相同外磁场条件下彼此的共振频率必然不同。例如，在1.0 T条件下氢核的共振频率为42.58 MHz，钠核为11.26 MHz，要想做多种原子核的共振波谱，发射器与接收器的频率范围必须较宽。

(二)全容积线圈

MRI主要有2类线圈，一是全容积线圈，二是局部或表面线圈。全容积线圈激励与接受很大容积组织的信号，如头部线圈与体部线圈。表面线圈仅激励与接受小容积组织内的信号，但信噪比相当高，如眶部线圈、膝关节线圈等。

全容积线圈有 2 种常用的形状，一为螺旋管形（图 2-3），一为马鞍形（图 2-4）。近年来，又设计出轨迹圆筒形与鸟笼形线圈。在选择线圈时应当记住，线圈产生的发射波的 B_1 成分（射频成分）必须与外磁场 B_0 垂直。螺旋形线圈用于外磁场与患者身体长轴垂直的磁体，如永久型磁体。马鞍形线圈用于外磁场与患者身体长轴平行的磁体，如超导型磁体。

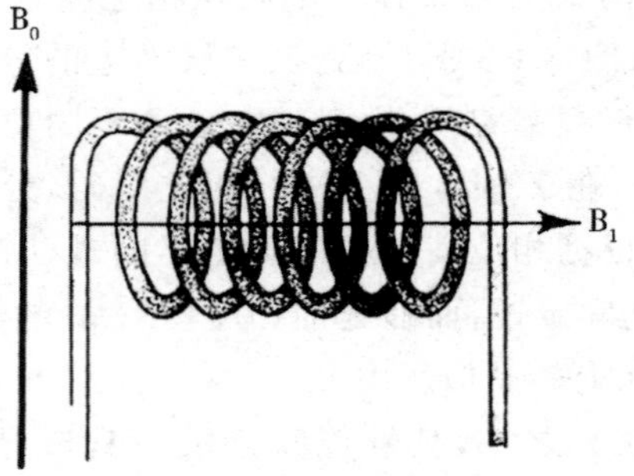

图 2-3　螺旋形线圈

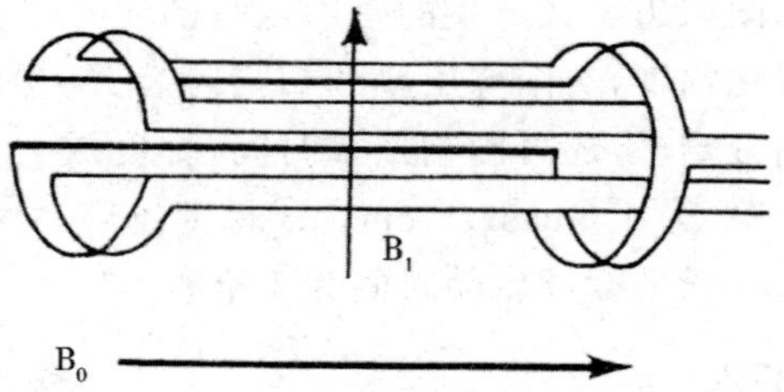

图 2-4　马鞍形线圈

(三)正交线圈

正交线圈可产生环状极性发射波。它的两个相等的线圈转动时彼此相差 90°。单一线圈产生的线性发射波与环形极性发射波不同。环形极性线圈有几个优点，一是信噪比增加，二是 RF 产热减少，三是改善了体部 RF 场的均匀性。

(四)表面线圈

局部或表面线圈仅能显示小容积的解剖结构，但信噪比极高，能在较短时间内得到与体部线圈相同的分辨率，或在同样时间内提高局部的分辨率。

为了理解表面线圈的功能，必须首先了解噪声的来源。在场强＞0.3 T 的磁场中主要来自两方面：①体内电解质的盲目运动；②体内带电荷分子的盲目运动。这些盲目运动在线圈内诱发出电压，叠加在进动原子核诱发的电压（信号）上，即引起所谓“噪声”。从整个容积中接收信号的线圈，也从该容积中接收噪声，并将后者叠加在 MR 图像上。因此，任何小的感兴趣区都含有整个容积的噪声。

如果仅仅接收一个小区域的信号与噪声，信号衰减量仅为该局限区者而非减去整个容积的噪声。噪声的其他来源还有：①带双极电动量分子的盲目的布朗运动；②线圈本身的电阻。如果采用良好的线圈这两种噪声与电解质运动产生的噪声相比可以减少到最小限度。

发射/接收线圈与单纯接受线圈所有局部（或表面）线圈不外乎两种类型，一是发射与接收并用的线圈，二是单纯的接收线圈。局部线圈一般均有相对不均匀接收野，但例外者也有。发射/接受线圈还有相对不均匀发射野。因此，仅有一个小区域可发射精确的 90°与 180°脉冲，这就缩小了敏感区。单纯接收线圈与发射的 RF 偶尔。全容积发射线圈有良好的均匀性，但接受线圈与发射波之间的相互作用也能引起以下 2 个问题：①损伤接收线圈本身，因它的原设计仅能从人体中接收较少的信号；②使 RF 发射野变形，因而向感兴趣区发射的倾斜角不准确。对线形激励线圈来说，这个问题尚可解决，通过调整接收线圈的放置方向，使其 B_1 场与发射线圈的 B_1 场垂直。环形极性线圈及特殊解剖处，目前也有了相应的解决办法。为了提高表面线圈的功能，近来推出了许多种新产品。如果两个表面线圈无相互作用，其信噪比相同，可同时采集成像，那么就能用于检查对称的解剖部位，如双侧颞颌关节、双侧膝关节半月板，这种线圈已经问世。

在选用表面线圈时应尽量贴近感兴趣区，才能提高信噪比，获得高质量的 MR 局部图像。直径小的线圈比直径大的线圈信噪比高。对距离表面线圈较远的部位，大口径线圈的信噪比略高于小口径线圈。例如，检查距离表面仅 2～3 cm 的颞颌关节，采用 5 cm 口径的表面线圈比采用 10 cm 口径的表面线圈效果好。检查整个膝关节可采用能包裹全膝的小型鸟笼样表面线圈。如果仅检查一侧半月板，应采用小型圈状表面线圈，贴近在半月板表面即可。增大表面线圈的口径并不能改善对深层组织的分辨力，因而限制了表面线圈在内脏的应用。

（五）接收器

信号从接收线圈传到预放大器，旨在增加信号强度，以免后处理过程减弱了信噪比。信号从预放大器传至相位敏感检测器，发生解调作用，从信号中减去接近 Larmor 频率的无关波形，使信号呈千赫范围，然后经计算机处理并转化为 MR 图像。

五、计算机及数字处理

计算机系统是仅次于磁体的昂贵部件，性能要求大大高于 CT 所用的计算机。目前，MR 扫描机多采用小型计算机，如 Eclips140 等型号，内存能力在 1 兆字节以上。计算机主要外部设备包括：①阵列处理机，用于数据处理及二维傅立叶转换；②磁盘，存储 500 兆字节以上，数据传输速度为 1.2 兆字节/秒以上；③磁带机，用于存储图像及原始数据；④MR 处理器，包括表格存储器、时控板及海量存储器；⑤图像存储显示器，MR 图像与原始数据存在磁盘、软盘与磁带里，通过显示屏可随时显示；⑥操作台，分主诊断台与卫星诊断台两种，前者控制扫描，后者评价图像，部分功能可在两个诊断台上同时进行。

计算机不能直接运算 MR 信号，信号必须首先转换成具体的数字，这一任务由模拟一数字转换器（ADC）完成，它采集自旋回波等信号，按具体的间隔，并给予每一个采集间隔以数据。采集的标准时间间隔为 5～20 μs。采集一个自旋回波的处理时间，称为采样时间或窗。采样窗的间期（ms）等于采样间隔（μs）×采集次数（一般为 256）。在一定梯度场中，观察野的大小取决于采集间隔期限。在一定的观察野中，空间分辨率取决于窗的长度。如果采集窗长，T_2 弛豫作用也影响分辨率。

计算机控制系统称为中心处理单位（CPU）。图像重建在第二个相连的计算机上进行，称为阵列处理机（AP）。它能同时处理大量数据并迅速进行傅立叶转换。计算机运算的最后结果是一个数字阵列，然后按灰阶的数值排列组合成 MR 图像，并显示在屏幕上。多数 MR 扫描机在电视屏显像前还对数字资料进行了一定程度的调整，以提高图像的质量。

一旦重建成 MR 图像，数据即进入磁盘以短期保存。从磁盘中可提取数据进入磁带以长期保存。用数字光盘存储量更大，也更易于提取图像。

（叶　鹏）

第三章 超声诊断基础

第一节 超声波的基本概念

超声波是指频率超过人耳听觉范围(20～20 000 Hz)的高频声波,即频率＞20 000 Hz 的机械(振动)波。超声波属于声波范畴,它具有声波的共同物理性质。例如,必须通过弹性介质进行传播,在液体、气体和人体软组织中的传播方式为纵波(疏密波);具有反射、折射、衍射和散射的特性,以及在不同介质中(空气、水、软组织、骨骼)分别具有不同的声速和不同的衰减等。诊断最常用的超声频率是 2～10 MHz(1 MHz＝10^6 Hz)。

一、基本物理量

超声波有三个基本物理量。即频率(f)、波长(λ)和声速(c)。三者之间的关系如式(1):

$$\lambda = c/f \quad (1)$$

由于频率不同的声波在同一介质中传播的声速(c)基本相同,因此,超声波波长(λ)与频率(f)呈反比——频率越高,波长则越短。

在不同的介质中,声速有很大的差别:空气(20 ℃)344 m/s,水(37 ℃)1 524 m/s,肝脏 1 570 m/s,脂肪 1 476 m/s,颅骨 3 360 m/s。

人体软组织的声速平均为 1 540 m/s,与水的声速相近。骨骼的声速最高,相当于软组织平均声速的 2 倍以上(表 3-1)。

表 3-1 医学超声常用介质的密度、声速和声阻抗

介质名称	密度(g/cm^3)	声速(m/s)	声阻抗(1×10^5瑞利)
空气(20 ℃)	0.001 18	344	0.000 4
水(37 ℃)	0.993 8	1 523	1.513
生理盐水(37 ℃)	1.002	1 534	1.537
血液	1.055	1 570	1.656
肝脏	1.050	1 570	1.648
肾脏	1.038	1 561	1.62
肌肉	1.074	1 568	1.684

续表

介质名称	密度(g/cm³)	声速(m/s)	声阻抗(1×10⁵瑞利)
脂肪	0.955	1 476	1.410
颅骨	1.658	3 360	5.570

二、声场

(一)超声场

超声场是指发射超声在介质中传播时其能量所达到的空间。超声场简称声场,又可称为声束。

(二)声场特性

(1)扫描声束的形状、大小(粗细)及声束本身的能量分布,随所用探头的形状、大小、阵元数及其排列、工作频率(超声波长)、有无聚焦,以及聚焦的方式不同而有很大的不同。此外,声束还受人体组织不同程度的吸收衰减、反射、折射和散射等影响,即超声与人体组织间相互作用的影响。因此,超声束(声场)与其他影像技术如扫描 X 线束相比,两者之间有着显然的区别。例如,X 线束可呈单纯的细线状,波长极短,对人体组织穿透力很强,而且没有与人体组织间相互作用。这与人体组织内超声束(声场)的复杂多变性,形成了鲜明对比。

(2)声束由一个大的主瓣和一些小的旁瓣组成。超声成像主要依靠探头发射高度指向性的主瓣并接收回声;旁瓣的方向总有偏差,容易产生伪像。

(3)声场可分为近场和远场两部分。现以最简单的圆形单晶片探头为例,来分析声束复杂的形态及其能量分布。①近场声束集中,呈圆柱形。其直径接近于探头直径(较粗);其长度取决于超声频率和探头的半径。近场虽呈规则的圆柱形,但实际上由于旁瓣的干扰作用,其横截面上的声能分布很不均匀,以致可以影响或严重影响诊断。②远场声束扩散,呈喇叭形。远场声束向周围空间扩散,其直径不断增加(更粗大),但其横截面上的能量分布比较均匀。声束向两侧扩散的角度称为扩散角(2θ),向其一侧扩散的角度称为半扩散角(θ)。声束的扩散角越小,指向性越好。

(4)超声波指向性优劣的指标是近场长度和扩散角。超声频率越高、波长越短,则近场越长、扩散角越小,声束的指向性亦越好。增加探头孔径(直径)也可改善声束的指向性,但是探头直径增加会降低横向分辨力。因此,现代超声诊断装置普遍采用小巧的聚焦探头,以减少远场声束扩散。

(三)声束聚焦与分辨力

采用聚焦技术可使聚焦区超声束变细,减少远场声束扩散,改善图像的横向和/或侧向分辨力。

1.聚焦的方法

(1)固定式声透镜聚焦:将声透镜贴附在探头表面,常用于线阵探头、凸阵探头,以提高其横向分辨力。此法远场仍然散焦。

(2)电子相控阵聚焦:①利用延迟发射使声束偏转,实现线阵、凸阵等多阵元探头的发射聚焦或多点聚焦,用以提高侧向分辨力。②在长轴方向对整条声束的回声途径上自动、不断地进行全程接收聚焦,亦称动态聚焦。③利用环阵探头进行环阵相控聚焦,改善横向、侧向分辨力。④其他聚焦新技术,如二维多阵元探头,弥补现有聚焦技术的不足。

2.聚焦声束与非聚焦声束的比较

(1)聚焦区声束明显变细,横向和侧向分辨力可望大大改善。

(2)近场区(旁瓣区)声能分布不均匀现象依然存在。

(3)远场区的非聚焦部分散焦现象依然存在,某些单阵元探头或质量低劣的探头或许更为严重。

(4)聚焦声束的形状和大小总体来说仍较奇特。与纤细的 X 线束相比,尚有较大的差别。

(邢　艳)

第二节　超声波的反射和透射

超声波从一种介质传播到另一种介质时,若在界面上介质声阻抗突变或界面的线度远大于声波波长和声束直径,那么在界面上一部分能量反射回来(形成反射波),另一部分能量透过界面在另一种介质中传播(形成透射波),在界面上,声能(声压、声强)的分配和传播方向遵循一定的变化规律。

一、超声波垂直入射到平面界面上的反射和透射

当超声波垂直入射到足够大的光滑平面时,将同时发生反射和透射,如图 3-1 所示。反射波和透射波的声压(声强)由声压反射率(声强反射率)和声压透射率(声强透射率)表示。

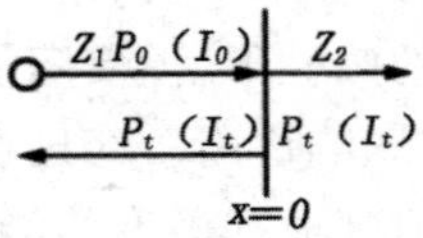

图 3-1　超声波垂直入射到平面界面上的反射和透射

设入射波的声压为 p_0(声强为 I_0),反射波的声压为 p_r(声强为 I_r),透射波的声压为 Vp_t(声强为 I_t)。界面上反射波的声压 p_r 与入射波声压 p_0 之比为界面的声压反射率,用 r 表示:

$$r=\frac{p_r}{p_0}=\frac{Z_2-Z_1}{(Z_2+Z_1)}$$

式中,Z_1 为介质 1 的声阻抗,Z_2 为介质 2 的声阻抗。

界面上反射波的声强 I_r 与入射波声强 I_0 之比为界面的声强反射率,用 R 表示:

$$R=\frac{I_r}{I_0}=\frac{(\frac{p^2\text{r}}{2Z_1})}{(\frac{p_0^2}{2Z_1})}=\frac{p^2\text{r}}{p_0^2}=r^2=[\frac{(Z_2-Z_1)}{(Z_2+Z_1)}]^2$$

界面上透射波的声压 p_t 与入射波声压 p_0 之比为界面的声压透射率,用 t 表示:

$$t=\frac{p_t}{p_0}=\frac{2Z_2}{(Z_2+Z_1)}$$

界面上透射波的声强 It 与入射波声强 I_0 之比为界面的声强透射率，用 T 表示：

$$T=\frac{I_t}{I_0}=\frac{(\frac{p_t^2}{2Z_2})}{(\frac{p_0^2}{2Z_1})}=\frac{Z_1}{Z_2}\times\frac{p_t^2}{p_0^2}=\frac{4Z_1Z_2}{(Z_2+Z_1)^2}$$

可知，$R+T=1$。在理想情况下，超声波垂直入射到界面上时，声压和声强的分配与界面两侧介质的声阻抗有关，下面做进一步讨论。

(1)当 $Z_2>Z_1$ 时，r>0，反射波声压与入射波声压同相位，界面上反射波与入射波叠加，类似驻波，合成声压振幅增大为 p_0+p_r。

(2)当 $Z_2<Z_1$ 时，r<0，即反射声压与入射声压相位相反，反射波与入射波合成声压振幅减小为p_0+p_r。

(3)当 $Z_2<<Z_1$ 时，声压反射率趋于－1，透射率趋于 0，即声压几乎全反射，无透射。在超声诊断时，探头与患者皮肤之间的空气将阻碍超声波传入人体。为获得高质量的图像，需要用液性传导介质来连接探头与患者体表，同时超声波不能检测含气组织。

(4)当 $Z_2\approx Z_1$ 时，$r\approx 0$，$t\approx 1$，超声波几乎全透射，无反射(图 3-2)。

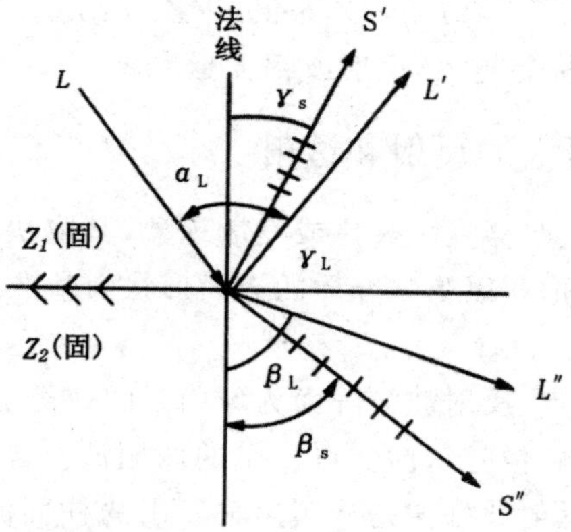

图 3-2　超声波倾斜入射到平界面上的反射和折射

二、超声波倾斜入射到平面界面上的反射和透射

(一)波形转换

当超声波斜入射到界面时，在反射波和透射波中除了与入射波同类型的成分外，还会产生不同类型的波成分，这种现象即为波形转换。

(二)反射、透射定律

反射、透射定律(斯涅尔定律)可通过以下特征描述。

(1)反射、透射波线与入射波线分别在法线的两侧。

(2)任何一种反射波或透射波所对应角度的正弦与相应的声速之比恒等于一个定值。

(3)同种波形的反射角与入射角相等。发生透射时，声速大的介质，对应的角度也较大。

(三)临界角

超声波由声速较慢的第一介质向声速较快的第二介质入射时，使第二介质中的透射角等于

90°的入射角称为临界角，此时声波完全不能透射(全反射)。若第二介质为固体，则在固体中出现透射的纵波和横波。使纵波透射角为 90°的入射角称为第一临界角，使横波透射角为 90°的入射角称为第二临界角。实际中，超声探头的探测角度一般不超过－24°～24°，这样既保证了一定的信号强度，也可避免全反射。

(四)反射率与透射率

超声波纵波斜入射到声阻抗为 Z_1 和 Z_2 两种介质的界面上，声压反射率为：

$$r=\frac{p_r}{p_0}=\frac{(Z_2\cos\alpha_L-Z_1\cos\beta_L)}{(Z_2\cos\alpha L+Z_1\cos\beta_L)}$$

声压透射率为：

$$t=\frac{p_t}{p_0}=\frac{2Z_2\cos\alpha_L}{(Z_2\cos\alpha_L+Z_1\cos\beta_L)}$$

$$R=\frac{I_r}{I_0}=\frac{(Z_2\cos\alpha L-Z_1\cos\beta_L)}{(Z_2\cos\alpha L+VZ1\cos\beta_L)^2}$$

声强透射率为：

$$T=\frac{I_t}{I_0}=\frac{4\ Z_1Z_2\cos\alpha_L\cos\beta_L}{(Z_2\cos\alpha_L+Z_1\cos\beta_L)^2}$$

且 $R+T=1$。界面声阻抗差越大，反射波幅度越大。

三、超声波在曲面界面上的反射和透射

超声波入射在曲面界面上时会发生聚焦或发散现象，其取决于曲面形状和界面两侧介质的声速。一般而言，曲面的凹凸形状以第二介质的界面形状为基准。

(一)反射波

当界面为球面时，具有焦点，反射波波阵面为球面。凹球面上的反射波好像是从实焦点发出的球面波，凸球面上的反射波好像是从虚焦点发出的球面波。界面为柱面时，具有焦轴，反射波波阵面为柱面。凹柱面上的反射波好像是从实焦轴发出的柱面波，凸柱面上的反射波好像是从虚焦轴发出的柱面波，如图 3-3所示。

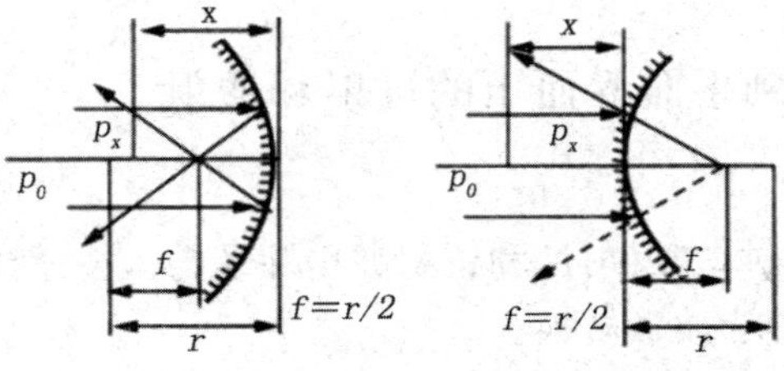

图 3-3　平面波在曲面界面上的反射

(二)透射波

透射波产生聚焦还是发散，不仅与曲界面的凸、凹有关，而且与两种介质的声速 c_1 和 c_2 有关。由折射定律知，平面超声波入射到 $c_1<c_2$ 的凹曲面和 $c_1>c_2$ 的凸曲面上时，其透射波将聚焦；平面超声波入射到 $c_1>c_2$ 的凹曲面和 $c_1<c_2$ 的凸曲面上时，其透射波将发散，如图 3-4所示。

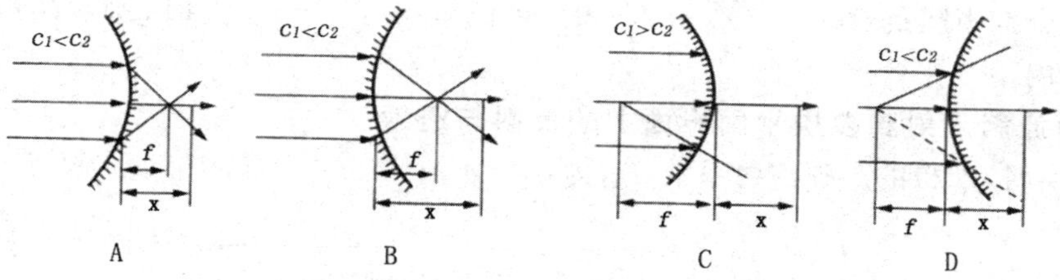

图 3-4 平面波在曲面界面上的透射

当界面为球面时，透射波波阵面为球面，透射波好像是从焦点发出的球面波；界面为柱面时，透射波波阵面为柱面，透射波好像是从焦轴发出的柱面波。

四、超声波多层透射与声耦合

(一)声耦合

在超声医学应用中，超声换能器与被探测对象之间存在空气界面，如图 3-5 所示，由于空气声阻抗很小，这时，$r=-1$，$t=0$，产生全反射，难以使超声波进入组织。因此需要用适当的耦合介质来填充这些空气，这样，探头、耦合剂与人体构成了一个多层声波传播介质。

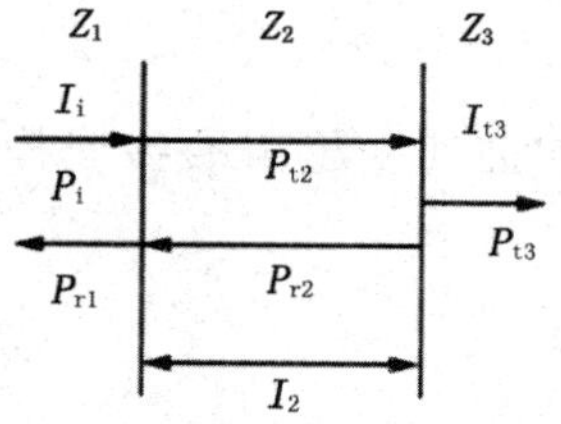

图 3-5 超声波在多层介质中的反射与透射

(二)超声波垂直入射到多层平面界面上的反射及透射

应用超声波垂直入射到单一平面界面上反射和透射的公式，可知透射入第三层介质中的超声声强透射系数：

$$T_{13}=\frac{I_{t3}}{I_{t1}}=\frac{4Z_3Z_1}{\left[(Z_3+ZV_1)^2\cos^2k_2l_2+(Z_2+\dfrac{Z_1Z_3}{Z_2})^2\sin^2k_2l_2\right]}$$

式中，l_2 是中间层厚度，$k_2=2\pi/\lambda$。根据中间层厚度 l_2 与波长 λ 的关系，可知：

(1)如果 $l_2<<\lambda$，无耦合剂时，且探头表面与体表紧密接触

$$T_{13}\approx\frac{4Z_3Z_1}{(Z_3+Z_1)^2}$$

(2)如果 $l_2=n\lambda/2$(半波长的整数倍)

$$T_{13}\approx\frac{4Z_3Z_1}{(Z_3+Z_1)^2}$$

(3)如果 $l_2=(2n+1)\lambda/4$(1/4 波长的奇数倍)

$$T_{13}\approx\frac{4Z_3Z_1}{(Z_2+\dfrac{Z_1Z_3}{Z_2})^2}$$

当超声耦合剂声阻抗 $Z_2=\sqrt{(Z_1+Z_3)}$ 时，可以推得 $T_{13}=1$。此时，所有超声波能量可全透入人体组织内。

(三)超声波斜入射到多层平面界面上的反射与透射

当 $Z_1=Z_3$ 时，求得的声强透射系数 T_{13} 为：

$$T_{13}=\frac{I_{t3}}{I_{t1}}=\frac{4}{\left[4\cos^2\alpha_2 l_2+(\frac{1}{Z}+Z)\sin^2\alpha_2 l_2\right]}$$

式中，$\alpha_2=k_2\cos\theta_2$，$k_2=2\alpha/\lambda$，$Z=Z_2\cos\theta_1/Z_1\cos\theta_2$，$\theta$ 为超声波从第一介质入射到第二介质的入射角，以为超声波从第一介质入射到第二介质的折射角。

同样，当超声耦合剂声阻抗 $Z_2=\sqrt{(Z_1+Z_3)}$ 时，可以推得 $T_{13}=1$。此时，所有超声波能量可全透入人体组织内。

(王艳艳)

第三节　超声物理特性

超声波具有声波的一般共性已如前述。超声的物理特性除上面提到的声场外，还有以下几点。

一、束射特性(方向性)

超声成束发射，类似光线，符合几何光学定律(如反射、折射、聚焦、散焦)。束射特性或方向性是诊断用超声首要的物理特性。

(一)大界面与界面反射

(1)声波发射时，当遇到密度(ρ)和声速(c)不同的两种介质构成的大界面时，会发生反射和折射(透射)，包括回声反射。

(2)界面的回声反射的角度依赖性：大界面是指长度大于声束波长的界面。①入射声束垂直于大界面时，回声反射强。②入射声束与大界面倾斜时，回声反射减弱甚至消失。

假设垂直时回声反射强度为100%，倾斜6°(入射角 θ)时，回声强度降低至10%；倾斜12°时，降至1%。如果倾斜角度≥20°，则几乎检测不到回声反射，也称“回声失落”。可见，大界面的回声反射有显著的角度依赖性。

(3)界面回声反射的能量是由声强反射系数(RI)决定的，如式(2)：

$$R_I=\frac{(Z_2-Z_1)^2}{(Z_2+Z_1)}(2)$$

Z_1、Z_2 分别代表两种介质的声阻抗。声阻抗=密度×声速(表3-1)。R_I 代表声强反射系数。

由式(2)中可见：两种介质的声阻差越大，界面反射越强($Z_2>Z_1$)；两种介质声阻差相等，界面反射消失($Z_2=Z_1$)。两种介质存在着声阻差，是界面反射的必要条件($Z_2\neq Z_1$)。

(4)界面回声反射的能量与界面形状密切相关：声束垂直于凹面和凸面，分别具有聚焦和散焦作用(回声稍强和减弱)；垂直于不规则界面时，则呈现乱散射(回声反射强弱不等或减弱)。

超声界面反射的特点：非常敏感。两种介质之间的声阻抗只要相差0.1%（声阻差），就会产生明显的反射回波（回声）。人体许多器官如肝、脾、胆囊的包膜、腹壁各层肌肉筋膜及皮肤层等都是典型的大界面。

（二）小界面与后散射（或背向散射）

（1）小界面是指小于声束波长的界面。

（2）超声遇到肝、脾等实质器官或软组织内的细胞，包括成堆的红细胞（称散射体），会发生微弱的散射波。散射波向四面八方分散能量，只有朝向探头方向的微弱散射信号——后散射（背向散射），才会被检测到。

（3）小界面的后散射或背向散射回声，无角度依赖性。

（三）临床应用

现代超声诊断仪正是利用大界面反射原理，能够清楚显示体表和内部器官的表面形态和轮廓；还利用无数小界面后散射的原理，清楚显示人体表层，以至内部器官、组织复杂而细微的结构。

二、衰减特性

声波在介质中传播的过程中，声能随距离增加而减弱，这就是衰减。

（1）衰减与超声传播距离和频率有关：超声频率很高，故衰减现象特别显著。

（2）衰减的原因主要有吸收、散射、声束扩散。①介质对超声波的吸收：超声的机械能转变为热能传导，或被组织的黏滞性吸收。②能量被许多散射体如蛋白质分子散射掉。③声束扩散使超声在介质中前进方向上的能量减小。声衰减表现为回声减少或消失，以致出现声影。很强的反射界面后方回声减少或消失，但反射与衰减是两个概念。

（3）衰减系数：①人体软组织和体液声衰减是不同的。软组织平均衰减系数为1 dB/cm·MHz（表3-2）。②蛋白质成分是人体组织声衰减的主要因素（占80%）。不含蛋白质成分的水，几乎可视为无衰减或称透声。

表3-2　人体组织的声能衰减系数

介质名称	平均衰减系数为(dB/cm·MHz)	频率范围(MHz)
水	0.0 037～0.0 063	5
血液	0.18	1.0
脂肪	0.63	0.8～7
肝脏	0.94	0.3～3.4
肾脏	1.0	0.3～4.5
肌肉(平行肌束)	1.3	0.8～4.5
肌肉(横断肌束)	3.3	0.8～4.5
颅骨	2.0	1.6

（4）为清楚显示深部组织回声，使正常肝、肾实质成为“均匀回声”（后方无衰减），必须使用时间补偿增益（TCG）调节，按距离补偿超声能量的衰减，故也称为距离补偿增益（DCG）调节。

正是由于TCG或DCG人为地调节，使衰减十分明显的肝肾实质“回声均匀一致”，就不难理解为什么在膀胱和充盈胆囊的后方呈现“回声增强”伪像（注：胆汁、尿液中不含蛋白质，与水相似，无明显声衰减，透声性强。与此同时，TCG 或 DCG 调节依然机械地起着时间/距离补偿增益作用）。

（5）人体组织衰减程度一般规律：①骨＞软骨＞肌腱＞肝、肾＞血液＞尿液、胆汁。②组织、体液中蛋白成分尤其胶原蛋白成分越高，衰减越显著；反之，组织、体液中水分含量越多，衰减越少；组织中钙质成分越多，衰减也越多。

三、超声的分辨力

（一）定义

分辨力是超声在人体软组织中传播时，显示器上能够区分声束中两个细小目标的能力或最小距离。

（二）影响因素

超声的分辨力受多种因素的影响，包括超声波的频率、脉冲宽度、声束宽度（聚焦）、声场远近和能量分布、探头类型和仪器功能（如二维图像中像素多少、灰阶的级数多少等）。

（三）空间分辨力主要与声束特性有关

空间分辨力主要与声束特性有关，大致可分为三类。

1.轴向（纵向）分辨力

轴向分辨力指在声束长轴方向上区分两个细小目标的能力。它与波长（λ）有密切关系。频率越高（波长越短），轴向分辨力越好。相反，超声脉冲越宽，轴向分辨力则越差。

理论上，轴向分辨力为 λ/2，由于受到发射脉冲持续时间的影响，实际分辨力为理论值的 5～8 倍。举例：5 MHz 探头在软组织中的波长为 0.3 mm，其轴向分辨力理论值为 0.15 mm，但实际分辨力约为 0.5 mm；3～3.5 MHz 探头的实际分辨力约为 1.0 mm。

2.横向分辨力

横向分辨力与探头厚度方向上声束宽度和曲面的聚焦性能有关。在聚焦最佳区的横向分辨力最好。目前腹部常用线阵、凸阵探头，通常采用声透镜聚焦，在其聚焦区宽度一般＜2 mm。

3.侧向分辨力

侧向分辨力与线阵、凸阵探头长轴方向上扫描声束的宽度有关。通常采用相控聚焦，聚焦声束越细，侧向分辨能力越好。在聚焦区，3～3.5 MHz 探头侧向分辨力应在 1.5～2.0 mm。

（四）其他

此外，还有细微分辨力（宽频带和数字化声束处理）、对比分辨力（与灰阶级数有关，≥256 级较好）、时间分辨力（单位时间成像速度即帧频）等。

四、超声的多普勒效应

利用运动红细胞对入射超声产生的频移（Doppler 频移）或差频，可进行血流信号的检测。检测方法有两种，即多普勒频谱图和彩色多普勒血流图。

（1）多普勒频移（差频）公式（3）：

$$f_d = f_r - f_0 = \pm \frac{2V\cos\theta}{C} \cdot f_0 \quad (3)$$

f_d 为多普勒频移，f_0 为入射超声频率，f_r 为反射超声频率，V 为反射体运动速度，C 为声速，θ 为运动方向与入射波间的夹角。

(2)利用 Doppler 公式计算反射体(如血管内红细胞)的运动速度,根据频移公式(3),可以得出:

$$V=\pm f_d \cdot C/(2f_0 \cdot \cos\theta)$$

在公式(3)中可见:软组织平均声速(C)是已知数(1 540 m/s);仪器设 θ 角度校正,故cosθ 值也是已知数(注意:θ 角度必须校正);发射频率(f_0)也是已知数。因此,超声仪器能够通过快速傅里叶转换(FFT)自动显示血流速度(V)的读数。正负符号(±)分别代表正向和反向血流。然而,只有当超声声束与血流夹角 θ 经过校正之后,其流速读数才有意义。如果 θ=90°,cosθ=0,于是就不可能测出血流速度,为了顺利测速,必须将 θ 角变小,尽可能使 θ<60°。

(3)f_d一般都在音频范围内。检出 f_d后,可利用仪器的扬声器发出的声响来监听,并通过 FFT 对 f_d进行频谱分析——频谱多普勒。

五、超声的生物学效应

超声波在生物组织内的传播过程中,必然使介质分子微粒发生高频机械振荡,这就是超声的能量传递或超声的功率作用。当电脉冲加至探头压电换能器发射超声脉冲时,压电换能器将电能(电功率)转换为声能(声功率)。

(一)超声能量的物理参数

1.声功率

单位时间内从超声探头发出的声功。单位:瓦(W)或毫瓦(mW)。

2.声强

单位面积上的声功率(W/cm^2或 mW/cm^2)。

由于声场中的声强在空间和时间上分布不均匀,故有“空间峰值”(SP)、“空间平均声强”(SA)、“时间峰值”(TP)和“时间平均声强”(TA)等概念。

ISPTA:空间峰值时间平均声强(mW/cm^2)。

ISPPA:空间峰值脉冲平均声强(W/cm^2)。

(二)超声生物学效应及其产生机制

1.热效应

由于组织的黏滞吸收效应可使部分超声能量转换为热能,导致局部温度升高。诊断用超声因声强低,一般不会造成明显的温度升高(通常 mW/cm^2级)。

2.空化作用

在强功率超声照射下,局部组织产生压力增大、降低的交替变化,液体“断裂”引起气体微泡的形成。诊断用超声尚未得到证实。

3.诊断用超声对细胞畸变、染色体、组织器官的影响等均在实验研究中

有报道称,对胎儿出生体重似有影响,但尚无定论。

4.高强聚焦超声(HIFU,kW/cm^2级)

高强聚焦超声对生物组织有强大的破坏作用。利用其热凝固和杀灭肿瘤细胞的作用,已用于肿瘤灭活治疗;利用其强烈机械振荡作用可以用于碎石治疗。

5.其他

超声在物理治疗学方面的广泛应用(W 级,一般 0.5～3 W/cm^2)。

(三)对人体不同部位超声照射强度的安全规定

不同人体软组织对超声辐射的敏感程度不同。胚胎和眼部组织属敏感器官。超声辐射剂量是超声强度与辐射时间的乘积。美国食品和药品监督管理局(FDA)对人体不同部位超声照射强度的规定见表 3-3。

表 3-3 人体不同部位超声照射强度的规定

部位	ISPPA(W/cm^2)	ISPTA(mW/cm^2)	IM(W/cm^2)
心脏	190	430	310
脉管	190	720	310
眼部	28	17	50
胎儿	190	94	310

为了表达超声的热效应和空化效应,近年来采用两个新的可显示的参数(供不同器官、部位诊断时准确地调节显示)。

1.热指数(thermalindex,TI)

TI 指超声实际照射到某声学界面产生的温度升高与使界面温度升高 1 ℃的比值。TI 值在 1.0 以下无致伤性,但对胎儿应调节至 0.4 以下,对眼球应调至 0.2 以下。

2.机械指数(mechanicalindex,MI)

MI 指超声在弛张期的负压峰值(MPa 数)与探头中心频率(MHz 数)的平方的比值。通常认为,MI 值在 1.0 以下无致伤性,但对胎儿应采用低机械指数,即将 MI 调节至 0.3 以下,对眼球应调至 0.1 以下。此外,声学造影时如果采用低机械指数,可以防止微气泡破裂,提高造影效果。

(张　健)

第四节　超声伪像(伪差)

声像图伪像(伪差)是指超声显示的断层图像与其相应解剖断面图像之间存在的差异。这种差异表现为声像图中回声信息特殊的增添、减少或失真。

伪像在声像图中十分常见。理论上讲几乎任何声像图上都会存在一定的伪像。而且,任何先进的现代超声诊断仪均无例外,只是伪像在声像图上表现的形式和程度上有差别而已。

识别超声伪像非常重要。一方面可以避免伪像可能引起的误诊或漏诊;另一方面还可以利用某些特征性的伪像帮助诊断,提高我们对于某些特殊病变成分或结构的识别能力。我们不仅应当善于识别超声伪像的种种表现,还有必要了解这些伪像产生的物理基础。

一、声像图伪像

(一)声像图伪像产生原因分类

1.反射、折射

混响、多次内部混响、镜面反射、回声失落、折射声影、棱镜现象。

2.衰减

衰减声影、后方回声增强(软组织衰减系数差别过大产生伪像)。

3.断层厚度(扫描厚度)伪像

部分容积效应伪像;近场、远场(聚焦区外)图像分辨力降低所致伪像。

4.旁瓣效应

5.声速伪像

实际组织声速与仪器设定的平均软组织声速 1 540 m/s 差别所致伪像和超声测量误差。

6.仪器设备

仪器和探头的品质。

7.操作者技术因素

增益、DCG、聚焦调节不当;声像图测量方法不规范。

(二)超声伪像产生的主要原因和分类

1.混响

混响伪像产生的条件:超声垂直照射到平整的界面,如胸壁、腹壁,超声波在探头和界面之间来回反射,引起多次反射。混响的形态呈等距离多条回声,回声强度依深度递减。较弱的混响,可使胆囊、膀胱、肝、肾等器官的表浅部位出现假回声;强烈的混响多见于含气的肺和肠腔表面,产生强烈的多次反射伴有后方声影,俗称“气体反射”。

识别混响伪像的方法如下。

(1)适当侧动探头,使声束勿垂直于胸壁或腹壁,可减少这种伪像。

(2)加压探测,可见多次反射的间距缩小,减压探测又可见间距加大。总之,将探头适当侧动,并适当加压,可观察到反射的变化,从而识别混响伪像。

2.多次内部混响和振铃效应

超声束在器官组织的异物内(亦称“靶”内,如节育器、胆固醇结晶内)来回反射直至衰减,产生特征性的彗尾征。此现象称内部混响。

超声束在若干微气泡包裹的极少量液体中强烈地来回反射,产生很长的条状图像干扰,为振铃效应。振铃效应在胃肠道内(含微气泡和黏液)相当多见。

3.切片(断层)厚度伪像

切片(断层)厚度伪像亦称部分容积效应伪像。产生的原因是超声束形状特殊而且波束较宽,即超声断层扫描时断层较厚引起。例如,肝脏的小囊肿内可能出现许多点状回声(来自小囊肿旁的部分肝实质)。

4.旁瓣伪像

由主声束以外的旁瓣反射造成。在结石、肠气等强回声两侧出现“披纱征”或“狗耳样”图形,即属旁瓣伪像。旁瓣现象在有些低档的超声仪器和探头比较严重,图像的清晰度较差。

5.声影

在超声扫描成像中,当声束遇到强反射(如含气肺)或声衰减程度很高的物质(如瘢痕、结石、钙化)声束完全被遮挡时,在其后方出现条带状无回声区即声影。边界清晰的声影对识别瘢痕、结石、钙化灶和骨骼时很有帮助,边缘模糊的声影,常是气体反射或彗尾征的伴随现象。

6.后方回声增强

在超声扫描成像中,当声束通过声衰减甚小的器官组织或病变(如胆囊、膀胱、囊肿)时,其后方回声增强(超过同深度的临近组织的回声)。这是由于距离增益补偿(DCG)对于超声进入很少的液体仍在起作用的缘故。利用显著的后方回声增强,通常可以鉴别液性与实性病变。

7.侧边声影和“回声失落”

声束通过囊肿边缘或肾上、下极侧边时,可以由于折射(且入射角超过临界角)而产生边缘声影或侧边“回声失落”(全反射)。改变扫查角度有助于识别这种伪像,边缘声影也见于细小的血管和主胰管的横截面,呈小等号“=”而非小圆形。超声引导穿刺时,人们经常遇到针杆或导管显示不清的困扰,皆因声束斜行(而非垂直)入射针管或导管的壁,引起“回声失落”(全反射)的缘故。

8.镜面伪像

当肋缘下向上扫查右肝和横膈时,若声束斜射到声阻差很大的膈-肺界面时全反射,会发生镜面伪像。通常在声像图中,膈下出现肝实质回声(实像)膈上出现对称性的“肝实质回声”(虚像或伪像);若膈下肝内有一肿瘤或囊肿回声(实像),膈上对称部位也会出现一个相应的肿瘤或囊肿回声(虚像或伪像)。声像图上的虚像总是位于实像深方(经过多途径反射形成)。如果膈-肺界面(全反射条件)消失如右侧胸腔积液时,只能显示膈下肝实质和膈上的胸腔积液,镜面伪像不可能存在。

9.棱镜伪像

仅在腹部靠近正中线横截面扫查时(腹直肌横断)才出现。例如,早孕子宫在下腹部横断扫查时,宫内的单胎囊可能出现重复胎囊伪像,从而误诊为“双胎妊娠”。此时,将探头方向改为矢状断面扫查,上述“双胎囊”伪像消失。

10.声速失真(声速差别过大伪像)

超声诊断仪显示屏上的厘米标志(电子尺),是按人体平均软组织声速 1 540 m/s 来设定的。通常,对肝、脾、子宫等进行测量不会产生明显的误差。但是,对声速过低的组织(如大的脂肪瘤)就会测值过大;对于声速很高的组织(如胎儿股骨长径测量),必须注意正确的超声测量技术(使声束垂直于胎儿股骨,不可使声束平行地穿过股骨长轴测量),否则引起测值过小的误差。

二、多普勒超声伪像

(一)彩色多普勒超声伪像产生原因及分类

1.有血流,彩色信号过少或缺失

(1)多普勒超声(频移)衰减伪像:彩色信号分布不均,即“浅表多血供,深方少血供或无血供”;深部器官血流如肾实质、股深静脉较难显示。

(2)多普勒增益过低,频谱滤波设置过高。

(3)测低速血流时,不适当的采用较低频率探头;测高速血流时,不适当地采用高频探头。

2.有血流,彩色信号过多

(1)多普勒增益过高(彩色外溢)。

(2)仪器厂家故意设置“彩色优先”,血管往往表现粗大。

(3)使用声学造影剂。

3.无血流,出现彩色信号

(1)频谱滤波设置过低。

(2)多普勒增益过高,出现背景噪音。

(3)镜面反射伪像:在强反射界面深方出现对称性彩色信号。

(4)闪烁伪像:心搏、呼吸、大血管搏动。

(5)组织震颤(高速血流、被检者发音)。

(6)快闪伪像见于尿路结石等(位于结石声影中)。

4.血流方向、速度表达有误

(1)彩色混叠:PRF 过低、测高速血流时采用过高频率探头或较高 Doppler 频率。

(2)方向翻转键设置不当/探头倒置。

(3)血管自然弯曲走行(仪器不会识别 θ 角度)。

(4)入射声束与血流方向接近垂直。

(二)频谱多普勒超声伪像

频谱多普勒超声伪像比彩色多普勒超声(CDFI)伪像简单。充分了解彩色多普勒超声伪像,就易于理解频谱多普勒超声伪像的产生和多种表现。在此,不再一一列举。

彩色多普勒成像的优点是迅速、直观地显示血流。但是,CDFI 检测血流不及多普勒频谱敏感。如果 CDFI 未显示彩色信号,换用频谱分析法有时可检测出血流信号。

多普勒频谱测量血流时,正确调节取样容积的大小和位置,进行角度校正(<60°)均至关重要。在使用微泡声学造影剂时,多普勒频谱幅度增加,切勿将它误认为实际血流速度的增加。

(三)多普勒超声伪像受操作者技术因素和仪器调节的影响很大

应熟悉仪器的性能,熟练掌握有关的旋钮操作。

(1)正确选择探头:对于浅表器官采用高频探头(>7 MHz),对于腹部和心脏分别采用 3.5~5 MHz 和 2~3 MHz 探头。

(2)对于深部组织内的血流多普勒频移,宜选择较低的多普勒频率(限于高档机)或较低频率的探头。

(3)适当调节聚焦区、取样框和取样容积的大小,正确调节彩色速度标尺(PRF),适当调节多普勒增益的灵敏度,注意血流方向和校正角度等。必须注意以上每一个环节。

(四)小结

多普勒超声伪像种类繁多,表现各异。认识 CDFI 伪像的常见性和复杂性,对于提高超声工作者的识别能力和仪器操作技巧具有重要意义。这样,我们有可能最大限度地减少伪像干扰,减少诊断误区,甚至利用多普勒超声伪像,达到提高临床诊断水平的目的。

(刘 燕)

第五节 人体组织超声成像

超声在人体组织中的传播,回声的强弱取决于两种介质的声阻之差、入射超声与界面的角度,并与组织成分有关。

现代超声诊断仪显示实时动态图像,二维超声显示动态切面图、M 型显示实时幅度-时间曲线、频谱多普勒显示实时频移-时间曲线。

一、二维超声成像

二维超声包括线阵、凸阵或相控阵(扇形)等为电子扫描,每秒成像 30 帧以上。探头发射多数扫描线,入射人体,快速扫描被检部位,每条扫描线遇不同声阻的组织界面产生反射、散射回声,由浅入深的回声按序显示在监视器上即成二维图像(图 3-6)。

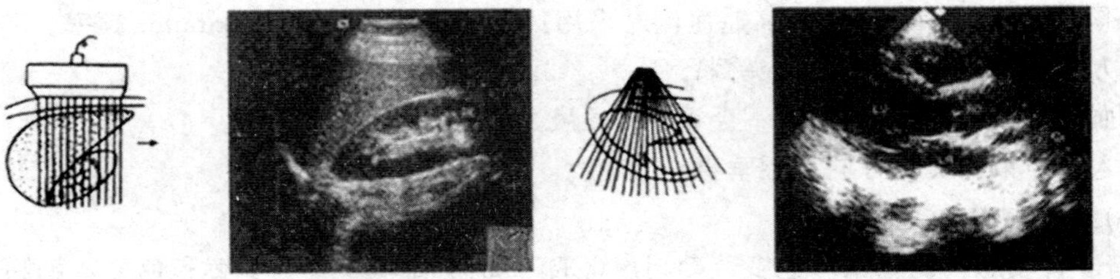

A　　　　B

图 3-6　二维超声成像示意图

(一)正常人体组织及脏器的结构与回声规律性

正常人体组织从声学特性上分为 3 类:①人体软组织的声学特性(声速、声衰减等)与水近似属一类;②骨骼;③空气。

1.皮肤及皮下组织的回声规律

均为实性软组织,皮肤深部依次为皮下脂肪、肌肉;胸、腹部深层为胸、腹膜壁层及胸腹腔间隙;四肢及外周则深部为骨膜及骨骼。超声束在经过皮肤-皮下脂肪-肌肉-胸、腹膜壁层-胸、腹腔间隙等上述两种组织间的界面时,产生强弱不等的反射与散射,在声像图上显示界面回声,在一种组织内部根据组织声阻均匀性,决定回声的强弱。

2.实质性组织或脏器的回声规律

实质性脏器如肝、脾、肾、甲状腺、子宫、脑等脏器,表面均有致密的结缔组织包膜,内部结构均匀一致的组织回声弱,如脑及神经组织、淋巴结等;内部结构不均匀的各有一定结构特点,如肝脏呈楔形,外有包膜,内以肝细胞为主,有汇管区,门静脉、肝静脉、肝动脉、胆道各自成树枝状有序分布;超声束经腹腔间隙-肝包膜-肝实质-肝内管道之间的各个界面反射,肝内细小结构间有散射,显示肝声像图。肾脏声像图显示低回声的肾脂肪囊,较强回声的细线状肾包膜,低回声的肾皮质、锥体,较强回声的肾盏及肾盂与肾门。横纹肌由肌纤维、肌束组成,肌束外均有肌膜包裹,形成无数声阻不同的界面,回声明显不均匀。

3.含液体脏器的回声规律

含液脏器如眼球、胆囊、膀胱、心脏、血管等,结构特点为有实性组织为壁,壁厚薄不一,正常脏器壁整齐,腔内液体各脏器密度不一,尿液密度小,依次为胆汁、眼玻璃体(1.010 g/cm^3)、血液(1.055 g/cm^3)。胆囊、膀胱壁,由外向内为浆膜、肌层及黏膜层,腔内为声阻均匀的胆汁、尿液。经腹超声束先经腹壁各层-肝脏前-肝后缘-胆囊前壁-胆汁-胆囊后壁,声像图上分别显示各界面回声,腔内为无回声区(图 3-7)。心脏壁较厚,有特定的结构,腔内血液为较黏稠液体。超声束经前胸壁-胸腔间隙-右心室前壁(心外膜-心肌-心内膜)-血液-室间隔-血液-心后壁,各界面均有回声,血液通常为无回声,灵敏度高的仪器可显示血液中的极低回声。

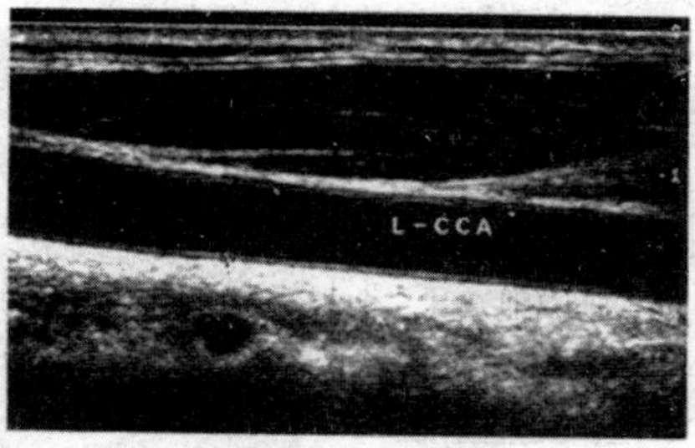

图 3-7 含液脏器声像图

正常左颈总动脉(L-CCA)显示动脉壁及腔内无回声区

4.含气脏器的回声规律

含气脏器如肺,肺表面有包膜、肺泡壁,肺泡内充气,超声束经胸壁、胸膜到达肺泡壁与气体交界处,因声阻相差悬殊,两者的声强反射系数为 0.998 9,即 99.89%的能量被反射,几乎无能量进入肺内。回声能量在探头一空气之间往返反射多次,反射波在组织中传播能量逐渐衰减,声像图中显示距离相等(胸壁)的多次反射,回声强度逐渐减弱(图 3-8)。即超声不能穿透肺内气体,不能显示正常肺内结构及被正常肺遮盖的深部结构与病变。同理,胃、肠胀气时,超声亦无法显示胃肠深部组织。

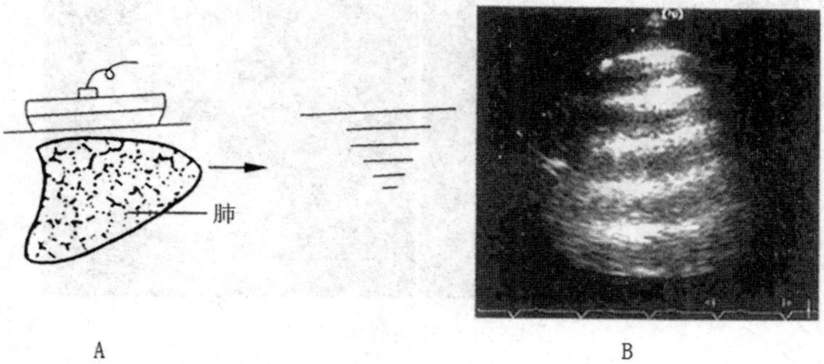

图 3-8 含气脏器的超声成像

图 A 为正常肺的多次反射示意图;图 B 为声像图

5.正常骨骼回声规律

正常骨由骨密质构成骨板,含钙质多,与周围肌肉声阻相差数倍,超声束经软组织一颅骨界面声强反射系数为 0.32,即 32%的能量被反射,二维图上显示强回声。骨板下为骨松质,由骨小梁交织排列成海绵状,超声进入骨松质后在海绵状结构中来回反射、折射,能量被吸收衰减,不能穿透骨骼(除头颅颞侧骨板最薄处外),骨骼后方无超声,称声影(图 3-9)。即超声不能显示骨组织的内部结构及骨髓腔,也不能显示骨骼后方的组织或脏器。

(二)病理组织的声学特性与回声规律

病理组织的声学特性可分为液性、实质性、钙化、气体。同一疾病在病程中不同时期的声学特性可不同,回声亦不相同,但不同疾病在病程中某一时期可能出现声学特性类似的病变,如肝脓肿早期炎症为实质性占位病变表现,声像图相似,肝脓肿化脓期为肝内液性占位病变,肝癌巨块型中心可液化、坏死、出血,超声图显示亦为肝内液性占位病变。

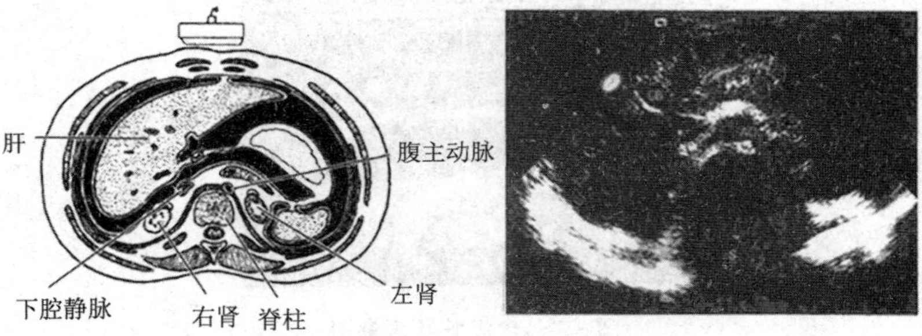

图 3-9　骨骼超声成像示意图

图 A 为骨组织结构示意图；图 B 为骨回声及声影的声像图。

GB：胆囊；P：胰腺；AO：主动脉；PV：门静脉；S：声影

1.液性病变

液性病变包括囊肿、积液、脓肿、液化等。单纯囊肿通常液体稀，壁薄、光滑，二维超声显示清晰无回声区，边界清楚，伴有光滑、较强线状回声，呈圆形或椭圆形（图 3-10）。积液可为浆液、黏液、血性液或脓液，为清晰或不清晰的无回声区，形状与所在部位有关。脓液与坏死液化，如坏死完全为无回声区，坏死不完全则无回声区内常有多少不等的低回声，边界多不整齐，形态不规则。

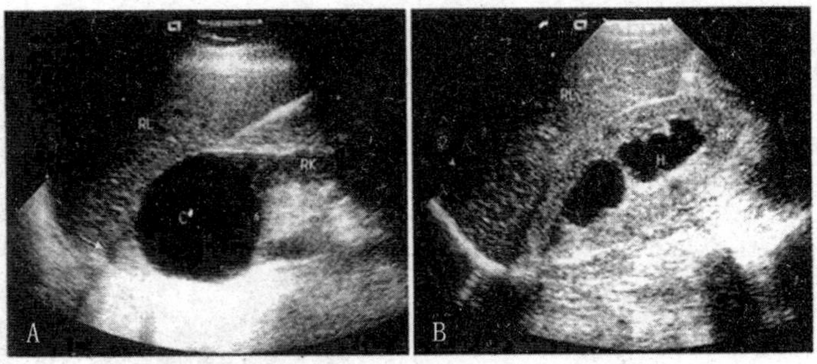

图 3-10　肾液性病变图

图 A 为肾上极囊肿；图 B 为中量肾积水。

RL：肝右叶；RK：右肾；H：肾积水；C：囊肿；箭头示侧壁声影

2.实质性病变

实质性病变病理上可有水肿、炎性浸润、纤维化、瘢痕、肿瘤、结石、钙化、血栓、斑块等，可以发生在各种组织或脏器内。

（1）水肿：局部组织或脏器水肿，声像图显示局部组织增厚或脏器各径增大，内部回声较正常部位低。

（2）炎性浸润：轻度或慢性炎症超声图像可无异常，急性炎症常局部肿大，炎症局限时如脓肿早期，局部回声增多、增强伴分布不均匀。

（3）纤维化：纤维组织较致密，含胶原较多，声阻较大，在其他组织中有纤维组织增生或局部纤维化，声像图显示局部回声增强，但无声影。

（4）瘢痕：为胶原纤维组织收缩成瘢痕，超声显示局部斑块状强回声。大的瘢痕后方可有声影。

（5）肿瘤：占位性病变，有良性、恶性之分，多呈圆形。良性肿瘤多有包膜，内部结构多较均匀。超声显示有线状包膜回声，表面规则，内部回声多均匀。恶性肿瘤生长快，多无包膜，向周边浸润生长，小肿瘤多为瘤细胞，稍大肿瘤内部有坏死、出血，超声显示肿瘤边界不平或有伪足样伸展，小肿瘤内部多为低回声，稍大者内部回声强弱不一。含液脏器如胆囊、膀胱壁发生肿瘤，多突向腔内(图 3-11)。

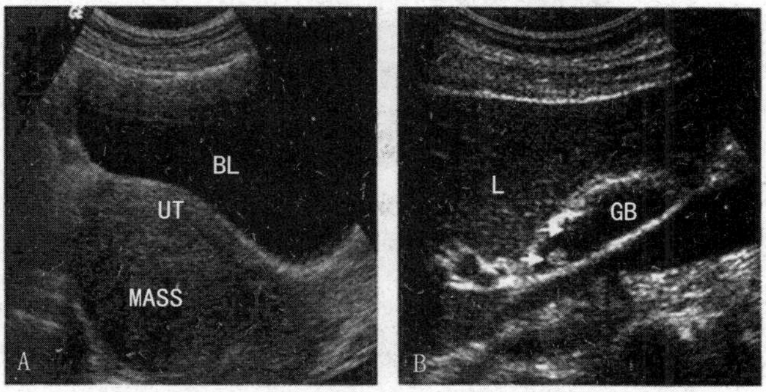

图 3-11 实性肿物声像图

图 A 为子宫内圆形实性肿物，内部回声均匀，图中 BL 为膀胱，UT 为子宫，Mass 为肿物；图 B 为胆囊内实性小突起(箭头所示)，分别来自前、后壁，表面光滑。图中 L 为肝，GB 为胆囊

(6)结石：结石以胆道系统及泌尿系统多见，多含钙盐，超声显示强回声伴后方声影(图 3-12)。

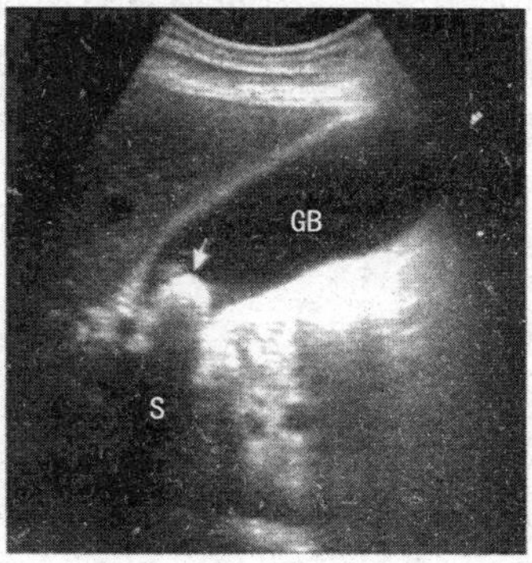

图 3-12 胆囊结石声像图

胆囊(GB)颈部有一强回声团(↓)，边界清楚，其旁有数个小团，伴后方声影(S)

(7)钙化：钙盐沉积常可见于结核病灶、风湿性瓣膜病、肿瘤内、动脉粥样硬化斑块中。声像图表现局部回声明显增强并伴后方明显声影。

(8)血栓：可发生在心腔及血管内，由于血栓发生时间不同，内部组成成分不一，声像图显示早期新鲜血栓为很低回声，不易发现，陈旧血栓内有纤维增生或机化，回声明显增强。

(9)斑块：发生于动脉粥样硬化的血管壁，声像图显示斑块回声强弱不一(与组成成分有关)，并向腔内突起(图 3-13)。

3.含气病变

(1)含气脏器内病变：肺内任何病变，位于肺边缘，表面无正常肺遮盖者超声均能显示，如肺脓肿、肿瘤等。肺外病变如大量胸腔积液将肺压缩萎陷，超声可穿过少气或无气(实变)的肺组织检查病变。胃内空腹时有气体影响检查，可饮水充盈胃腔后检查观察全胃，肠管亦可充液驱气后检查，不仅可显示胃、肠壁病变，还可显示胃肠后方的胰腺、腹膜后组织及输尿管等病变。

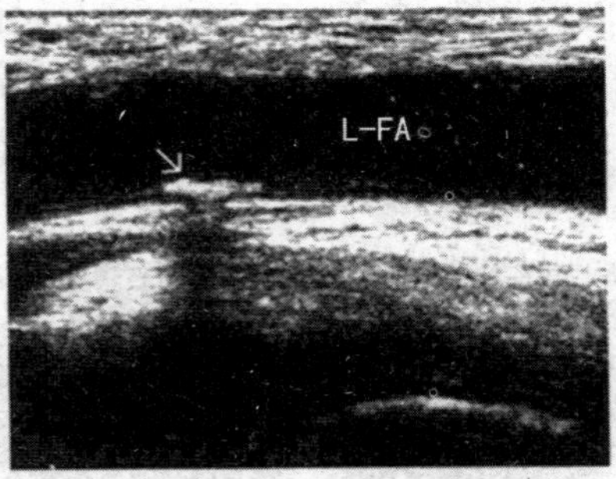

图 3-13　动脉斑块声像图

左股动脉(L-FA)后壁强回声为钙化斑块，伴后方声影

(2)含气脏器穿孔、破裂：胃肠穿孔，胃肠内气体逸出至腹腔，积存在腹腔的高位处，仰卧位可进入肝前间隙，左侧卧位进入肝右间隙，超声检查局部各肋间均显示气体，无肝脏回声，但在低位或改变体位后检查，肝位置正常，表明腹腔有游离气体，超声十分敏感。肺泡破裂，气体进入胸膜腔，超声无法与肺内气体回声区分。含气病变如巨结肠，肠管内充满气体，压力大，触诊似实性肿块，超声从前方(高位)或侧方检查均为强烈气体回声。

4.骨骼病变

骨骼(除颅骨颞侧外)诊断超声无法穿透。骨折即骨组织折断即使是裂缝超声即可从裂缝中穿过，显示骨折线。骨质因病变被破坏如化脓性骨髓炎、骨肿瘤图等，超声可显示病变的大小及声学性质及周围软组织受侵犯情况。

二、M 型成像

(一)M 型超声

以单声束经皮肤-皮下组织-胸膜腔-心包-心室壁-血液-室间隔-血液-二尖瓣-血液-心脏后壁，在两种结构界面处产生反射，自前向后形成一纵列回声点，随心脏的收缩、舒张而前后运动，此列在监视器上自左向右等速移动，使这列回声随时间展开成为曲线。

(二)正常 M 型曲线

正常心脏各部位结构如主动脉、心房壁、心室壁、室间隔、二/三尖瓣、主/肺动脉瓣等运动曲线各有其特点，形态、幅度、速度不同，各曲线间的距离随心脏运动时相而变化。心脏收缩期右心室前壁及室间隔向后运动，左心室后壁向前运动，上述各曲线间距离变小，舒张期则相反。正常二、三尖瓣前叶呈细线样曲线，舒张早期开放最大，形成尖峰，随心室充盈迅速后退至半关闭状态，心房收缩又略开放并迅即关闭，形成第二峰(图 3-14A)。

(三)病理性曲线

各种心脏疾病受累的部位不同，风湿性心脏病常使瓣膜受损，增厚，纤维化，弹性明显减退，活动僵硬等。M 型超声显示二尖瓣曲线增粗，舒张期尖峰消失呈平顶、城墙样改变(图 3-14B)。心肌缺血时心室壁回声曲线幅度降低，速度下降。心脏扩大时室间隔与室壁间距离增大等。

三、超声多普勒成像

超声多普勒接收血流中细胞的散射信号频率，减去发射波频率，获得差频(频移)，显示血流(血细胞)运动速度(由频移转换成的)，称速度显示，以频谱曲线(PWD、CWD、一维)或彩色多普勒血流成像(CDFI、二维)方式显示。接收血细胞散射的能量成像,显示能量多普勒成像(PDI、二维)。

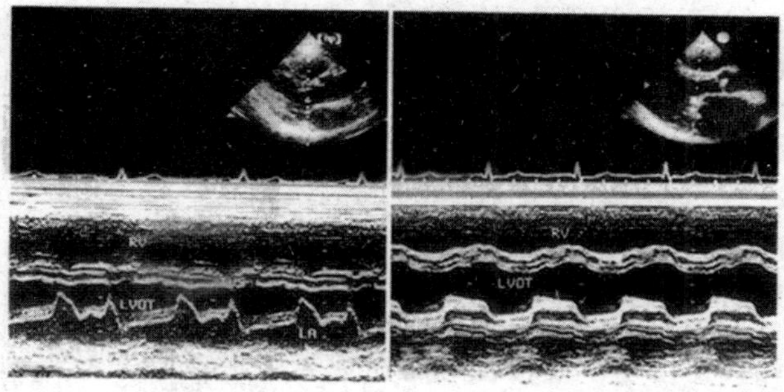

A　　　　　　　　　　B

图 3-14　正常与异常 M 型超声心动图

图 A 为二尖瓣平面取样,正常 M 型曲线;图 B 为二尖瓣狭窄 M 型曲线。
RV:右心室;IVS:室间隔;LVOT:左心室流出道;LA:左心房

(一)正常血流显示

(1)速度显示:正常心脏及动、静脉内各部位血流速度有一定测值范围。超声多普勒可显示心脏、血管内血流速度、血流方向(动脉系统为离心性、静脉系统为向心性)、血流性质(层流)。血流速度频谱曲线分析,心动周期中瞬间血流速度、加速度、减速度、血流持续时间等参数。

(2)能量显示:低速血流敏感性高,主要用于显示小血管、迂曲血管、正常脏器血管树及末梢微小血管,不能显示血流方向。

(二)病理性血流显示

(1)血流方向异常:各瓣膜口反流、先天性心内外分流及动静脉瘘、窃血(为血管闭塞致远侧血流逆向)。

(2)血流性质异常:湍流产生于血流通过异常狭窄口,如瓣口狭窄、反流、分流、血管腔狭窄,PWD 频谱曲线呈充填型,CDFI 呈多彩镶嵌。涡流产生于血管腔突然膨大的部位,如动脉瘤及假性动脉瘤等,局部血流呈漩涡状。

(3)血流速度异常:频谱多普勒可显示在上述反流、分流及重度狭窄部位远侧血流速显著加快。在狭窄部位近侧血流速度缓慢,静脉血栓形成的远侧血流速度极慢。

(4)能量显示:可显示肿瘤内微小血管。

(王艳艳)

第六节　影响超声检查分辨性能的几个因素

一、显现力与波长

声波在介质中传播时,超声波束遇到大于波长的、声阻不同的组织界面时,超声波反射回探头形成回声,仪器接收反射波经滤波、检波等处理后转变为视频信号,显示图像。超声波束遇到小于波长且声阻不同的界面时会产生散射，不易探及回声。能探及回声而发现的物体的最小直径即为超声的显现力。从理论上看，最大的显现力是波长的 1/2。频率越高，波长越短，能探及的物体越小，其显现力亦越高；反之则显现力较低。常用的超声频率与波长的关系见表 3-4。

表 3-4 人体软组织中超声波频率与波长的关系

频率(MHz)	1	2.5	5	10	15
波长(mm)	1.5	0.6	0.3	0.15	1

二、纵深分辨力与脉冲宽度

分辨力与显现力不同，是指超声波检查时能在荧光屏上被分别显示为两点的最小间距。依方向不同可分为纵深分辨力与横向分辨力。

纵深分辨力是指声束穿过之介质中能被分辨为前后两点的最小间距。此种分辨力之高低与发射脉冲宽度(即持续时间)有关。当发射脉冲宽度超过两点的间距两倍时(因为反射式超声检查之声波往返一次为双程)，由于第一点与第二点回波相重叠，故在荧光屏上相混成一长形光点。只有当脉冲宽度小于两点的间距时，两点回波之间有一间隔，才能在示波屏上形成两个独立之光点(图 3-15)。

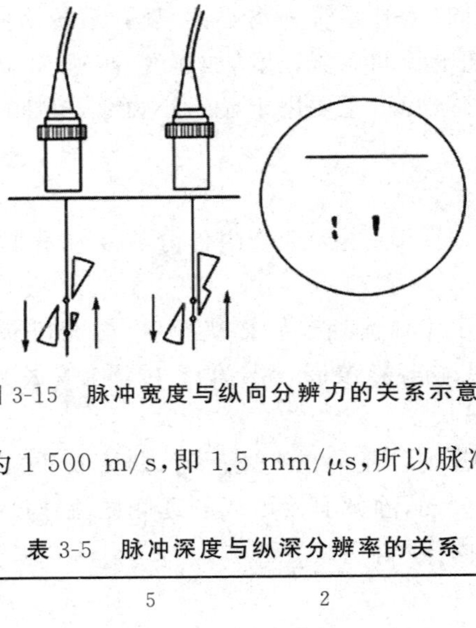

图 3-15 脉冲宽度与纵向分辨力的关系示意图

由于人体软组织中声速为 1 500 m/s，即 1.5 mm/μs，所以脉冲宽度与纵深分辨力有以下关系(表 3-5)。

表 3-5 脉冲深度与纵深分辨率的关系

脉冲持续时间(μs)	10	5	2	1	0.5	0.2
脉冲宽度(mm)	15	7.5	3	1.5	0.75	0.3
纵深分辨率(mm)	8	4	2	1	0.4	0.2

此外，因频率高者脉冲较窄，频率低者脉冲较宽，故频率高低间接影响纵深分辨力。如用 2 MHz者，其分辨力可达 1 mm 左右。

三、横向分辨力与声束直径

横向分辨力是指与声束相垂直的直线上，能在荧光屏上被分别显示的左右两点的最小距离。此距离大小与声束宽窄及发射声束的数量有密切关系。发射声束的数量越多，横向分辨力越好，反之则较差。当声束直径小于两点的间距时,此两点可分别显示;大于两点的间距时,则两个物体在荧光屏上变为一点(图 3-16)。在超声检查时,横向分辨力差者,可将不在同一条线上之周围结构同时显示出来,致单层结构变为多层结构,使图像观察增加一些困难。另外在横向上直径较小的缺损可因孔径小于声束,图像上两侧缘的回声相互连接,合二为一,不能发现,常可导致误诊。

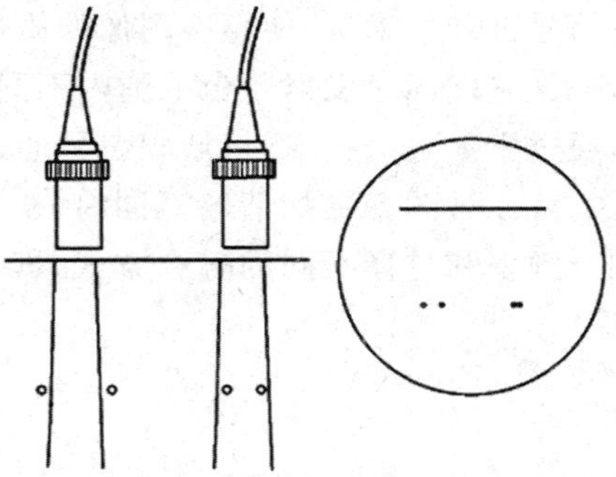

图 3-16　声束宽度与横向分辨力的关系示意图

由于超声频率高低影响声束的扩散角,故提高超声频率,减小扩散角,可使声束变窄,改善分辨力。

除提高声频外,利用焦点区域声束狭窄之特点,对仪器进行改进,现在很多仪器生产厂家应用多点聚焦、全程聚焦和连续聚焦等技术显示超声图像,使不同深度和层次之解剖结构显示更加清晰。这样可以在观察某一深度的结构时,避开周围组织的杂乱反射,获得清晰图像,便于临床诊断。

四、透入深度与频率

综上所述,似乎频率越高,其显现力与分辨力亦越佳,显示组织结构之图像亦越清晰。然而随着频率的提高,超声波在介质中衰减亦越显著,故透入深度亦大为减少(图 3-17)。因此,在选择频率时应根据情况而定。一般对部位表浅、范围较小的病变(如眼球、乳腺、周围血管等),不需透入太深者,为清楚显示其形态及结构,可用高频率超声波,如 7～10 MHz。而冠状动脉内的超声探头,因冠状动脉细小,而且需要显示冠状动脉内的斑块,只有非常高的频率才能使结构显示清晰,因此其探头频率通常为20～30 MHz。

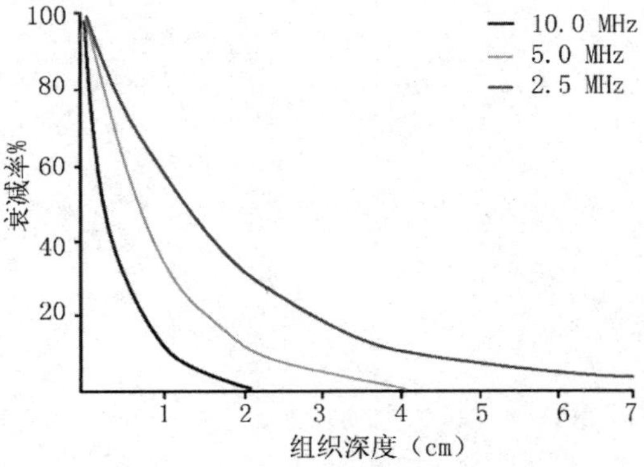

图 3-17　不同频率声束的透入深度

图示声频高者衰减快,射程较短;而声频低者衰减慢,透入较深而对范围较大、前后径较长的病变(如肝脏、妊娠子宫、腹部肿瘤等),欲观察其整体轮廓、性质及其与周围脏器之关系者,需用较低频率如2～3.5 MHz。成人心脏形体较大,前后径 15 cm 左右,故多用 2.25～3.5 MHz 的频率。幼婴儿及儿童心脏形体较小,胸壁较薄,故使用频率可较高,如 5～8 MHz。

随着超声探头的不断改进,超声探头从原来的单频、多频、变频探头,发展到现在的超宽频带探头,结合影像融合技术和扩展信号处理技术等,使超声图像的质量得到不断提高。超宽频带探头的频率范围通常在 1.8～12 MHz,它能同时发射频带范围内不同频率的声波,并且能同时接收频带范围内的所有频率的信号,通过影像融合技术,将低频信号的远场图像和高频信号的近场图像选择性接收和融合成一幅图像,使二维图像更加清晰。同时,由于一个探头能具有多种频率,因此无须更换探头,只需调节融合频率和选择不同的融合方式,即使检查不同的患者,也可获得高质量和高分辨力的图像。

五、脉冲重复频率

脉冲重复频率(pulsed repeated frequency,PRF)是指每秒钟超声脉冲群发射的次数,它不同于超声发射频率,后者是指每秒钟内超声振荡的次数,即探头的频率。在超声仪器中,超声发射频率一般为数 MHz,而脉冲重复频率只有数 kHz。

超声换能器在发出一组超声脉冲波之后,需经过时间延迟 T_d 后才发出下一组超声脉冲,因此,超声的脉冲重复频率为:$PRF=1/T_d$。

在多普勒检查时,根据取样定理,脉冲重复频率必须大于多普勒频移的两倍,才能准确地显示频移的方向和大小,即:$f_d<1/2PRF$。

脉冲重复频率的 1/2 称为尼奎斯特频率极限。如果多普勒频移超过这一极限,脉冲多普勒所检出的频率改变就会出现大小和方向的伪差,称为频率倒错。在脉冲多普勒频谱显示中,如果 $f_d<(1/2)PRF$,频移的大小和方向均可得到准确地显示。如果 $PRF>f_d>(1/2)PRF$,频谱可表现为正负双向的单次折叠,称为单纯性频率倒错。如果 $f_d>(1/2)PRF$ 较多时,频谱可表现为正负方向上的多次折叠,称为复合性频谱倒错。在复合性频谱倒错时,频谱的大小和方向都发生倒错,此时,依靠脉冲多普勒技术已无法确定真实的多普勒频移。

(郑瑞琦)

第四章　颅脑疾病的CT诊断

第一节　脑血管疾病

一、脑出血

（一）病理和临床概述

脑出血是指脑实质内的出血，根据原因可分为创伤性和非创伤性，后者又称原发性或自发性脑内出血，多指高血压、动脉瘤、血管畸形、血液病和脑肿瘤等引起的出血，以高血压性脑出血常见，多发于中老年高血压和动脉硬化患者。出血好发于基底核、丘脑、脑桥和小脑，易破入脑室。血肿及伴发的脑水肿引起脑组织受压、软化和坏死。血肿演变分为急性期、吸收期和囊变期，各期时间长短与血肿大小和年龄有关。

（二）诊断要点

边界清楚的肾形、类圆形或不规则形均匀高密度影，周围水肿带宽窄不一，局部脑室受压移位（图 4-1）。破入脑室可见脑室内积血。

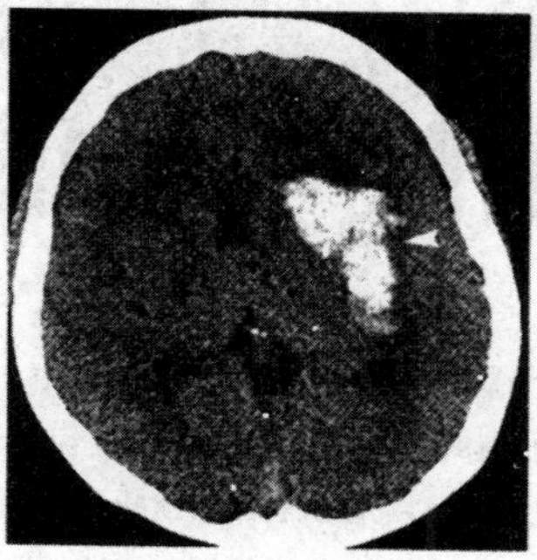

图 4-1　脑出血

女性患者，68 岁，突发言语不清、左侧肢体偏瘫 4 小时就诊，
CT 显示左侧基底核区条片状高密度影，左侧侧脑室受压变形

急性期表现为脑内密度均匀一致的高密度灶，呈卵圆形或圆形为主，CT 值为 50～80 HU；吸收期始于 3～7 天，可见血肿周围变模糊，水肿带增宽，血肿缩小并密度减低，小血肿可完全吸收；囊变期始于 2 个月以后，较大血肿吸收后常遗留大小不等的囊腔，伴有不同程度的脑萎缩。

（三）鉴别诊断

脑外伤出血，结合外伤史可以鉴别。

（四）特别提示

血肿不同演变时期 CT 显示的密度不同，容易误诊，应密切结合临床。

二、脑梗死

（一）病理和临床概述

脑梗死包括缺血性、出血性脑梗死及腔隙性脑梗死。缺血性脑梗死是指脑血管闭塞导致供血区域脑组织缺血性坏死。原因：脑血栓形成，继发于脑动脉硬化、动脉瘤、血管畸形、炎性或非炎性脉管炎等；脑栓塞，如血栓、空气、脂肪栓塞；低血压和凝血状态。出血性脑梗死是指部分缺血性脑梗死继发梗死区内出血。腔隙性脑梗死为深部髓质小动脉闭塞所致，为脑深部的小梗死，在脑卒中病变中占 20%，主要好发中老年人，常见于基底核、内囊、丘脑、放射冠及脑干。

（二）诊断要点

1.缺血性梗死

CT 示低密度灶，其部位和范围与闭塞血管供血区一致，皮髓质同时受累，多呈扇形。基底贴近硬膜。可有占位效应。2～3 周时可出现“模糊效应”，病灶变为等密度而不可见。增强扫描可见脑回状强化。1 个月后形成边界清楚的低密度囊腔（图 4-2A）。

2.出血性梗死

CT 示在低密度脑梗死灶内，出现不规则斑点、片状高密度出血灶，占位效应较明显（图 4-2B）。

3.腔隙性梗死

CT 表现为脑深部的低密度缺血灶，大小 5～15 mm，无占位效应（图 4-2C）。

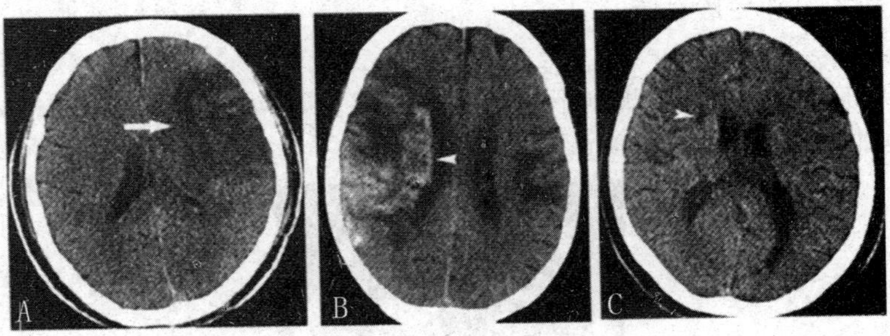

图 4-2　脑梗死

A.男性患者，75 岁，突发肢体偏瘫 1 天，CT 显示左侧额、颞叶大片低密度梗死灶；B.女性，64 岁，突发肢体偏瘫 5 小时，经诊断为右颞大片脑梗后入院后行溶栓治疗。3 天后病情加重，CT 显示右侧颞顶叶大片出血性脑梗死；C.女性，67 岁，头昏 3 天，CT 显示右侧颞叶基底核区腔隙性脑梗死（箭头）

（三）鉴别诊断

脑炎：结合病史和临床症状及实验室检查。

（四）特别提示

CT 对急性期及超急性期脑梗死的诊断价值不大，应行 MRI 弥散加权扫描。病情突然加重时应行 CT 复查，明确有无梗死后出血即出血性脑梗死，以指导治疗。

三、动脉瘤

（一）病理和临床概述

动脉瘤好发于脑底动脉环及附近分支，是蛛网膜下腔出血的常见原因，发生的主要原因是血流动力学改变，尤其是血管分叉部血癌流动对血臂壁形成剪切力及搏动压力造成血管壁退化；动脉粥样硬化也是常见因素；常与其他疾病伴发，如纤维肌肉发育异常、马方综合征等。按形态可分为常见的浆果形、少见的梭形及罕见的主动脉夹层。浆果形的囊内可有血栓形成。

（二）诊断要点

1.Ⅰ型

无血栓动脉瘤（图 4-3A），平扫呈圆形高密度区，均一性强化。

2.Ⅱ型

部分血栓动脉瘤（图 4-3B），平扫中心或偏心处高密度区，中心和瘤壁强化，其间血栓无强化，呈“靶环”征。

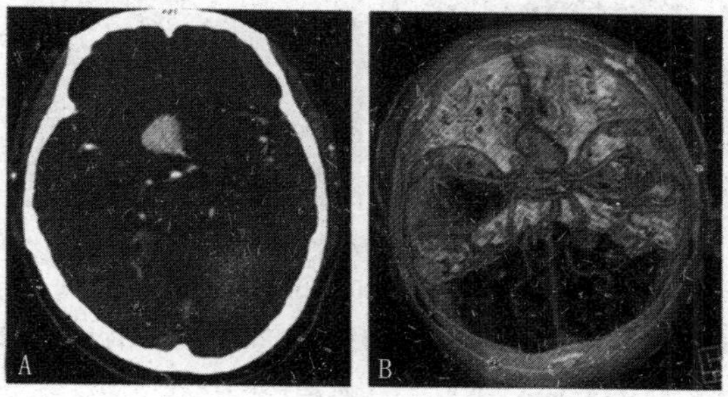

图 4-3　前交通动脉瘤

A.男性患者，24 岁，因不明原因蛛网膜下腔出血而行 CT 检查，增强可见鞍上池前方一囊样结节灶，强化程度与动脉相仿；B.CTA 的 VRT 重建显示前交通动脉瘤

3.Ⅲ型

完全血栓动脉瘤，平扫呈等密度灶，可有弧形或斑点状钙化，瘤壁环形强化。动脉瘤破裂时 CT 图像上多数不能显示瘤体，但可见并发的蛛网膜下腔出血、脑内血肿、脑积水、脑水肿和脑梗死等改变。

（三）鉴别诊断

1.脑膜瘤

与脑膜宽基相接。

2.脑出血

结合病史及临床症状。

（四）特别提示

CTA 对动脉瘤显示价值重大，可以立体旋转观察载瘤动脉、瘤颈及其同周围血管的空间关系。

四、脑血管畸形

（一）病理和临床概述

脑血管畸形为胚胎期脑血管的发育异常，可分为动、静脉畸形，毛细血管扩张症，血管曲张和海绵状血管瘤等。动、静脉畸形最常见,好发于大脑中动脉、后动脉系统,由供血动脉、畸形血管团和引流静脉构成。好发于男性,以 20～30 岁最常见。儿童常以脑出血、成人以癫痫就诊。

(二)诊断要点

CT 显示不规则混杂密度灶,可有钙化,并呈斑点或弧线形强化,水肿和占位效应缺乏(图 4-4A)。可合并脑血肿、蛛网膜下腔出血及脑萎缩等改变。

(三)鉴别诊断

海绵状血管瘤,增强扫描呈轻度强化,病灶周围无条状、蚓状强化血管影。MRI 可显示典型的网格状或爆米花样高低混杂信号,周围见低信号环。

(四)特别提示

CTA 价值重大,可以立体旋转观察供血动脉和引流静脉(图 4-4B)。MRI 显示更清楚。

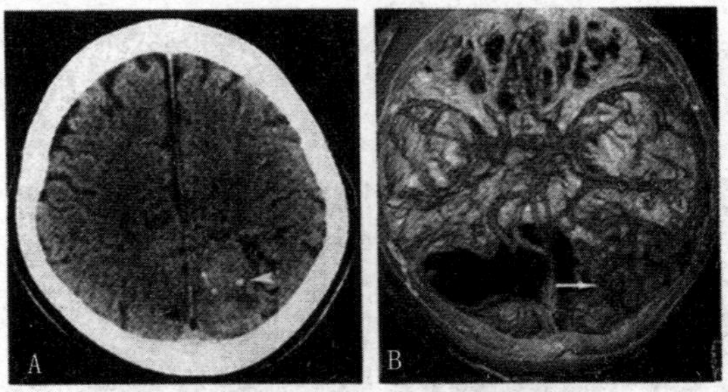

图 4-4　颅内动静脉畸形

A.男性患者,19 岁,因癫痫不规则发作 5 年来院检查,CT 平扫显示左侧顶、枕部脑实质内可见多发斑点状钙化影,局部脑实质密度增高。DSA 证实为颅内动静脉畸形;B.CTA 的 VRT 重建显示为左侧顶枕叶 AVM

(李志鹏)

第二节　颅内感染

颅内感染的病种繁多,包括细菌、病毒、真菌和寄生虫感染,主要通过血行性感染或邻近感染灶直接扩散侵入颅内,少数可因开放性颅脑损伤或手术造成颅内感染。改变包括脑膜炎、脑炎和动静脉炎。

一、脑脓肿

(一)病理和临床概述

脑脓肿以耳源性常见,多发于颞叶和小脑;其次为血源性、鼻源性、外伤性和隐源性等。病理上分为急性炎症期、化脓坏死期和脓肿形成期。

(二)诊断要点

急性炎症期呈大片低密度灶,边缘模糊,伴占位效应,增强无强化;化脓坏死期,低密度区内出现更低密度坏死灶,轻度不均匀性强化;脓肿形成期,平扫见等密度环,内为低密度并可有气泡影,呈环形强化,其壁完整、光滑、均匀,或多房分隔(图 4-5)。

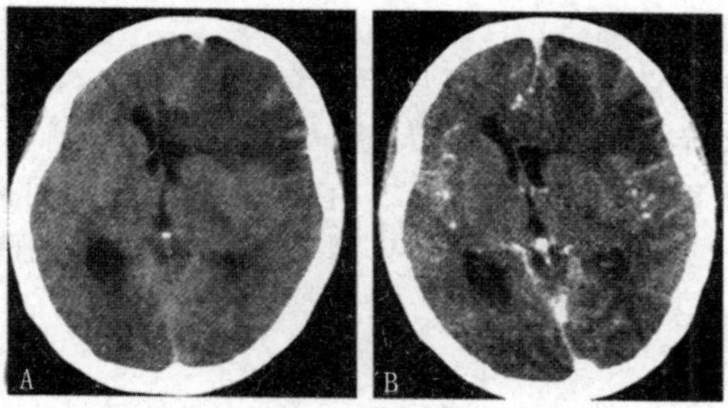

图 4-5　脑脓肿

男性患者，24 岁，因头痛、呕吐 2 天入院，CT 平扫显示左额叶不规则低密度灶，占位效应明显。增强可见病灶呈环形均匀强化，未见明显壁结节，中心低密度区无明显变化，周围水肿明显，左侧侧脑室前角明显受压移位变形。考虑为脓肿形成，经抗感染治疗后情况好转

（三）鉴别诊断

(1)胶质瘤：胶质瘤的环状强化厚薄不均，形态不规则，常呈花环状、结节状强化，中心坏死区密度不等，CT 值常大于 20 HU。

(2)脑梗死多见于老年高血压患者，有明确突发病史，经复查随访，占位效应减轻。

(3)与肉芽肿病鉴别。

（四）特别提示

CT 诊断该病应结合病史、脑脊液检查。

二、结核性脑膜脑炎

（一）病理和临床概述

结核性脑膜脑炎是结核菌引起脑膜弥漫性炎性反应，并波及脑实质，好发于脑底池。脑膜渗出和肉芽肿为其基本病变，可合并结核球、脑梗死和脑积水。

（二）诊断要点

CT 早期可无异常发现。脑底池大量炎性渗出时，其密度增高，失去正常透明度；增强扫描脑膜广泛强化，形态不规则。肉芽肿增生则见局部脑池闭塞并结节状强化。

脑结核球平扫呈等或低密度灶，增强扫描呈结节状或环形强化。

（三）鉴别诊断

蛛网膜下腔出血，平扫呈高密度，增强扫描无明显强化，脑底池形态规则，无局部闭塞及扩张改变；此外需同脑囊虫病，转移瘤及软脑膜转移等鉴别，需结合病史。

（四）特别提示

CT 诊断应结合脑脊液检查、X 线胸片检查等。

三、脑猪囊尾蚴病

（一）病理和临床概述

脑猪囊尾蚴病为猪绦虫囊尾蚴在脑内异位寄生所致。人误食绦虫卵或节片后，卵壳被胃消化后，蚴虫经肠道血流而散布于全身寄生。脑猪囊尾蚴病为其全身表现之一，分为脑实质型、脑室型、脑膜型和混合型。脑内囊虫的数目不一，呈圆形，直径 4～5 mm。囊虫死亡后退变为小圆形钙化点。

(二)诊断要点

脑实质型 CT 表现为脑内散布多发性低密度小囊,多位于皮、髓质交界区,囊腔内可见致密小点代表囊虫头节。不典型者可表现为单个大囊、肉芽肿、脑炎或脑梗死。脑室型以第四脑室多见;脑膜型多位于蛛网膜下隙,和脑膜粘连,CT 直接征象有限,多间接显示局部脑室或脑池扩大,相邻脑实质光滑受压。常合并脑积水。囊壁、头节和脑膜有时可强化。

(三)鉴别诊断

1.蛛网膜囊肿

蛛网膜囊肿常位于颅中窝、侧裂池,边缘较平直,可造成颅骨压迫变薄。

2.转移癌

大小不一的圆形低密度灶,增强扫描环状、结节状强化,病灶周围明显水肿。

3.脑结核

结合病史、CT 特点可以区别。

(四)特别提示

需要结合有无疫区居住史、有无生食史等。

四、急性播散性脑脊髓炎

(一)病理和临床概述

急性播散性脑脊髓炎或称急性病毒性脑脊髓炎,可见于病毒(如麻疹、风疹、水痘等)感染后或疫苗(如牛痘疫苗、狂犬病疫苗等)接种后,临床表现为发热、呕吐、嗜睡、昏迷。一般在病毒感染后 2～4 天或疫苗接种后 10～13 天发病。发病可能与自身免疫机制有关。

(二)诊断要点

CT 表现急性期脑白质内多发、散在性低密度灶,半卵圆中心区明显,有融合倾向,增强呈环形强化。慢性期表现为脑萎缩。

急性病毒性脑炎时,主要表现为早期脑组织局部稍肿胀,中、后期可以出现密度减低(图 4-6),增强扫描可以有局部软脑膜强化、增厚改变,脑沟显示欠清。

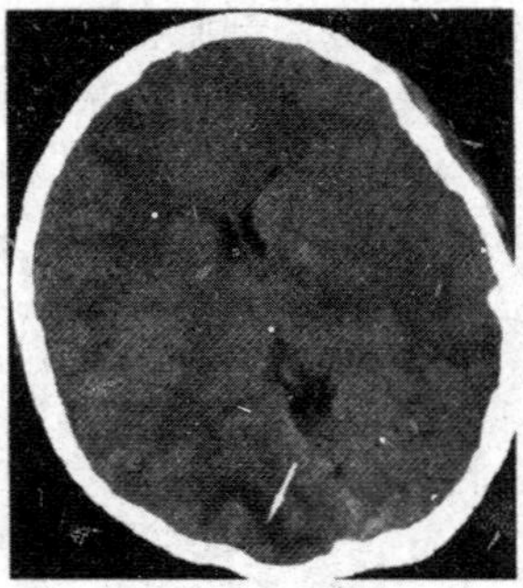

图 4-6　病毒性脑炎

女性患者,11 岁,因头昏嗜睡 2 天,CT 可见右侧枕叶局部脑皮质肿胀、白质水肿改变,经脑脊液检查证实为病毒性脑炎

(三)鉴别诊断

同软脑膜转移、结核性脑膜炎等鉴别。

(四)特别提示

应进行脑脊液检查。MRI成像及增强扫描对显示该病有很好的效果。

五、肉芽肿性病变

(一)病理和临床概述

肉芽肿种类繁多,主要有炎症性和非炎症性。侵犯脑内的肉芽肿主要有炎症性,其中以结核性最常见。炎症性肉芽肿是炎症局部形成主要以巨噬细胞增生构成的境界清楚的结节样病变。病因有结核、麻风、梅毒、真菌及寄生虫、异物及其他疾病等。临床表现与颅内占位类似。

(二)诊断要点

CT平扫表现等或稍高密度的边界清楚的结节灶(图4-7)。增强扫描呈结节样强化,也可以因内部发生坏死而呈环形强化,后者常见于结核性肉芽肿。少部分肉芽肿内可见钙化。可以单发或多发。好发于大脑皮质灰质下。

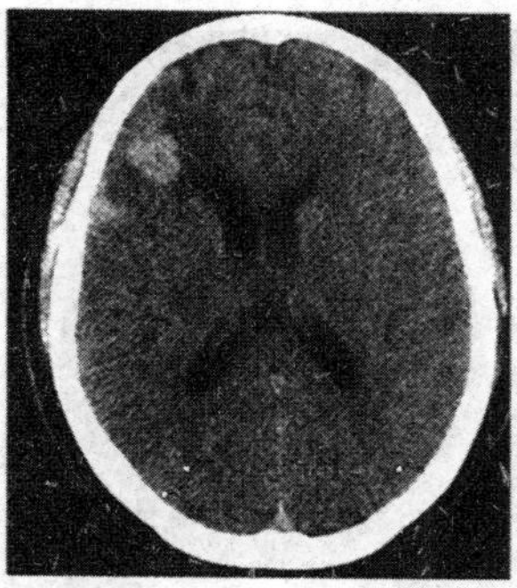

图4-7 结核性肉芽肿

男性患者,32岁,因头晕嗜睡3天就诊,CT平扫显示右侧额、颞叶大脑皮质灰质下及灰质区可见高密度结节灶,右侧侧脑室前角扩大伴局部白质区低密度改变,手术病理检查为结核性肉芽肿

(三)鉴别诊断

(1)脑转移肿瘤,水肿较明显,增强扫描呈环状或结节状,一般有原发病史,临床复查随访进展明显。

(2)同部分脑肿瘤鉴别困难。

(四)特别提示

应进行脑脊液检查。MRI成像及增强扫描对显示该病有很好的效果。

(李志鹏)

第三节 颅脑外伤

颅脑外伤是脑外科常见病,国内统计占损伤的第1～2位,为年轻人第一位死因。颅脑外伤多由直接暴力所致,极少可由间接暴力引起。因受力部位不同和外力类型、大小、方向不同,可造成不同程度的颅内损伤，如脑挫裂伤，脑内、外出血等，脑外出血又包括硬膜外、硬膜下和蛛网膜下腔出血。急性脑外伤病死率高。CT 应用以来，脑外伤诊断水平不断提高，极大降低了病死率和病残率。

一、脑挫裂伤

(一)病理和临床概述

脑挫裂伤是临床最常见的颅脑损伤之一，包括脑挫伤和脑裂伤。脑挫伤是指外力作用下脑组织发生局部静脉淤血、脑水肿、脑肿胀和散在的小灶性出血。脑裂伤则是指脑膜、脑组织或血管撕裂。二者常合并存在，故统称为脑挫裂伤。

(二)诊断要点

CT 表现为低密度脑水肿区内，散布斑点状高密度出血灶。小灶性出血可以互相融合，病变小而局限时可以没有占位效应，但广泛者可以有占位征象(图 4-8)。

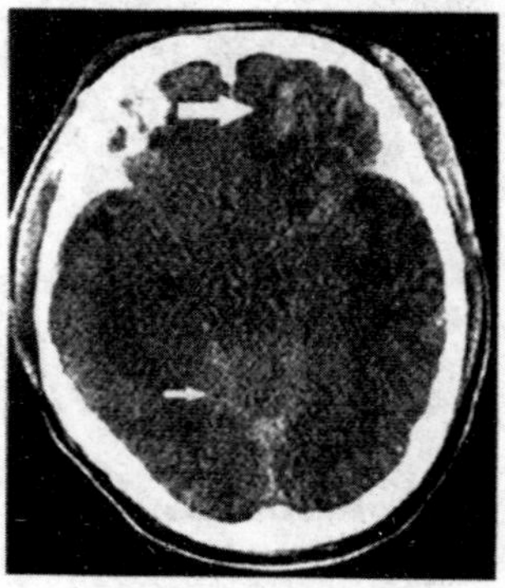

图 4-8　颅脑外伤 2 小时后 CT 检查

大箭头所示为左额叶挫裂伤，小箭头为小脑上池蛛网膜下腔出血

早期低密度水肿不明显，随着时间推移，水肿区逐渐扩大，第 3～5 天达到高峰，以后出血灶演变为低密度，最终形成软化灶。

(三)鉴别诊断

(1)部分容积效应，前颅底骨可能因部分容积效应反映到脑额叶高密度影，但薄层扫描后即消失。

(2)出血性脑梗死，有相应的临床表现和病史。

(四)特别提示

CT 可以快速诊断，病变小者如治疗及时一般能痊愈，不遗留或很少有后遗症。病变较大者形成软化灶。

二、脑内血肿

(一)病理和临床概述

外伤性脑内血肿约占颅内血肿的 5%。多发生于额、颞叶，即位于受力点或对冲部位脑表面区，与高血压性脑出血好发位置不同。绝大多数为急性血肿且伴有脑挫裂伤和/或急性硬膜下血肿。少数为迟发血肿，多于伤后 48～72 小时复查 CT 时发现。

(二)诊断要点

CT 表现为边界清楚的类圆形高密度灶(图 4-9)。血肿进入亚急性期时呈等密度,根据占位效应和周围水肿,结合外伤史,CT 仍能诊断。

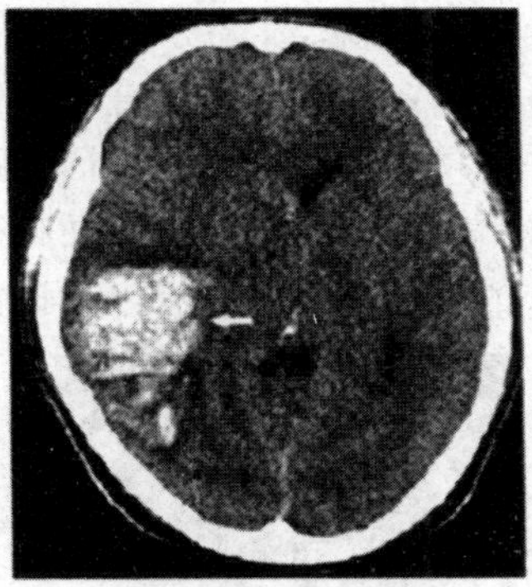

图 4-9 脑内血肿

颅脑急性外伤后 6 小时行 CT 检查,可见右颞脑内血肿,周边可见低密度水肿带,右侧侧脑室受压改变,中线结构左移

(三)鉴别诊断

主要与高血压性脑出血鉴别,根据有无外伤史很容易鉴别。

(四)特别提示

CT 可以快速诊断,如果血肿较大,可以进行立体定向血肿穿刺抽吸术。如外伤后 CT 扫描原来无血肿患者有进行性意识障碍者,应及时进行 CT 复查,以除外迟发性血肿。

三、硬膜外血肿

(一)病理和临床概述

硬膜外血肿是位于颅骨内板与硬膜之间的血肿,临床常见,占 30%。主要因脑膜血管破裂所致,脑膜中动脉常见,血液聚集硬膜外间隙。硬膜与颅骨内板粘连紧密,故血肿较局限,呈梭形。临床表现因血肿大小、部位及有无合并伤而异。典型表现为外伤后昏迷、清醒、再昏迷。此外,有颅内压增高表现,严重者可出现脑疝。

(二)诊断要点

CT 表现为颅板下见局限性双凸透镜形、梭形或半圆形高密度灶(图 4-10),多数密度均匀,但亦可不均匀,呈高、等混杂密度影,主要是新鲜出血与血凝块收缩时析出的血清混合所致。

硬膜外血肿多位于骨折附近,一般不跨越颅缝。跨越者常以颅缝为中心呈 3 字形。

(三)鉴别诊断

主要与高血压性脑出血鉴别,根据有无外伤史很容易鉴别。

(四)特别提示

CT 对硬膜外血肿具有很重要的诊断价值,应注意的是硬膜外血肿一般伴有局部颅骨骨折。

四、硬膜下血肿

(一)病理和临床概述

硬膜下血肿是位于硬膜与蛛网膜之间的血肿,临床常见,占颅内血肿 40%。主要因静脉窦损伤出血所致，血液聚集于硬膜下腔，沿脑表面分布。急性期是指外伤后3天内发生的血肿，约占硬膜下血肿的70%，病情多较危重，常有意识障碍；亚急性期是指外伤后4天～3周发生的血肿，约占硬膜下血肿5%，原发损伤一般较轻，出血较慢，血肿形成较晚，临床表现较急性者出现晚且轻；慢性期是指伤后3周以上发生的血肿，约占20%。慢性硬膜下血肿并非是急性或亚急性硬膜下血肿的迁延，而是有其自身的病理过程。可为直接损伤或间接的轻微损伤，易忽略。好发老年人，为脑萎缩使脑表面与颅骨内板间隙增宽，外伤时脑组织在颅腔内移动度较大所致血管断裂出血。慢性硬膜下血肿常不伴有脑挫裂伤，为单纯性硬膜下血肿。患者症状轻微，多于伤后数周或数月出现颅内压增高、神经功能障碍及精神症状来就诊。

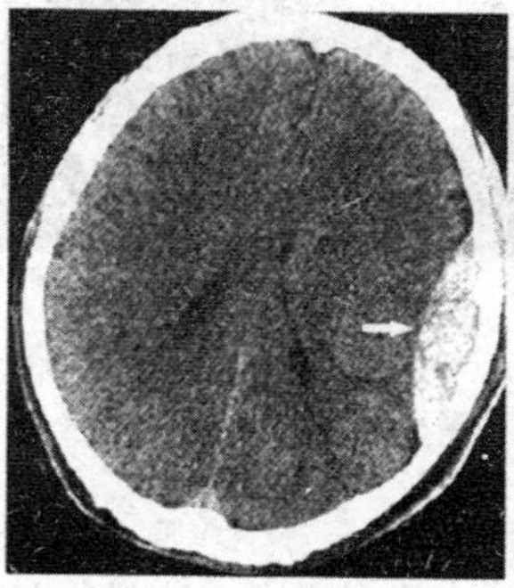

图 4-10　硬膜外血肿

颅脑外伤后3小时行CT检查，左颞可见梭形高密度影，手术证实为硬膜外血肿

（二）诊断要点

急性期见颅板下新月形或半月形高密度影，常伴有脑挫裂伤或脑内血肿，脑水肿和占位效应明显（图 4-11）。亚急性表现为颅板下新月形或半月形高、等密度或混杂密度区。1周后可变为等密度；慢性期表现为颅板下新月形或半月形低密度、等密度、高密度或混杂密度区。血肿的密度和形态与出血时间、血肿大小、吸收情况及有无再出血有关。

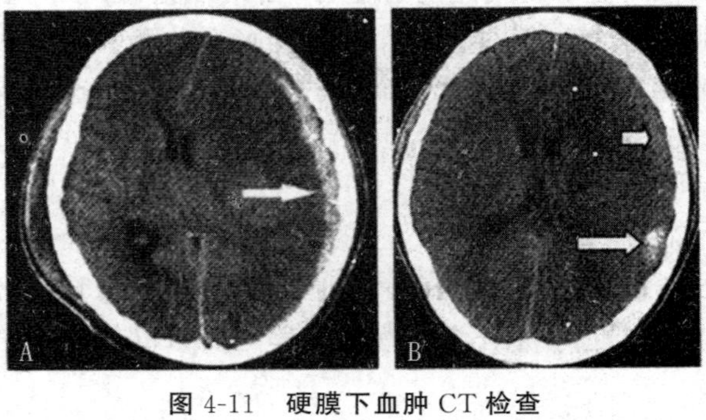

图 4-11　硬膜下血肿 CT 检查

A.颅脑外伤5小时后行CT检查，可见左侧额、颞、顶颅板下新月形高密度影，手术证实为硬膜下血肿；B.1周前有颅脑外伤史的患者，CT检查发现左侧额、颞、顶颅板下新月形等密度影（小箭头），部分有高密度（长箭头）为新鲜出血，手术证实为慢性硬膜下血肿伴少量新鲜出血

（三）鉴别诊断

主要与硬膜外血肿鉴别，硬膜下血肿呈新月形，可以跨越颅缝。

（四）特别提示

CT对急性硬膜下血肿诊断很有价值，但对亚急性、慢性硬膜下血肿却显示欠佳，血液因其顺磁性，所以在 MRI 下显示非常清楚，应进一步行 MRI 检查。

五、外伤性蛛网膜下腔出血

（一）病理和临床概述

外伤性蛛网膜下腔出血，近期外伤史，蛛网膜小血管破裂所致，多位于大脑纵裂和脑底池。脑挫裂伤是外伤性蛛网膜下腔出血的主要原因，两者常并存。

（二）诊断要点

CT 表现为脑沟、脑池内密度增高影，可呈铸形。大脑纵裂出血多见，形态为中线区纵行窄带形高密度影。出血亦见于外侧裂池、鞍上池、环池、小脑上池或脑室内。蛛网膜下腔出血一般 7 天左右吸收。

（三）鉴别诊断

结核性脑膜炎，根据近期外伤史和临床症状容易鉴别。

（四）特别提示

CT 在急性期显示较好，积血一般数天后吸收消失。受伤 5 天后，CT 难以显示，血液因其顺磁性，所以在 MRI 下显示非常清楚，故应行 MRI 检查。

六、硬膜下积液

（一）病理和临床概述

硬膜下积液又称硬膜下水瘤，占颅脑外伤的 0.5%～1.0%，为外伤致蛛网膜撕裂，使裂口形成活瓣，导致脑脊液聚积。可因出血而成为硬膜下血肿。临床上可无症状，也可以有颅内压增高的临床表现。

（二）诊断要点

颅骨内板下方新月形均匀低密度区，密度与脑脊液相似，多位于双侧额部。纵裂硬膜下积液表现为纵裂池增宽，大脑镰旁为脑脊液样低密度区（图 4-12）。

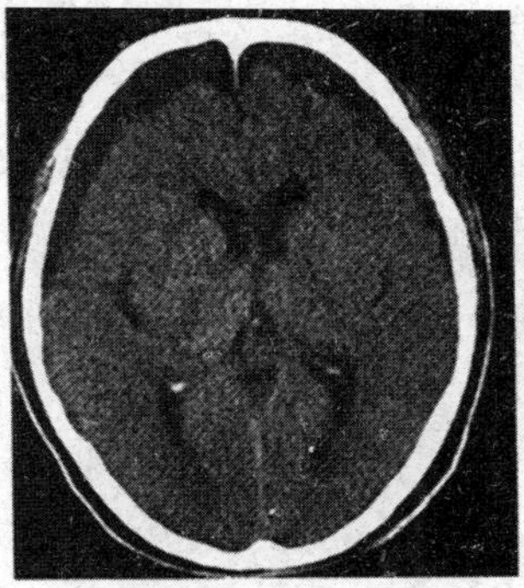

图 4-12　硬膜下积液

颅脑外伤 7 天后 CT 复查示双侧额、颞部颅板下可见新月形低密度影，为硬膜下积液

（三）鉴别诊断

老年性脑萎缩，根据年龄情况和其他部分脑实质有无萎缩等情况可以鉴别。

（四）特别提示

CT 诊断硬膜下积液时应结合临床病史及年龄等因素。

（李志鹏）

第四节　颅脑肿瘤

CT检查目的主要在于确定颅脑中有无肿瘤,并对其作出定位、定量乃至定性诊断。根据病灶所在的位置及其与脑室、脑池和脑叶的对应关系及同相邻硬膜与颅骨结构的比邻关系多不难作出定位诊断,但临界部位肿瘤,仅轴位扫描可能出现定位困难,需要薄层扫描后再进一步多方位重建。MRI因多方位扫描,一般定位无困难。

CT灌注扫描有助于脑瘤内血管生成及血流状态的研究,而脑瘤内血管生成对肿瘤生长、分级、预后有重要影响。CT灌注可以反映血管生成引起血流量、血容量和毛细血管通透性的改变,从而有助于判断肿瘤的生物学特性,并估计预后情况。

一、星形细胞肿瘤

(一)病理和临床概述

星形细胞肿瘤成人多发生于大脑,儿童多见于小脑。按肿瘤组织学分为6种类型,且依细胞分化程度不同分属于不同级别。WHO分类,将星形细胞瘤分为局限性和弥漫性两类。Ⅰ级,即毛细胞型、多形性黄色星形细胞瘤及室管膜下巨细胞型星形细胞瘤,占胶质瘤5%～10%,小儿常见。Ⅱ级星形细胞瘤,包括弥漫性星形细胞瘤、多形性黄色星形细胞瘤(Ⅱ级),间变性星形细胞瘤为Ⅲ级,胶质母细胞瘤为Ⅳ级。Ⅰ～Ⅱ级肿瘤的边缘较清楚,多表现为瘤内囊腔或囊腔内瘤结节,肿瘤血管较成熟;Ⅲ～Ⅳ级肿瘤呈弥漫浸润生长,肿瘤轮廓不规则,分界不清,易发生坏死、出血和囊变,肿瘤血管丰富且分化不良。

(二)诊断要点

1.Ⅰ级星形细胞瘤

(1)毛细胞型常位于颅后窝,具有包膜,一般显示为边界清楚的卵圆形或圆形囊性病变,但内部囊液CT值较普通囊液高,20～25 HU。瘤周水肿和占位效应较轻。部分可呈实质性,但密度仍较脑实质为低(图4-13)。增强扫描无或轻度强化,延迟扫描可见造影剂进入囊内。

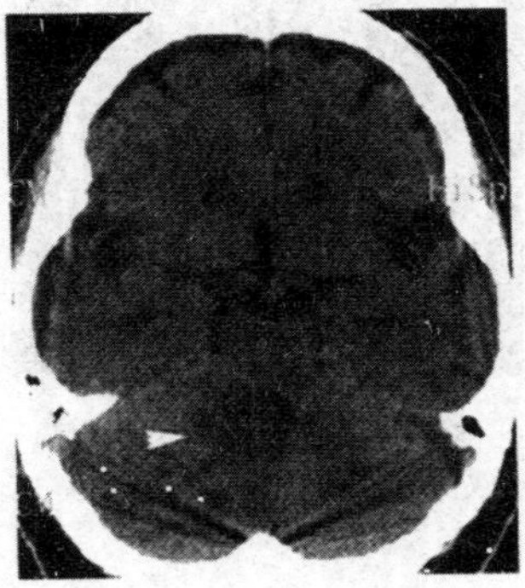

图4-13　毛细胞型星形细胞瘤

男性患者,63岁,因头昏不适3个月来院就诊,CT显示小脑右侧低密度影,边界尚清;第四脑室受压变形。病变内部CT值约20 HU。手术病理为毛细胞型星形细胞瘤

(2)多形性黄色星形细胞瘤通常位于大脑皮质的表浅部位，一半以上为囊性，增强后囊内可见强化结节，囊壁不强化。不足一半为实质性，密度不均，有钙化及出血，增强后不均强化。

(3)10%～15%结节性硬化患者可以发生此瘤，常位于室间孔附近，形成分叶状肿块，并可见囊变及钙化。增强扫描有明显强化。

2.Ⅱ级星形细胞瘤

平扫呈圆形或椭圆形等或低密度区，边界常清楚，但可见局部或弥漫性浸润生长，15%～20%有钙化及出血，增强扫描一般不强化。Ⅲ～Ⅳ级肿瘤多呈高、低或混杂密度的囊性肿块，可有斑点状钙化和瘤内出血，肿块形态不规则，边界不清，占位效应和瘤周水肿明显，增强扫描多呈不规则环形伴壁结节强化，有的呈不均匀性强化(图 4-14、图 4-15)。

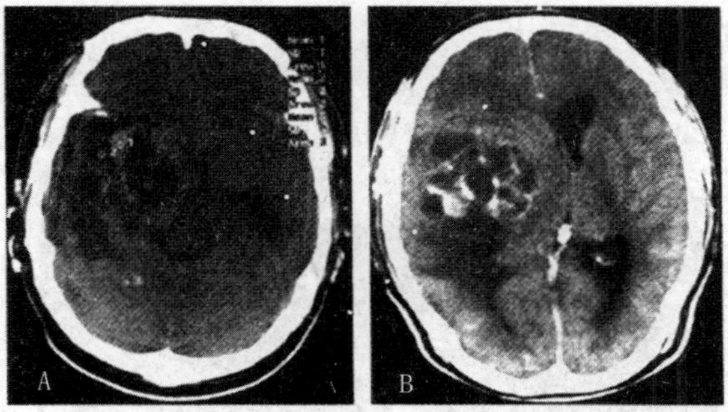

图 4-14　Ⅲ级星形细胞瘤

A、B 两图为男性患者，26 岁，因头昏 1 个月，癫痫发作 2 天，行 CT 扫描示左侧颞叶片状不规则高低混杂密度囊性肿块，边界不清，增强扫描呈不规则环形伴壁结节强化。手术病理为Ⅲ级星形细胞瘤

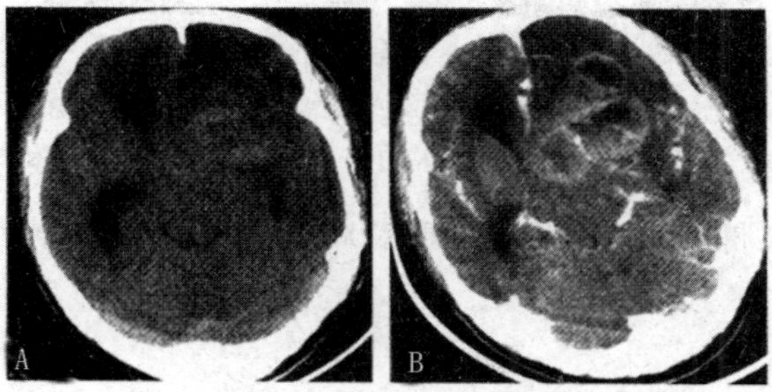

图 4-15　胶质母细胞瘤

A、B 两图为男性患者，17 岁，因头痛 2 个月来院就诊，CT 示：左额叶密度不均肿块影，边界不清，中心及周围低密度，侧脑室受压变形，中线结构向右移位，增强呈环状中度不均强化肿块影，环形欠规则，厚薄不均，内为不均低密度，病灶前较大低密度水肿区。手术病理为胶质母细胞瘤

(三)鉴别诊断

(1)脑梗死：同Ⅱ级星形细胞瘤相鉴别。一般脑梗死与相应供血血管的区域形态相似，如楔形、扇形、底边在外的三角形等，无或轻微占位效应，并且 2 周后增强扫描可见小斑片状或结节状强化。

(2)脑脓肿：有相应的临床症状，增强扫描厚壁强化较明显。

(3)转移瘤一般多发，有明显的水肿。

(四)特别提示

CT 对星形细胞瘤诊断价值有限，MRI 对颅内病变显示尤为清晰，并可以多方位、多参数成像,应补充 MRI 检查。

二、脑膜瘤

(一)病理和临床概述

脑膜瘤多见于中年女性,起源于蛛网膜粒帽细胞,多居于脑外,与硬脑膜粘连。好发部位为矢状窦旁、脑凸面、蝶骨嵴、嗅沟、脑桥小脑角、大脑镰和小脑幕等,少数肿瘤位于脑室内。肿瘤包膜完整,多由脑膜动脉供血,血运丰富,常有钙化,少数有出血、坏死和囊变。组织学分为上层型、纤维型、过渡型、砂粒型、血管瘤型等 15 型。脑膜瘤以良性为最常见,少部分为恶性,侵袭性生长。

(二)诊断要点

平扫肿块呈等或略高密度,常见斑点状钙化。多以广基底与硬膜相连,类圆形,边界清楚,瘤周水肿轻或无,静脉或静脉窦受压时可出现中度或重度水肿。颅板侵犯引起骨质增生或破坏。增强扫描呈均匀性显著强化(图 4-16)。

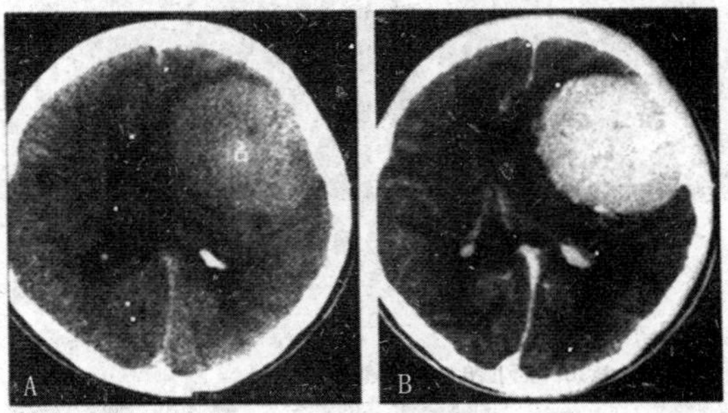

图 4-16　纤维型脑膜瘤

A、B 两图 CT 检查显示肿瘤为卵圆形,均匀的略高密度灶,与硬脑膜相连,邻近脑沟消失,有白质受压征,增强后明显均匀强化。术后病理为纤维型脑膜瘤

少数恶性或侵袭性脑膜瘤可以侵犯脑实质及局部骨皮质,但基本也基于局部脑膜向内、外发展。

(三)鉴别诊断

(1)转移瘤:一般有大片裂隙样水肿及多发病变,较容易鉴别。

(2)胶质瘤:一般位于脑内,与脑膜有关系者,可见为窄基相接,增强强化不如脑膜瘤。

(3)神经鞘瘤:位于脑桥小脑角区时较难鉴别,但 MRI 有较大意义。

(四)特别提示

CT 对该病有较好的价值,但显示与脑膜的关系不如 MRI。

三、垂体瘤

(一)病理和临床概述

绝大多数为垂体腺瘤。按其是否分泌激素可分为非功能性腺瘤和功能性腺瘤。直径<10 mm者为微腺瘤,>10 mm 者为大腺瘤。肿瘤包膜完整,较大肿瘤常因缺血或出血而发生坏死、囊变,偶可钙化。肿瘤向上生长可穿破鞍隔突入鞍上池,向下可侵入蝶窦,向两侧可侵入海绵窦。

(二)诊断要点

肿瘤较大时,蝶鞍可扩大,鞍内肿块向上突入鞍上池,或侵犯一侧或者两侧海绵窦。肿块呈等或略高密度,内常有低密度灶,均匀、不均匀或环形强化。

局限于鞍内<10 mm 的微腺瘤,宜采取冠状面观察,平扫不易显示,增强呈等、低或稍高密度结节(图 4-17)。间接征象有垂体高度>8 mm,垂体上缘隆突,垂体柄偏移和鞍底下陷。

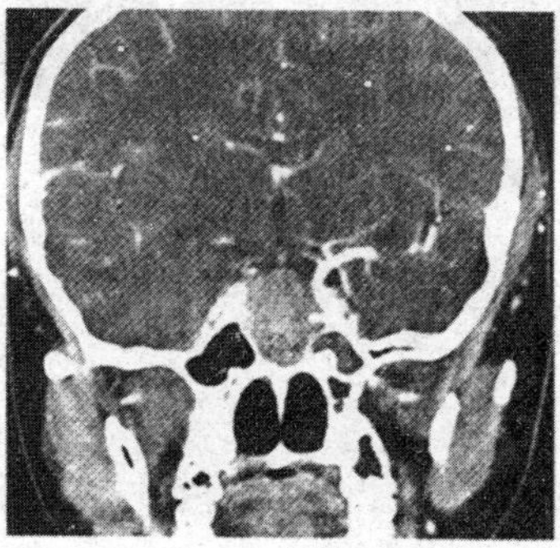

图 4-17 垂体腺瘤

CT 检查示垂体窝内可见类圆形稍高密度影,边界清楚,蝶鞍扩大,鞍底下陷;增强扫描肿瘤均匀强化。术后病理为垂体腺瘤

(三)鉴别诊断

1.颅咽管瘤

位于鞍区一侧,位于鞍区时鞍底无下陷或鞍底骨质无变化。

2.脑膜瘤

位于蝶嵴的脑膜瘤与脑膜关系密切。

(四)特别提示

注意部分垂体微腺瘤 CT 需要冠状位扫描,可以显示垂体柄偏移,正常垂体柄位正中或下端极轻的偏斜(倾斜角为 1.5°左右),若明显偏移肯定为异常。MRI 矢状位、冠状位扫描对显示正常垂体及垂体病变有重要价值。

四、听神经瘤

(一)病理和临床概述

听神经瘤为成人常见的颅后窝肿瘤。起源于听神经鞘膜,早期位于内耳道内,以后长入脑桥小脑角池,包膜完整,可出血、坏死、囊变。

(二)诊断要点

头颅 X 线平片示内耳道呈锥形扩大,骨质可破坏。CT 示脑桥小脑角池内等、低或高密度肿块,瘤周轻、中度水肿,偶见钙化或出血,均匀、非均匀或环形强化(图 4-18)。第四脑室受压移位,伴幕上脑积水。骨窗观察内耳道呈锥形扩大。

(三)鉴别诊断

1.桥小脑角区的脑膜瘤

CT 骨窗观察可见内听道无喇叭口样扩大是重要征象。

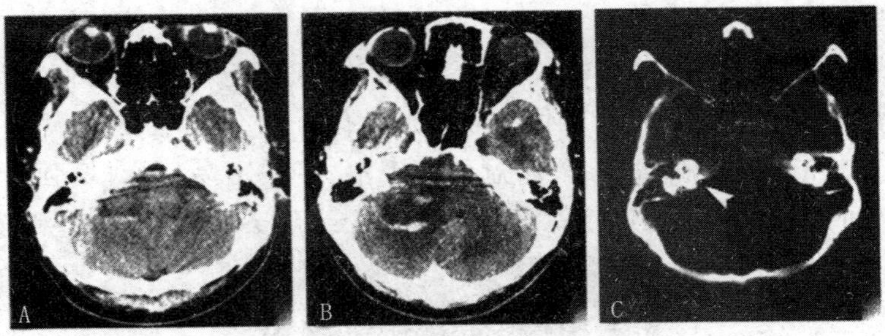

图 4-18　听神经瘤 CT 检查

A、B.女性患者，29 岁，右侧耳鸣 7 个月，近来加重伴共济失调，CT 扫描可见右侧脑桥小脑角区肿块，宽基于岩骨尖，内有大片囊变区。增强呈实质部分明显强化；C.骨窗观察可见右侧内听道喇叭口扩大(箭头所指)，图 C“十”字所示为颈静脉孔

2.表皮样囊肿

匍行生长、沿邻近蛛网膜下腔铸型发展、包绕其内神经和血管、无水肿等可以鉴别，MRI 对诊断该疾病有很大的优势。

3.颅咽管瘤

CT 可见囊实性病变伴包膜蛋壳样钙化。

4.特别提示

内听道处应薄层扫描，内耳道呈锥形扩大。高强场 MRI 行局部轴位、冠状位扫描可以显示位于内听道内较小的肿瘤。

五、颅咽管瘤

(一)病理和临床概述

颅咽管瘤是来源于胚胎颅咽管残留细胞的良性肿瘤，以儿童多见，多位于鞍上。肿瘤可分为囊性和实性，囊性多见，囊壁和实性部分多有钙化，常见为鸡蛋壳样钙化。

(二)诊断要点

鞍上池内类圆形肿物，压迫视交叉和第三脑室前部，可出现脑积水。肿块呈不均匀低密度为主的囊实性改变或呈类圆形囊性灶(图 4-19A)，囊壁可以有鸡蛋壳形钙化，实性部分也可以不规则钙化，呈高密度。囊壁和实性部分呈环形均匀或不均匀强化，部分颅咽管瘤呈实性(图 4-19B)。

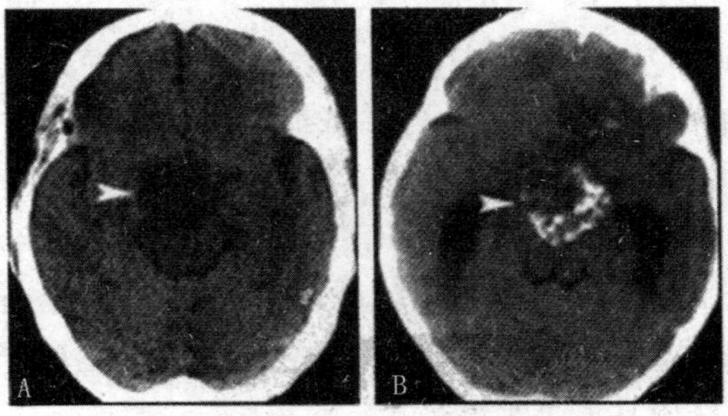

图 4-19　颅咽管瘤

A.男性患者，13 岁，头昏来院检查，CT 显示鞍上池内囊性占位，边界清楚。手术病理证实为囊性颅咽管瘤；B.男性患者，65 岁，因双眼复视 3 年，近来数月有加重来院就诊，CT 显示鞍上池区囊实性肿块，壁多发钙化，边界清楚。手术病理为实性颅咽管瘤

(三)鉴别诊断

垂体瘤及囊变、脑膜瘤等。

(四)特别提示

冠状位扫描更有帮助,应补充 MRI 扫描。

六、转移瘤

(一)病理和临床概述

转移瘤多发于中老年人。顶枕区常见,也见于小脑和脑干。多来自肺癌、乳腺癌、前列腺癌、肾癌和绒癌等原发灶,经血行转移而来。常为多发,易出血、坏死、囊变,瘤周水肿明显。临床上一般有原发肿瘤病史后出现突发肢体障碍或头痛等症状,也有部分患者因处理神经系统症状,经检查发现脑内转移灶后再进一步查找原发灶。

(二)诊断要点

典型征象是"小肿瘤、大水肿",部分肿瘤平扫无显示,增强扫描有明显强化后显示清晰,可以只有很小的肿瘤病灶,便可出现大片指压状水肿低密度影(图 4-20)。

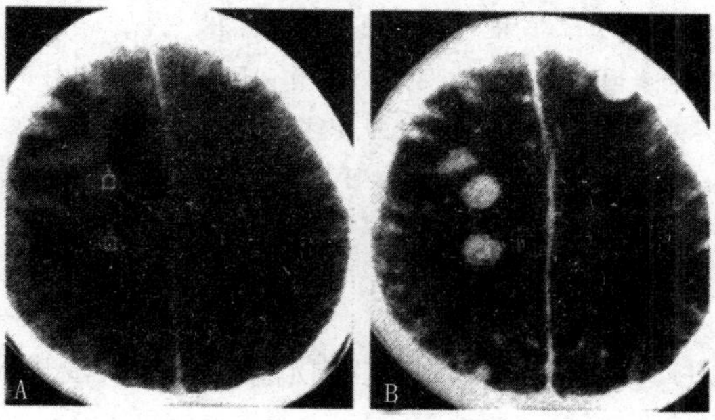

图 4-20　转移瘤

男性患者,68 岁,1 年前右下肺癌手术切除病史,7 天前无明显诱因下出现头痛、呕吐,CT 检查可见双侧额顶叶多发类圆形结节灶,周围可见大片水肿带,增强病灶明显均匀强化,边界清晰

(三)鉴别诊断

(1)脑猪囊尾蚴病:有疫区居住史,可见壁结节或钙化,脑炎,一般结合临床表现及实验室检查可以作出诊断。

(2)多发脑膜瘤:根据有无水肿及与脑膜关系可以鉴别。

(3)胶质母细胞瘤:瘤内有出血、坏死,显著不均匀强化等。

(四)特别提示

需要注意的是部分肿瘤要增强扫描才能显示,MRI 显示效果要优于 CT。

七、少支神经胶质瘤

(一)病理和临床概述

少支神经胶质瘤多发于 30～50 岁,约占颅内肿瘤的 3%。以额叶、顶叶等常见,很少发生于小脑和脑桥。肿瘤发生于白质内,沿皮质灰质方向生长,常累及软、硬膜,可侵及颅骨和头皮。肿瘤乏血供,多钙化,钙化常位于血管壁和血管周围。可以伴囊变和出血。病理上可以分为单纯型和混合型，但影像学上难以区分。

(二)诊断要点

本病好发于额叶。肿瘤位置一般较表浅，位于皮质灰质或灰质下区，边界清楚或不清楚。肿瘤内囊变及钙化使密度不均匀，呈高、低混杂密度。钙化多为条带状、斑块状及大片絮状，囊变可以单或多囊，少见出血。瘤周水肿及占位效应较轻微(图 4-21)。

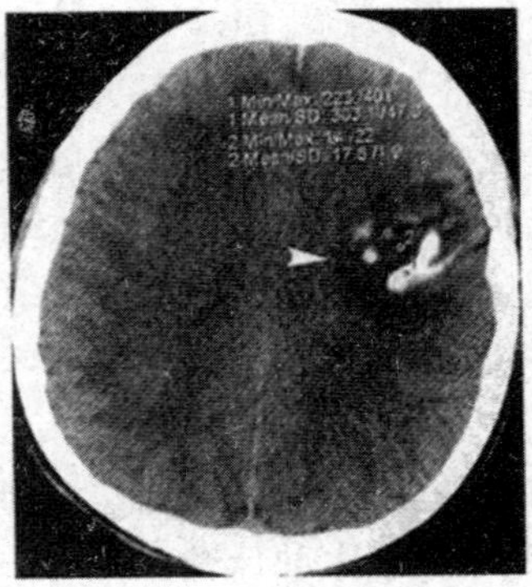

图 4-21　少支胶质瘤

男性患者，42 岁，癫痫偶发 1 年，发作间隔缩短约 2 个月，CT 显示左侧额顶叶边界清楚肿瘤，内可见条片状钙化，钙化 CT 值约 303 HU，占位效应轻微。手术病理结果为少支胶质瘤

(三)鉴别诊断

1.星形细胞瘤

星形细胞瘤常位于脑白质及其深部，而少支胶质瘤位于脑表浅皮质和皮质灰质下区。

2.神经颜面综合征

一般为小点状钙化，有明显的三叉神经分布区域颜面部血管痣等。

(四)特别提示

需要注意的是与一般钙化和血管畸形的钙化相鉴别。MRI 显示软组织肿瘤的效果要优于 CT，但显示钙化的效果较差。

八、室管膜瘤

(一)病理和临床概述

室管膜瘤为发生于脑室壁与脊髓中央管室管膜细胞的神经上皮瘤，多发于儿童及青少年，占颅内肿瘤1.9%～7.8%。占小儿颅内肿瘤的 13%，男女比例为 3∶2。室管膜瘤为中等恶性程度肿瘤。多于术后通过脑脊液种植转移。好发部位第四脑室底部最为常见，其次为侧脑室、第三脑室、脊髓、终丝和脑实质。临床表现因肿瘤生长部位不同而异。一般主要有颅内高压、抽搐、视野缺损等，幕下肿瘤还可以伴有共济失调。

(二)诊断要点

幕下室管膜瘤为等、稍低密度软组织肿块，有时可以在肿瘤周围见到残存第四脑室及瘤周水肿，呈低密度环状影。CT 可以显示瘤内钙化及出血，钙化约占一半，呈点状或位于瘤周。增强扫描肿瘤有轻至中度强化(图 4-22)。

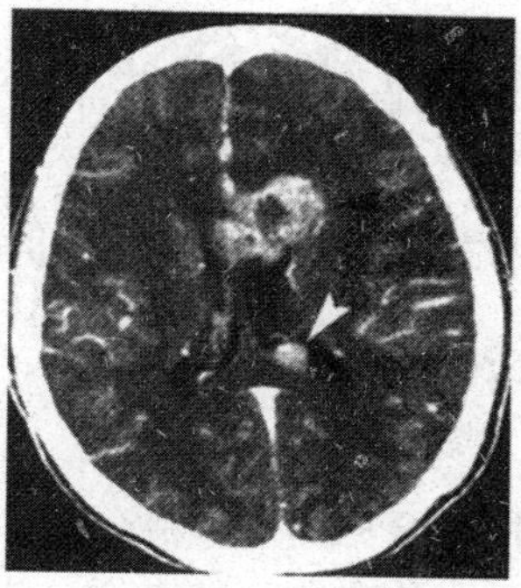

图 4-22　侧脑室内室管膜瘤伴种植转移

男性患者，19 岁，因头昏 1 个月，抽搐 1 天就诊，CT 扫描可见左侧侧脑室前角肿块，瘤内有囊变，左侧侧脑室体部后壁可见一结节灶。增强扫描肿块及结节有明显强化。手术病理为侧脑室内室管膜瘤伴种植转移

幕上室管膜瘤囊变及出血较幕下多见，肿瘤有较显著强化。

(三)鉴别诊断

(1)髓母细胞瘤：一般位于幕下，应行 MRI 矢状位扫描，可见显示发生部位为小脑蚓部。

(2)毛细胞星形细胞瘤。

(四)特别提示

MRI 矢状位及冠状位扫描显示肿瘤与第四脑室关系非常有优势，对诊断有重大价值。

九、髓母细胞瘤

(一)病理和临床概述

髓母细胞瘤好发于颅后窝，以小脑蚓部最常见，多发于男性儿童，约占儿童颅后窝肿瘤的 18.5%。髓母细胞瘤为原始神经外胚层瘤，恶性程度较高。一般认为起源于髓帆生殖中心的胚胎残余细胞，位于蚓部或下髓帆，再向下生长而填充枕大池。本病起病急，病程短，多在三个月内死亡。

(二)诊断要点

平扫为边缘清楚的等或稍高密度肿瘤，周边可见低密度第四脑室影(图 4-23)。增强扫描主要呈中等或轻度强化，少部分可以明显强化或不强化。

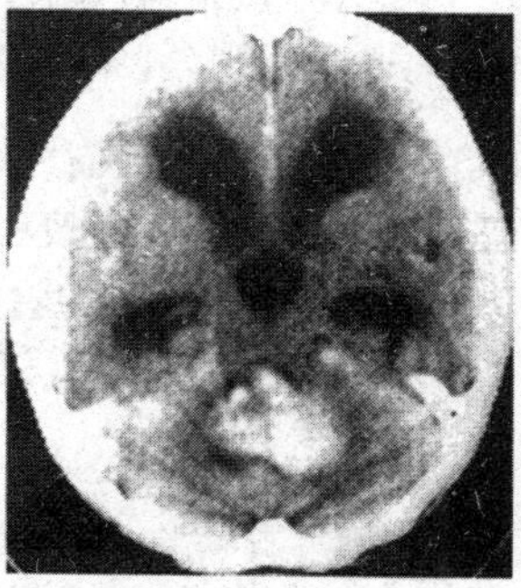

图 4-23　髓母细胞瘤

3 岁患者，因呕吐、步态不稳 2 周就诊，CT 增强扫描可见第四脑室内肿块，有中等均匀强化。手术病理为髓母细胞瘤

(三)鉴别诊断

同第四脑室室管膜瘤、毛细胞星形细胞瘤等鉴别。

(四)特别提示

MRI 矢状位及冠状位扫描显示肿瘤与第四脑室关系,非常有优势,对诊断有重大价值。

十、原发性淋巴瘤

(一)病理和临床概述

中枢神经系统原发性淋巴瘤是相对罕见的颅内肿瘤,占颅内原发瘤的 0.8%～1.5%。均为非霍奇金淋巴瘤。但近年来由于获得性免疫缺陷综合征(AIDS)及器官移植术后服用大量免疫抑制药的患者增多,淋巴瘤的发生率逐年增高。原发性淋巴瘤恶性程度高,病程短,如不及时治疗。患者将会在短期内死亡。因此早期诊断意义重大。好发于额叶、颞叶、基底核区、丘脑,也可以发生于侧脑室周围白质、胼胝体、顶叶、三角区、鞍区及小脑半球、脑干。临床表现无特异性,主要有基底部脑膜综合征,头痛、颈项强直、脑神经麻痹及脑积水等,脑脊液检查可见瘤细胞;颅内占位症状,癫痫、精神错乱、痴呆、乏力及共济失调等。

(二)诊断要点

平扫大多数为稍高密度肿块,也可以表现为等密度,一般密度均匀,呈圆形或类圆形,边界多数较清楚或呈浸润性生长使边界欠清。瘤内囊变、出血、钙化相对少见。肿瘤可以单发亦可以多发,大小不等。病灶占位效应轻微,瘤周水肿轻或中等(图 4-24)。

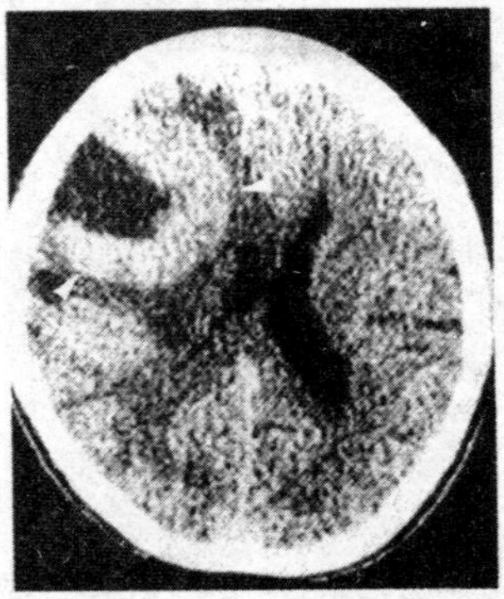

图 4-24 原发性淋巴瘤

男性患者,36 岁,因头痛 1 周来院就诊,CT 平扫见右侧额叶巨大肿块,呈类圆形稍高密度,中央有低密度影,宽基于脑膜。手术病理为原发性淋巴瘤

继发于 AIDS 或其他免疫功能缺陷时,病理上常有瘤中心坏死,CT 上表现为低密度灶。增强扫描肿瘤大多数均匀强化,少数形态不规则,边缘不清及强化不均匀。沿室管膜种植转移者可见室管膜不均匀增厚并明显强化。侵及脑膜者亦如此。AIDS 患者,病灶可见低密度周围的环形强化。

(三)鉴别诊断

1.继发淋巴瘤

临床上有 AIDS 或器官移植史,一般难以鉴别。

2.转移瘤

多发,大片水肿。

3.其他

需要鉴别的还有星形细胞瘤、脑膜瘤等。

(四)特别提示

CT 与 MRI 均可以作为首选方法,但 MRI 增强扫描时剂量增加后可以显示小病变,T_2WI 显示瘤周水肿效果非常好。

十一、血管母细胞瘤

(一)病理和临床概述

血管母细胞瘤又称血管细胞瘤,是起源于内皮细胞的良性肿瘤,占中枢神经系统原发性肿瘤的1.1%~2.4%。好发于小脑,亦见于延髓及脊髓,罕见于幕上。发生于任何年龄,以中年男性多见。病理上常为囊性,含实性壁结节,壁结节常靠近软脑膜,以便于接受血供。实性者常为恶性,预后较差。临床症状较轻微或呈间歇性,有头痛、头晕、呕吐、眼球震颤、言语不清等症状。

(二)诊断要点

平扫时囊性肿瘤表现为均匀的低密度灶,囊液内因含蛋白及血液,密度较脑脊液稍高,囊性肿瘤的壁结节多为等或稍低密度(图 4-25A)。增强后囊性肿瘤壁不强化或轻度强化,壁结节明显强化(图 4-25B)。

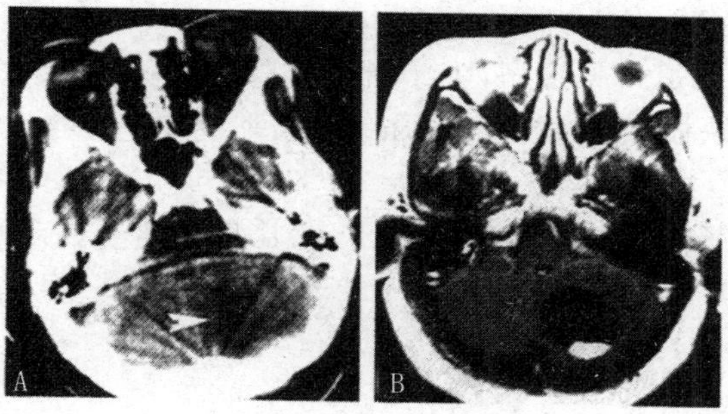

图 4-25　血管母细胞瘤

A.男性患者,48 岁,因头痛、呕吐及共济失调来院就诊,CT 平扫可见左侧小脑半球可见囊性灶,边界及壁结节显示欠清,手术病理为血管母细胞瘤;B.与前者为同一患者,MRI 增强显示囊性灶,壁轻微强化,后壁上有明显强化的壁结节

实性肿瘤多为等或稍低密度混杂灶,呈轻度或中等强化。

(三)鉴别诊断

囊性肿瘤需要与星形细胞瘤、脑脓肿、转移瘤相鉴别。实性肿瘤需要与星形细胞瘤等相鉴别。

(四)特别提示

CT 平扫不容易发现壁结节,增强效果较好,但与 MRI 比较应以后者作为首选方法,MRI 增强多方位扫描,显示壁结节效果极佳。

(李志鹏)

第五章　腹部疾病的CT诊断

第一节　胃十二指肠疾病

一、溃疡性疾病

（一）病理和临床概述

胃十二指肠溃疡是消化道常见疾病，十二指肠较胃多见，与胃酸水平及幽门螺杆菌感染有关。病理表现为胃壁溃烂缺损，形成壁龛。临床表现长期反复上腹疼痛。

（二）诊断要点

CT、MRI对胃十二指肠溃疡的诊断价值不大，尤其是良性溃疡；恶性溃疡较不典型时表现为胃壁不规则增厚或腔外软组织肿块。

（三）鉴别诊断

需活检与溃疡型胃癌鉴别。

（四）特别提示

溃疡性病变主要靠钡剂造影或胃镜诊断，CT在观察溃疡穿孔、恶变等方面有一定优势。

二、憩室

（一）病理和临床概述

十二指肠憩室占消化道憩室首位，胃憩室少见。病因不清，可能与先天性肠壁发育薄弱有关，病理为多层或单层肠壁向腔外呈囊袋状突出，多位于十二指肠内侧。单纯憩室无症状，合并憩室炎或溃疡可有上腹痛、恶心、呕吐等症状。

（二）诊断要点

表现为圆形或卵圆形囊袋状影，与肠腔关系密切，三维重组常见一窄颈与肠腔相连。其内密度混杂，含有气体、液体或高密度对比剂。十二指肠乳头旁憩室常引起胆管及胰管扩张（图5-1）。

（三）鉴别诊断

胃十二指肠憩室具有典型表现，行钡剂造影检查一般可确诊。

（四）特别提示

对于胆管、胰管扩张患者，在排除结石及肿瘤后，应考虑到十二指肠壶腹部憩室可能。

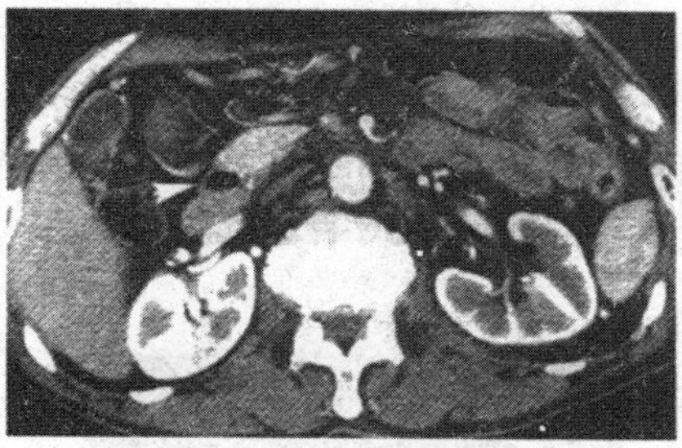

图 5-1 **胃十二指肠球后憩室**

CT 显示可见十二指肠降部前方类圆形空气集聚

三、胃淋巴瘤

(一)病理和临床概述

胃淋巴瘤(GL)原发性起源于胃黏膜下层淋巴组织,肿瘤局限于胃肠壁及其周围区域淋巴结;也可继发全身恶性淋巴瘤。临床症状除上腹痛、消瘦及食欲减退外,可有胃出血、低热等。

(二)诊断要点

胃壁广泛或节段性增厚,胃腔变形缩小,增厚胃壁密度较均匀。增强扫描增厚胃壁均匀强化,其强化程度较皮革样胃低。肾门上下淋巴结肿大或广泛主动脉旁淋巴结肿大,常侵犯胰腺(图 5-2)。

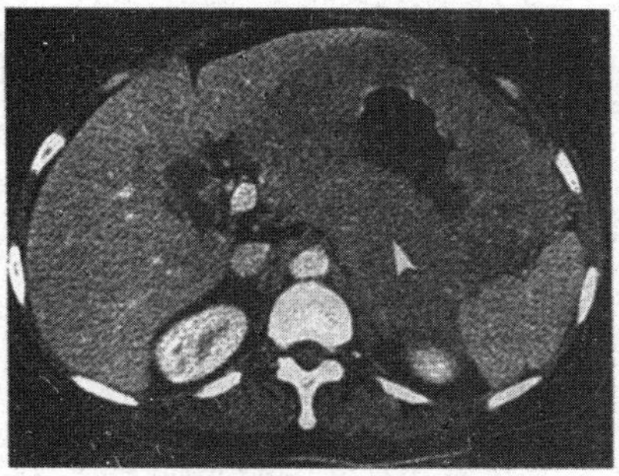

图 5-2 **淋巴瘤**

CT 检查显示胃体部胃壁弥漫性增厚,强化均一,胃腔狭窄

(三)鉴别诊断

需与胃癌鉴别,胃壁增厚、胃腔缩小不明显、较少侵犯胃周脂肪层及增强强化效应不及胃癌等征象有助于胃淋巴瘤诊断。

(四)特别提示

CT 对检出早期淋巴瘤比较困难,但能充分显示中晚期淋巴瘤的病变全貌。病变确诊依靠活检。

四、胃间质瘤

(一)病理和临床概述

胃间质瘤是一类独立来源于胃间叶组织的非定向分化肿瘤,以往将其诊断为平滑肌或神经源性肿瘤,多数间质瘤为恶性,好发胃体,以膨胀性、腔外性生长为主,肿瘤越大恶性可能性越大。

临床表现进行性上腹疼痛，有呕血及柏油样便，可触及包块。

（二）诊断要点

肿瘤较大，常在 5 cm 以上，腔外肿块常向腹腔薄弱区域突出，肿块密度不均，有坏死囊变，增强扫描中等度不均质强化；肿块腔内部分凹凸不平，可见溃疡龛影。腔外肿块有向邻近结构浸润现象（图 5-3）。

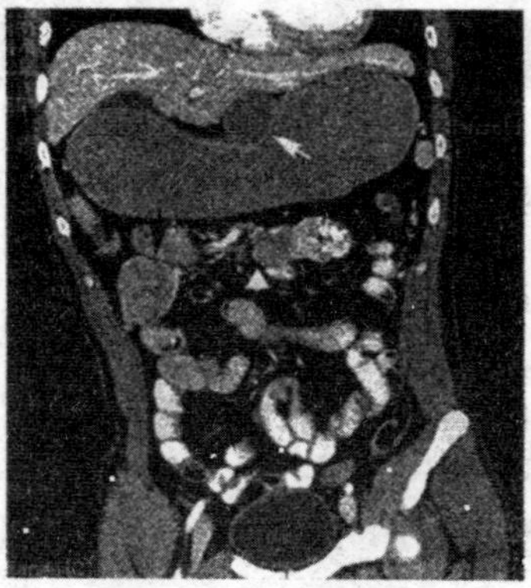

图 5-3　多发间质瘤

CT 显示胃小弯及十二指肠旁腔外肿块，密度不均，有坏死囊变，增强扫描中等度不均质强化

（三）鉴别诊断

同胃癌、肝肿瘤、淋巴瘤等鉴别，膨胀性、腔外性生长有助于间质瘤诊断。

（四）特别提示

CT 重建有助于判断肿瘤起源部位。要明确病理诊断必须进行光镜检查及免疫组化检测，包括c-KIT、PDGFRα 和 CD34。

五、胃癌

（一）病理和临床概述

胃癌在我国居消化道肿瘤首位。病因至今不明，好发年龄为 40～60 岁，可发生在胃任何部位，以胃窦、小弯、贲门常见。胃癌起于黏膜上皮细胞，都为腺癌。早期胃癌临床症状轻微，进行期胃癌表现为上腹痛、消瘦及食欲减退。

（二）诊断要点

胃壁局限或广泛增厚，胃腔狭窄，胃腔内形成不规则软组织肿块，表面凹凸不平，早期扫描肿瘤强化明显。周围组织受侵时表现为胃周脂肪层模糊消失，腹腔腹膜后淋巴结增大，常伴肝转移（图 5-4）。

（三）鉴别诊断

胃平滑肌瘤，边界光整规则，瘤内易出现出血坏死、囊变及钙化，有套叠征、胃溃疡。

（四）特别提示

胃肠造影检查只能观察胃腔内结构，CT 检查意义在于发现胃周结构侵犯情况，腹腔腹膜后有无淋巴结转移等，对临床分期有重要意义。

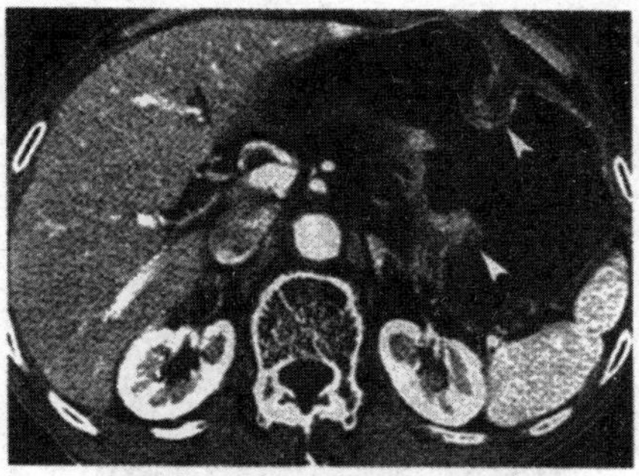

图 5-4　胃癌

CT 显示胃小弯侧前、后壁不规则增厚，后壁见浅大腔内溃疡，增强扫描动脉期明显强化

（初　明）

第二节　肠道疾病

一、肠梗阻

肠梗阻是临床最常见的急腹症之一，可见于各年龄段。肠梗阻的病因很多，其临床表现复杂多变且无特异性，不但引起肠管本身解剖和功能的改变，并且导致全身性正常生理功能紊乱。腹部 X 线平片对肠梗阻的诊断具有重要作用。但对 20%～52%的病例尚不能作出肯定诊断，对梗阻原因、有无闭襻和绞窄的诊断价值十分有限。钡剂检查对明确结肠肠梗阻有一定的诊断价值，并对小儿肠套叠有重要治疗意义，但对不完全性小肠梗阻价值有限，并存在使完全性小肠梗阻患者梗阻程度加重的危险。螺旋 CT 作为一种先进的无创性检查技术具有良好的密度分辨率和时间分辨率，对气体和液体分辨均很敏感，将 X 线腹部平片上相互重叠的组织结构在横截面显示清晰，结合其强大的后处理功能，能全面显示和判断肠梗阻是否存在、梗阻部位及程度、梗阻原因，CT 发现有无闭襻和绞窄比出现临床症状、体征早数小时，并且对肿瘤引起梗阻的病灶性质判断、周围情况显示、分期等具有显著的优越性，越来越被广泛认可。

肠梗阻一般可以分为机械性肠梗阻、动力性肠梗阻（包括假性肠梗阻）和血运性肠梗阻，其中大部分为机械性肠梗阻。机械性肠梗阻按照梗阻的病变位置可以分为肠壁、肠腔内和肠腔外三种；按照有无绞窄又可分为单纯性机械性肠梗阻和绞窄性机械性肠梗阻。本节简单介绍以下几种常见的和部分罕见但可能会导致严重并发症的机械性肠梗阻类型。

（一）肿瘤性肠梗阻

1.病理和临床概述

肿瘤性肠梗阻，肠道肿瘤是引起肠梗阻重要原因之一。临床表现为腹痛、腹胀、呕吐、肛门停止排便、排气。

2.诊断要点

可显示梗阻近、远段肠管情况，以阳性对比剂充盈肠管并追踪梗阻点，以重组分析梗阻段情况，常能显示肠腔或肠壁肿块，同时显示供血动脉及引流静脉。

以下CT表现支持肠道恶性肿瘤：①肠壁肿块局部僵硬，较明显强化，中央有坏死；②移行带狭窄不规则，肠壁不规则增厚；③淋巴结肿大(图5-5)。

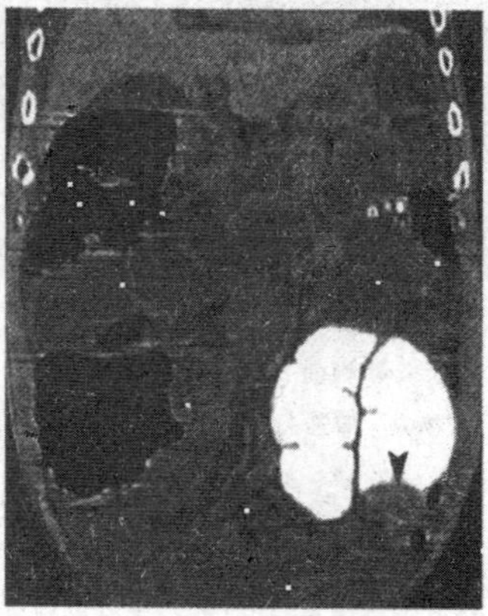

图5-5 肿瘤性肠梗阻

三维重建显示降结肠腔内充盈缺损，手术病理为降结肠腺癌

3.鉴别诊断

炎症；粘连；粪石性肠梗阻；发现肠道内不均匀肿块和淋巴结肿大有助于肿瘤性肠梗阻的诊断。

4.特别提示

小肠是内镜检查盲区，螺旋CT应用使诊断肠梗阻发生了革命性变化，它能分析肠梗阻原因、明确梗阻部位。

(二)肠扭转

1.病理和临床概述

肠扭转是严重急腹症，以小肠多见，原因有先天发育异常、术后粘连、肠道肿瘤、胆道蛔虫及饱餐后运动等；另外，小肠内疝(部分小肠疝入手术形成的空隙内)实质上也是肠扭转。临床表现为急性完全性肠梗阻，常在体位改变后剧烈腹痛。

2.诊断要点

(1)漩涡征：为肠曲及肠系膜血管紧紧围绕某一中轴盘绕聚集。

(2)鸟嘴征：扭转开始后未被卷入"涡团"的近端肠管充气、充液而扩张，紧邻漩涡肠管呈鸟嘴样变尖。

(3)肠壁强化减弱、靶环征及腹水：为肠扭转时造成局部肠壁血运障碍所致，靶环征指肠壁环形增厚并出现分层改变，为黏膜下层水肿增厚所致(图5-6)。

3.鉴别诊断

肠道肿瘤、其他原因肠梗阻。

4.特别提示

诊断肠扭转必须具备肠管及肠系膜血管走行改变，即肠管及血管漩涡征。CT扫描结合后处理诊断肠扭转具有明显优势。

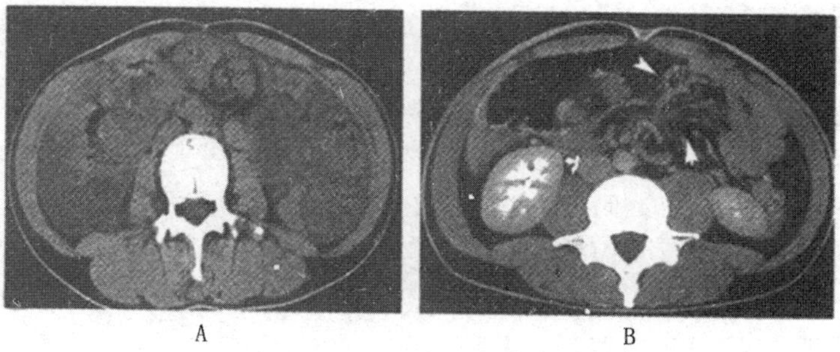

图 5-6　肠扭转

A.肠系膜血管 360°旋转，呈典型“漩涡”征，同时见肠管梗阻、肠壁水肿及腹水；B.可见附属肠系膜血管“漩涡”征

(三)肠套叠

1.病理和临床概述

肠套叠是一段肠管套入邻近肠管，并导致肠内容物通过障碍。常因系膜过长或肠道肿瘤所致，以回盲部或升结肠多见。婴幼儿表现为突然发生的阵发性剧烈腹痛、哭闹、果酱样血便。成人肠套叠常继发于肿瘤、炎症、粘连及坏死性肠炎等，最常见是脂肪瘤。临床表现为不全性肠梗阻或完全性肠梗阻，症状不典型，并可以因反复肠套叠，反复出现腹部包块。

2.诊断要点

可以分 3 类：小肠-小肠型、小肠-结肠型和结肠-结肠型，以小肠-结肠型为最常见。

典型征象：出现 3 层肠壁，最外层为鞘部肠壁，第二层为套入之折叠层肠壁，第三层为中心套入部肠腔。鞘部及套入部均可有对比剂或气体，呈多层靶环状表现，即“同心圆”征或“肠内肠”征。原发病灶一般位于肠套叠的头端(图 5-7)。CT 重建可见肠系膜血管卷入征。

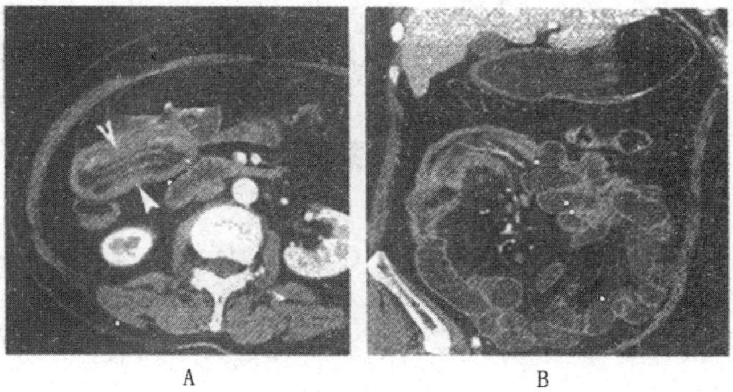

图 5-7　肠套叠

CT 检查显示肠套叠的横断位增强扫描和冠状位重建，因套叠部长轴与扫描层面平行，表现为肾形或香肠状，并可见肠系膜动脉嵌入，即“肠内肠征”及“血管卷入征”

3.鉴别诊断

肠道肿瘤，CT 重建有助于鉴别。

4.特别提示

CT 扫描及重建对肠套叠有非常重要的价值，对原发病的检出也有重要意义。少部分坏死性肠炎所致及慢性肠套叠 CT 征象不典型，需密切结合临床。

(四)粘连性肠梗阻

1.病理和临床概述

粘连性肠梗阻的诊断与治疗是临床上一个棘手问题，而能否及时正确诊断，对患者治疗效果甚至预后有重大影响。以往，肠梗阻的诊断一般依赖于传统X线平片，但螺旋CT的应用显著提高了粘连性肠梗阻的定性定位诊断正确率。主要继发于腹部手术后，由于以不全性肠梗阻为主，大部分病例临床症状较轻，以反复腹痛为主。

2.诊断要点

(1)梗阻近段的肠管扩张和远端肠管塌陷。

(2)在梗阻部位可见移行带光滑。

(3)增强扫描肠壁局部延迟强化，但肠壁未见增厚。

(4)局部见“鸟嘴”征、粘连束带及假肿瘤征(图5-8)。

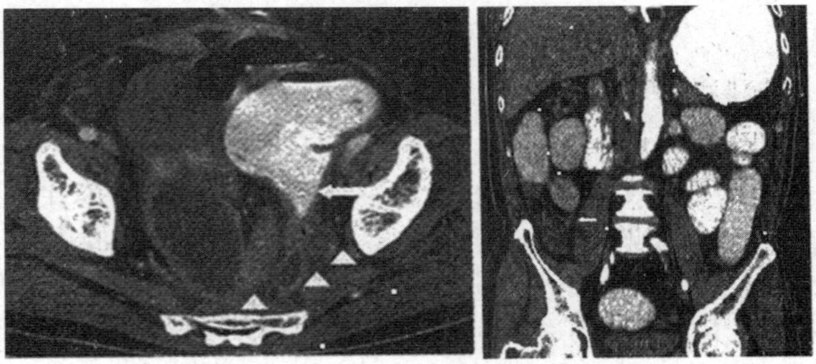

A　　　　B

图5-8　粘连性肠梗阻

A.在梗阻部位可见移行带光滑，肠壁未见明显增厚，但局部后期强化更明显，近段肠管扩张，并可见局部粘连束带，后方见光整移行带及粘连束带，局部呈“鸟嘴”征；B.在单纯回肠末段粘连性肠梗阻病例的MPR重建，可见回肠末段呈鸟嘴样改变，梗阻段肠管明显变细，其外可见束带影

3.鉴别诊断

其他原因所致肠梗阻，如肠道肿瘤、扭转等。

4.特别提示

一些有反复不全性肠梗阻症状患者，行螺旋CT扫描及各种方法重组，对肠梗阻定性、定位诊断具有重要临床价值。

(五)肠内疝

1.病理和临床概述

肠内疝、小肠内疝是罕见的肠梗阻原因之一，及时正确诊断并进行手术治疗对抢救患者生命具有重大意义。分先天性、后天性小肠内疝两种。胚胎发育期，中肠的旋转与固定不正常将导致内疝。腹腔内会有一些腹膜隐窝或裂孔形成如十二指肠旁隐窝、回盲肠隐窝、回结肠隐窝、小网膜孔(Winslow孔)、肠系膜裂孔等。后天性小肠内疝常见胃空肠吻合术后(如Roux-en-Y)，上提的空肠襻与后腹膜间可形成间隙，另外，还有末端回肠与横结肠吻合后形成系膜阀隙等。一个正常的腹腔内并无压力差，肠管的各种运动(主要是蠕动)和肠内容物之重力作用及人体位突然改变，而致使肠管脱入隐窝、裂孔或间隙，由于肠管的蠕动，进入孔洞的肠曲增多，无法自行退回则会发生嵌闭、扭转、绞窄，甚至坏死。部分内疝由于肠管的运动，可自行退回复位，这就是间断出现发作性或慢性腹痛的原因。小肠内疝临床表现不典型,一直以来,正确的术前诊断是难点和重点。

2.诊断要点

(1)左侧十二指肠旁疝:①胃、胰腺之间囊性或囊袋状肿块,重建观察与其余腹内肠管相连,为移位、聚集的小肠;②肠系膜血管异常征,包括肠系膜血管聚集、牵拉、扭转与充盈,肠系膜血管干左移或右移,超过一个主动脉宽度,并可见粗大的肠系膜血管进入病灶内;③肠系膜脂肪延伸进入病灶内;STS-MIP 观察有时可见疝口;其他肠段移位,可见十二指肠第四段受压移位(图 5-9)。

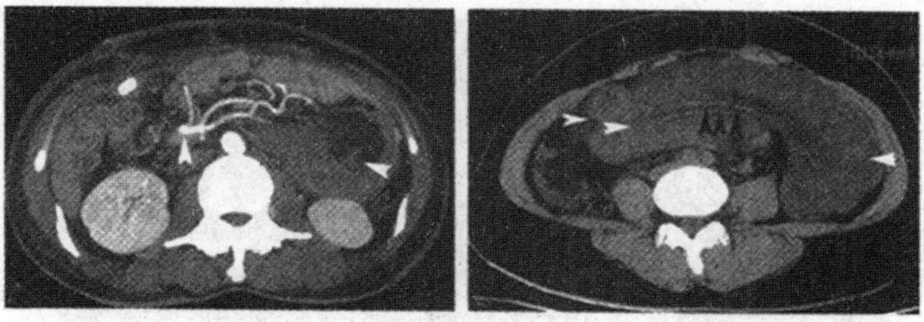

A B

图 5-9 肠内疝

A.左侧十二指肠旁疝 STS-MIP 重建示,肠系膜上动脉主干移位,超过 1 个主动脉宽度(上箭头),并可见肠系膜脂肪与病变内脂肪相连续;B 先天性肠系膜裂孔所致的空、回肠内疝,部分肠襻经裂孔向左侧疝入(右向箭头),肠系膜血管受牵拉(多个星号),所累肠管因水肿呈"靶环征"及少量腹水(左向箭头)

(2)经肠系膜疝的主要征象:①肠管或肠襻聚集、移位及拥挤、拉伸及"鸟嘴"征,肠襻经肠系膜裂孔疝入后,继续蠕动进入更多肠襻,可以显示聚集拥挤的肠襻;②其附属肠系膜血管异常征,包括肠系膜血管聚集、牵拉、扭转与充盈等,上述征象在 STS-MIP 重建时可以观察到;③肠系膜脂肪延伸进入病灶内,可见附属于疝入肠襻的肠系膜脂肪受牵连进入;④其他肠段移位,原来位置的腹腔空虚及疝入小肠襻对该位置的肠管推移;⑤可见疝口;⑥并发肠扭转时,可以显示为肠管及附属肠系膜血管的"漩涡"征。

(3)其他继发性征象:①肠梗阻,位于疝口附近的近段肠管有梗阻扩张积液征象;②"靶环"征,为疝入肠管缺血水肿所致;③腹水,早期可较少,位于疝入侧的结肠隐窝内,后期可以明显增加,提示绞窄性梗阻甚至有坏死并弥漫性腹膜炎趋势。

3.鉴别诊断

与粘连性肠梗阻、肠扭转、左侧十二指肠旁疝和腔外型胃间质瘤进行鉴别。

4.特别提示

螺旋 CT 扫描及 MPR、STS-MIP 重建对小肠内疝的诊断具有重要价值,在检查急腹症或肠梗阻患者时,发现肠管或肠襻聚集、移位及拥挤、拉伸及"鸟嘴"征,附属肠系膜血管有充盈、拥挤等异常征象,其他肠段移位等征象时,并且临床上有腹部手术史,尤其是 Roux-en-Y 术式,或有慢性间歇性腹痛史,应该考虑到此病的可能。

(六)胆石性肠梗阻

1.病理和临床概述

胆石性肠梗阻最早(1896 年)由 Bouveret 报道,以胃的幽门部梗阻为特征,主要是指由于胆结石(多数为较大的胆囊结石)通过胆肠瘘移行在胃的远侧部分或十二指肠近侧部分,所造成的胃肠输出段的胆石性肠梗阻是临床上极为少见的肠梗阻类型;已经发现许多较小的胆结石通过胆囊与十二指肠之间瘘管后,可以滑入小肠而引起小肠梗阻。患者有胆囊结石及慢性胆囊炎病史,临床症状和体征缺乏特异性,主要包括恶心、呕吐和上腹部疼痛等非特异性征象。

2.诊断要点

确诊胆石性肠梗阻的直接征象为:①肠腔内胆结石;②胆囊与消化道之间瘘管。

有第一直接征象,以下任两种间接征象以上可以确诊为胆石性肠梗阻:①肠梗阻;②胆囊塌陷及胆囊与十二指肠之间边界不清;③胆囊和胆管积气(图 5-10)。

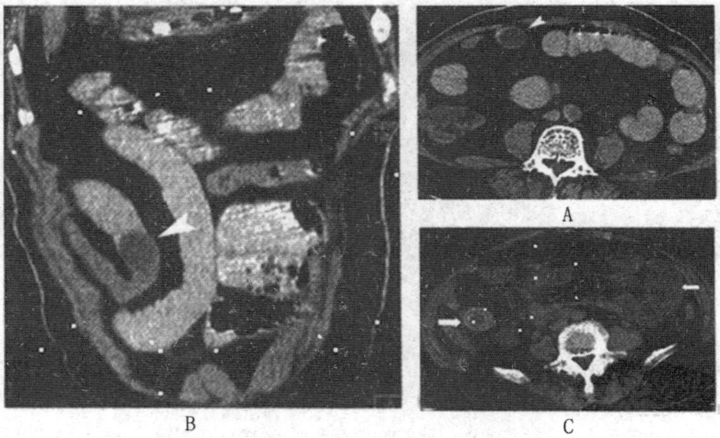

图 5-10　胆石性肠梗阻

A、B.阴性结石所致的肠梗阻,可见空回肠交界处低密度灶,局部肠壁有强化;C.为阳性结石所致的肠梗阻,可见回肠近段同心圆样结石密度灶,近段肠管扩张

3.鉴别诊断

与粪石性肠梗阻、肿瘤性肠梗阻、粘连性肠梗阻鉴别。

4.特别提示

胆石性肠梗阻是临床上极为少见的肠梗阻类型,由于胆石性肠梗阻发病年龄较大,并发症较多,手术的风险性也随之增加,据文献总结,其病死率可高达 33%。螺旋 CT 诊断胆石性肠梗阻上具有高度的敏感性和特异性。

(七)粪石性肠梗阻

1.病理和临床概述

粪石性肠梗阻的粪石的形成主要是因为某些食物中含有的鞣酸成分遇胃酸后形成胶状物质,胶状物质与蛋白质结合成为不溶于水的鞣酸蛋白,再有未消化的果皮、果核及植物纤维等相互凝集而成。粪石嵌入小肠引起粪石性肠梗阻。临床症状和体征同胆石性肠梗阻。

2.诊断要点

(1)大部分粪石在 CT 上呈类圆形、相对低密度,有筛状结构及"气泡"征,与大肠内容物相似,但小肠内容物一般无此形态,增强无强化。

(2)肠梗阻的一般 CT 征象(图 5-11)。

3.鉴别诊断

与胆石性肠梗阻、肿瘤性肠梗阻、粘连性肠梗阻、肠套叠鉴别。

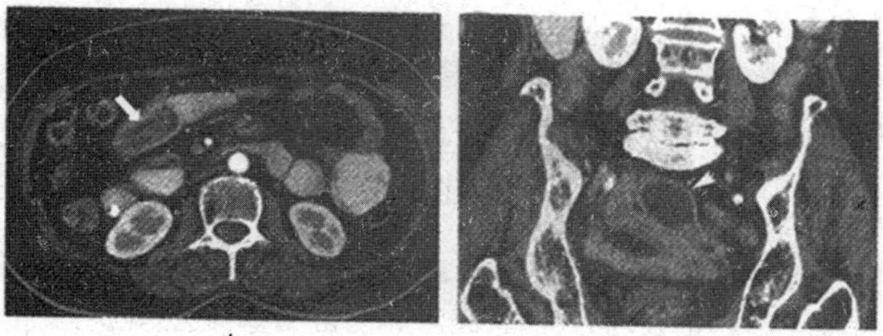

图 5-11　粪石性肠梗阻

A.空肠内粪石呈卵圆形低密度灶，内部有气泡征；B.为回肠粪石冠状位重建，可见粪石呈低密度影（横箭头），内有气泡及筛孔结构，其远段肠管塌陷

4.特别提示

结合临床病史，螺旋CT在粪石性肠梗阻的定位、定性上具有高度的敏感性和特异性，为临床正确诊断与治疗提供重要依据。

二、肠道炎症

（一）克罗恩病

1.病理和临床概述

小肠克罗恩病是一原因不明的疾病，多见于年轻人。表现为肉芽肿性病变，合并纤维化和溃疡。好发于末段回肠，同时常侵犯回肠和空肠。临床常表现为腹痛、慢性腹泻。

2.诊断要点

受累肠管的肠壁及肠系膜增厚，肠管狭窄，邻近淋巴结肿大和炎性软组织肿块，邻近腹腔内脓肿或瘘管形成（图 5-12）。

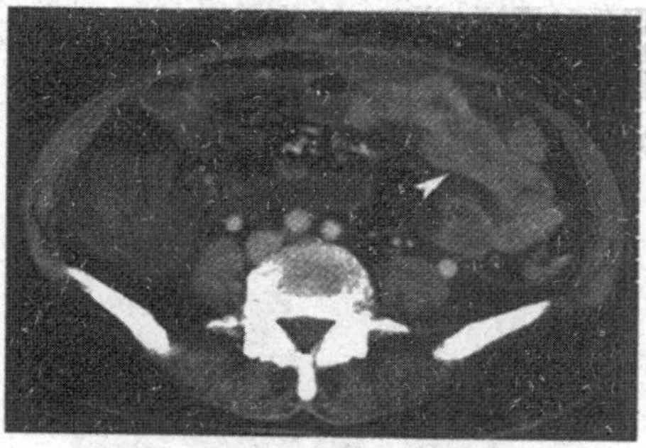

图 5-12　小肠克罗恩病

CT检查显示左侧小肠肠壁增厚、强化，相应肠管狭窄，远段肠管正常

3.鉴别诊断

（1）肠结核：其他部位有结核病灶者有助于诊断，鉴别困难可行抗结核药物实验性治疗。

（2）肠淋巴瘤：小肠多发病灶，有腹腔淋巴结肿大，临床表现更明显。

（3）慢性溃疡性空回肠炎：肠管狭窄和扩张，临床腹痛、腹泻明显。

4.特别提示

小肠插管气钡双重造影是诊断克罗恩病的首选方法。CT扫描的作用在于显示病变侵入腹腔的情况，可明确腹部包块的性质和腹腔内病变范围。

（二）肠结核

1.病理和临床概述

肠结核好发于回盲部，也可见于空回肠和十二指肠，多见于青壮年人。以肠壁和相邻淋巴结的纤维化和炎症为特征。临床常表现为腹痛、腹泻和便秘交替、低热等。

2.诊断要点

病变肠管狭窄，肠壁增厚，邻近淋巴结肿大。若伴有结核性腹膜炎，则可显示腹水和腹膜增厚。

3.鉴别诊断

克罗恩病；肠淋巴瘤，增殖型肠结核同淋巴瘤有时鉴别困难，淋巴瘤范围广，淋巴结肿大，肠道受压移位，伴有肝脾大。

4.特别提示

小肠钡剂造影是诊断肠结核的主要方法。

三、肠道肿瘤

（一）小肠腺癌

1.病理和临床概述

小肠腺癌起源于肠黏膜上皮细胞，好发于十二指肠降段和空肠。多见于老年男性。病理上分肿块型和浸润狭窄型。肿瘤向腔内生长或沿肠壁浸润，产生梗阻症状。

2.诊断要点

肠壁局限性增厚或肿块形成，近段肠腔梗阻扩张，增强扫描病变不均质强化，可伴肠系膜淋巴结肿大。部分腺癌呈局部肠壁水肿增厚改变，但增强扫描有不均匀强化（图5-13）。

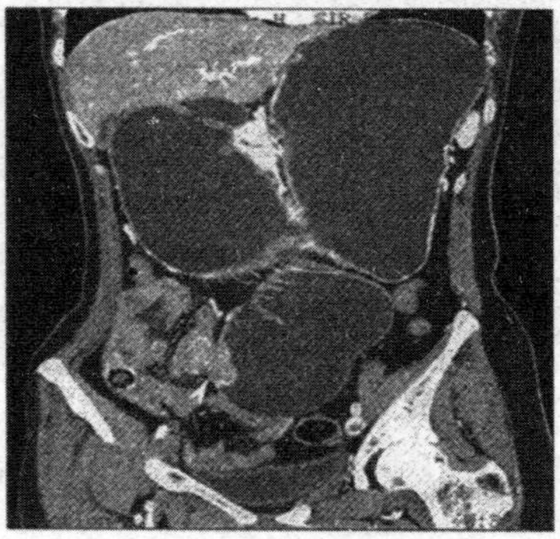

图5-13　空肠腺癌

CT冠状位重建可见局部肠管狭窄、肠壁明显增厚，增强扫描有不均匀强化，近段肠管明显扩张

3.鉴别诊断

（1）十二指肠布氏腺增生：增强扫描为均匀一致，同肠壁表现相仿。

（2）小肠淋巴瘤：病灶常呈多发改变。

4.特别提示

小肠造影是诊断小肠肿瘤的常用方法。CT有助于显示肿块大小、形态、范围，以及同周围器官的关系、转移情况。必要时可行CT引导下穿刺活检。

(二)小肠淋巴瘤

1.病理和临床概述

小肠淋巴瘤可原发于小肠，也可为全身淋巴瘤一部分。淋巴瘤起源于肠壁黏膜下层淋巴组织，向内浸润黏膜，使黏膜皱襞变平、僵硬，向外侵入浆膜层、系膜及淋巴结。临床常有高位肠梗阻症状。

2.诊断要点

肠壁增厚，肠腔狭窄，局部形成肿块，病变向肠腔内、外生长，增强扫描病变轻中度强化。肠系膜及后腹膜常受累(图5-14)。

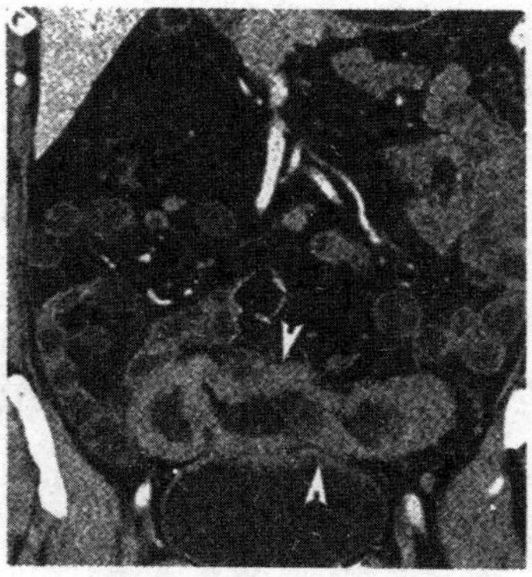

图5-14　回肠淋巴瘤

CT增强扫描后冠状位重建可见下腹部回肠肠壁明显增厚，范围较广，肠腔未见明显狭窄，增强扫描呈中度均匀强化

3.鉴别诊断

同小肠腺癌、小肠克罗恩病等鉴别。

4.特别提示

小肠造影是诊断小肠肿瘤的常用方法。CT有助于显示肿块大小、形态、范围，以及同周围器官的关系、转移情况。必要时可行CT引导下穿刺活检。

(三)结肠癌

1.病理和临床概述

结肠癌为常见消化道肿瘤，好发于直肠及乙状结肠。病理多为腺癌，分增生型、浸润型、溃疡型。临床常有便血及肠梗阻症状。

2.诊断要点

结肠或直肠壁不规则增厚，累及部分或全周肠壁，肠腔内见分叶或菜花状肿块，晚期肠腔狭窄并侵犯浆膜，肠外脂肪层密度增高，周围淋巴结肿大。增强扫描病灶强化较明显(图5-15)。

3.鉴别诊断

(1)肠结核：病灶多同时累及盲肠、升结肠和回盲部，表现为管腔狭窄变形，三维重建有助于诊断。

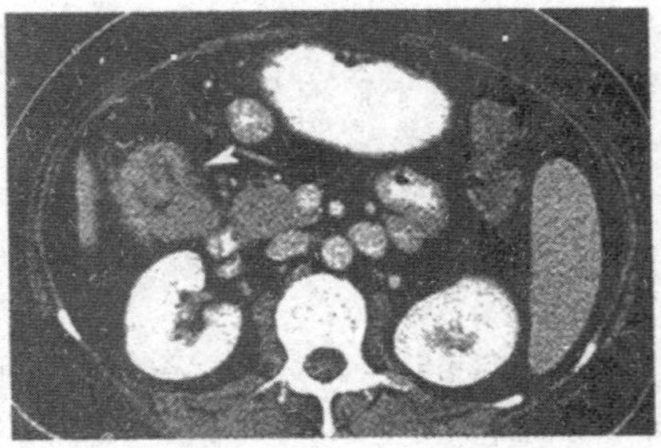

图 5-15　结肠肝曲癌

CT 检查示结肠肝曲肠壁不规则增厚，局部见菜花状肿块突入肠腔，相应肠腔狭窄

(2)溃疡性结肠炎：常先累及直肠和左半结肠，病变呈连续状态，无明显肿块。

4.特别提示

在日常工作中，部分肠梗阻患者因梗阻存在，临床不能行内镜检查，常不能明确梗阻原因，行 CT 检查，能较明确诊断结肠癌。

(初　明)

第三节　肝脏疾病

一、肝囊肿

(一)病理和临床概述

肝囊肿是比较常见的良性疾病，根据发病原因不同，可将其分为非寄生虫性和寄生虫性肝囊肿。非寄生虫性又分为先天性和后天性(如创伤、炎症性和肿瘤性，又称为假性囊肿)。以先天性肝囊肿最常见，先天性起源于肝内迷走的胆管或因肝内胆管和淋巴管在胚胎期发育障碍所致。可单发或多发，肝内两个以上囊肿者称为多发性肝囊肿。有些病例左右叶肝内散在大小不等的囊肿，又称为多囊肝，通常并存有肾、胰腺、脾、卵巢及肺等部位囊肿。本节主要讨论先天性肝囊肿表现。临床一般无表现，巨大囊肿可压迫肝和邻近脏器产生相应症状(图 5-16)。

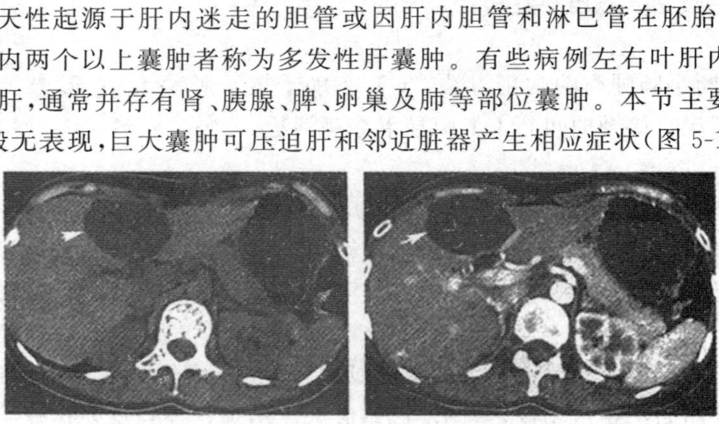

A　　B

图 5-16　肝囊肿

A.CT 平扫可见左侧肝叶呈低密度囊性改变，呈张力较高；

B.CT 增强扫描可见左侧肝叶囊性病变未见强化

(二)诊断要点

CT上表现为单个或多个、圆形或椭圆形、密度均匀、边缘光滑的低密度区,CT值接近于水。合并出血或感染时密度可以增高。增强后囊肿不强化。

(三)鉴别诊断

囊性转移瘤;肝包虫囊肿;肝囊肿无强化,密度均匀可鉴别。

(四)特别提示

肝囊肿的诊断和随访应首选B超,其敏感度和特异性高。对于疑难病例,可选用CT或MRI。其中MRI对小囊肿的准确率最高,CT因部分容积效应有时不易区分囊性或实质性。

二、肝内胆管结石

(一)病理和临床概述

我国肝内胆管结石发病率约16.1%,几乎全是胆红素钙石,由胆红素、胆固醇、脂肪酸与钙盐组成。可为双侧肝内胆管结石,也可限于左肝或右肝肝内胆管。肝内胆管结石的形成与细菌感染、胆汁滞留有关。肝内胆管结石与肝内胆管狭窄、扩张并存较多见。因此有胆汁的滞留。狭窄于两侧肝管均可见到,以左侧多见,也可见于肝门左、右肝管汇合部。主要临床表现:①患者疼痛不明显,发热、寒战明显,周期发作;②放射至下胸部、右肩胛下方;③黄疸;④多发肝内胆管结石者易发生胆管炎,急性发作后恢复较慢;⑤肝大、肝区叩击痛;⑥多发肝内胆管结石者,多伴有低蛋白血症及明显贫血;⑦肝内胆管结石广泛存在者,后期出现肝硬化、门静脉高压。

(二)诊断要点

(1)单纯肝内胆管结石或伴肝外胆管结石、胆囊结石,按结石成分CT表现可分5种类型:高密度结石、略高密度结石、等密度结石、低密度结石、环状结石。胆石的CT表现与其成分有关,所以,CT可以提示结石的类型。肝内胆管结石主要CT表现为管状、不规则高密度影,典型者在胆管内形成铸型结石,密度与胆汁相比以等密度到高密度不等,以高密度为多见。结石位于远端较小分支时,肝内胆管扩张不明显;结石位于肝内较大胆管者,远端小分支扩张。

(2)肝内胆管结石伴感染,肝内胆管结石可以伴感染,主要有胆管炎、胆管周围脓肿形成等。CT表现为胆管壁增厚,有强化;对胆管周围脓肿,CT可以表现为胆管周围可见片状低密度影或呈环形强化及延迟强化等表现。

(3)肝内胆管结石伴胆管狭窄,CT可以显示结石情况及逐渐变细的胆管形态。

(4)肝内胆管结石伴胆管细胞癌,CT增强扫描可以在显示肝内胆管结石外及扩张胆管的同时,对肿块的位置、大小、形态及其对周围肝实质侵犯情况可以精确分析,动态增强扫描有特异性的表现。依表现分两型,肝门型和周围型。肝门型主要表现有,占位近侧胆管扩张,70%以上可显示肿块,呈中度强化。局限于腔内的小结节时,可以显示胆管壁增厚和强化,腔内软组织影和显示中断的胆管。动态增强扫描其强化方式呈延迟强化,具有较高的特异性。周围型病灶一般较大,在平扫和增强扫描中,都表现为低密度多数病例有轻度到中度强化,以延迟强化为主,常伴有病灶内和/或周围区域胆管扩张。

(三)鉴别诊断

肝内胆管结石容易明确诊断,主要需要将肝内胆管结石伴间质性肝炎与胆管细胞癌相鉴别。

(四)特别提示

肝内胆管结石的影像学检查一般首选B超、CT和MRI,由于单纯的胆管结石较少,伴有胆管炎、胆管狭窄的居多，所以，MRCP 因其可以完整显示胆管系统又成为一项重要的检查项目；但单纯 MRCP 对伴有胆管细胞癌或不伴胆管扩张的胆管结石显示效果不佳，CT 和 MRI 及增强扫描的价值重大（图 5-17）。

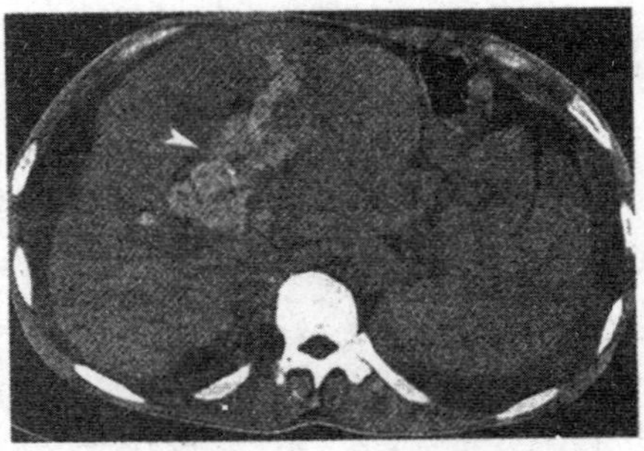

图 5-17　肝内胆管结石

CT 显示左肝内胆管内多发结节状高密度灶，肝内胆管扩张，肝脾周围少量积液

三、肝脏挫裂伤

（一）病理和临床概述

肝脏由于体积大，肝实质脆性大，包膜薄等特点，在腹部受到外力撞击容易产生闭合伤，多由高处坠入、交通意外引起。临床表现为肝区疼痛，严重者失血性休克。

（二）诊断要点

1.肝包膜下血肿

包膜下镰状或新月状等低密度区，周围肝组织弧形受压。

2.肝实质血肿

肝内圆形、类圆形或星芒低密度灶。

3.肝撕裂

肝撕裂为多条线状低密度影，边缘模糊（图 5-18）。

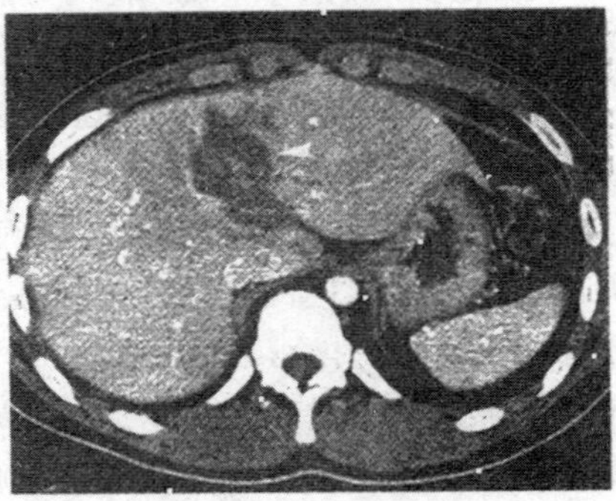

图 5-18　肝脏挫裂伤

CT 显示肝左叶内片状低密度灶，边缘模糊，增强扫描内部轻度不均质强化

（三）鉴别诊断

结合病史，容易诊断。

(四)特别提示

CT 检查能准确判断肝外伤的部位、范围、肝实质损伤和大血管的关系、腹腔积血的量，为外科决定手术或保守治疗提供重要依据。

四、肝脓肿

(一)病理和临床概述

肝脓肿是肝内常见炎性病变，分细菌性、阿米巴性、真菌性、结核性肝脓肿等，以细菌性、阿米巴性肝脓肿多见。肝脓肿病理改变可分为 3 层结构，中心为组织液化坏死，中间为含胶原纤维的肉芽组织构成，外周为移行区域，为伴有细胞浸润及新生血管的肉芽组织。临床表现肝大、肝区疼痛、发热及白细胞升高等急性感染表现。

(二)诊断要点

平扫肝实质圆形或类圆形低密度病灶，中央为脓腔，密度均匀或不均匀，CT 值高于水低于肝，有时可见积气或液平面。脓腔壁为较高密度环状阴影，急性期可见壁外水肿带，边缘模糊。增强扫描脓肿壁明显环状强化，中央坏死区无强化，典型称“双环”征，代表强化脓肿壁及水肿带。

环征和脓肿内积气为肝脓肿特征性表现(图 5-19)。

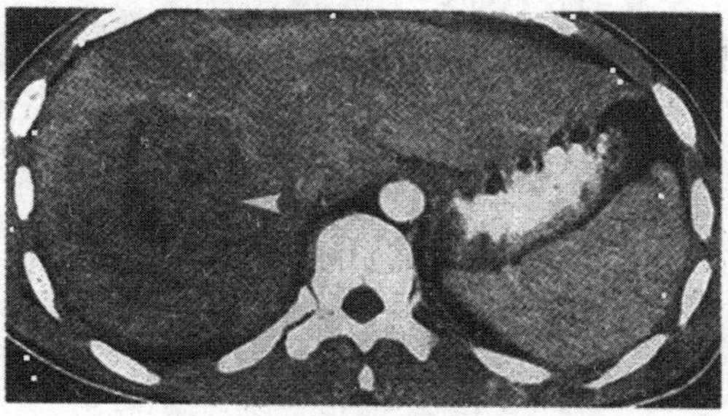

图 5-19 肝脓肿

CT 检查显示肝右叶类圆形混杂密度团块，增强扫描脓肿壁见环状强化，外缘见晕征，中心区域低密度脓腔未见强化

(三)鉴别诊断

肝癌、肝转移瘤，典型病史及“双环”征有助于肝脓肿诊断。

(四)特别提示

临床起病急，进展快有助于肝脓肿诊断，不典型病例需随访观察。

五、肝硬化

(一)病理和临床概述

肝硬化是以肝脏广泛纤维结缔组织增生为特征的慢性肝病，正常肝小叶结构被取代，肝细胞坏死、纤维化，肝组织代偿增生形成再生结节，晚期肝脏体积缩小。引起肝硬化主要原因有乙肝、丙肝、酗酒、胆道疾病、寄生虫感染等。早期无明显症状，后期可出现腹胀、消化不良、消瘦、贫血及颈静脉怒张、肝脾大、腹水等症状。

(二)诊断要点

(1)肝叶比例失调，肝左叶尾叶常增大，右叶萎缩，肝裂增宽，肝表面凹凸不平、呈结节状，晚期肝硬化体积普遍萎缩。

(2)肝脏密度不均匀,肝硬化再生结节为相对高密度,动态增强扫描见强化。

(3)脾大(超过5个肋单位),脾静脉、门静脉扩张及侧支循环建立,出现胃短静脉、胃冠静脉及食管静脉曲张,部分患者见脾肾分流。

(4)腹水,表现为腹腔间隙水样密度灶。少量腹水常积聚于肝脾周围,大量腹水时肠管受压聚拢,肠壁浸泡水肿(图5-20)。

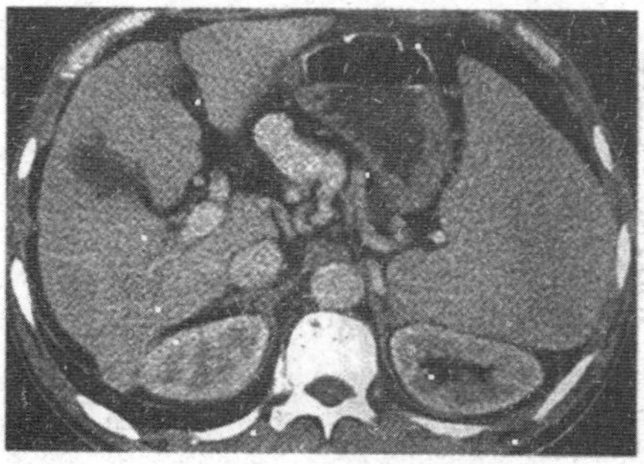

图5-20 肝硬化

CT检查显示肝脏体积缩小,肝叶比例失调,脾大,门静脉扩张伴侧支血管形成

(三)鉴别诊断

应与弥漫型肝癌鉴别。增强扫描动脉期肝内结节明显强化及门脉癌栓,AFP显著升高等征象均有助于肝癌诊断。

(四)特别提示

CT可直观显示肝脏形态和轮廓改变,观察肝密度改变,可初步判断肝硬化程度。同时可全方位显示肝内血管,为TIPSS手术的操作进行导向。

六、脂肪肝

(一)病理和临床概述

脂肪肝为肝内脂类代谢异常,诱发甘油三酯和脂肪酸在肝内聚积、浸润和变性,分局灶性脂肪浸润及弥漫性脂肪浸润两种。常见原因有肥胖、糖尿病、肝硬化、激素治疗及化疗后等。临床表现为肝大、高脂血症等症状。

(二)诊断要点

(1)局灶性脂肪浸润表现为肝叶或肝段局部密度减低,密度低于脾脏,无占位效应,其内见血管纹理分布。

(2)弥漫性脂肪浸润表现为全肝密度降低,肝内血管异常清晰(图5-21)。

(3)常把肝/脾CT比值作为脂肪肝治疗后的观察指标。

(三)鉴别诊断

肝癌;血管瘤;肝转移瘤;局限性脂肪肝或弥漫性脂肪肝中残存肝岛有时呈圆形或类圆形,易误诊为肿瘤或其他病变。增强扫描表现、无占位效应、无门静脉肝静脉阻塞移位征象,可作为鉴别诊断依据。

(四)特别提示

对于肝岛、局灶性脂肪浸润及脂肪肝基础上伴有病变的检查,MRI具有优势(图5-22)。

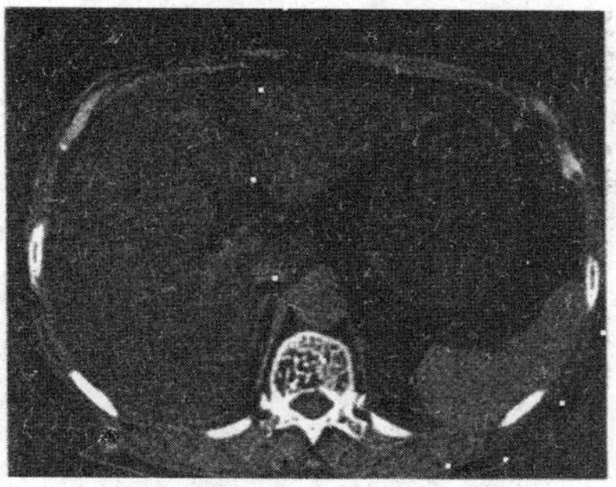

图 5-21 脂肪肝

CT 检查显示肝脏平扫密度均匀性减低，低于脾脏密度，肝内血管纹理异常清晰

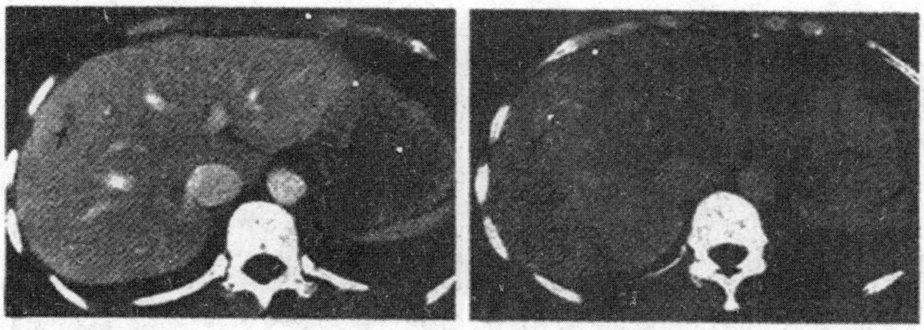

A B

图 5-22 肝局灶性结节增生

CT 检查显示增强扫描肝右前叶类圆形团块强化，中央星芒瘢痕延迟期强化

七、肝细胞腺瘤

(一)病因、病理及临床概述

肝细胞腺瘤与口服避孕药或合成激素有关，肿瘤由分化良好、形似正常的肝细胞组织构成，无胆管，表面光滑，有完整假包膜。主要见于年轻女性，多无症状，停用避孕药肿块可以缩小或消失。

(二)诊断要点

平扫为圆形低密度块影，边缘锐利。少数为等密度，增强扫描动脉期较明显强化。有时肿瘤周围可见脂肪密度包围环，为该肿瘤特征。

(三)鉴别诊断

1.肝癌

与肝细胞癌相比腺瘤强化较均匀，无结节中结节征象。

2.局灶性结节增生

中央瘢痕为其特征。

3.血管瘤

早出晚归，可多发。

(四)特别提示

肝腺瘤在 CT 上与其他实质性肿瘤表现相似，不易作出定性诊断。若有长期口服避孕药史，可供诊断参考。

八、肝脏局灶性结节增生

(一)病因、病理及临床概述

肝脏局灶性结节增生(FNH)是一种相对少见的肝脏良性富血供占位。病变常为单发,易发生于肝包膜下,边界多清晰,但无包膜,其病理表现为实质部分由肝细胞、Kupffer 细胞、血管和胆管等组成,肝小叶的正常排列结构消失;肿块内部有放射性纤维瘢痕、瘢痕组织内包含一条或数条供血滋养动脉为其病理特征。临床多见于年轻女性,通常无临床症状。

(二)诊断要点

平扫表现为等或略低密度,中央瘢痕为更低密度;动态增强扫描 FNH 表现基本恒定,表现为动脉期明显均匀强化(中央瘢痕除外),程度强于肝细胞肝癌及海绵状血管瘤,门脉期强化程度降低,略高于正常肝组织,中央瘢痕一般延时强化(图 5-23)。

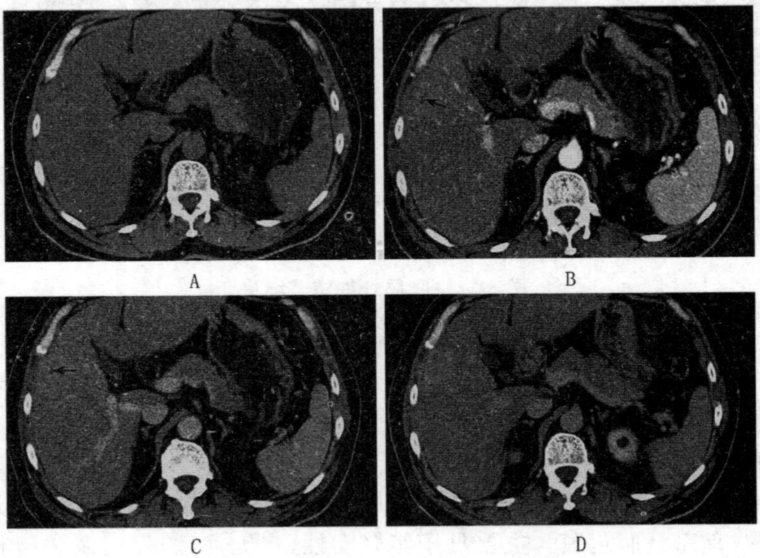

图 5-23 肝脏局灶性结节增生

A.CT 平扫示肝右前叶包膜下略低密度灶,中心见条状更低密度瘢痕;B.增强动脉期病灶不均匀强化,瘢痕区无强化;C.门脉期扫描示病灶为略高密度,中心瘢痕仍为低密度;D.延迟期扫描示病灶为略高密度,中心瘢痕延迟强化为条状略高密度

(三)鉴别诊断

主要与肝细胞肝癌鉴别,FNH 无特殊临床症状,中央瘢痕为其特征。

(四)特别提示

CT 可动态反映病灶血供特点,定性能力强。对于不典型者,以放射性核素扫描和 MRI 检查意义大。

九、肝脏血管平滑肌脂肪瘤

(一)病因、病理及临床概述

肝血管平滑肌脂肪瘤是一种较为少见的肝脏良性间叶性肿瘤,由血管、平滑肌和脂肪 3 种成分以不同比例组成。随着病理诊断水平的不断提高，近年来对其报道逐渐增多，但由于该瘤的形态学变异多样化，因此大多数病例易误诊为癌、肉瘤或其他间叶性肿瘤。

（二）诊断要点

肝血管平滑肌脂肪瘤病理成分的多样化导致临床准确诊断肝血管平滑肌脂肪瘤存在一定困难。根据 3 种组织成分的不同比例将肝血管平滑肌脂肪瘤分 4 种类型。

1.混合型

各种成分比例基本接近（脂肪 10%～70%）。混合型肝血管平滑肌脂肪瘤是肝血管平滑肌脂肪瘤中常见的一种类型，CT 平扫为含有脂肪的混杂密度，各种成分的比例相近，增强扫描动脉期软组织成分有明显强化，多数能持续到门静脉期，病灶中心或边缘可见高密度血管影（图 5-24A、B）。

2.平滑肌型

脂肪＜10%，根据其形态分为上皮样型、梭形细胞型等。平滑肌型肝血管平滑肌脂肪瘤中脂肪含量＜10%，动脉期及门静脉期强化都略高于周围肝组织，但术前准确诊断困难（图 5-24C～E）。

3.脂肪型

脂肪≥70%，脂肪型肝血管平滑肌脂肪瘤影像学表现相对有特征性，脂肪影是其特征性 CT 表现之一。其他成分的比例相对较少。因此在 CT 扫描时发现有低密度脂肪占位则高度怀疑肝血管平滑肌脂肪瘤（图 5-24F）。

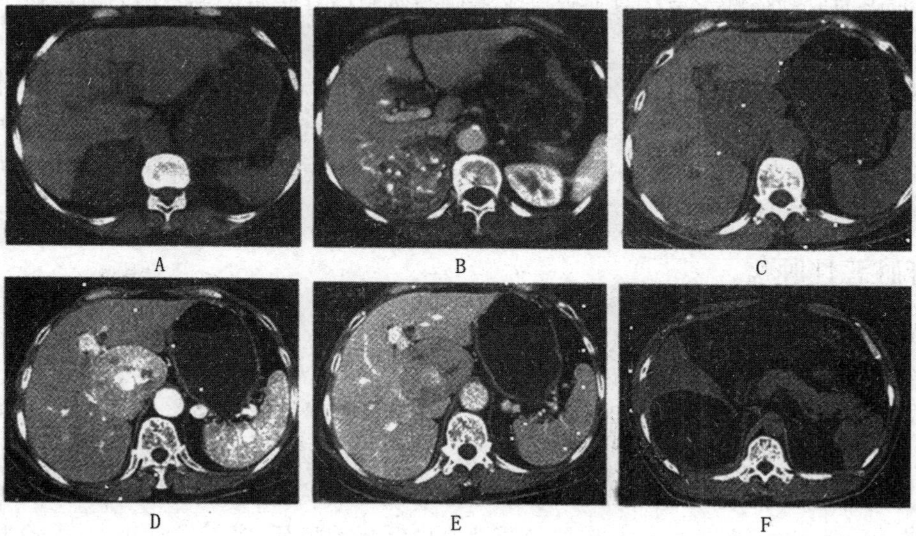

图 5-24　肝脏血管平滑肌脂肪瘤

A～B.为混合型：可见脂肪低密度及软组织影、增强的血管影；C～E.为上皮样型：实质内未见明显脂肪密度，中央可见粗大畸形的血管影，增强扫描为“快进快出”模式；F.为脂肪型，大部分为脂肪密度

4.血管型

血管型肝血管平滑肌脂肪瘤诊断依靠动态增强扫描。发现大多数此类的肝血管平滑肌脂肪瘤在注射对比剂后40 秒，病灶达到增强峰值，延迟期（＞4 分钟）病灶仍然强化，强化方式酷似血管瘤，造成鉴别诊断困难，主要靠病灶内含有脂肪及中心高密度点状血管影加以区分。

(三)鉴别诊断

1.脂肪型肝血管平滑肌脂肪瘤与肝脏含脂肪组织的肿瘤相鉴别

(1)脂肪瘤及脂肪肉瘤:CT 值多在－60 HU 以下,而且无异常血管及强化组织,脂肪肉瘤形态不规则,边缘不光滑。

(2)肝局灶性脂肪浸润:常呈扇形或楔形,无占位表现,其内有正常血管穿过。

(3)肝癌病灶内脂肪变性:分布弥散,界限不清,伴有液化坏死和血管侵犯,有肝硬化和甲胎蛋白升高。

(4)髓源性脂肪瘤:由于缺乏血供,血管造影呈乏血供或少血供。

2.平滑肌型肝血管平滑肌脂肪瘤与肝癌、血管瘤、腺瘤等相鉴别

(1)肝细胞癌:增强扫描“早进早出”,动脉期多为明显强化,呈高密度,但门静脉期及平衡期强化不明显,密度相对低于周围正常肝组织。肝血管平滑肌脂肪瘤的软组织成分在门静脉期仍呈稍高密度,尤其对于脂肪成分少的肝血管平滑肌脂肪瘤容易误诊为肝癌。

(2)肝脏转移瘤或腺瘤:鉴别诊断主要依赖于病史,瘤内出血、坏死有助于鉴别肝腺瘤。

(3)血管型平滑肌脂肪瘤的强化方式和血管瘤的强化方式相似,在平衡期仍然为较高密度。肝血管瘤由扩张的血管及血窦组成,血窦内衬内皮细胞,有厚薄不一的纤维隔,其血供特点为“快进慢出”,在增强扫描时强化密度与肝动脉相近,动脉期、门静脉期均多为明显强化,而平衡期多为稍高密度。较大的肝血管瘤内可有纤维化,呈低密度,与肝血管平滑肌脂肪瘤内含脂肪的低密度明显不同,因而鉴别诊断主要依靠肝血管平滑肌脂肪瘤内有脂肪成分及中心血管影。

(四)特别提示

动态增强多期扫描可充分反映肝血管平滑肌脂肪瘤的强化特征,有助于提高肝血管平滑肌脂肪瘤诊断的准确性,但是对不典型病灶必须结合临床病史和其他影像检查方法,CT 引导下细针抽吸活检对肝脏肝血管平滑肌脂肪瘤诊断很有帮助。少脂肪的肝血管平滑肌脂肪瘤可以行 MRI 同相位、反相位扫描。

十、肝脏恶性肿瘤

(一)肝癌

1.病因、病理及临床概述

肝癌是成人最常见的恶性肿瘤之一,肝癌患者大多具有肝硬化背景。有 3 种组织学类型:肝细胞型、胆管细胞型、混合细胞型。肿瘤主要由肝动脉供血,易发生出血、坏死、胆汁郁积。肿块＞5 cm 为巨块型;肿块＜5 cm为结节型;细小癌灶广泛分布为弥漫型。纤维板层样肝细胞癌为一种特殊类型肝癌,以膨胀性生长并较厚包膜及瘤内钙化为特征,多好发青年人,无乙型肝炎、肝硬化背景。

2.诊断要点

(1)肝细胞型肝癌:表现为或大或小、数目不定低密度灶。CT 值低于正常肝组织 20 HU 左右。有包膜者边缘清晰;边缘模糊不清,表明浸润性生长特征,常侵犯门静脉及肝静脉。有些肿瘤分化良好平扫呈等密度。增强扫描表现多种多样,通常动脉期癌灶明显不均匀强化,门静脉期及延迟期快速消退,即所谓“快进快出”强化模式(图 5-25)。

(2)胆管细胞型肝癌:平扫为低密度肿块,增强动脉期无明显强化,门静脉期及延迟期边缘强化、并向中央扩展。发生在较大胆管者,可见肿瘤近端胆管呈节段性扩张(图 5-26)。

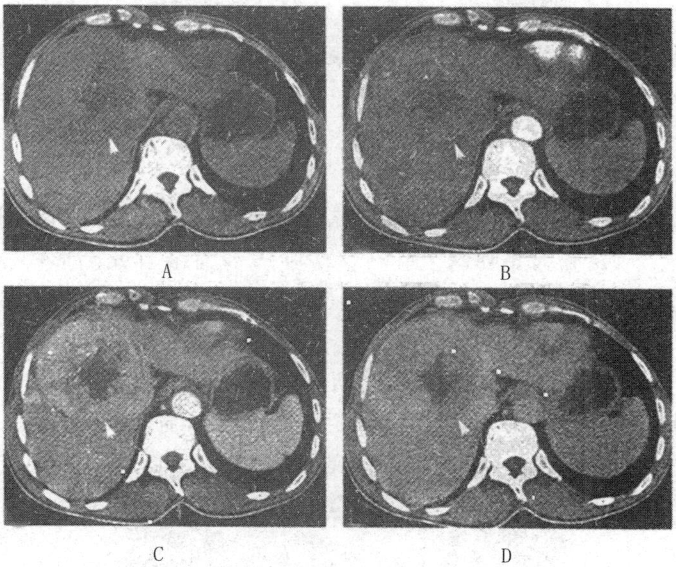

图 5-25　肝癌

A、B.动脉期扫描肝脏右叶病灶明显强化，见条状供血血管影；C、D.静脉期及延迟期扫描，病灶强化程度降低，见假包膜强化

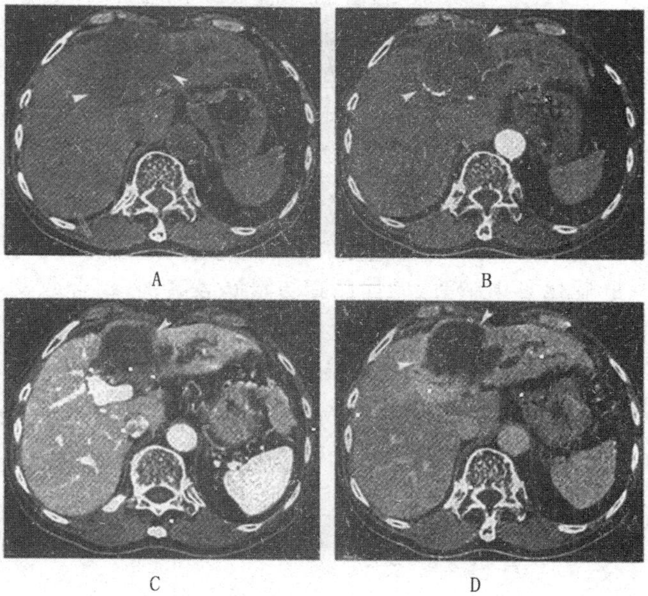

图 5-26　左肝外叶胆管细胞癌

A.左肝外叶萎缩，平扫可见肝内低密度肿块；B～D.左肝肿块逐渐强化，边缘不规则

3.鉴别诊断

同肝血管瘤、肝硬化再生结节、肝转移瘤等区别，乙型肝炎病史、AFP 升高、并肝内胆管结石及门脉癌栓等均有助于肝癌诊断。

4.特别提示

一般肝癌通过典型CT表现、慢性肝病史、AFP升高可确诊。部分不典型者可通过影像引导下穿刺活检明确诊断

(二)肝转移瘤

1.病因、病理及临床概述

由于肝脏为双重供血,其他脏器的恶性肿瘤容易转移至肝脏,尤以门静脉为多,故消化系统肿瘤转移占首位,其次为肺、乳腺等肿瘤。肝转移性肿瘤多为结节或圆形团块状,中心易发生坏死、出血和囊变,钙化较常见。

2.诊断要点

可发现90%以上肿瘤,表现为单发或多发圆形低密度灶,大部分病灶边缘较清晰,密度均匀,CT值15～45 HU,若中心坏死、囊变密度则更低。若有出血、钙化则局部为高密度。增强扫描瘤灶边缘变清晰,呈花环状强化,称“靶环”征,部分病灶中央延时强化,称“牛眼”征(图5-27)。

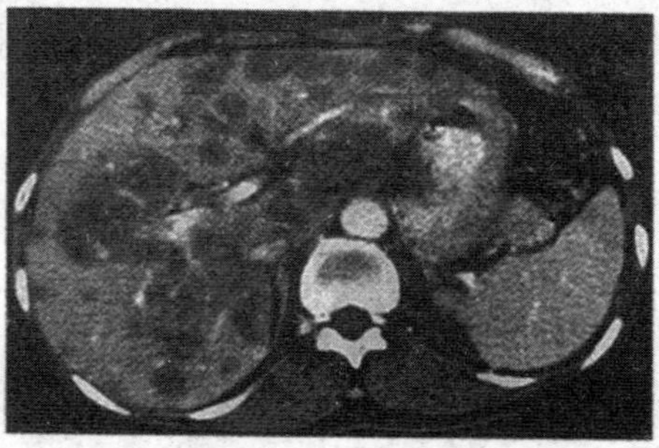

图5-27 乳腺癌肝转移

CT检查显示肝内见广泛低密度结节及团块状转移瘤,境界较清,增强扫描边缘环状强化

3.鉴别诊断

同肝癌、肝血管瘤、肝硬化再生结节、局灶性脂肪浸润等鉴别,结合原发病灶,一般诊断不难。

4.特别提示

结合原发病灶,一般诊断不难。多血供肿瘤有平滑肌肉瘤、肾癌、甲状腺癌、胰岛细胞瘤;少血供肿瘤有胃癌、胰腺癌及恶性淋巴瘤;黏液腺癌易产生钙化;结肠癌、平滑肌肉瘤易发生出血、坏死;直肠癌可为单发巨大肿块;卵巢癌常见肝包膜种植转移。

十一、肝脏血管性病变

(一)肝海绵状血管瘤

1.病因、病理及临床概述

海绵状血管瘤,起源于中胚叶,为中心静脉和门静脉发育异常所致。由大小不等血窦组成,血窦内充满血液,与正常肝组织间有薄的纤维包膜。瘤体小至数毫米,大至数十厘米,直径>4 cm称巨大血管瘤。小血管瘤无症状,巨大血管瘤引起压迫症状,血管瘤破裂致肝内或腹腔出血。

2.诊断要点

平扫为圆形或类圆形低密度灶,边缘清晰,密度均匀。动态增强扫描动脉期病灶周边结节或环状强化,门静脉期逐渐向中心充填,延迟期(5～10分钟)病灶大部或全部强化。整个强化过程

称"早出晚归"为血管瘤特征性征象。巨大血管瘤可见分隔或钙化。大血管瘤内部多有纤维、血栓及分隔而不强化(图 5-28)。

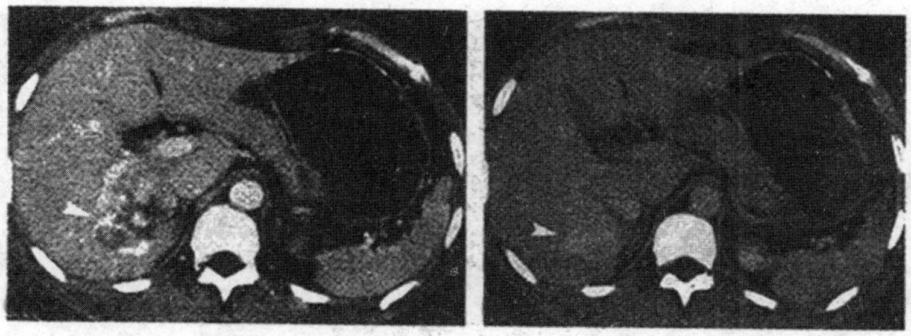

A　　　　B

图 5-28　肝海绵状血管

CT 检查增强扫描示右肝病灶边缘结节环状强化,平衡期病灶被充填呈高密度改变

3.鉴别诊断

肝细胞癌的"快进快出"强化模式与血管瘤容易鉴别;肝转移瘤一般有原发病史,且呈环状强化。

4.特别提示

CT 是诊断血管瘤主要手段,但若未做延迟扫描或时间掌握不好,可能会误诊;特别是伴有脂肪肝的患者,CT 诊断较困难,可选用 MRI 检查,MRI 诊断血管瘤有特征表现。

(二)布-加综合征

1.病因、病理及临床概述

布-加综合征(BCS)是指肝静脉流出道阻塞和由此引起的相应表现,阻塞可以发生于肝与右心房之间的肝静脉或下腔静脉内。BCS 是一全球性疾病,其发病率、病因、病变类型及临床表现具有一定地域性。在亚洲,BCS 多由下腔静脉膜性闭塞所致,多无明确病因。临床主要表现为下腔静脉梗阻和门静脉高压症状,发病年龄以 20～40 岁为多见,男性略高于女性,如诊断不及时可以导致肝实质纤维化、肝硬化甚至肝衰竭而死亡。BCS 依据其病变类型和阻塞部位临床分为肝静脉阻塞型、下腔静脉阻塞型及肝静脉下腔静脉均阻塞型。

2.诊断要点

CT 表现有以下特征:①肝静脉和/或下腔静脉明显狭窄或闭塞。CT 可以直接显示肝静脉和下腔静脉的情况。②肝实质内呈网格状改变或局部低密度影,增强扫描时呈渐进式强化,为肝淤血所致的局部区域有相对减弱的动脉血流,窦后压力增高,门静脉血流减慢所致。显示门静脉高压征象包括腹水、胆囊水肿、胆囊静脉显示及侧支循环形成等。③肝内侧支血管在 CT 增强上表现多发"逗点状"异常强化灶,为扭曲襻状血管,尤其在延迟期扫描可以显示肝内迂曲高密度影。④肝硬化改变,伴或不伴轻度脾大。⑤肝脏再生结节在病理检查中,60%～80%的 BCS 患者肝内可见到大于 5 mm 的、多发的再生结节,也称腺瘤性增生结节或结节样再生性增生。通常为散在多发,圆形或类圆形,边界清楚,大小不等,通常直径为0.2～4.0 cm,少数可达7～10 cm。部分位于周边的结节可引起肝轮廓改变(图 5-29)。

3.鉴别诊断

(1)多发性肝转移瘤:其强化多为边缘强化,多个转移结节呈明显均一强化者少见,与 BCS 再生结节不同,结合其他影像学表现及临床资料不难鉴别。

(2)与可能合并的肝细胞癌进行鉴别:肝细胞癌有其特征性的“快进快出”强化模式,血浆甲胎蛋白浓度的升高可提示肝细胞癌的发生。

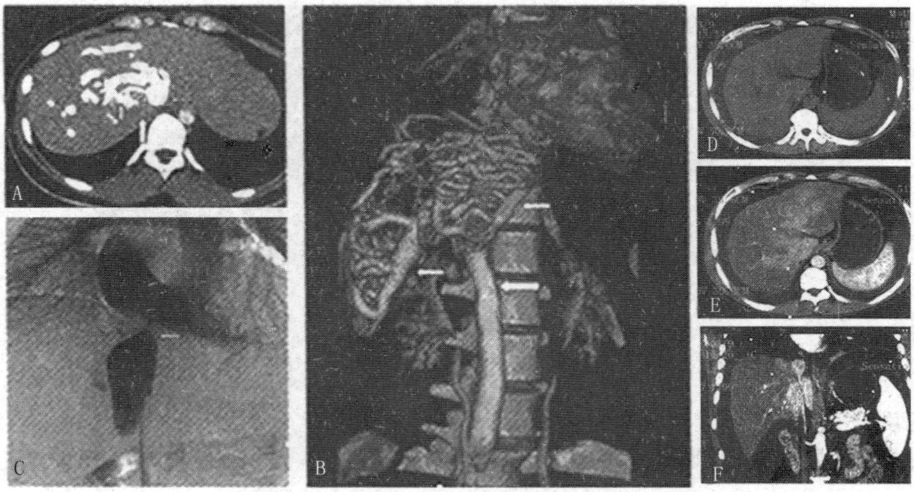

图 5-29 布加综合征

A、B.为 CT 增强延迟扫描和 VRT 重建,可见肝中、右静脉造影剂滞留,下腔静脉内造影剂滞留明显;C.DSA 下腔静脉造影可见膜状物;D～F.为另一例患者,男,45 岁,平扫肝脏密度不均匀,有腹水;增强扫描可见肝实质明显不均匀强化;冠状位重建可见下腔静脉肝内段明显受压

(3)肝局灶性结节性增生(FNH):在延迟扫描可以有进一步强化。但鉴别意义不大,因为两者都是属于肝细胞及血管等间质过度增殖形成的良性结节。

4.特别提示

MRI 和 CT 能很好地显示肝脏实质信号或密度的改变,增强以后能清楚地显示血管结构及血供变化情况。另外,MRI 可以多方位做肝血管成像,最大限度显示血管结构而不用静脉注射造影剂。特别对于那些因血管病变严重或肝静脉开口闭塞即使行血管造影也难以显示的血管结构,能够清楚地显示。相位敏感技术及 MRI 血管造影有助于评价门静脉通畅度和血流方向。超声检查是诊断 BCS 的首选检查方法可为临床病变的定位、分型提供可靠的诊断,但 US 的局限性在于不能全面评价凝血块或肿瘤累及下腔静脉或肝静脉的情况。静脉造影是诊断的金标准,目前采用介入方法治疗 BCS 已十分普遍。

(三)肝小静脉闭塞病

1.病因、病理及临床概述

肝小静脉闭塞病(VOD)是指肝小叶中央静脉和小叶下静脉损伤导致管腔狭窄或闭塞而产生的肝内窦后性门静脉高压症。本病的致病原因据目前所知有两大类,一是食用含吡咯双烷生物碱植物或被其污染的谷类;二是癌肿化疗药物和免疫抑制药的应用。另有文献认为,肝区放疗 3～4周,对肝照射区照射剂量超过 35 Gy 时也可发生本病。含吡咯双烷生物碱的植物与草药有野百合碱、猪屎豆、千里光(又名狗舌草)、“土三七”等。

急性期肝小叶中央区肝细胞由于静脉回流不畅致出血坏死,无炎细胞浸润;亚急性期肝小叶、肝小静脉支内皮增生、纤维化致管腔狭窄,出现血液回流障碍。周围有广泛的纤维组织增生;慢性期呈同心源性肝硬化的表现。

急性期起病急骤，上腹剧痛、腹胀、腹水；黄疸、下肢水肿少见，有肝功能异常；亚急性的特点是持久性的肝大，反复出现腹水；慢性期表现以门静脉高压为主。

2.诊断要点

(1)CT 平扫：肝大，密度降低，严重者呈“地图状”、斑片状低密度，呈中到大量腹水。

(2)增强动脉期：肝动脉呈代偿改变，血管增粗、扭曲，肝脏可有轻度的不均匀强化。

(3)门静脉期：特征性的“地图状”、斑片状强化和低灌注区；肝静脉显示不清，下腔静脉肝段明显变扁，远端不扩张亦无侧支循环，下腔静脉、门静脉周围“晕征”或“轨道征”，胃肠道多无淤血表现(图 5-30)。

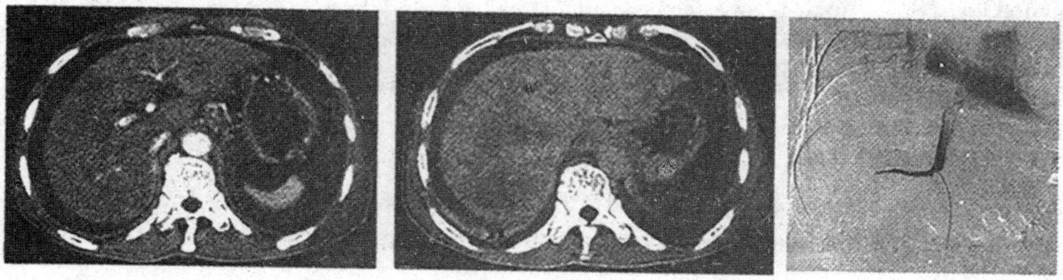

A B C

图 5-30 肝小静脉闭塞病

患者服用“土三七”20 天后出现腹水，肝功能损害。A、B.CT 示肝淤血改变，肝静脉未显示，门静脉显示正常，侧支循环较少；C.造影见下腔静脉通畅，副肝静脉显示良好

(4)延迟期：肝内仍可有斑片、“地图状”的低密度区存在。

3.鉴别诊断

布-加综合征主要指慢性型约有 60%的患者伴有躯干水肿、侧腹部及腰部静脉曲张等下腔静脉梗阻的表现，而 VOD 无这种表现；CT 平扫及增强可发现 BCS 的梗阻部位，肝内和肝外侧支血管形成等血流动力学改变等。

4.特别提示

对临床有明确病史、符合肝脏 CT 3 期增强表现特征者，可以提示 VOD 的诊断，并根据平扫和增强前后的肝实质密度改变程度和肝内血管的显示清晰程度，提供临床对肝脏损害程度的判断。明确诊断应行肝静脉造影和肝穿刺活检。临床无特异性治疗。

(四)肝血管畸形

1.病理和临床概述

肝血管畸形分为先天性和特发性两类，前者为遗传性出血性毛细血管扩张症(HHT)的肝血管异常表现的一部分，较为多见；后者为单纯肝血管畸形，而无其他部位或脏器的血管畸形。文献报道，HHT 有4 个特征：家族性、鼻咽部出血、脏器出血及内脏动-静脉畸形。一般认为如果上述症状出现三项即可诊断 HHT，在肝脏的发生率占总发生率的 8%，主要的临床表现为肝硬化，继而出现肝性脑病，食管静脉曲张及充血性心力衰竭等。HHT 的病变主要累及毛细血管、小静脉及小中动脉，表现为毛细血管扩张，动-静脉畸形及动-静脉瘘。这种改变可累及皮肤、黏膜、肺、胃肠道、肝脏和中枢神经系统，肝脏受累概率为8%～31%，可形成肝硬化改变。特发性肝动脉畸形仅指肝动脉异常，而无其他脏器和部位相应血管畸形，但同 HHT 比较两者的肝动脉畸形改变是类似的。

2.诊断要点

CT和增强造影示患者有典型的肝内动、静脉瘘，轻度门静脉、肝静脉瘘，肝血管畸形有许多伴发改变，如增粗肝动脉压迫局部胆管，可使胆管扩张，由于血流动力学改变致肝大、尾叶萎缩等（图5-31）。

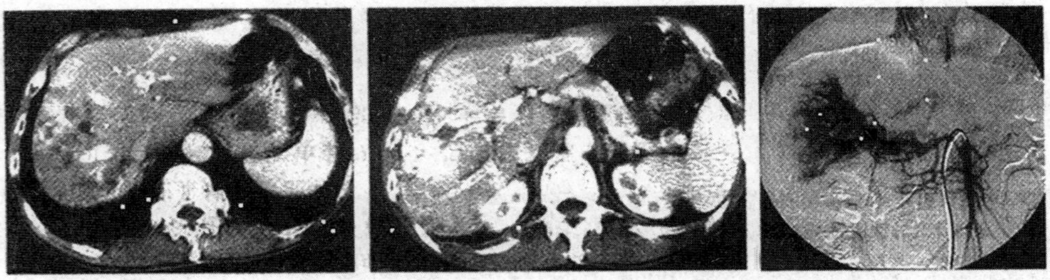

A　　B　　C

图5-31　特发性肝血管畸形

A、B.CT检查显示动脉期肝内异常强化灶，门静脉提前出现；C.造影见肝动脉杂乱，肝静脉、门静脉提前出现。该患者给予两次NBCA栓塞畸形血管，肝功能良好

增强扫描动脉期肝实质灌注不均匀，可见斑片状强化区并其间夹杂散在点状强化，腹腔动脉干及肝内动脉明显增宽、扭曲改变，同时伴肝脏增大，动脉期全肝静脉清晰显影，门静脉期肝实质密度强化基本均匀，门静脉一般无明显异常改变。

3.鉴别诊断

肿瘤所致动、静脉瘘，可见肝脏肿块，有临床病史，一般可以鉴别。

4.特别提示

双期螺旋CT、CTA、MRA能特别有助于显示血管畸形的血流特征及空间关系，同时可以发现肝脏动、静脉畸形的其他伴发表现，这些很难被其他影像技术很好地显示，可以充分认识病灶的影像学特征，为诊治提供可靠的影像学信息。动态增强MRA也可以直观显示肝动脉畸形改变，是US和传统CT不可比拟的。肝动脉造影是诊断肝血管畸形的金标准。

（初　明）

第四节　胆囊疾病

一、胆囊结石伴单纯性胆囊炎

（一）病理和临床概述

胆囊结石伴单纯性胆囊炎，急性胆囊炎病理改变是胆囊壁充血水肿及炎性渗出，严重者胆囊壁坏死或穿孔形成胆瘘，常合并结石。临床常有慢性胆囊炎或胆囊结石病史，症状为右上腹疼痛，放射至右肩，为持续性疼痛并阵发性绞痛，伴畏寒、呕吐。

（二）诊断要点

平扫示胆囊增大，直径大于15 mm，胆囊壁弥漫性增厚（超过3 mm），常见胆囊结石；增强扫描增厚胆囊壁明显均匀强化。胆囊窝可有积液，若胆囊壁坏死穿孔，可见液平面(图 5-32)。

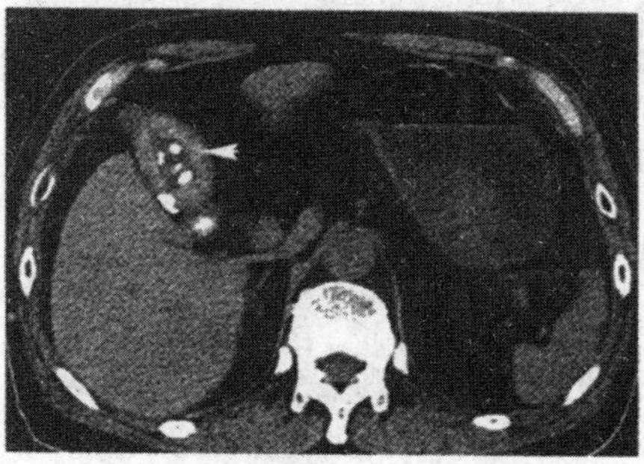

图 5-32　胆囊结石伴单纯性胆囊炎

CT 检查示胆囊壁明显增厚，胆囊内见多发小结节状高密度结石

(三)鉴别诊断

应与慢性胆囊炎、胆囊癌鉴别。胆囊癌常表现为胆囊壁不规则增厚，伴相邻肝脏浸润。

(四)特别提示

超声为急性胆囊炎、胆囊结石最常用检查方法。CT 显示胆囊窝积液、胆囊穿孔及气肿性胆囊炎方面有较高价值。

二、黄色肉芽肿性胆囊炎

(一)病理和临床概述

黄色肉芽肿性胆囊炎是一种以胆囊慢性炎症为基础，伴有胆汁肉芽肿形成，重度增生性纤维化，以及泡沫状组织细胞为特征的炎性疾病。常见于女性，患者常有慢性胆囊炎或结石病史，临床表现与普通胆囊炎相似。

(二)诊断要点

(1)不同程度胆囊壁增厚，弥漫性或局限性，胆囊增大。

(2)胆囊壁可见大小不一、数目不等的圆形或椭圆形低密度灶，病灶可融合，增强无明显强化。胆囊壁轻中度强化。

(3)可显示黏膜线。

(4)胆囊周围侵犯征象，胆囊结石或钙化(图 5-33)。

(三)鉴别诊断

与胆囊癌、急性水肿或坏死性胆囊炎鉴别困难。

(四)特别提示

CT 常易误诊为胆囊癌伴周围侵犯。诊断需由切除的胆囊做病理检查后才能最终确诊。

三、胆囊癌

(一)病理和临床概述

胆囊癌病因不明，可能与胆囊结石及慢性胆囊炎长期刺激有关。多见于中老年，以女性多见，早期无明显症状，进展期表现为右上腹持续性疼痛、黄疸、消瘦、肝大及腹部包块。约 80%合并胆囊结石，70%～90%为腺癌，80%呈浸润性生长。晚期肿瘤侵犯肝脏、十二指肠、结肠肝曲等周围器官，可通过肝动脉、门静脉及胆道远处转移。

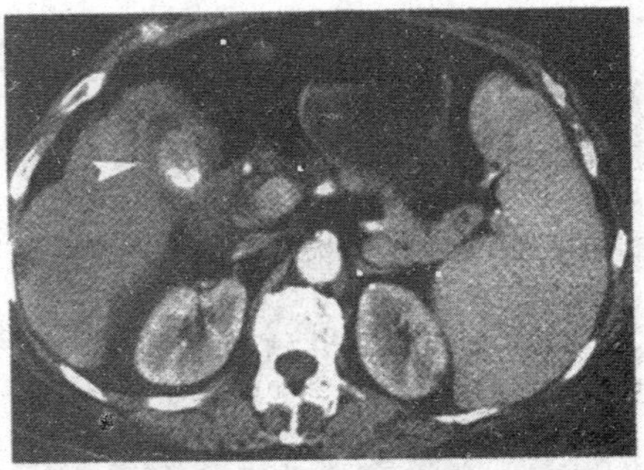

图 5-33 **黄色肉芽肿性胆囊炎**

CT 检查示胆囊壁弥漫性不均性增厚,中央层可见低密度,呈"夹心饼干"征。胆囊壁轻中度强化,胆囊腔内见高密度结石,胆囊窝模糊不清

(二)诊断要点

分胆囊壁增厚型、腔内型、肿块型和弥漫浸润型。表现为胆囊壁不规则性增厚或腔内肿块,增强扫描明显强化,常并胆管受压扩张,邻近肝组织受侵表现为低密度区(图 5-34)。

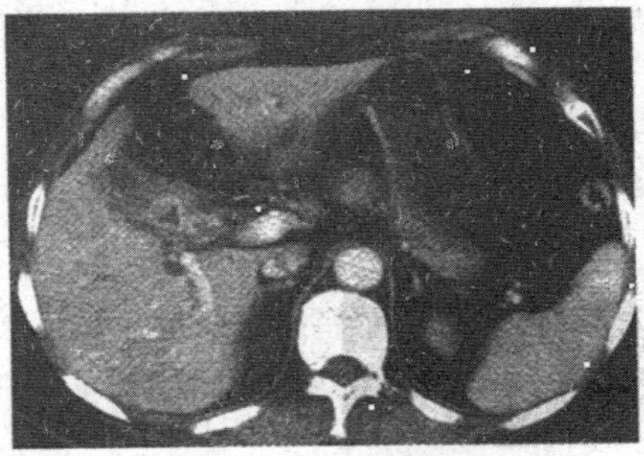

图 5-34 **胆囊癌侵犯局部肝脏**

CT 增强扫描可见胆囊正常结构消失,胆囊壁不规则增厚伴延迟不均匀强化,局部肝脏可见受累

(三)鉴别诊断

有时与慢性胆囊炎或胆囊腺肌增生症鉴别困难。

(四)特别提示

CT 虽然在诊断胆囊癌上很有价值,但有一定的局限性,如早期胆囊癌,CT 易漏诊;而晚期胆囊癌,CT 不易区分肿瘤来源;胆囊癌胆管内播散不易发现等。

(初　明)

第五节　胰腺疾病

一、胰腺炎

胰腺炎分为急性、慢性胰腺炎。

(一)急性胰腺炎

1.病理和临床概述

急性胰腺炎为常见急腹症之一,多见于成年人,暴饮暴食及胆道疾病为常见诱因,分水肿型及出血坏死型两种。水肿型表现为胰腺大、间质充血水肿及炎症细胞浸润;出血坏死型表现为胰腺腺泡坏死、血管坏死性出血、脂肪坏死。伴胰周渗液及后期假性囊肿形成。临床起病急骤,持续性上腹部疼痛,放射至胸背部,伴发热、呕吐,甚至低血压休克。血和尿淀粉酶升高。

2.诊断要点

(1)水肿型:轻型CT表现正常,多数表现为胰腺不同程度增大,密度正常或稍低,轮廓清或欠清,可有胰周渗液,增强后胰腺均匀性强化。

(2)出血坏死型:胰腺体积弥漫性增大、密度不均匀,常见高低混杂密度区,增强扫描见低密度坏死区,胰周脂肪层模糊消失,胰周见低密度渗液,肾前筋膜增厚。常并发胰腺蜂窝织炎及胰腺脓肿(图5-35)。

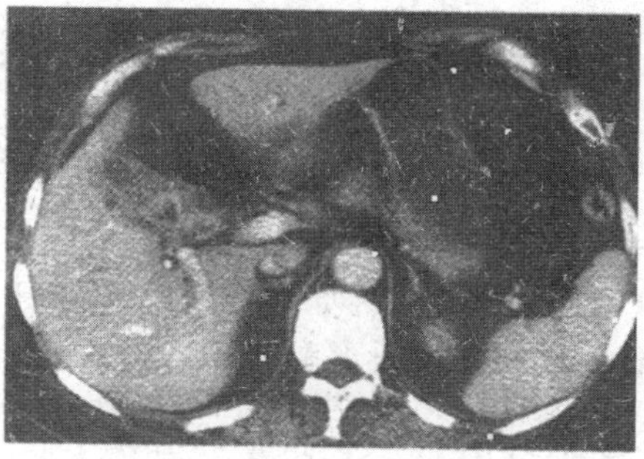

图5-35 急性胰腺炎

CT检查显示胰腺弥漫性肿胀、密度减低,胰周见低密度渗液,左侧肾前筋膜增厚

3.鉴别诊断

同胰腺癌、胰腺囊腺瘤鉴别,典型临床病史及实验室检查有助于胰腺炎诊断。

4.特别提示

部分患者早期CT表现正常,复查时才出现胰腺增大,胰周渗液等征象。CT对出血坏死性胰腺炎诊断有重要作用。因此,临床怀疑急性胰腺炎时应及时行CT检查及复查。

(二)慢性胰腺炎

1.病因、病理及临床概述

慢性胰腺炎在我国以胆道疾病的长期存在为主要原因。病理特征是胰间质纤维组织增生或胰腺腺泡广泛进行性纤维化和胰腺实质破坏,以及有不同程度炎症性改变。临床视其功能受损不同而有不同表现,常有反复上腹痛及消化障碍。

2.诊断要点

(1)胰腺轮廓改变,外形可表现为正常、弥漫性增大或萎缩,或局限性增大,弥漫性增大常见于慢性胰腺炎急性发作者。

(2)主胰管扩张,直径大于3 mm,常伴导管内结石或导管狭窄。

(3)胰腺密度改变,钙化是慢性胰腺炎特征,胰腺实质坏死区表现为不均质边界不清低密度区,增强扫描早期可见强化。

(4)假性囊肿形成。

(5)肾前筋膜增厚(图 5-36)。

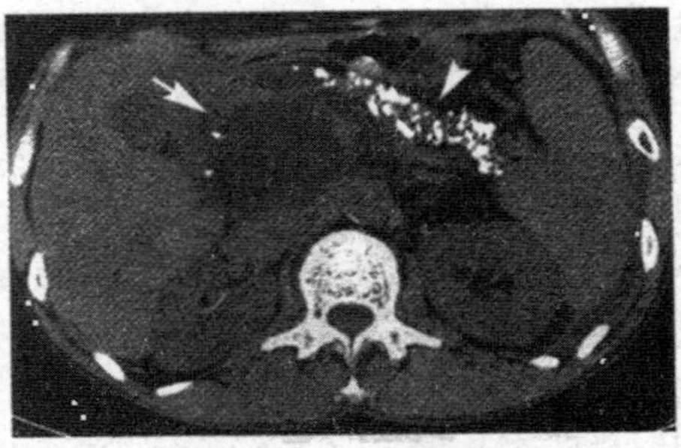

图 5-36 慢性胰腺炎

CT 检查显示胰腺萎缩,广泛钙化,胰管局部扩张,胰头后方区域见假性囊肿形成

3.鉴别诊断

与胰腺癌鉴别。慢性胰腺炎常表现为胰管不规则扩张、胰周血管受压;而胰腺癌常表现为胰管中断、胰周血管侵犯。

4.特别提示

CT 诊断慢性胰腺炎时,最关键就是要排除胰腺癌或是否合并胰腺癌。行 MRCP 检查观察病变区胰管是否贯穿或中断,有助于提高诊断正确性。

二、胰腺良性肿瘤或低度恶性肿瘤

(一)胰岛细胞瘤

1.病因、病理及临床概述

胰岛细胞瘤起源于胰腺内分泌细胞,根据有无激素分泌活性,分功能性和非功能性两大类。90%功能性胰岛细胞瘤直径不超过 2 cm,85%为良性;非功能性胰岛细胞瘤瘤体总是很大。不同肿瘤其临床表现不一样,无功能胰岛细胞瘤小者无症状,大者以腹部肿块为主诉;功能性胰岛细胞瘤因分泌不同激素而症状不同,如胰岛素瘤表现为持续性低血糖,促胃液素(胃泌素)瘤表现为胰源性溃疡等。

2.诊断要点

动态增强扫描因肿瘤血管丰富而增强显示。非功能性胰岛细胞瘤瘤体很大,平扫呈等或低密度,肿块呈椭圆形或分叶状,可出现囊变坏死,少数有钙化,邻近器官受压改变。增强扫描实质部明显强化,肿瘤不侵犯腹腔干及肠系膜血管根部周围脂肪层(图 5-37)。

3.鉴别诊断

无功能胰岛细胞瘤需与胰腺癌鉴别。瘤体大、富血管、瘤体内钙化及无胰腺后方血管侵犯等征象有助于诊断胰岛细胞瘤。

4.特别提示

功能性胰岛细胞瘤由于肿瘤小,常规 CT 检出的敏感性不高。判断胰岛细胞瘤良、恶性影像学检查不可靠,需应用免疫化学检查和内分泌标识来分类。

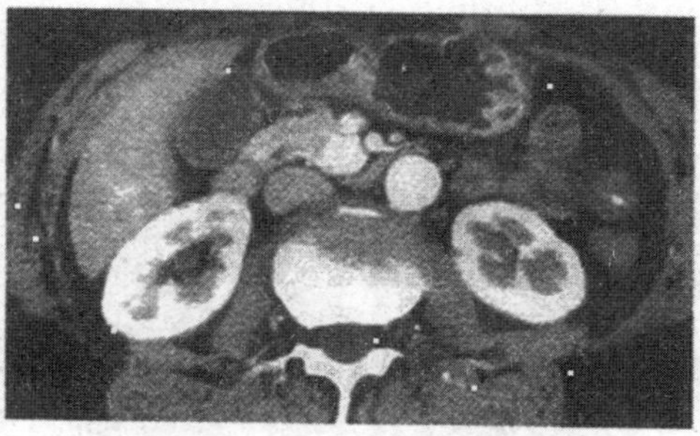

图 5-37 胰岛细胞瘤

CT 检查显示胰腺钩突旁明显强化结节，边缘规则，与周围血管界清

(二)胰腺囊性肿瘤

1.病因、病理及临床概述

胰腺囊性肿瘤比较少见，病理上分为大囊及小囊型。好发于胰体、尾部，高龄女性多见，一般无明显临床症状，肿瘤较大时可触及腹部包块，胃肠道可有不适症状。

2.诊断要点

胰腺内壁较厚的囊性肿块，大囊型直径大于 2 cm，小囊型直径小于 2 cm，囊壁可见向腔内突出乳头状肿瘤，或表现为多个小囊状肿物，中心呈放射状间隔。增强扫描较明显强化(图 5-38)。

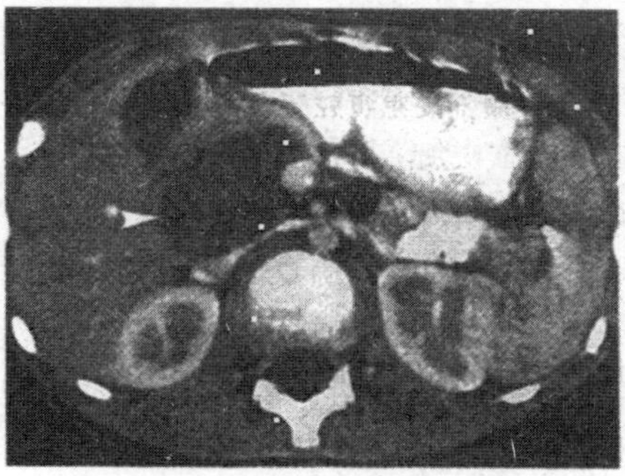

图 5-38 胰头囊腺瘤

CT 检查显示胰头区囊性占位，前缘见受压推移正常胰腺组织，增强扫描病灶内部环状强化

3.鉴别诊断

囊性腺瘤与囊性腺癌很难鉴别，血管造影有利于鉴别。

4.特别提示

发现胰腺小囊性占位，特别发生在体尾部，不要轻易诊断胰腺囊肿或囊性瘤，一定要密切随访。

三、胰腺癌

(一)病因、病理及临床概述

胰腺癌主要源于导管细胞，无明确诱发因素，慢性胰腺炎是个重要因素。多见于 60～80 岁，男性好发。按临床表现为胰头癌、胰体尾部癌及全胰腺癌。腹痛、消瘦和乏力为胰腺癌共同症状，黄疸是胰头癌突出表现。

(二)诊断要点

(1)胰腺局限或弥漫性增大,肿块形成。

(2)胰腺内不均质低密度肿块,内部可有液化坏死区,增强扫描病灶轻度强化(图 5-39)。

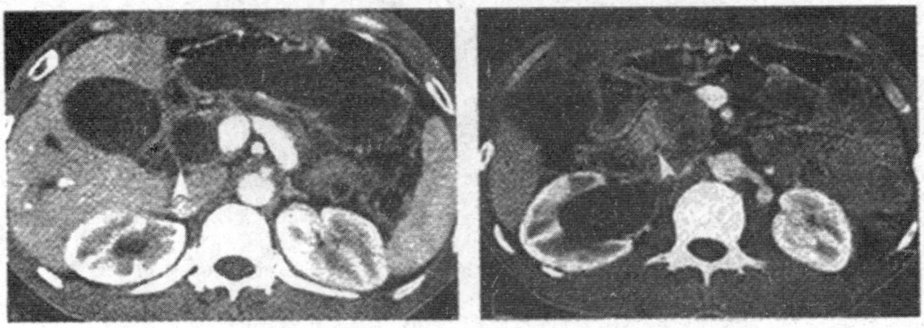

A　　　　　　B

图 5-39　胰头癌

A、B.两图 CT 显示胆道胰管扩张呈"双管"征。胰头区见低密度肿块,增强扫描轻度不均质强化,正常胰腺实质仍明显强化,右肾盂积水

(3)病变处胰管中断,远侧胰管扩张、周围腺体萎缩,胰头癌可出现"双管"征。

(4)胰周脂肪层模糊消失伴条索状影,血管(腹腔干、肠系膜上动静脉多见)被包埋。

(5)腹膜后淋巴结增大及远处转移,以肝脏多见。

(三)鉴别诊断

主要与囊腺瘤、胰岛细胞瘤及慢性胰腺炎鉴别,胰管中断征象是胰腺癌特征征象。囊腺瘤表现为大小不等囊腔,胰岛细胞瘤为富血供肿瘤,强化明显,慢性胰腺炎一般有典型病史。

(四)特别提示

CT 是诊断胰腺癌的金标准。胰周侵犯及胰周血管包绕是胰腺癌不可切除的可靠征象。

(安　波)

第六节　脾脏疾病

一、脾脏梗死及外伤

(一)脾脏梗死

1.病因、病理及临床概述

脾脏梗死指脾内动脉分支阻塞,造成脾组织缺血坏死所致。风湿性心脏病二尖瓣病变和肝硬化是引起脾梗死常见原因。临床多无症状,有时可有上腹痛、发热、左侧胸腔积液等。

2.诊断要点

平扫表现为脾内三角形或楔形低密度区,多发于脾前缘近脾门方向。增强扫描周围脾组织明显强化,而梗死灶无强化,境界变清(图 5-40)。

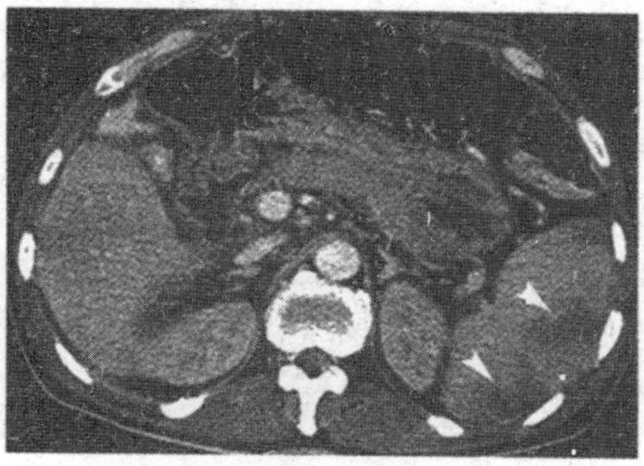

图 5-40 脾梗死

CT 检查显示脾内多发楔形低密度灶，尖端指向脾门，增强扫描未见强化

3.鉴别诊断

脾梗死容易诊断，慢性期有时需与脾肿瘤鉴别，增强有助于鉴别。

4.特别提示

脾梗死一般不需要处理。CT 扫描的目的在于观察梗死的程度。MRI 价值同 CT 相仿。

(二)脾挫裂伤

1.病因、病理及临床概述

脾挫裂伤绝大部分是闭合性的直接撞击所致。脾是腹部外伤中最常累及的脏器。病理包括脾包膜下血肿、脾脏挫裂伤、脾撕裂、脾脏部分血管阻断和脾梗死。临床表现为腹痛、血腹、失血性休克等。

2.诊断要点

(1)脾包膜下血肿：包膜下新月形低密度灶，相应脾脏实质呈锯齿状。

(2)脾实质内出血：脾内多发混杂密度，呈线状。圆形或卵圆形改变，增强扫描斑点状不均质强化。

(3)其他：腹腔积血(图 5-41)。

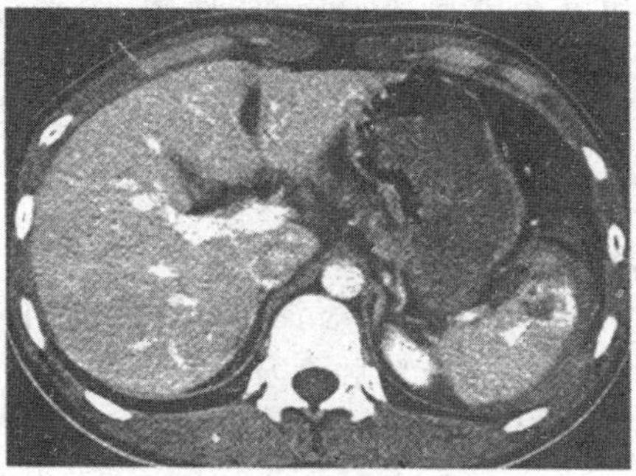

图 5-41 脾挫裂伤

CT 检查显示脾包膜下新月形血肿，脾实质内不规则低密度灶，增强扫描不均质强化

3.鉴别诊断

平扫脾挫裂伤与脾分叶、先天切迹及扫描伪影有时难以鉴别，应行增强扫描观察。

4.特别提示

急性脾损伤患者平扫有时可表现正常，应行增强扫描观察。CT 检查对脾挫裂伤诊断非常准确，累及脾门时应考虑手术。

二、脾脏血管瘤

(一)病因、病理及临床概述

脾脏血管瘤是脾脏最常见的良性肿瘤，多发生于30～60岁，女性稍多。成人为海绵状血管瘤，小儿多为毛细血管瘤。较大血管瘤可有上腹痛、左上腹肿块、压迫感及恶心、呕吐等症状。约25%产生自发性破裂急腹症而就诊。

(二)诊断要点

平扫为比较均匀低密度影，多为单发，边缘清晰，形态规则，合并出血时密度增高或不均匀，瘤体较大可伴有钙化。增强扫描瘤体边缘见斑点状强化，逐渐向中心部充填，延迟期整瘤增强(图5-42)。

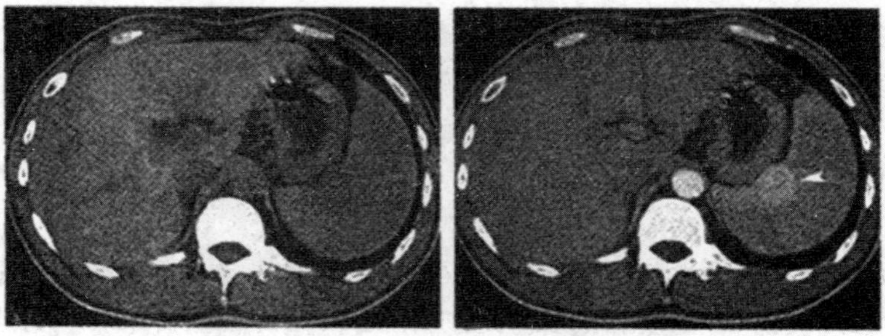

A　　B

图5-42　脾脏血管瘤

A.CT检查显示可见脾门处结节状稍低密度灶；B.增强扫描明显强化，边缘光整

(三)鉴别诊断

脾脏错构瘤，密度不均匀，发现脂肪密度为其特征。

(四)特别提示

因脾脏血管瘤网状内皮增厚及中心血栓、囊变等原因，少部分脾脏血管瘤强化充填缓慢。MRI显示脾血管瘤的敏感性高于CT。

三、脾脏淋巴瘤

(一)病因、病理及临床概述

脾脏淋巴瘤分脾原发性恶性淋巴瘤及全身恶性淋巴瘤脾浸润两种。病理上分为弥漫性脾肿大、粟粒状肿物及孤立性肿块。临床表现有脾肿大及其相关症状。

(二)诊断要点

(1)原发性恶性淋巴瘤表现脾肿大，脾内稍低密度单发或多发占位病变，边缘欠清，增强扫描不规则强化、边缘变清。

(2)全身恶性淋巴瘤脾浸润表现脾肿大、弥漫性脾内结节灶，脾门部淋巴结肿大(图5-43)。

(三)鉴别诊断

转移瘤，有时鉴别困难，需密切结合临床。

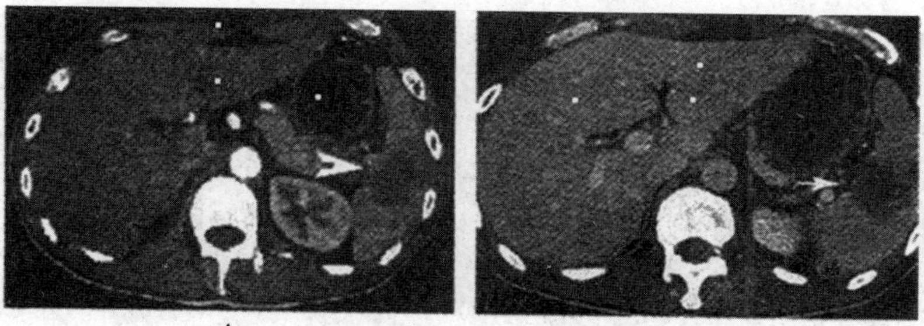

A　　　　B

图 5-43　脾内多发类圆形低密度灶

CT 显示边缘不规则强化，胰尾受累

(四)特别提示

淋巴瘤的诊断要依靠病史，CT 上淋巴瘤病灶可互相融合成地图样，此点与转移瘤不相同。MRI 平面梯度快速回波增强扫描对淋巴瘤的诊断很有帮助。

(安　波)

第六章 泌尿生殖道疾病的CT诊断

第一节 膀胱疾病

一、膀胱结石

(一)病理和临床概述

膀胱结石95%见于男性,发病年龄多为10岁以下儿童和50岁以上老人。儿童以原发性多见,主要是营养不良所致。继发性则多见于成人,可来源于肾、输尿管,膀胱感染、异物、出口梗阻、膀胱憩室、神经源性膀胱等也可引起继发结石。结石的病理改变是对膀胱黏膜的刺激、继发性炎症、溃疡形成出血、长期阻塞导致膀胱小梁、小房或憩室形成。临床症状主要为疼痛、排尿中断、血尿及膀胱刺激症状。

(二)诊断要点

平扫表现为圆形、卵圆形、不规则形、倒梨形等高密度灶,可单发或多发,大小不一,小至几毫米,大至十余厘米。边缘多光整,CT值常为100 HU以上,具有移动性;膀胱憩室内结石移动性差(图6-1)。

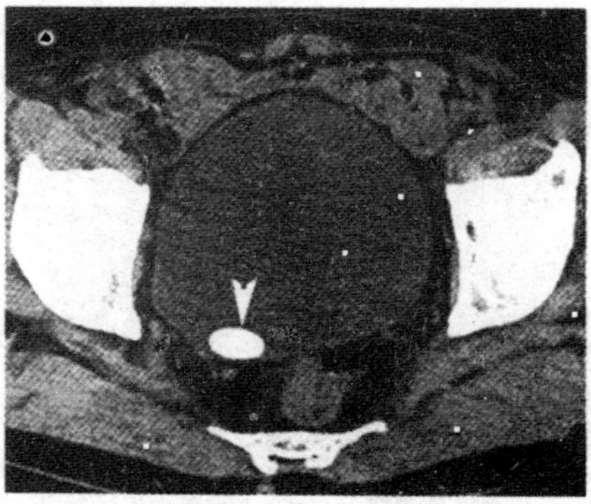

图6-1 膀胱结石

CT显示膀胱后壁见一卵圆形高密度影

(三)鉴别诊断

1.膀胱异物

常有器械检查或手术史,异物有特定形状,如条状等,容易以异物为核心形成结石。

2.膀胱肿瘤

为膀胱壁局限性不规则增厚,可形成软组织肿块,有明显强化。

(四)特别提示

膀胱结石含钙量高,易于在X线平片上确诊。CT对膀胱区可疑病灶定位准确,易于表明位于膀胱腔内、膀胱憩室、膀胱壁及壁外;易于反映膀胱炎等继发改变及膀胱周围改变。一般不需MRI检查。

二、膀胱炎

(一)病理和临床概述

膀胱炎临床分型较多,以继发性细菌性膀胱炎多见。致病菌多为大肠埃希菌,且多见于妇女,由上行感染引起,常合并尿道炎和阴道炎。急性膀胱炎病理上局限于黏膜和黏膜下层,以充血、水肿、出血及小溃疡形成为特征;慢性膀胱炎以膀胱壁纤维增生、瘢痕挛缩为特征。主要症状有尿频、尿急、尿痛等膀胱刺激症状。

(二)诊断要点

(1)急性膀胱炎:多表现正常,少数CT平扫增厚的膀胱壁为软组织密度,增强均匀强化。

(2)慢性膀胱炎:表现为膀胱壁增厚,强化程度不如前者,无特征性表现(图6-2)。

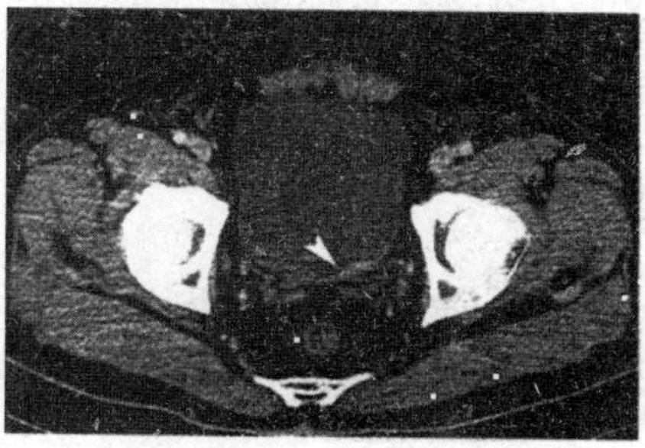

图6-2　膀胱炎

男性患者,有反复膀胱刺激症状,CT检查示膀胱左后壁较均匀性增厚、强化

(三)鉴别诊断

(1)膀胱充盈不良性膀胱壁假性增厚,膀胱充盈满意时,假性增厚消失。

(2)先天性膀胱憩室,为膀胱壁局限性外突形成囊袋样影,容易伴发憩室炎及憩室内结石。

(3)膀胱癌,为膀胱壁局限性、不均匀性增厚,强化不均。

(四)特别提示

膀胱炎主要靠临床病史、细菌培养、膀胱镜检查或活检证实,CT检查结果只作为一个补充。

三、膀胱癌

(一)病理和临床概述

膀胱癌为泌尿系统最常见的恶性肿瘤,男性多见,多见于40岁以上。大部分为移行细胞癌,以淋巴转移居多,其中以闭孔淋巴结和髂外淋巴结最常见,晚期可有血路转移。临床症状为无痛性全程血尿、合并感染者有尿频、尿痛、排尿困难等。

(二)诊断要点

肿瘤好发于膀胱三角区后壁及侧壁;常为多中心。CT 表现为膀胱壁向腔内乳头状突起或局部增厚,增强呈较明显强化。当膀胱周围脂肪层消失,表示肿瘤扩展到膀胱壁外,可有边界不清的软组织肿块和盆腔积液,也可有膀胱周围和盆壁淋巴结转移(图 6-3)。

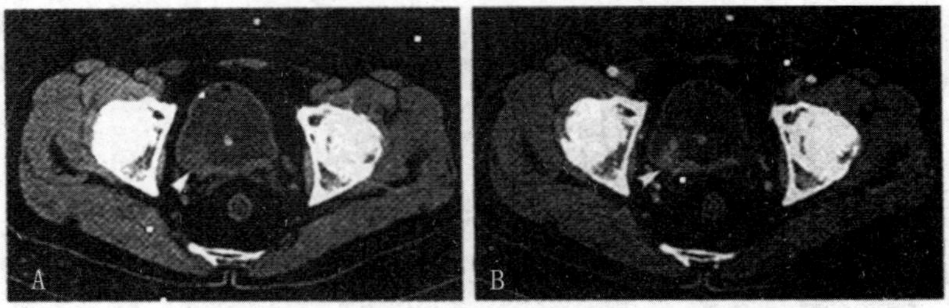

图 6-3　膀胱癌

A、B 两图为 CT 检查示右侧膀胱三角区可见不规则增厚软组织密度,增强扫描有明显不均匀强化

(三)鉴别诊断

1.膀胱炎

为膀胱壁较广泛均匀性增厚,强化均匀。

2.前列腺肥大

膀胱基底部形成局限性压迹,CT 矢状位重建、MRI 可鉴别。

3.膀胱血块

平扫为高密度,CT 值一般＞60 HU,增强无强化,当膀胱癌伴出血,大量血块包绕肿块时,则难以鉴别。

(四)特别提示

CT 可为膀胱癌术前分期提供依据,明确有无周围脏器、盆壁侵犯及淋巴结转移。膀胱癌术后随访可发现复发或合并症。膀胱壁增厚也可见于炎症性病变或放射后损伤。MRI 的定位价值更高。

(时志强)

第二节　前列腺疾病

一、前列腺增生症

(一)病理和临床概述

前列腺增生症又称前列腺肥大,是老年男性的常见病,50 岁以上多见,随着年龄增长发病率逐渐增高。老龄和雌雄激素失衡是前列腺增生的重要病因。前列腺增生开始于围绕尿道精阜部位的腺体,即移行带和尿道周围的腺体组织,最后波及整个前列腺。临床症状主要有进行性排尿困难、尿频、尿潴留、血尿等。

(二)诊断要点

CT扫描能显示前列腺及其周围解剖并可测量前列腺体积。CT扫描前列腺上界超过耻骨联合上缘2～3 cm时,才能确诊为增大。增大前列腺压迫并突入膀胱内。增强扫描可见前列腺肥大,有不规则不均匀斑状强化,而肥大的前列腺压迫周围带变扁,密度较低为带状,精囊和直肠可移位(图6-4)。

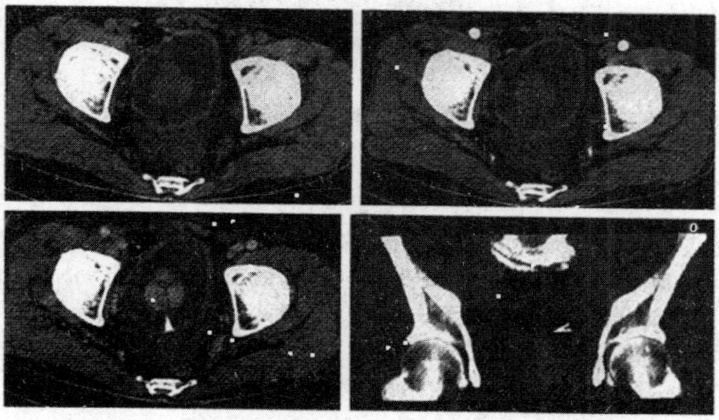

图6-4 前列腺增生中央叶组织呈不规则状突入膀胱内

(三)鉴别诊断

前列腺癌,较小癌灶CT难以鉴别,癌灶巨大伴有周围侵犯、转移时不难鉴别,前列腺一般行MRI检查。

(四)特别提示

前列腺肥大需做临床检查,经直肠超声检查为首选检查方法。CT扫描无特征性,临床常行MRI检查,表现为中央带增大,周围带受压、变薄。

二、前列腺癌

(一)病理和临床概述

前列腺癌好发于老年人,95%以上为腺癌,起自边缘部的腺管和腺泡。其余为移行细胞癌、大导管乳头状癌、内膜样癌、鳞状细胞癌。前列腺癌多发生在外周带,大多数为多病灶。前列腺癌大多数为激素依赖型,其发生和发展与雄激素关系密切。临床类型分为临床型癌、隐蔽型癌、偶见型癌、潜伏型癌。早期前列腺癌症状和体征常不明显。后期出现膀胱阻塞症状如尿流慢、尿中断、排尿困难等。

(二)诊断要点

癌结节局限于包膜内CT表现为稍低密度结节或外形轻度隆起,癌侵犯包膜外时常累及精囊,表现为膀胱精囊角消失,也可侵犯膀胱壁。淋巴结转移首先发生于附近盆腔淋巴结。前列腺癌常发生骨转移,以成骨型转移多(图6-5)。

(三)鉴别诊断

前列腺增生症不会发生邻近脏器侵犯,局部淋巴结转移、成骨转移等恶性征象。

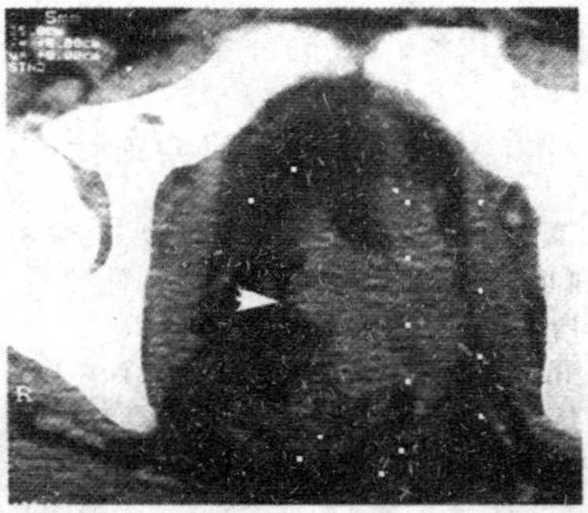

图 6-5 前列腺癌

CT 检查示前列腺内见一分叶状肿块，膀胱及直肠受累

（四）特别提示

前列腺的影像检查以 MRI 为主，MRI 能清晰显示癌灶。CT 不能发现局限于前列腺内较小的癌灶。前列腺 CT 检查的作用是在临床穿刺活检证实为前列腺癌后协助临床分期，并对盆腔、后腹膜淋巴结转移情况进行评估。

（时志强）

第三节 输尿管疾病

一、输尿管外伤

（一）病理和临床概述

输尿管外伤可单发或并发于泌尿系统外伤。泌尿系统遭受任何直接或间接暴力均可导致损伤。近年来，医源性损伤亦逐渐增多。输尿管损伤的病理取决于其损伤的程度。如完全断裂，则尿液积聚于腹膜后以肾后间隙最常见。如有瘢痕收缩则形成狭窄、闭塞和阻塞。临床表现多样，可有伤口漏尿或尿外渗，尿瘘形成；腹膜炎症状；尿道阻塞、无尿等（图 6-6）。

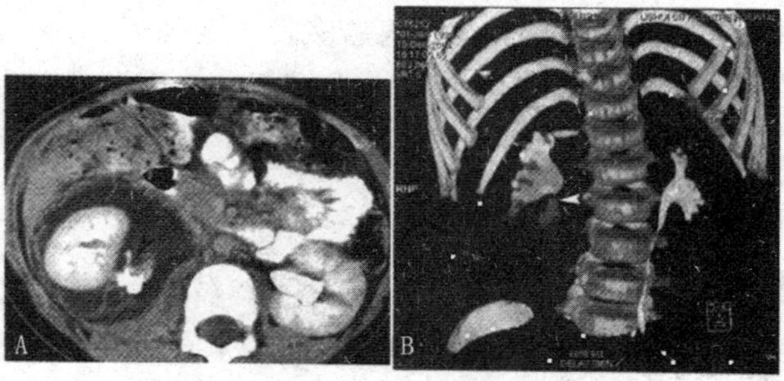

图 6-6 输尿管断裂三维重建

车祸患者，右输尿管上段区见片状造影剂外渗，输尿管中下段未显影

（二）诊断要点

平扫表现可发现阳性及阴性结石，阴性结石密度也常高于肾实质，CT 值常为 100 HU 以

上，无增强效应。结石多位于输尿管狭窄部位即肾盂输尿管连接部、输尿管与髂动脉交叉处、输尿管膀胱入口处。间接征象可表现为输尿管扩张，肾盂、肾盏积水等，并可显示结石周围软组织炎症、水肿(图 6-7)。

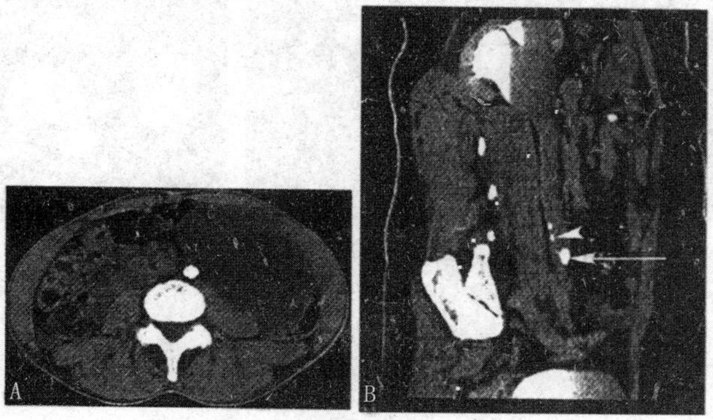

图 6-7 输尿管内多发结石

图中长箭头所示为较大的一颗结石，小箭头为两颗细小结石

(三)鉴别诊断

1.盆腔静脉石

位于静脉走行区，为小圆形高密度灶，病灶中心为低密度。

2.盆腔骨岛

位于骨骼内。

(四)特别提示

临床诊断以 X 线平片及静脉尿路造影为首选。但 CT 对结石的大小、部位、数目、形状显示更准确，免除了其他结构的影响；同时易于显示肾盂扩张和肾盂、肾盏积水及梗阻性肾实质改变，能客观评价结石周围炎症、肾功能情况。MRI 水成像能显示梗阻性肾、输尿管积水情况。

二、输尿管炎

(一)病理和临床概述

输尿管炎指发生在输尿管壁的炎症，常由大肠埃希菌、变形杆菌、铜绿假单胞菌、葡萄球菌等致病菌引起。输尿管炎常继发于肾盂肾炎、膀胱炎等；也可因血行、淋巴传播或附近器官的感染蔓延而来(如阑尾炎、盲肠炎)；部分患者因医疗器械检查、结石摩擦及药物引起。急性输尿管炎表现为黏膜化脓性炎症；而慢性输尿管炎表现为输尿管壁扩张、变薄，输尿管逐渐延长，也可为管壁增厚、变硬、僵直，致输尿管狭窄。临床症状为尿频、尿急伴有腰痛乏力、尿液浑浊，严重时发生血尿、肾绞痛，尿培养可有细菌。

(二)诊断要点

急性输尿管炎 CT 检查无特异性。

慢性输尿管炎可表现为输尿管壁增厚，管壁不均匀，部分患者出现肾盂积水。输尿管周围炎可出现腹膜后输尿管纤维化(图 6-8)。

(三)鉴别诊断

囊性输尿管炎、输尿管癌，难以鉴别；输尿管结核，表现为输尿管壁增厚，管腔狭窄，管壁常可见钙化，常伴有同侧肾脏结核。

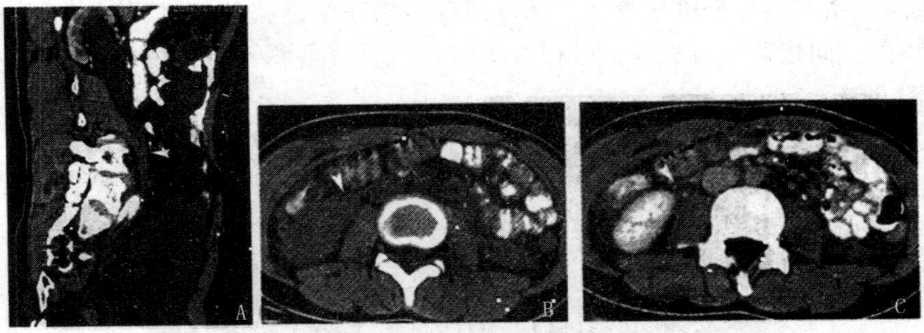

图 6-8　**输尿管炎**

CT 显示右输尿管中、下段管壁弥漫性增厚、强化，管腔狭窄，输尿管上段及肾盂、肾盏明显扩张、积水

（四）特别提示

输尿管炎的诊断应密切结合病史和辅助检查。静脉尿路造影表现为输尿管扩张或狭窄，扭曲变形。CT 检查亦有明显特异性。对可疑病变可行病理活检。

三、输尿管癌

（一）病理和临床概述

输尿管肿瘤多发生在左侧，尤其是在下 1/3 段。大部分为移行细胞癌，少数为鳞癌、腺癌。原发输尿管移行细胞癌较少见，好发年龄为 50～70 岁，男性多于女性。最常见的症状为间歇性无痛性肉眼或镜下血尿，少数患者可触及腹部肿块，阻塞输尿管可引起肾绞痛。

（二）诊断要点

CT 表现输尿管不规则增厚、狭窄或充盈缺损，肿瘤近侧输尿管及肾盂扩张，三维重建显示最佳。输尿管肿瘤为少血供肿瘤，增强多无强化或轻度强化（图 6-9）。

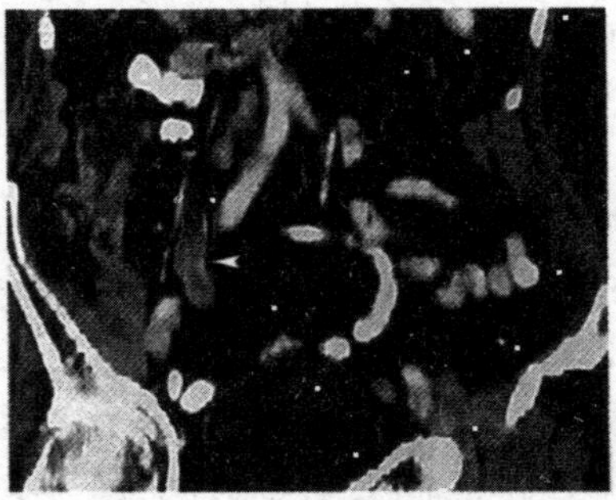

图 6-9　**右输尿管癌**

CT 显示输尿管中下段及膀胱入口区充满软组织影，管腔闭塞

（三）鉴别诊断

1.血凝块

为输尿管腔内充盈缺损，无强化，管壁不增厚。

2.阴性结石

输尿管内高密度灶，CT 值常为 100 HU 以上。

3.输尿管结核

输尿管壁增厚、管腔狭窄,常伴有钙化。

(四)特别提示

随诊中应注意其余尿路上皮器官发生肿瘤的可能性。CT 检查对诊断输尿管肿瘤起重要作用,不仅能显示肿瘤本身,也可了解肿瘤的侵犯程度,有无淋巴结转移。MRU 对该病的诊断有一定的价值,但对尿路结石的鉴别有困难。

(时志强)

第七章　颅脑疾病的MRI诊断

第一节　脑血管疾病

一、高血压脑出血

(一)临床表现与病理特征

高血压脑动脉硬化为脑出血的常见原因,出血多位于幕上,小脑及脑干出血少见。患者多有明确病史,突然发病,出血量一般较多,幕上出血常见于基底核区,也可发生在其他部位。脑室内出血常与尾状核或基底神经节血肿破入脑室有关,影像学检查显示脑室内血肿信号或密度,并可见液平面。脑干出血以脑桥多见,由动脉破裂所致,由于出血多,压力较大,可破入第四脑室。

(二)MRI 表现

高血压动脉硬化所致脑内血肿的影像表现与血肿发生时间密切相关。对于早期脑出血,CT 显示优于 MRI。急性期脑出血,CT 表现为高密度,尽管由于颅底骨性伪影使少量幕下出血有时难以诊断,但大多数脑出血可清楚显示,一般出血后 6～8 周,由于出血溶解,在 CT 表现为脑脊液密度。血肿的 MRI 信号多变,并受多种因素影响,除血红蛋白状态外,其他因素包括磁场强度、脉冲序列、红细胞状态、凝血块的时间、氧合作用等。

MRI 的优点是可以观察出血的溶解过程。了解出血的生理学改变,是理解出血信号在 MRI 变化的基础。简单地说,急性出血由于含氧合血红蛋白及脱氧血红蛋白,在 T_1WI 呈等至轻度低信号,在 T_2WI 呈灰至黑色(低信号);亚急性期出血(一般指 3 天至 3 周)由于正铁血红蛋白形成,在 T_1WI 及 T_2WI 均呈高信号(图 7-1)。随着正铁血红蛋白被巨噬细胞吞噬、转化为含铁血黄素,在 T_2WI 可见在血肿周围形成一低信号环。以上出血过程的 MRI 特征,在高场强磁共振仪显像时尤为明显。

二、超急性期脑梗死与急性脑梗死

(一)临床表现与病理特征

脑梗死是常见疾病,具有发病率、死亡率和致残率高的特点,严重威胁人类健康。伴随着脑梗死病理生理学的研究进展,特别是提出“半暗带”概念和开展超微导管溶栓治疗后,临床需要在发病的超急性期及时明确诊断,并评价缺血脑组织血流灌注状态,以便选择最佳治疗方案。

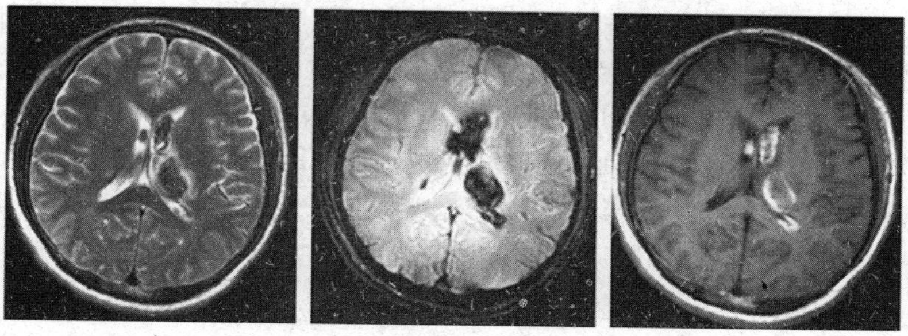

图 7-1　脑出血

A.轴面 T_2WI；B.轴面梯度回波像；C.轴面 T_1WI。MRI 显示左侧丘脑血肿，破入双侧侧脑室体部和左侧侧脑室枕角

MRI 检查是诊断缺血性脑梗死的有效方法。发生在 6 小时内的脑梗死称为超急性期脑梗死。梗死发生 4 小时后，由于病变区持续性缺血缺氧，细胞膜离子泵衰竭，发生细胞毒性脑水肿。6 小时后，血-脑屏障破坏，继而出现血管源性脑水肿，脑细胞出现坏死。1 周后，脑水肿逐渐减轻，坏死脑组织液化，梗死区出现吞噬细胞，清除坏死组织。同时，病变区胶质细胞增生，肉芽组织形成。8 周后，形成囊性软化灶。少数缺血性脑梗死在发病 24 小时后，可因血液再灌注，发生梗死区出血，转变为出血性脑梗死。

(二)MRI 表现

常规 MRI 用于诊断脑梗死的时间较早。但由于常规 MRI 特异性较低，往往需要在发病 6 小时以后才能显示病灶，而且不能明确病变的范围及半暗带大小，也无法区别短暂性脑缺血发作(TIA)与急性脑梗死，因此其诊断价值受限。随着 MRI 成像技术的发展，功能性磁共振检查提供了丰富的诊断信息，使缺血性脑梗死的诊断有了突破性进展。

在脑梗死超急性期，T_2WI 上脑血管出现异常信号，表现为正常的血管流空效应消失。T_1WI 增强扫描时，出现动脉增强的影像，这是最早的表现。它与脑血流速度减慢有关，此征象在发病 3～6 小时即可发现。血管内强化一般出现在梗死区域及其附近，皮质梗死较深部白质梗死更多见。基底核、丘脑、内囊、大脑脚的腔隙性梗死一般不出现血管内强化，大范围的脑干梗死有时可见血管内强化。

由于脑脊液的流动伪影及与相邻脑皮质产生的部分容积效应，常规 T_2WI 不易显示位于大脑皮质灰白质交界处、岛叶及脑室旁深部脑白质的病灶，且不易鉴别脑梗死分期。FLAIR 序列由于抑制脑脊液信号，同时增加 T_2 权重成分，背景信号减低，使病灶与正常组织的对比显著增加，易于发现病灶。FLAIR 序列的另一特点是可鉴别陈旧与新鲜梗死灶。陈旧与新鲜梗死灶在 T_2WI 均为高信号。而在 FLAIR 序列，由于陈旧梗死灶液化，内含自由水，T_1 值与脑脊液相似，故软化灶呈低信号，或低信号伴周围环状高信号；新鲜病灶含结合水，T_1 值较脑脊液短，呈高信号。但 FLAIR 序列仍不能对脑梗死作出精确分期，同时对于<6 小时的超急性期病灶，FLAIR 的检出率也较差。DWI 技术在脑梗死中的应用解决了这一问题。

DWI 对缺血改变非常敏感，尤其是超急性期脑缺血。脑组织急性缺血后，由于缺血、缺氧、Na^+-K^+-ATP 酶泵功能降低，导致钠水滞留，首先引起细胞毒性水肿，水分子弥散运动减慢，表现为表观弥散系数 C(ADC)值下降，继而出现血管源性水肿，随后细胞溶解，最后形成软化灶。相应地在急性期 ADC 值先降低后逐渐回升，在亚急性期 ADC 值多数降低。DWI 图与 ADC 图的信号表现相反，在DWI弥散快（ADC值高）的组织呈低信号，弥散慢（ADC值低）的组织呈高信号。人脑发病后2小时即可在DWI发现直径4 mm的腔隙性病灶。急性期病例T_1WI和T_2WI均可正常，FLAIR部分显示病灶，而在DWI均可见脑神经体征相对应区域的高信号。发病6小时后，T_2WI可发现病灶，但病变范围明显<DWI，信号强度明显低于DWI。发病24小时后，DWI与T_1WI、T_2WI、FLAIR显示的病变范围基本一致。72小时后进入慢性期，随诊观察到T_2WI仍呈高信号，而病灶在DWI信号下降，且在不同病理进程中信号表现不同。随时间延长，DWI信号继续下降，表现为低信号，此时ADC值明显升高。因此，DWI不仅能对急性脑梗死定性分析，还可通过计算ADC与rADC值做定量分析，鉴别新鲜和陈旧脑梗死，评价疗效及预后。

DWI、FLAIR、T_1WI、T_2WI敏感性比较：对于急性脑梗死，FLAIR序列敏感性高，常早于T_1WI、T_2WI显示病变，此时FLAIR成像可取代常规T_2WI；DWI显示病变更为敏感，病变与正常组织间的对比更高，所显示的异常信号范围均不同程度大于常规T_2WI和FLAIR序列，因此DWI敏感性最高。但DWI空间分辨率相对较低，磁敏感性伪影影响显示颅底部病变（如颞极、额中底部、小脑），而FLAIR显示这些部位的病变较DWI清晰。DWI与FLAIR技术在评价急性脑梗死病变中具有重要的临床价值，两者结合应用能准确诊断早期梗死，鉴别新旧梗死病灶，指导临床溶栓灌注治疗。

PWI显示脑梗死病灶比其他MRI更早，且可定量分析CBF。在大多数病例，PWI与DWI表现存在一定差异。在超急性期，PWI显示的脑组织血流灌注异常区域大于DWI的异常信号区，且DWI显示的异常信号区多位于病灶中心。缺血半暗带是指围绕异常弥散中心的周围正常弥散组织，它在急性期灌注减少，随病程进展逐渐加重。如不及时治疗，于发病几小时后，DWI所示异常信号区域将逐渐扩大，与PWI所示血流灌注异常区域趋于一致，最后发展为梗死灶。同时应用PWI和DWI，有可能区分可恢复性缺血脑组织与真正的脑梗死（图7-2、图7-3）。

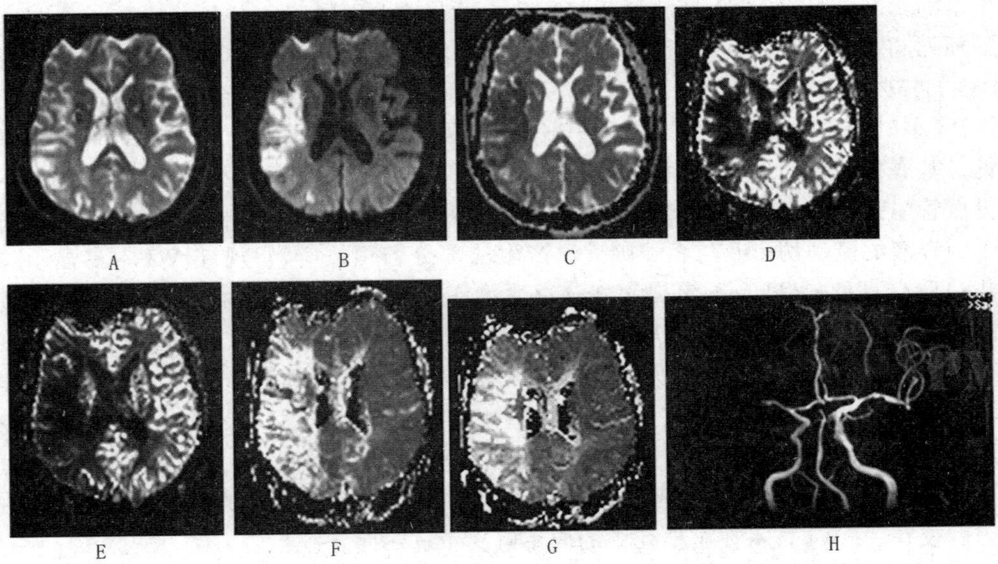

图7-2　超急性期脑梗死

A.轴面DWI（b=0），右侧大脑中动脉分布区似见高信号；B.DWI（b=1 500）显示右侧大脑中动脉分布区异常高信号；C.ADC图显示相应区域低信号；D.PWI显示CBF减低；E.PWI显示CBV减低；F.PWI显示MTT延长；G.PWI显示TTP延长；H.MRA显示右侧MCA闭塞

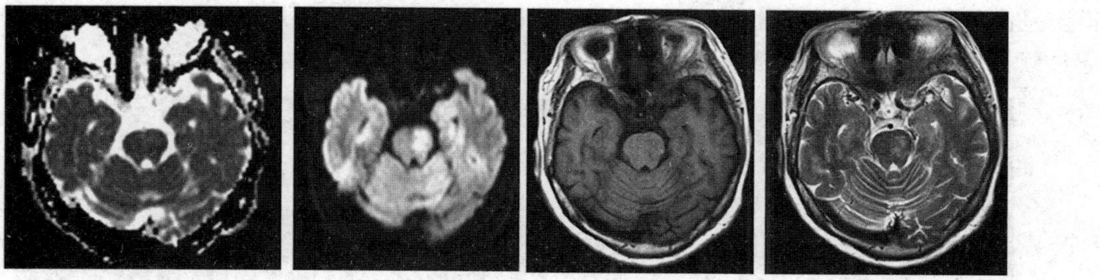

A B C D

图 7-3 脑桥急性脑梗死

A.轴面 ADC 图未见明显异常信号;B.DWI 显示左侧脑桥异常高信号;C.轴面 T_1WI,左侧脑桥似见稍低信号;D.在 T_2WI,左侧脑桥可见稍高信号

MRS 可区分水质子信号与其他化合物或原子中质子产生的信号,使脑梗死的研究达到细胞代谢水平。这有助于理解脑梗死的病理生理变化,早期诊断,判断预后和疗效。急性脑梗死^{31}P-MRS 主要表现为 PCr 和 ATP 下降,Pi 升高,同时 pH 降低。发病后数周^{31}P-MRS 的异常信号改变可反映梗死病变不同演变的代谢状况。脑梗死发生 24 小时内,^{1}H-MRS 显示病变区乳酸持续性升高,这与葡萄糖无氧酵解有关。有时可见 NAA 降低,或因髓鞘破坏出现 Cho 升高。

三、静脉窦闭塞

(一)临床表现与病理特征

脑静脉窦血栓是一种特殊类型的脑血管病,分为非感染性与感染性两大类。前者多由外伤、消耗性疾病、某些血液病、妊娠、严重脱水、口服避孕药等所致,后者多继发于头面部感染,以及化脓性脑膜炎、脑脓肿、败血症等疾病。主要临床表现为颅内高压,如头痛、呕吐、视力下降、视盘水肿、偏侧肢体无力、偏瘫等。

本病发病机制和病理变化不同于动脉血栓形成,脑静脉回流障碍和脑脊液吸收障碍是主要改变。若静脉窦完全阻塞并累及大量侧支静脉,或血栓扩展到脑皮质静脉时,出现颅内压增高和脑静脉、脑脊液循环障碍,导致脑水肿、出血、坏死。疾病晚期,严重的静脉血流淤滞和颅内高压将继发动脉血流减慢,导致脑组织缺血、缺氧,甚至梗死。因此,临床表现多样性是病因及病期不同、血栓范围和部位不同,以及继发脑内病变综合作用的结果。

(二)MRI 表现

MRI 诊断静脉窦血栓有一定优势,一般不需增强扫描。MRV 可替代 DSA 检查。脑静脉窦血栓最常发生于上矢状窦,根据形成时间长短,MRI 表现复杂多样(图 7-4),给诊断带来一定困难。急性期静脉窦血栓通常在 T_1WI 呈中等或明显高信号,T_2WI 显示静脉窦内极低信号,而静脉窦壁呈高信号。随着病程延长,T_1WI 及 T_2WI 均呈高信号;有时在 T_1WI,血栓边缘呈高信号,中心呈等信号,这与脑内血肿的演变一致。T_2WI 显示静脉窦内流空信号消失,随病程发展甚至萎缩、闭塞。

需要注意,缩短 TR 时间可使正常人脑静脉窦在 T_1WI 信号增高,与静脉窦血栓混淆。由于磁共振的流入增强效应,在 T_1WI 正常人脑静脉窦可由流空信号变为明亮信号,与静脉窦血栓表现相同。另外,血流缓慢可使静脉窦信号强度增高;颞静脉存在较大逆流,可使部分发育较小的横窦呈高信号；乙状窦和颈静脉球内的涡流也常在SE图像呈高信号。因此，对于疑似病例，应通过延长TR时间、改变扫描层面，以及MRV检查进一步鉴别。

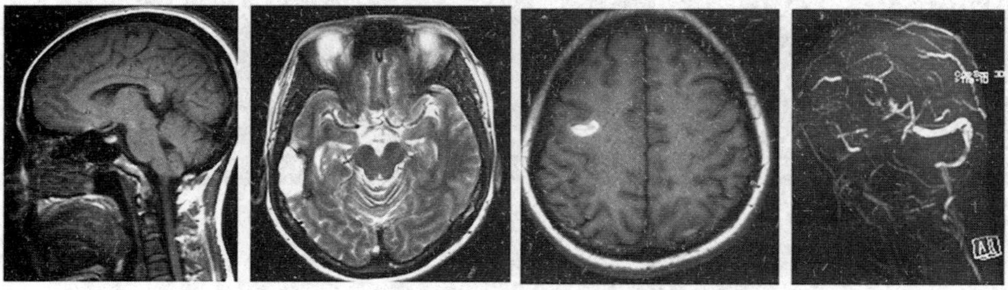

图7-4 静脉窦闭塞

A.矢状面 T_1WI 显示上矢状窦中后部异常信号；B.轴面 T_2WI 显示右颞部长 T_2 信号，周边见低信号（含铁血红素沉积）；C.轴面 T_1WI 显示右额叶出血灶；D.MRV显示上矢状窦、右侧横窦及乙状窦闭塞

MRV可反映脑静脉窦的形态和血流状态，对诊断静脉窦血栓具有一定优势。静脉窦血栓的直接征象为受累静脉窦闭塞、不规则狭窄和充盈缺损。由于静脉回流障碍，常见脑表面及深部静脉扩张、静脉血淤滞及侧支循环形成。但是，当存在静脉窦发育不良时，MRI及MRV诊断本病存在困难。对比剂增强MRV可得到更清晰的静脉图像，弥补这方面的不足。大脑除了浅静脉系统，还有深静脉系统。后者由Galen静脉和基底静脉组成。增强MRV显示深静脉比MRV更清晰。若Galen静脉形成血栓，可见局部引流区域（如双侧丘脑、尾状核、壳核、苍白球）水肿，侧脑室扩大。一般认为Monro孔梗阻由水肿造成，而非静脉压升高所致。

四、动脉瘤

（一）临床表现与病理特征

脑动脉瘤是脑动脉的局限性扩张，发病率较高。患者主要症状有出血、局灶性神经功能障碍、脑血管痉挛等。绝大多数囊性动脉瘤是先天性血管发育不良和后天获得性脑血管病变共同作用的结果，此外，创伤和感染也可引起动脉瘤，高血压、吸烟、饮酒、滥用可卡因、避孕药、某些遗传因素也被认为与动脉瘤形成有一定关系。

动脉瘤破裂危险因素包括瘤体大小、部位、形状、多发、性别、年龄等。瘤体大小是最主要因素，基底动脉末端动脉瘤最易出血，高血压、吸烟、饮酒增加破裂危险性。32%～52%的蛛网膜下腔出血为动脉瘤破裂引起。治疗时机不同，治疗方法、预后和康复差别很大。对于未破裂的动脉瘤，目前主张早期诊断及早期外科手术。

（二）MRI表现

动脉瘤在MRI呈边界清楚的低信号，与动脉相连。血栓形成后，动脉瘤可呈不同信号强度（图7-5），据此可判断血栓的范围、瘤腔的大小及是否并发出血。瘤腔多位于动脉瘤的中央，呈低信号，如血液滞留可呈高信号。血栓因血红蛋白代谢阶段不同，其信号也不同。

动脉瘤破裂时常伴蛛网膜下腔出血。两侧大脑间裂的蛛网膜下腔出血常与前交通动脉瘤破裂有关，外侧裂的蛛网膜下腔出血常与大脑中动脉动脉瘤破裂有关，第四脑室内血块常与小脑后下动脉动脉瘤破裂有关，第三脑室或双侧侧脑室内血块常与前交通动脉瘤和大脑中动脉动脉瘤破裂有关。

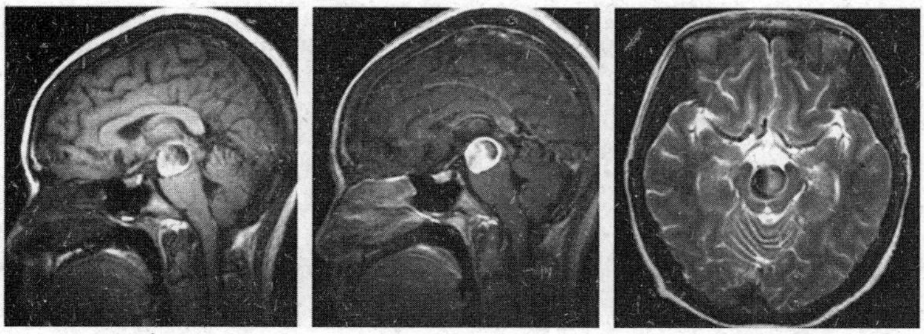

A　　　　B　　　　C

图 7-5　基底动脉动脉瘤

A.矢状面 T_1WI 显示脚间池圆形混杂信号，可见流动伪影；B.增强 T_1WI 可见动脉瘤瘤壁强化明显；C.轴面 T_2WI 显示动脉瘤内混杂低信号

五、血管畸形

(一)临床表现与病理特征

血管畸形与胚胎发育异常有关，包括动静脉畸形、毛细血管扩张症、海绵状血管瘤（最常见的隐匿性血管畸形）、脑静脉畸形或静脉瘤等。各种脑血管畸形中，动静脉畸形最常见，为迂曲扩张的动脉直接与静脉相连，中间没有毛细血管。畸形血管团大小不等，多发于大脑中动脉系统，幕上多于幕下。由于动静脉畸形存在动静脉短路，使局部脑组织呈低灌注状态，形成缺血或梗死。畸形血管易破裂，引起自发性出血。临床表现为癫痫发作、血管性头痛、进行性神经功能障碍等。

(二)MRI 表现

脑动静脉畸形时，MRI 显示脑内流空现象，即低信号环状或线状结构（图 7-6），代表血管内高速血流。在注射 Gd 对比剂后，高速血流的血管通常不增强，而低速血流的血管往往明显增强。GRE 图像有助于评价血管性病变。CT 可见形态不规则、边缘不清楚的等或高密度点状、弧线状血管影、钙化。

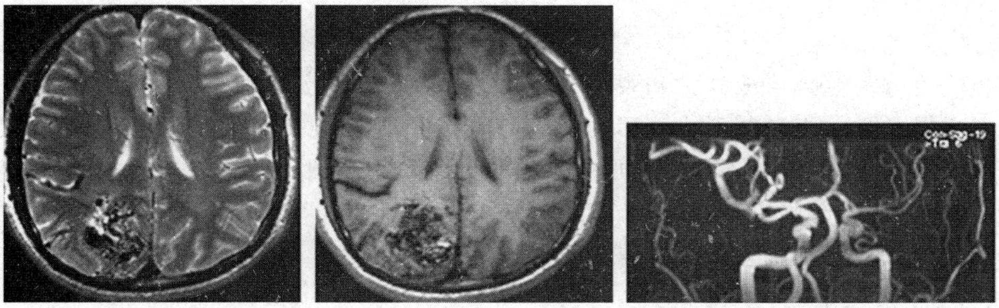

A　　　　B　　　　C

图 7-6　动静脉畸形

A.轴面 T_2WI 显示右顶叶混杂流空信号及增粗的引流静脉；B.轴面 T_1WI 显示团状混杂信号；C.MRA 显示异常血管团、供血动脉、引流静脉

中枢神经系统的海绵状血管瘤并不少见。典型 MRI 表现为，在 T_1WI 及 T_2WI，病变呈高信号或混杂信号，部分病例可见桑葚状或网络状结构；在 T_2WI，病灶周边由低信号的含铁血黄素构成。在 GRE 图像，因磁敏感效应增加，低信号更明显，可以提高小海绵状血管瘤的检出率。MRI 的诊断敏感性、特异性及对病灶结构的显示均优于 CT。部分海绵状血管瘤具有生长趋势，

MRI 随诊可了解其演变情况。毛细血管扩张症也是脑出血的原因之一。CT 扫描及常规血管造影时，往往为阴性结果。MRI 检查显示微小灶性出血，提示该病；由于含有相对缓慢的血流，注射对比剂后可见病灶增强。

脑静脉畸形或静脉瘤较少引起脑出血，典型 MRI 表现为注射 Gd 对比剂后，病灶呈“水母头”样，经中央髓静脉引流(图 7-7)。合并海绵状血管瘤时，可有出血表现。注射对比剂前，较大的静脉分支在 MRI 呈流空低信号。有时，质子密度像可见线样高或低信号。静脉畸形的血流速度缓慢，MRA 成像时如选择恰当的血流速度，常可显示病变。血管造影检查时，动脉期表现正常，静脉期可见扩张的髓静脉分支。

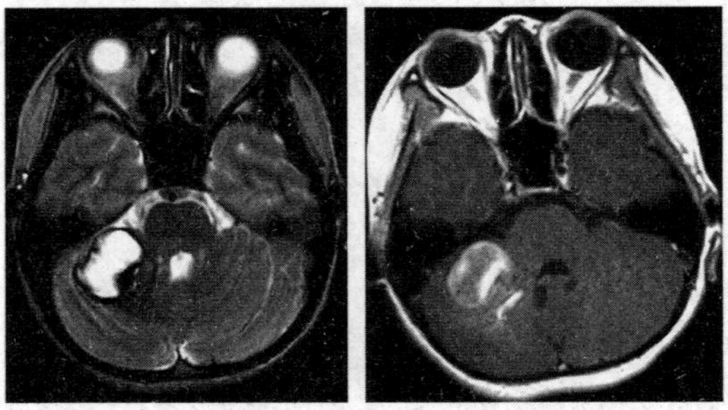

A　　　B

图 7-7　静脉畸形

A.轴面 T_2WI 显示右侧小脑异常高信号，周边有含铁血黄素沉积(低信号环)；B.轴面 T_1WI 增强扫描，可见团状出血灶及“水母头”样静脉畸形

(叶　鹏)

第二节　脑白质病

脑白质病可分为髓鞘形成异常和脱髓鞘病两大部分。在此分述如下。

髓鞘形成异常是一组髓鞘形成障碍的疾病，其原因包括染色体先天缺陷或某些特异酶缺乏，导致正常代谢障碍，神经髓鞘不能正常形成。与脱髓鞘疾病不同，髓鞘形成异常通常不伴有特异性炎性反应，而且病变范围广泛、弥漫。该组疾病包括中枢神经系统海绵状变性、异染性脑白质营养不良及先天性皮质外轴索再生障碍症等。

一、中枢神经系统海绵状变性

(一)临床表现与病理特征

本病又称 Canavan-Van Bogaert 病、脑白质海绵状硬化症，是一种较罕见的家族遗传性疾病，呈常染色体隐性遗传。以犹太人多见。病理改变为慢性脑水肿、广泛的空泡形成、大脑白质海绵状变性。以皮质下白质及深部灰质受累为主，中央白质相对较轻。髓磷脂明显缺失。星形细胞肿胀、增生。临床表现为出生后 10 个月内起病，以男婴多见，发病迅速，肢体松弛，举头困难，而后肌张力增高，去大脑强直与抽搐发作，视神经萎缩及失明。稍大儿童可有巨脑。常在 2～3 岁时死亡。5 岁以后发病以智力障碍为主，可有小脑性共济失调。

(二)MRI 表现

MRI 显示大脑白质长 T_1、长 T_2 异常信号,广泛、弥漫、对称,不强化。头颅巨大、颅缝分开。晚期脑萎缩,脑室扩大。

二、肾上腺脑白质营养不良

(一)临床表现与病理特征

本病又称性连锁遗传谢尔德病,为染色体遗传的过氧化物酶体病变。由于全身性固醇或饱和极长链脂肪酸在细胞内异常堆积,致使脑和肾上腺发生器质与功能性改变。由于是在髓鞘形成以后又被破坏,严格讲本病属于脱髓鞘病变。病理检查见大脑白质广泛性、对称性脱髓鞘改变,由枕部向额部蔓延,以顶颞叶变化为著。可累及胼胝体,但皮质下弓形纤维往往不被侵及。脱髓鞘区可见许多气球样巨噬细胞,经 Sudan Ⅳ 染色为橘红色。血管周围呈炎性改变,并可有钙质沉积。电镜下,巨噬细胞、胶质细胞内有特异性的层状胞浆含体。肾上腺萎缩及发育不全可同时存在。晚期,脑白质广泛减少,皮质萎缩,脑室扩大。

根据发病年龄及遗传染色体不同分为 3 种类型。①儿童型:最常见。为 X 性连锁隐性遗传。仅见于男性,通常在 4～8 岁发病。表现为行为改变、智力减退及视觉症状,可有肾上腺功能不全症状(异常皮肤色素沉着)。病程进行性发展,发病后数年内死亡。②成人型:较常见。属性染色体隐性遗传,见于20～30 岁男性。病程长,有肾上腺功能不全、性腺功能减退、小脑共济失调和智力减退。③新生儿型:为常染色体隐性遗传。于出生后 4 个月内出现症状。临床表现有面部畸形、肌张力减低及色素性视网膜炎。精神发育迟缓,常有癫痫发作。一般在 2 岁前死亡。

(二)MRI 表现

顶枕叶白质首先受累,继之向前累及颞、顶、额叶白质。有时累及胼胝体压部及小脑。病灶周边可有明显强化。经与病理对照发现,这种周边强化实际上代表炎性活动,而疾病后期的无强化,则反映完全性髓鞘结构丧失。在 T_2WI,双侧枕叶白质内可见片状高信号,并向视放射及胼胝体压部扩展(图 7-8)。在部分病例,病变可通过内囊、外囊及半卵圆中心向前发展,但较少累及皮质下弓状纤维。偶有病变最先发生在额叶,并由前向后发展。在成人型病例,MRI 表现无特异性,可见白质内长 T_1、长 T_2 局灶性异常信号,可有轻度脑萎缩。

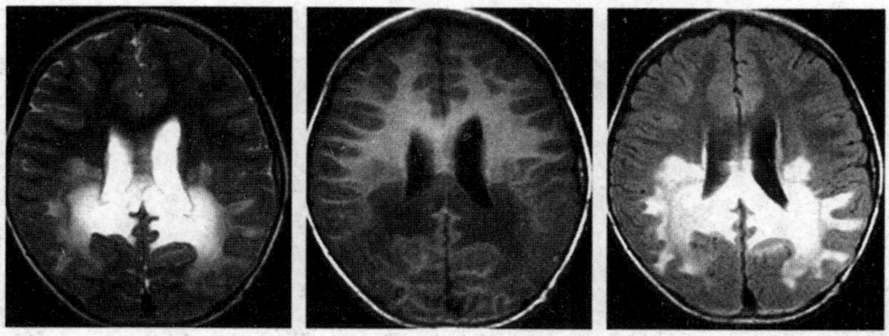

A　　　　B　　　　C

图 7-8　肾上腺脑白质营养不良

A、B.轴面 T_2WI 及 T_1WI 显示双侧颞后枕叶对称性片状长 T_1、长 T_2信号,胼胝体受累;C.轴面 FLAIR 像显示病变白质为高信号

三、类球状脑白质营养不良

(一)临床表现与病理特征

本病又称 Krabbe 病，属于溶酶体异常，为常染色体隐性遗传疾病。由于β-半乳糖苷酶缺乏，使脑苷酯类代谢障碍，导致髓鞘形成不良。病理检查见大脑髓质广泛而对称性的缺乏髓鞘区，轴索常受累，并可累及小脑及脊髓，病变区星形胶质细胞增生明显，其特征性改变为在白质小血管周围常见丛集的所谓类球状细胞。这种细胞为体积较大的多核类上皮细胞，胞体内含大量脑苷酯类物质。发病有家族遗传史，首发症状见于生后 2～6 个月(婴儿型)。临床表现为发育迟缓、躁动、过度兴奋、痉挛状态。检查可见痴呆、视神经萎缩、皮质盲、四肢痉挛性瘫痪。一般在 3～5 年死亡。偶有晚发型。

(二)MRI 表现

在疾病早期，丘脑、尾状核、脑干、小脑和放射冠可见对称性弥漫性长 T_2 异常信号。中期可见室周斑状异常信号。晚期呈弥漫性脑白质萎缩。

四、异染性脑白质营养不良

(一)临床表现与病理特征

异染性脑白质营养不良又称脑硫脂沉积病、异染性白质脑病。为常染色体隐性遗传疾病，脑脂质沉积病之一。因芳香基硫酸酯酶 A 缺乏，导致硫脂在巨噬细胞和胶质细胞内的异染颗粒里异常沉积而发病。病理改变为大脑半球、脑干及小脑白质内广泛脱髓鞘，以少枝胶质细胞脱失明显。用甲苯胺蓝染色可见颗粒状的红黑色异染物质广泛分布。临床表现可根据发病年龄分为以下 4 型。①晚期婴儿型：最常见，1～2 岁时开始不能维持正常姿势，肌张力下降，运动减少，以后智力减退，由软瘫转为痉挛性瘫痪，并可有小脑共济失调、眼震、视神经萎缩、失语，逐渐去脑强直、痴呆，多于 5 岁前死于继发感染；②少年型：于 4～5 岁起病，进展缓慢，常有人格改变及精神异常；③婴儿型：生后 6 个月内发病，又称 Austin 病；④成人型：16 岁后发病。

(二)MRI 表现

不具特异性。MRI 显示脑白质内弥漫性融合性长 T_1、长 T_2 信号(图 7-9)。早期病变以中央白质区为主，并累及胼胝体。晚期累及皮质下白质，脑萎缩。无强化，无占位效应。

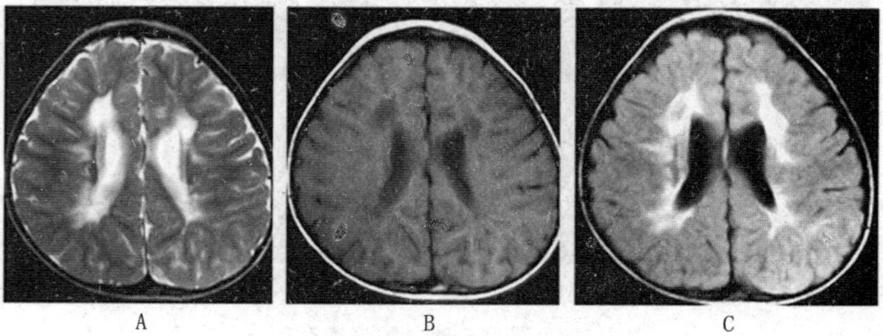

图 7-9 异染性脑白质营养不良

A、B.轴面 T_2WI 及 T_1WI 显示双侧室旁片状长 T_1、长 T_2信号；C.轴面 FLAIR 像显示双侧室旁高信号病变

五、多发性硬化

(一)临床表现与病理特征

多发性硬化(MS)是一种慢性进行性疾病,特征是在大脑及脊髓发生多处播散的脱髓鞘斑块,从而引起多发性与变化不一的神经症状与体征,且有反复加重与缓解的特点。病因不清,可能与自身免疫反应或慢性病毒感染有关。病理检查见散在的脱髓鞘斑块或小岛,少突胶质细胞破坏,伴有血管周围炎症。病变主要发生于白质内,尤其是脑室周围、视神经、脊髓侧柱与后柱(颈胸段常发生),中脑、脑桥、小脑也受累。大脑皮质及脊髓灰质也有病变。早期,神经细胞体及轴突可保持正常;晚期,轴突破坏,特别是长神经束轴突,继而胶质纤维增生,表现为“硬化”。不同时期病灶可同时存在。

MS多见于20～40岁,女性多于男性。部分病例发病前有受寒、感冒等诱因及前驱症状。症状特点是多灶性及各病灶性症状此起彼伏,恶化与缓解相交替。按主要损害部位可分为脊髓型、脑干小脑型及大脑型。①脊髓型:最常见,主要为脊髓侧束、后束受损的症状,有时可呈脊髓半侧损害或出现脊髓圆锥、前角病损的症状,脊髓某一节段受到大的硬化斑或多个融合在一起的硬化斑破坏时,可出现横贯性脊髓损害征象。②脑干或脑干小脑型:也较常见,病损部位主要在脑干与小脑,脑干以脑桥损害多见,临床表现包括Charcot征、运动障碍、感觉障碍及脑神经损害,后者以视神经损害最常见。③大脑型:少见,根据病变部位及病程早晚,可有癫痫发作、运动障碍及精神症状。

(二)MRI表现

MS斑块常见部位包括脑室周围、胼胝体、小脑、脑干和脊髓。MRI显示MS的早期脱髓鞘病变优于CT,敏感度超过85%。FLAIR序列,包括增强后FLAIR序列,是目前显示MS斑块最有效的MR序列之一。MS斑块呈圆形或卵圆形,在T_2 FLAIR序列呈高信号,在T_1WI呈等或低信号。注射对比剂后增强扫描时,活动性病灶表现为实性或环状强化(图7-10),而非活动性病灶往往不强化。对于不典型病例,需要综合临床表现、免疫生化及影像检查结果,方可正确诊断。

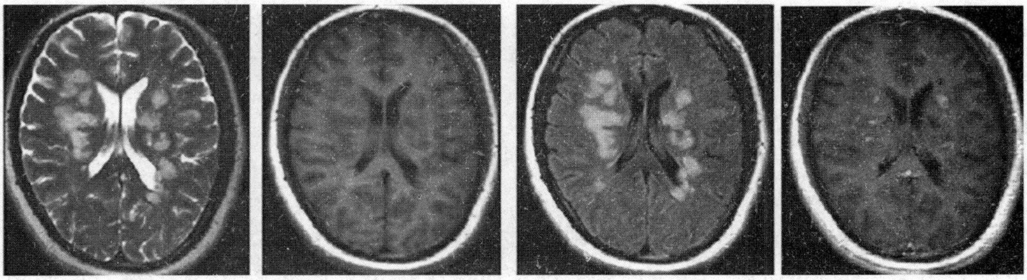

图7-10 多发性硬化

A、B.轴面T_2WI及T_1WI显示双侧室旁白质内多发的斑块状长T_1、长T_2异常信号;C.轴面FLAIR像显示双侧室旁白质内高信号病灶更明显;D.轴面增强T_1WI显示斑点和斑片状强化病灶

六、弥漫性硬化

(一)临床表现与病理特征

弥漫性硬化又称Schilder病,是一种罕见的脱髓鞘疾病。常见于儿童,故也称儿童型多发性

硬化。病理改变为大脑白质广泛性脱髓鞘，呈弥漫不对称分布，常为一侧较明显。病变多由枕叶开始，逐渐蔓延至顶叶、颞叶与额叶，或向对侧扩展。白质髓鞘脱失由深至浅融合成片，可累及皮质。脑干、脊髓也可见脱髓鞘后形成的斑块。晚期因髓质萎缩出现第三脑室及侧脑室扩大，脑裂、脑池增宽。

患者多在10岁前发病，起病或急或缓。根据受累部位不同出现不同症状。枕叶症状：从同侧偏盲至全盲，从视力减退至失明，瞳孔功能与眼底常无改变；顶颞叶症状：失听、失语、失用与综合感觉障碍；额叶症状：智力低下、情感不稳、行为幼稚。也可出现四肢瘫或偏瘫，癫痫大发作或局限性运动性发作。

(二)MRI表现

病灶大多位于枕叶，表现为长 T_2 异常信号；在 T_1WI，病灶可为低信号、等信号或高信号；注射对比剂后病灶边缘可强化。病变晚期主要表现为脑萎缩。

七、急性播散性脑脊髓炎

(一)临床表现与病理特征

常发生于病毒感染(如麻疹、风疹、天花、水痘、腮腺炎、百日咳、流感)或细菌感染(如猩红热)之后，也可发生于接种疫苗(如狂犬病、牛痘)之后。病理改变为脑与脊髓广泛的炎性脱髓鞘反应，以白质中小静脉周围的髓鞘脱失为特征。病变区血管周围有炎性细胞浸润、充血、水肿，神经髓鞘肿胀、断裂及脱失，形成点状软化坏死灶，并可融合为大片软化坏死区，可有胶质细胞增生。病灶主要位于白质，但也可损及灰质与脊神经根。临床急性起病，儿童及青壮年多发，发病前1～2周有感染或接种史。首发症状多为头痛、呕吐，体温可再度升高。中枢神经系统受损广泛，出现大脑、脑干、脑膜及脊髓症状与体征。

(二)MRI表现

双侧大脑半球可见广泛弥散的长 T_1、长 T_2 异常信号，病灶边界清楚，可累及基底核区及灰质。急性期因水肿使脑室受压、变小。注射对比剂后，病灶无强化，或呈斑片状、环状强化。较大孤立强化病灶的影像表现可类似肿瘤，应结合病史进行鉴别。晚期灰白质萎缩，脑沟裂及脑室增宽。

八、胼胝体变性

(一)临床表现与病理特征

本病又称 Marchiafava-Bjgnami 病，病因不清。最早报道发生于饮红葡萄酒的意大利中老年人。但无饮酒嗜好者也可发生。病理改变特征为胼胝体中央部脱髓鞘，坏死及软化灶形成。病变也可侵及前、后联合或其他白质区。病灶分布大致对称，病灶周边结构保持完好。临床表现为局限性或弥漫性脑部受损症状及体征，如进行性痴呆、震颤、抽搐等。病情渐进发展无缓解，对各种治疗无明显反应。一般数年内死亡。

(二)MRI表现

特征性MRI表现为胼胝体内长 T_1、长 T_2 异常信号(图7-11)，边界清楚、局限。注射对比剂后病变区可强化。病变常累及脑室额角前白质，表现为长 T_1、长 T_2 异常信号区。晚期胼胝体萎缩。

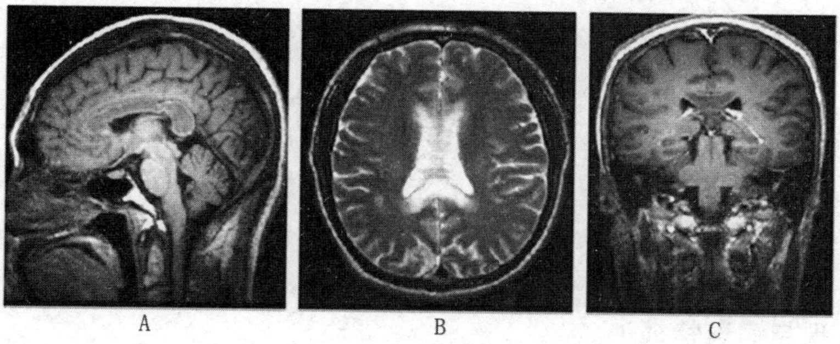

图 7-11 胼胝体变性

A、B.矢状面 T_1WI 及轴面 T_2WI 显示胼胝体长 T_1、长 T_2 异常信号；C.冠状面增强 T_1WI 显示胼胝体病变无明显强化

九、脑桥中央髓鞘溶解症

(一)临床表现与病理特征

本病可能与饮酒过度、营养不良及电解质或酸碱平衡紊乱(特别是快速纠正的低血钠)有关。病理改变为以脑桥基底的中央部开始的髓鞘溶解，并呈离心性扩散，神经细胞及轴索可不受损害，神经纤维束之间存在巨噬细胞，其作用为吞噬溶解的髓鞘及脂肪颗粒。病变严重者，整个脑桥均受累，并可累及中脑及脑桥外结构，如内囊、丘脑、基底核、胼胝体及半卵圆中心。典型患者为中年酒徒。此外，本病也可发生于患恶性肿瘤、慢性肺部疾病或慢性肾衰竭者。患者多表现为严重的代谢障碍，脑神经麻痹及长束征。病程进展很快，存活率低。

(二)MRI 表现

MRI 在检出脑桥病灶、评估轴索(皮质脊髓束)保留及发现脑桥外病灶方面均优于 CT。在 T_2WI，病变呈高信号，无占位效应。在 T_1WI，脑桥中心部呈低信号区，脑桥边缘仅剩薄薄的一层(图 7-12)。通常不累及被盖部。有时可见中脑、丘脑和基底核受累。病灶强化表现多变，可无强化或轻度环状强化。病变后期脑桥萎缩。

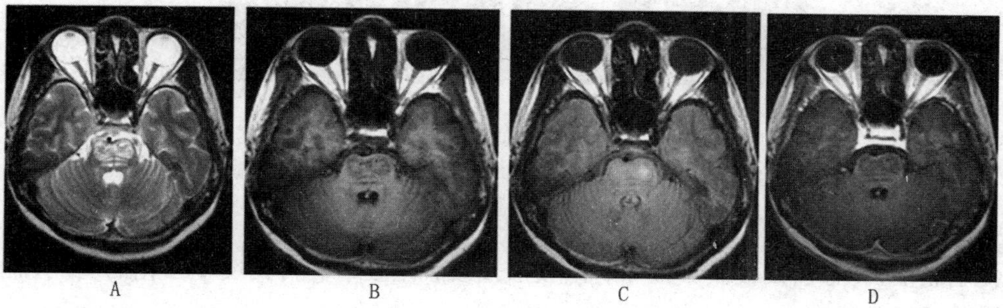

图 7-12 脑桥中央髓鞘溶解

A、B.轴面 T_2WI 及 T_1WI 显示脑桥片状不均匀稍长 T_1、稍长 T_2 信号；C.轴面 FLAIR 像显示脑桥病灶为稍高信号；D.轴面增强 T_1WI 显示脑桥病灶强化不明显

(叶　鹏)

第三节 颅脑外伤

一、硬膜外血肿

(一)临床表现与病理特征

硬膜外血肿位于颅骨内板与硬脑膜之间，约占外伤性颅内血肿的30%。出血来源包括脑膜中动脉，脑膜中动脉经棘孔入颅后，沿着颅骨内板的脑膜中动脉沟走行，在翼点分两支，均可破裂出血；上矢状窦或横窦，骨折线经静脉窦致出血；板障静脉或导血管，颅骨板障内有网状板障静脉和穿透颅骨导血管，损伤后出血沿骨折线流入硬膜外形成血肿；脑膜前动脉和筛前、筛后动脉；脑膜中静脉。

急性硬膜外血肿患者常有外伤史，临床容易诊断。慢性硬膜外血肿较少见，占3.5%～3.9%。其发病机制、临床表现及影像征象与急性血肿有所不同。临床表现以慢性颅内压增高症状为主，症状轻微而持久，如头痛、呕吐及视盘水肿。通常无脑局灶定位体征。

(二)MRI表现

头颅CT是最快速、最简单、最准确的诊断方法。其最佳征象为高密度双凸面脑外占位。在MRI可见血肿与脑组织之间的细黑线，即移位的硬脑膜(图7-13)。急性期硬膜外血肿在多数序列与脑皮质信号相同。

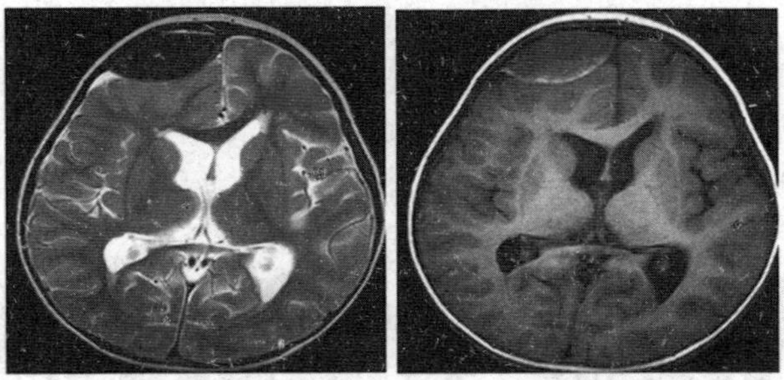

A　　B

图7-13　硬膜外血肿

A、B.轴面T_2WI及T_1WI显示右额硬膜外双凸状异常信号，其内可见液平面，右额皮质受压明显

(三)鉴别诊断

包括脑膜瘤、转移瘤及硬膜结核瘤。脑膜瘤及硬膜结核瘤均可见明显强化的病灶，而转移瘤可能伴有邻近颅骨病变。

二、硬膜下血肿

(一)临床表现与病理特征

硬膜下血肿发生于硬脑膜和蛛网膜之间，是最常见的颅内血肿。常由直接颅脑外伤引起，间接外伤亦可。1/3～1/2为双侧性血肿。外伤撕裂了横跨硬膜下的桥静脉，导致硬膜下出血。

依照部位不同及进展快慢，临床表现多样。慢性型自外伤到症状出现之间有一静止期，多由皮质小血管或矢状窦旁桥静脉损伤所致。血液流入硬膜下间隙并自行凝结。因出血量少，此时可无症状。3 周以后血肿周围形成纤维囊壁，血肿逐渐液化，蛋白分解，囊内渗透压增高，脑脊液渗入囊内，致血肿体积增大，压迫脑组织而出现症状。

(二)MRI 表现

CT 诊断主要根据血肿形态、密度及一些间接征象。一般表现为颅骨内板下新月形均匀一致高密度。有些为条带弧状或梭形混合性硬膜外、下血肿，CT 无法分辨。MRI 在显示较小硬膜下血肿和确定血肿范围方面更具优势。冠状面、矢状面 MRI 有助于检出位于颞叶之下中颅凹内血肿、头顶部血肿、大脑镰及靠近小脑幕的血肿(图 7-14)。硬膜在 MRI 呈低信号，有利于确定血肿在硬膜下或是硬膜外。在 FLAIR 序列，硬膜下血肿表现为条弧状、月牙状高信号，与脑回、脑沟分界清楚。

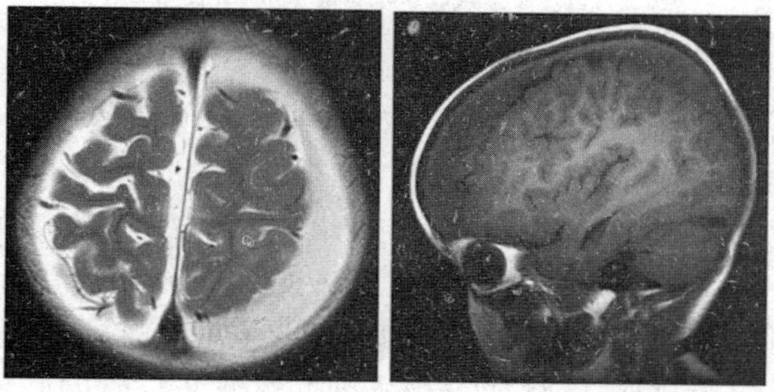

A　　　　B

图 7-14　硬膜下血肿

A.轴面 T_2WI；B.矢状面 T_1WI 显示左侧额顶骨板下新月形血肿信号

(三)鉴别诊断

主要包括硬膜下水瘤，硬膜下渗出及由慢性脑膜炎、分流术后、低颅内压等所致硬脑膜病。

三、外伤性蛛网膜下腔出血

(一)临床表现与病理特征

本病是颅脑损伤后由于脑表面血管破裂或脑挫伤出血进入蛛网膜下腔，并积聚于脑沟、脑裂和脑池。因患者年龄、出血部位、出血量多少不同，临床表现各异。轻者可无症状，重者昏迷。绝大多数病例外伤后数小时内出现脑膜刺激征，表现为剧烈头痛、呕吐、颈项强直等。少数患者早期可出现精神症状。腰椎穿刺脑脊液检查可确诊。

相关病理过程包括血液流入蛛网膜下腔使颅内体积增加，引起颅内压升高；血性脑脊液直接刺激脑膜致化学性脑膜炎；血性脑脊液直接刺激血管或血细胞产生多种血管收缩物质，引起脑血管痉挛，导致脑缺血、脑梗死。

(二)MRI 表现

CT 可见蛛网膜下腔高密度，多位于大脑外侧裂、前纵裂池、后纵裂池、鞍上池和环池。但 CT 阳性率随时间推移而减少，外伤 24 小时内 95%以上，1 周后不足 20%，2 周后几乎为零。而 MRI 在亚急性和慢性期可以弥补 CT 的不足(图 7-15)。在 GRE T_2WI，蛛网膜下腔出血呈沿脑沟分布的低信号。本病急性期在常规 T_1WI、T_2WI 无特异征象，在 FLAIR 序列则显示脑沟、脑裂、脑池内条弧线状高信号。

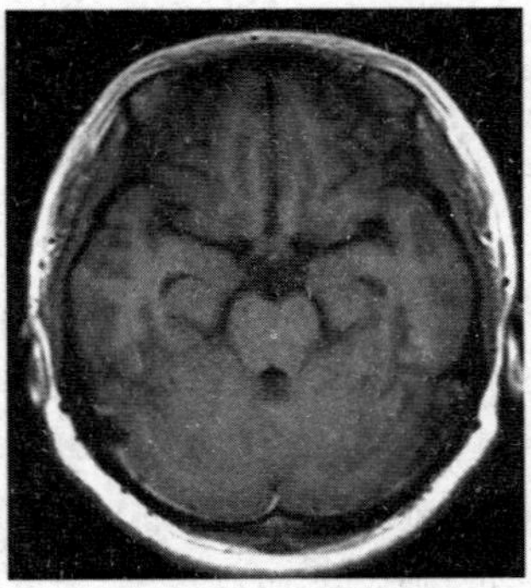

图 7-15 蛛网膜下腔出血

轴面 T_1WI 显示颅后窝蛛网膜下腔线样高信号

四、弥漫性轴索损伤

(一)临床表现与病理特征

脑弥漫性轴索损伤(DAI)又称剪切伤,是重型闭合性颅脑损伤病变,临床症状重,死亡率和致残率高。病理改变包括轴索微胶质增生和脱髓鞘改变,伴有或不伴有出血。因神经轴索折曲、断裂,轴浆外溢而形成轴索回缩球,可伴有微胶质细胞簇形成。脑实质胶质细胞不同程度肿胀、变形,血管周围间隙扩大。毛细血管损伤造成脑实质和蛛网膜下腔出血。

DAI 患者表现为意识丧失和显著的神经学损害。大多数在伤后立即发生原发性持久昏迷,无间断清醒期或清醒期短。昏迷的主要原因是广泛性大脑轴索损伤,使皮质与皮质下中枢失去联系,故昏迷时间与轴索损伤的数量和程度有关。临床上将 DAI 分为轻、中、重 3 型。

(二)MRI 表现

CT 见脑组织弥漫性肿胀,灰白质分界不清,其交界处有散在斑点状高密度出血灶,伴有蛛网膜下腔出血。脑室、脑池受压变小,无局部占位征象。MRI 特征如下。①弥漫性脑肿胀:双侧大脑半球皮髓质交界处出现模糊不清的长 T_1、长 T_2 信号,在 FLAIR 序列呈斑点状不均匀中高信号。脑组织呈饱满状,脑沟、裂、池受压变窄或闭塞,且为多脑叶受累。②脑实质出血灶:单发或多发,直径多$<$2.0 cm,均不构成血肿,无明显占位效应。主要分布于胼胝体周围、脑干上端、小脑、基底核区及皮髓质交界部。在急性期呈长 T_1、短 T_2 信号(图 7-16),在亚急性期呈短 T_1、长 T_2 信号,在 FLAIR 呈斑点状高信号。③蛛网膜下腔和/或脑室出血:蛛网膜下腔出血多见于脑干周围,尤其是四叠体池、环池,以及幕切迹和/或侧脑室、第三脑室。在出血超急性期或急性期,平扫 T_1WI、T_2WI 显示欠佳,但在亚急性期,呈短 T_1、长 T_2 信号,在 FLAIR 呈高信号。④合并其他损伤:DAI 可合并硬膜外、硬膜下血肿,颅骨骨折。

(三)鉴别诊断

1.DAI 与脑挫裂伤鉴别

前者出血部位与外力作用无关,出血好发于胼胝体、皮髓质交界区、脑干及小脑等处,呈类圆形或斑点状,直径多$<$2.0 cm;后者出血多见于着力或对冲部位,呈斑片状或不规则形,直径可$>$2.0 cm,常累及皮质。

2.DAI 与单纯性硬膜外、硬膜下血肿鉴别

DAI 合并的硬膜外、下血肿表现为“梭形”或“新月形”稍高信号,但较局限,占位效应不明

显。可能与其出血量较少和弥漫性脑肿胀有关。

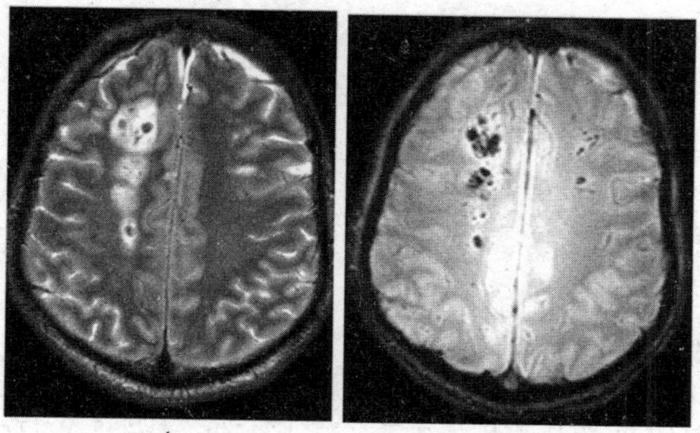

A　　　　　　　　　　B

图 7-16　弥漫性轴索损伤

A.轴面 T_2WI 显示双额灰白质交界区片状长 T_2 异常信号，混杂有点状出血低信号；B.轴面 GRE 像显示更多斑点状出血低信号

五、脑挫裂伤

(一)临床表现与病理特征

脑挫裂伤是最常见的颅脑损伤之一。脑组织浅层或深层有散在点状出血伴静脉淤血，并脑组织水肿者为脑挫伤，凡有软脑膜、血管及脑组织断裂者称脑裂伤，两者习惯上统称脑挫裂伤。挫裂伤部位以直接接触颅骨粗糙缘的额颞叶多见。脑挫裂伤病情与其部位、范围和程度有关。范围越广、越接近颞底，临床症状越重，预后越差。

(二)MRI 表现

MRI 征象复杂多样，与挫裂伤后脑组织出血、水肿及液化有关。对于出血性脑挫裂伤(图 7-17)，随着血肿内的血红蛋白演变，即含氧血红蛋白→去氧血红蛋白→正铁血红蛋白→含铁血黄素，病灶的 MRI 信号也随之变化。对于非出血性脑损伤病灶，多表现为长 T_1、长 T_2 信号。由于脑脊液流动伪影，或与相邻脑皮质产生部分容积效应，位于大脑皮质、灰白质交界处的病灶不易显示，且难鉴别水肿与软化。FLAIR 序列抑制自由水，显示结合水，在评估脑挫裂伤时，对确定病变范围、检出重要功能区的小病灶、了解是否合并蛛网膜下腔出血有重要的临床价值。

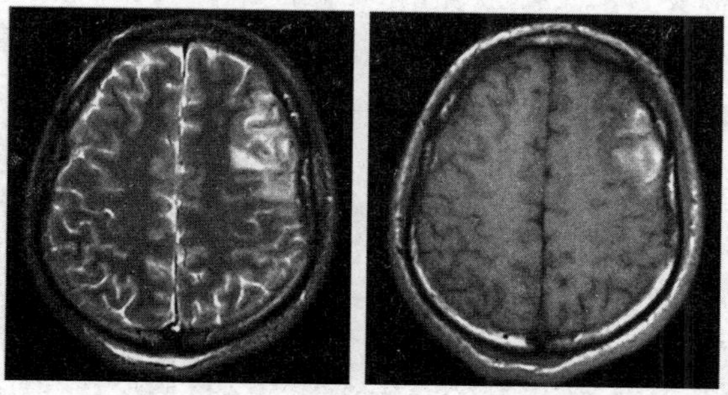

A　　　　　　　　　　B

图 7-17　脑挫裂伤

A、B.轴面 T_2WI 及 T_1WI 显示左额叶不规则形长 T_2 混杂信号及短 T_1 出血信号

(安　波)

第四节 颅脑肿瘤

一、星形细胞瘤

(一)临床表现与病理特征

神经胶质瘤是中枢神经系统最常见的原发性肿瘤,约占脑肿瘤的40%,呈浸润性生长,预后差。在胶质瘤中,星形细胞瘤最常见,约占75%,幕上多见。按照WHO肿瘤分类标准,星形细胞瘤分为Ⅰ级、Ⅱ级、Ⅲ级(间变型)、Ⅳ级(多形性胶质母细胞瘤)。

(二)MRI表现

星形细胞瘤的恶性程度和分级不同,MRI征象也存在差异。低度星形细胞瘤边界多较清晰,信号较均匀,水肿及占位效应轻,出血少见,无强化或强化不明显。高度恶性星形细胞瘤边界多模糊,信号不均匀,水肿及占位效应明显,出血相对多见,强化明显(图7-18、图7-19)。高、低度恶性星形细胞瘤的信号强度虽有一定差异,但无统计学意义。常规T_1WI增强扫描能反映血-脑屏障破坏后对比剂在组织间隙的聚集程度,并无组织特异性。血-脑屏障破坏的机制是肿瘤破坏毛细血管,或病变组织血管由新生的异常毛细血管组成。肿瘤强化与否,在反映肿瘤血管生成方面有一定的局限性。

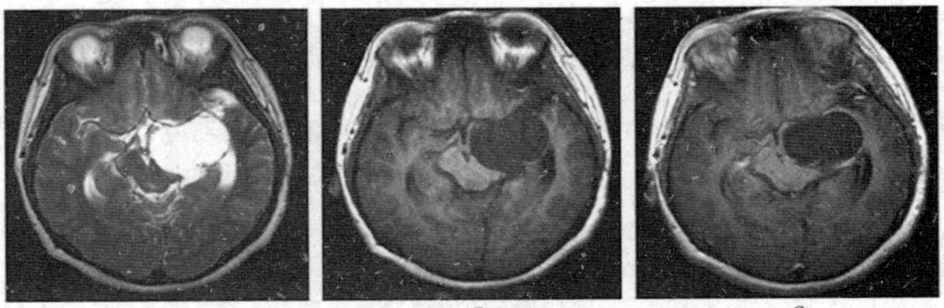

A B C

图7-18 星形细胞瘤

A、B.轴面T_2WI及T_1WI显示左侧颞叶内侧团状长T_2、长T_1异常信号,边界清晰,相邻脑室颞角及左侧中脑大脑脚受压;C.增强扫描T_1WI显示肿瘤边缘线样强化

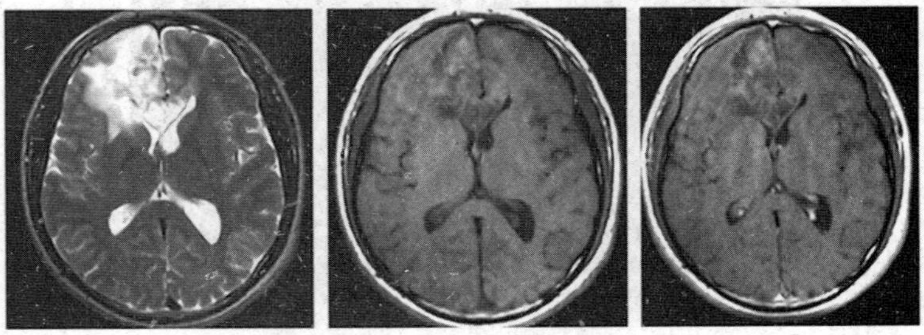

A B C

图7-19 星形细胞瘤

A、B.轴面T_2WI及T_1WI显示右侧额叶及胼胝体膝部混杂异常信号,周边可见水肿,右侧脑室额角受压;C.增强扫描T_1WI显示肿瘤不均匀强化

虽然常规MRI对星形细胞瘤的诊断准确率较高，有助于制订治疗方案，但仍有局限性。因治疗方法的选择，应以病理分级不同而异。一些新的扫描序列，如DWI、PWI、MRS等，有可能对星形细胞瘤的诊断、病理分级、预后及疗效作出更准确的评价。

PWI可评价血流的微循环，即毛细血管床的血流分布特征。PWI是在活体评价肿瘤血管生成最可靠的方法之一，可对星形细胞瘤的术前分级及肿瘤侵犯范围提供有价值信息。胶质母细胞瘤和间变胶质瘤实质部分的相对脑血流容积（rCBV）明显高于Ⅰ、Ⅱ级星形细胞瘤。

MRS利用MR现象和化学位移作用，对一系列特定原子核及其化合物进行分析，是目前唯一无损伤性研究活体组织代谢、生化变化及对化合物定量分析的方法。不同的脑肿瘤，由于组成成分不同、细胞分化程度不同、神经元破坏程度不同，MRS表现存在差异。MRS对星形细胞瘤定性诊断和良恶性程度判断具有一定特异性。

二、胶质瘤病

（一）临床表现与病理特征

胶质瘤病为一种颅内少见疾病，主要临床症状有头痛、记忆力下降、性格改变及精神异常，病程数周至数年不等。病理组织学特点是胶质瘤细胞（通常为星形细胞）在中枢神经系统内弥漫性过度增生，病变沿血管及神经轴突周围浸润性生长，神经结构保持相对正常。病灶主要累及脑白质，累及大脑灰质少见；病灶区域脑组织弥漫性轻微肿胀，边界不清；肿瘤浸润区域脑实质结构破坏不明显，坏死、囊变或出血很少见。

（二）MRI表现

肿瘤细胞多侵犯大脑半球的2个或2个以上部位，皮质及皮质下白质均可受累，白质受累更著，引起邻近脑中线结构对称性的弥漫性浸润，尤以胼胝体弥漫性肿胀最常见。病变多侵犯额颞叶，还可累及基底核、脑干、小脑、软脑膜及脊髓等处。MRI特点为在 T_1WI 呈片状弥散性低信号，在 T_2WI 呈高信号，信号强度较均匀（图7-20）。T_2WI 显示病变更清楚。病灶边界模糊，常有脑水肿表现。病变呈弥漫性浸润生长，受累区域脑组织肿胀，脑沟变浅或消失，脑室变小。由于神经胶质细胞只是弥漫性瘤样增生，保存了原有的神经解剖结构，因此MRI多无明显灶性出血及坏死。

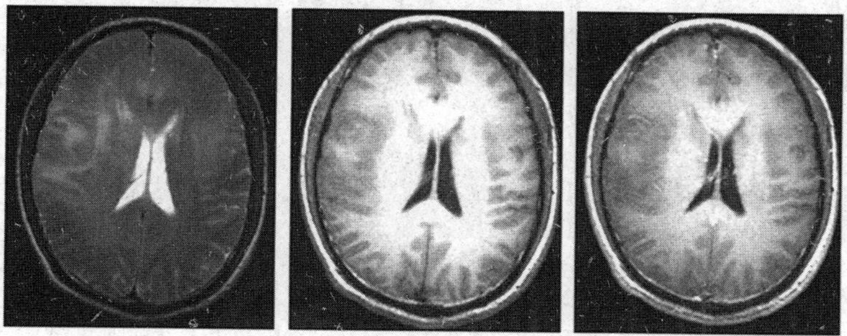

A B C

图7-20 胶质瘤病

A、B.轴面 T_2WI 及 T_1WI 显示双侧额颞叶及胼胝体膝部片状稍长 T_1、稍长 T_2 异常信号，弥漫性浸润生长，边界不清；C.轴面增强扫描 T_1WI 显示肿瘤强化不明显

（三）鉴别诊断

脑胶质瘤病是肿瘤性质的疾病，但肿瘤细胞在脑组织中浸润性散在生长，不形成团块，影像

表现不典型，易误诊。鉴别诊断主要应排除下列疾病。

1.多中心胶质瘤

本病是颅内同时原发2个以上胶质瘤，各瘤体间彼此分离，无组织学联系。脑胶质瘤病为胶质瘤细胞弥漫浸润性生长，影像表现为大片状。

2.其他恶性浸润胶质瘤

如多形性胶质母细胞瘤。此类胶质瘤有囊变、坏死，MRI信号不均匀，占位效应明显，增强扫描时有不同形式的明显强化。

3.各种脑白质病及病毒性脑炎

脑胶质瘤病早期影像与其有相似之处，有时无法鉴别。但大多数患者在应用大量的抗生素和激素类药物后，病情仍进行性加重，复查MRI多显示肿瘤细胞浸润发展，肿瘤增大，占位效应逐渐明显，可资鉴别。

三、室管膜瘤

(一)临床表现与病理特征

室管膜瘤起源于室管膜或室管膜残余部位，比较少见。本病主要发生在儿童和青少年，5岁以下占50%，居儿童期幕下肿瘤第三位。男性多于女性。其病程与临床表现主要取决于肿瘤的部位，位于第四脑室者病程较短，侧脑室者病程较长。常有颅内压增高表现。

颅内好发部位依次为第四脑室、侧脑室、第三脑室和导水管。幕下占60%～70%，特别是第四脑室。脑实质内好发部位是顶、颞、枕叶交界处，绝大多数含有大囊，50%有钙化。病理学诊断主要依靠瘤细胞排列呈菊形团或血管周假菊形团这一特点。肿瘤细胞脱落后，可随脑脊液种植转移。

(二)MRI表现

(1)脑室内或以脑室为中心的肿物，以不规则形为主，边界不整，或呈分叶状边界清楚的实质性占位病变(图7-21)。

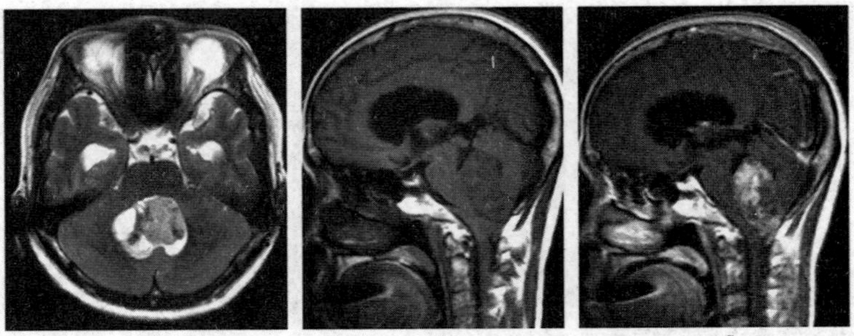

A　　B　　C

图7-21　室管膜瘤

A.轴面 T_2WI 显示第四脑室内不规则形肿物，信号不均匀；B、C.矢状面 T_1WI 和增强 T_1WI 显示肿瘤突入小脑延髓池，强化不均匀，幕上脑积水

(2)脑室内病变边缘光滑，周围无水肿，质地略均质，其内可有斑点状钙化或小囊变区；脑实质内者以不规则形为主，常见大片囊变区及不规则钙化区，周围有水肿带。

(3)脑室系统者常伴不同程度的脑积水，脑实质者脑室系统受压改变。

(4)实质成分在CT主要为混杂密度，或略高密度病灶；在 T_1WI 呈略低信号，T_2WI 呈略高信号或高信号，增强扫描不均匀强化。

(三)鉴别诊断

室管膜瘤需要与以下疾病鉴别。

1.局限于四脑室的室管膜瘤应与髓母细胞瘤鉴别

前者多为良性，病程长，发展慢，病变多有囊变及钙化；后者为恶性肿瘤，起源于小脑蚓部，常突向四脑室，与脑干间常有一间隙(内含脑脊液)，其表现较光滑，强化表现较室管膜瘤更明显，病程短，发展快，囊变及钙化少见，病变密度/信号多均匀一致。此外，髓母细胞瘤成人少见，其瘤体周围有一环形水肿区，而室管膜瘤不常见。

2.脉络丛乳头状瘤

好发于第四脑室，肿瘤呈结节状，边界清楚，悬浮于脑脊液中，脑积水症状出现更早、更严重，脑室扩大明显，其钙化与强化较室管膜瘤明显。

3.侧脑室室管膜瘤应与侧脑室内脑膜瘤鉴别

后者多位于侧脑室三角区，形状较规则，表面光整，密度均匀，强化明显。室管膜下室管膜瘤常发生于孟氏孔附近，大多完全位于侧脑室内，境界清楚，很少侵犯周围脑组织，脑水肿及钙化均少见，强化轻微或无。

4.大脑半球伴有囊变的室管膜瘤需与脑脓肿鉴别

后者起病急，常有脑膜脑炎临床表现，病灶强化与周围水肿较前者更显著。

5.星形细胞瘤及转移瘤

发病年龄多在 40 岁以上，有明显的花环状强化，瘤周水肿与占位效应重。

四、神经元及神经元与胶质细胞混合性肿瘤

神经元及神经元与胶质细胞混合性肿瘤包括神经节细胞瘤、小脑发育不良性节细胞瘤、神经节胶质瘤、中枢神经细胞瘤。这些肿瘤的影像表现，特别是 MRI 表现各具有一定特点。

(一)神经节细胞瘤

1.临床表现与病理特征

神经节细胞瘤为单纯的神经元肿瘤，无胶质成分及恶变倾向，组织结构类似正常脑，缺乏新生物特征。大多数为脑发育不良，位于大脑皮质或小脑。单侧巨脑畸形时可见奇异神经元，伴星形细胞数量及体积增加。

2.MRI 表现

在 T_2WI 为稍高信号，T_1WI 为低信号，MRI 确诊困难。合并其他脑畸形时，T_1WI 可见局部灰质变形，信号无异常或轻度异常，T_2WI 呈等或低信号，PD 呈相对高信号。CT 平扫可为高密度或显示不明显。注射对比剂后，肿瘤不强化或轻度强化。

(二)神经节胶质瘤

1.临床表现与病理特征

临床主要表现为长期抽搐及高颅内压症状，生存时间长，青年多见。本病发病机制目前有两种学说。①先天发育不全学说：在肿瘤形成前即存在神经细胞发育不良，在此基础上，胶质细胞肿瘤性增生，刺激或诱导幼稚神经细胞分化，形成含神经元及胶质细胞的真性肿瘤；②真性肿瘤学说：神经节胶质瘤以分化良好的瘤性神经节细胞与胶质细胞(多为星形细胞，偶为少枝细胞)混合为特征。

神经节胶质瘤可能具有神经内分泌功能。实性、囊性各约50%，囊伴壁结节，生长缓慢，部分有恶变及浸润倾向。

2.MRI 表现

典型影像表现为幕上发生，特别是额叶及颞叶的囊性病灶(图 7-22)，伴有强化的壁结节。肿瘤在 T_1WI 呈低信号团块，囊性部分信号更低。在质子密度像，肿瘤囊腔如含蛋白成分高，其信号高于囊壁及肿瘤本身。在 T_2WI 囊液及肿瘤均为高信号，局部灰白质界限不清。注射 Gd-DTPA 后，病变由不强化至明显强化，以结节、囊壁及实性部分强化为主。1/3 病例伴有钙化，CT 可清楚显示，MRI 不能显示。

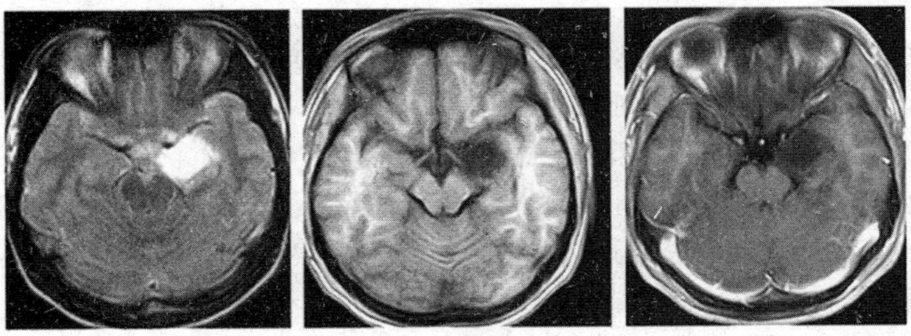

A　　　　B　　　　C

图 7-22　神经节胶质瘤

A、B.轴面 T_2WI 及 T_1WI 显示左侧颞叶内侧不规则形长 T_1、长 T_2 异常信号，边界欠清；C.轴面 T_1WI 增强扫描，病变强化不明显

3.鉴别诊断

神经节胶质瘤的影像学诊断应与以下疾病鉴别。

(1)蛛网膜囊肿位于脑外，CSF 信号。

(2)表皮样囊肿位于脑外，信号类似。

(三)中枢神经细胞瘤

1.临床表现与病理特征

本病常见于青年人(平均年龄 31 岁)，临床症状少于 6 个月，表现为头痛及高颅内压症状。占原发脑肿瘤 0.5%，1982 年由 Hassoun 首次报道，具有特殊的形态学及免疫组织学特征。

肿瘤来源于 Monro 孔之透明隔下端，呈现分叶状，局限性，边界清楚。常见坏死、囊变灶。部分为富血管，可有出血。肿瘤细胞大小一致，分化良好，似少枝胶质细胞但胞质不空，似室管膜瘤但缺少典型之菊花团，有无核的纤维区带。电镜下可见细胞质内有内分泌样小体。有报告称免疫组化显示神经元标记蛋白。

2.MRI 表现

中枢神经细胞瘤位于侧脑室体部邻近莫氏孔，宽基附于侧室壁。在 T_1WI 呈不均匀等信号团块，肿瘤血管及钙化为流空或低信号；在 T_2WI，部分与皮质信号相等，部分呈高信号；注射 Gd-DTPA后，强化不均匀(图 7-23)；可见脑积水。CT 显示丛集状、球状钙化。

3.鉴别诊断

应包括脑室内少枝胶质细胞瘤，室管膜下巨细胞星形细胞瘤，低级或间变星形细胞瘤，室管膜瘤。

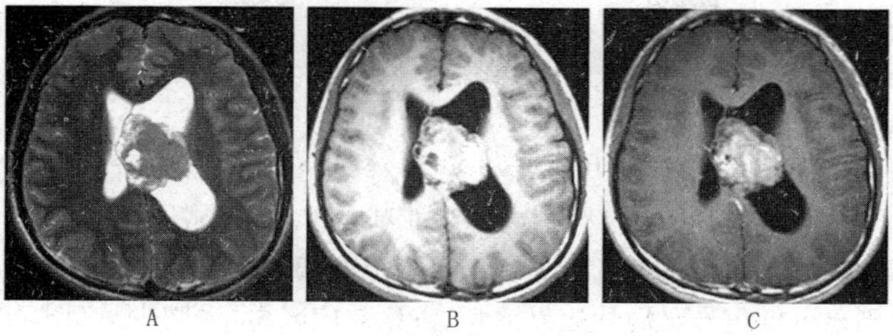

图 7-23 **中枢神经细胞瘤**

A、B.轴面 T_2WI 及 T_1WI 显示左侧脑室不规则形团块，信号不均匀，透明隔右移；C.轴面增强 T_1WI 显示病变中度不均匀强化

(四)小脑发育不良性节细胞瘤

1.临床表现与病理特征

本病又称 LD 病(Lhermitte-Duclos disease)，结构不良小脑神经节细胞瘤，为一种低级小脑新生物，主要发生在青年人，且以小脑为特发部位。临床表现为颅后窝症状，如共济障碍、头痛、恶心、呕吐等。

正常小脑皮质构成：外层为分子层，中层为浦肯野细胞层，内层为颗粒细胞层。本病的小脑脑叶肥大与内颗粒层及外分子层变厚有关。中央白质常明显减少，外层存在怪异的髓鞘，内层存在许多异常大神经元。免疫组化染色提示大多数异常神经元源自颗粒细胞，而非浦肯野细胞。本病可单独存在，也可合并 Cowden 综合征(多发错构瘤综合征)、巨脑、多指畸形、局部肥大、异位症及皮肤血管瘤。

2.MRI 表现

MRI 显示小脑结构破坏和脑叶肿胀，边界清楚，无水肿。病变在 T_1WI 呈低信号，在 T_2WI 呈高信号，注射对比剂后无强化。脑叶结构存在，病灶呈条纹状(高低信号交替带)为本病特征(图 7-24)。可有邻近颅骨变薄，梗阻性脑积水。

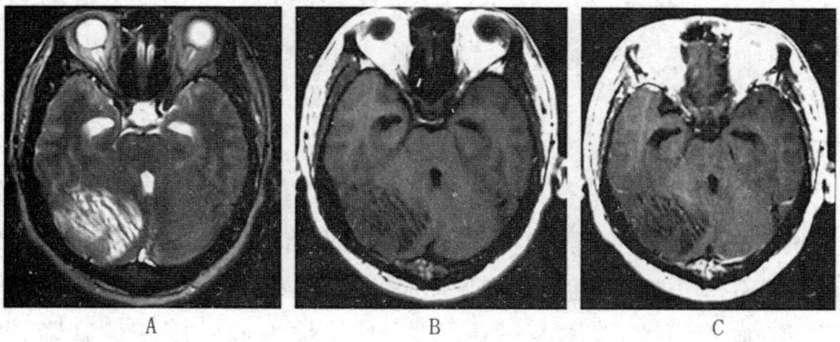

图 7-24 **小脑发育不良性节细胞瘤**

A、B.轴面 T_2WI 及 T_1WI 显示右侧小脑条纹状长 T_1、长 T_2 异常信号，边界清楚；C.轴面增强 T_1WI 显示病变强化不明显

五、胚胎发育不良神经上皮肿瘤

(一)临床表现与病理特征

胚胎发育不良神经上皮肿瘤(dysembryoplastic neuroepithelial tumor，DNET)多见于儿童

和青少年，常于 20 岁之前发病。患者多表现为难治性癫痫，但无进行性神经功能缺陷。经手术切除 DNET 后，一般无须放疗或化疗，预后好。

(二)MRI 表现

DNET 多位于幕上表浅部位，颞叶最常见，占 62%～80%，其次为额叶、顶叶和枕叶。外形多不规则，呈多结节融合脑回状，或局部脑回不同程度扩大，形成皂泡样隆起。MRI 平扫，在 T_1WI 病灶常呈不均匀低信号，典型者可见多个小囊状更低信号区；在 T_2WI 大多数肿瘤呈均匀高信号，如有钙化则显示低信号。病灶边界清晰，占位效应轻微，水肿少见(图 7-25)，是本病影像特点。T_1WI 增强扫描时，DNET 表现多样，多数病变无明显强化，少数可见结节样或点状强化。

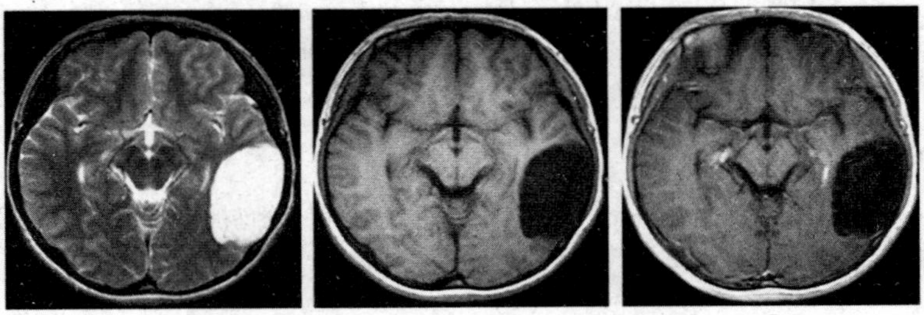

图 7-25　胚胎发育不良神经上皮肿瘤

A、B.轴面 T_2WI 及 T_1WI 显示左侧颞叶囊性异常信号，边界清楚，周边无水肿；C.轴面增强 T_1WI 显示病变强化不明显

六、脑膜瘤

(一)临床表现与病理特征

肿瘤起病慢，病程长，可达数年之久。初期症状及体征可不明显，以后逐渐出现颅内高压及局部定位症状和体征。主要表现为剧烈头痛、喷射状呕吐、血压升高及眼底视盘水肿。

脑膜瘤起源于蛛网膜颗粒的内皮细胞和成纤维细胞，是颅内最常见非胶质原发脑肿瘤，占颅内肿瘤的 15%～20%。常为单发，偶可多发。较大肿瘤可分叶。WHO 根据细胞形态和组织学特征，将其分为脑膜细胞型、成纤维细胞型、过渡型、乳头型、透明细胞型、脊索样脑膜瘤和富于淋巴浆细胞的脑膜瘤。

(二)MRI 表现

多数脑膜瘤在 T_1WI 和 T_2WI 信号强度均匀，T_1WI 呈灰质等信号或略低信号，T_2WI 呈等或略高信号。少数信号不均匀，在 T_1WI 可呈等信号、高信号、低信号。由于无血-脑屏障破坏，绝大多数在增强扫描 T_1WI 呈均一强化，硬脑膜尾征对脑膜瘤的诊断特异性高达 81%(图 7-26)。MRI 可以显示脑脊液/血管间隙，广基与硬膜相连，骨质增生或受压变薄膨隆，邻近脑池、脑沟扩大，静脉窦阻塞等脑外占位征象。

约 15%的脑膜瘤影像表现不典型，主要包括以下几种情况：①少数脑膜瘤可整个肿瘤钙化，即弥漫性钙化的沙粒型脑膜瘤，在 T_1WI 和 T_2WI 均呈低信号，增强扫描显示轻度强化；②囊性脑膜瘤；③多发性脑膜瘤，常见部位依次为大脑凸面、上矢状窦旁、大脑镰旁、蝶骨嵴、鞍上及脑室内。

(三)鉴别诊断

常见部位的脑膜瘤，诊断不难。少见部位脑膜瘤须与其他肿瘤鉴别。

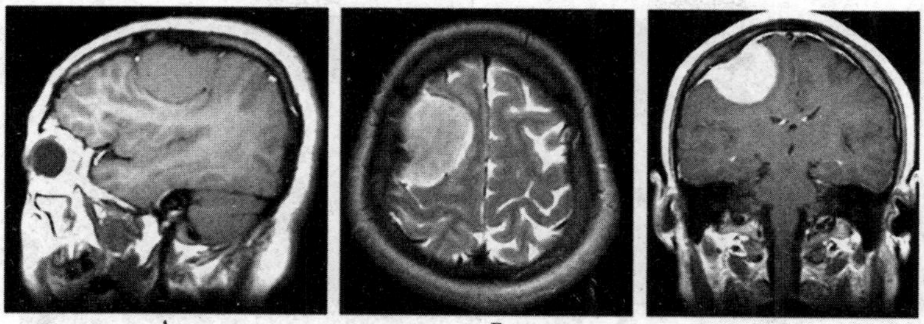

图 7-26 脑膜瘤

A、B.矢状面 T_1WI 及轴面 T_2WI 显示右侧额叶凸面等 T_1、等 T_2 占位病变，边界清楚，相邻皮质受压、移位；C.冠状面增强 T_1WI 显示肿物明显均匀强化，可见硬膜“尾征”

(1)位于大脑半球凸面、完全钙化的脑膜瘤应与颅骨致密骨肿瘤鉴别：增强 MRI 检查时，前者有强化，后者无强化。

(2)鞍上脑膜瘤主要应与突入鞍上的垂体巨腺瘤鉴别：以下征象提示脑膜瘤，鞍结节有骨硬化表现，无蝶鞍扩大，矢状面 MRI 显示肿瘤中心位于鞍结节上方而非垂体腺上方，鞍隔位置正常。

(3)侧脑室内脑膜瘤应与脉络丛乳头状瘤及室管膜瘤鉴别：侧脑室内脉络丛乳头状瘤和室管膜瘤主要发生于儿童和少年，而脑膜瘤常见于中年人；脉络丛乳头状瘤可有脑脊液分泌过多，表现为脑室普遍扩大，而脑膜瘤仅有同侧侧脑室颞角扩大；脉络丛乳头状瘤表面常呈颗粒状，脑膜瘤边缘较圆滑；室管膜瘤强化欠均匀，脑膜瘤强化较均匀。

七、脉络丛肿瘤

(一)临床表现与病理特征

脉络丛肿瘤(choroid plexus tumors，CPT)是指起源于脉络丛上皮细胞的肿瘤，WHO 中枢神经系统肿瘤分类将其分为良性的脉络丛乳头状瘤(choroid plexus papilloma，CPP)、非典型脉络丛乳头状瘤(atypical CPP)和恶性的脉络丛癌(choroid plexus carcinoma，CPC)3 类，分属Ⅰ级、Ⅱ级和Ⅲ级肿瘤。绝大多数为良性，恶性仅占 10%～20%。CPT 好发部位与年龄有关，儿童多见于侧脑室，成人多见于第四脑室。脑室系统外发生时，最多见于桥小脑角区。CPT 的特征是脑积水，原因主要有：①肿瘤直接导致脑脊液循环通路梗阻(梗阻性脑积水)；②脑脊液生成和吸收紊乱(交通性脑积水)。CPT 发生的脑积水、颅内压增高及局限性神经功能障碍多为渐进性，但临床上部分患者急性发病，应引起重视。

(二)MRI 表现

MRI 检查多可见“菜花状”的特征性表现，肿瘤表面不光滑不平整，常呈粗糙颗粒状；而肿瘤信号无特征，在 T_1WI 多呈低或等信号，在 T_2WI 呈高信号，强化较明显(图 7-27)。CT 平扫多表现为等或略高密度病灶，类圆形，部分呈分叶状，边界清楚，增强扫描呈显著均匀强化。

(三)鉴别诊断

1.与室管膜瘤鉴别

后者囊变区较多见，且多有散在点、团状钙化，增强扫描时中等均匀或不均匀强化；发生于幕上者，年龄较大，发生于幕下者年龄较小，与前者正好相反。

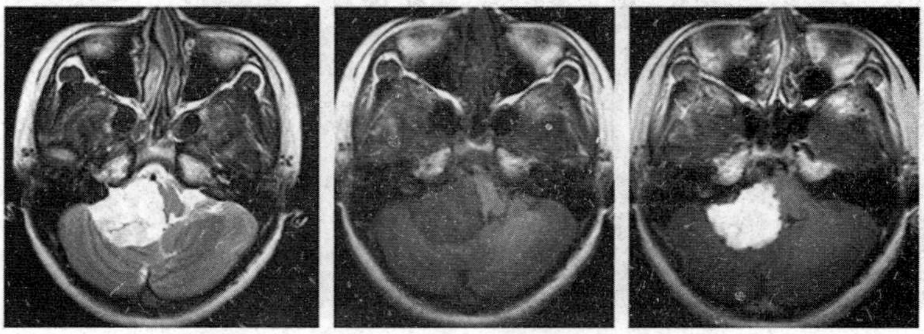

图 7-27　脉络丛乳头状瘤

A、B.轴面 T_2WI 及 T_1WI 显示肿瘤位于右侧桥小脑角区，信号欠均匀，"菜花状"外观，边界清楚；C.轴面增强 T_1WI 显示肿物强化明显

2.与脑室内脑膜瘤鉴别

后者除具有脑膜瘤典型特征外，脑积水不如前者显著，好发于成年女性，以侧脑室三角区多见。

八、髓母细胞瘤

（一）临床表现与病理特征

髓母细胞瘤是一种高度恶性小细胞瘤，极易沿脑脊液通道转移。好发于小儿，特别是10岁左右儿童，约占儿童脑瘤的20%。本病起病急，病程短，多在3个月之内。由于肿瘤推移与压迫第四脑室，导致梗阻性脑积水，故多数患者有明显颅内压增高。

肿瘤起源于原始胚胎细胞残余，多发生于颅后窝小脑蚓部，少数位于小脑半球。大体病理检查可见肿瘤呈灰红色或粉红色，柔软易碎，边界清楚，但无包膜，出血、钙化及坏死少。镜下肿瘤细胞密集，胞质少，核大且浓染，肿瘤细胞可排列成菊花团状。

（二）MRI 表现

MRI 不仅能明确肿瘤大小、形态及其与周围结构的关系，还能与其他肿瘤鉴别诊断。MRI 检查时，肿瘤的实质部分多表现为长 T_1、长 T_2 信号，增强扫描时实质部分显著强化（图 7-28）；第四脑室常被向前推移，变形变窄；大部分合并幕上脑室扩张及脑积水。MRI 较 CT 有一定优势，能清楚显示肿瘤与周围结构及脑干的关系；矢状面或冠状面 MRI 易显示沿脑脊液种植的病灶。

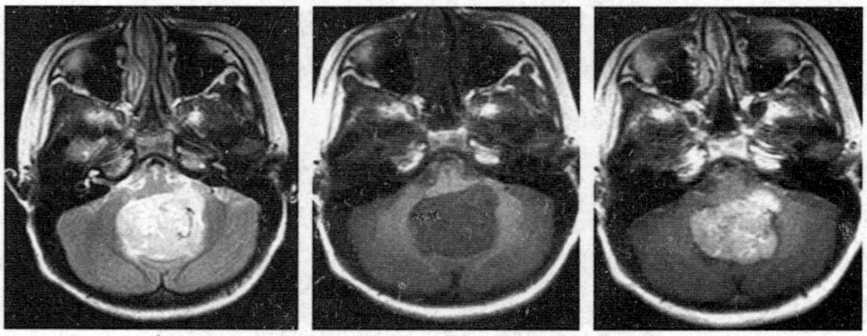

图 7-28　髓母细胞瘤

A、B.轴面 T_2WI 及 T_1WI 显示肿瘤位于小脑蚓部，形态欠规则，边界清楚，第四脑室前移；C.轴面增强 T_1WI 显示肿物不均匀强化

(三)鉴别诊断

本病需与星形细胞瘤、室管膜瘤、成血管细胞瘤及脑膜瘤相鉴别。

1.星形细胞瘤

星形细胞瘤是儿童最常见的颅内肿瘤，其病灶大多位于小脑半球，肿块边缘形态欠规则，幕上脑室扩大较少见，T_1WI 呈低信号，T_2WI 呈高信号，增强扫描时不如髓母细胞瘤强化明显。

2.室管膜瘤

位于第四脑室内，肿块周围可见脑脊液，呈环形线状包绕，肿瘤内囊变及钙化较多见，肿物信号常不均匀。

3.脑膜瘤

第四脑室内脑膜瘤于 T_1WI 呈等信号，T_2WI 呈高信号，增强扫描时均匀强化，可见脑膜尾征。

4.成血管细胞瘤

常位于小脑半球，表现为大囊小结节，囊壁无或轻度强化，壁结节明显强化。

九、生殖细胞瘤

(一)临床表现与病理特征

生殖细胞瘤主要位于颅内中线位置，占颅内肿瘤的 11.5%，常见于松果体和鞍区，以松果体区最多。发生在基底核和丘脑者占 4%～10%。鞍区及松果体区生殖细胞瘤来源于胚胎时期神经管嘴侧部分的干细胞，而基底核及丘脑生殖细胞瘤来自第三脑室发育过程中异位的生殖细胞。

本病男性儿童多见，男女比例约 2.5∶1。好发年龄在 12～18 岁。早期无临床表现。肿瘤压迫周围组织时，出现相应神经症状。鞍区肿瘤主要出现视力下降、下丘脑综合征及尿崩症；松果体区出现上视不能、听力下降；基底核区出现偏瘫；垂体区出现垂体功能不全及视交叉、下丘脑受损表现。患者均可有头痛、恶心等高颅内压表现。因松果体是一个神经内分泌器官，故肿瘤可能影响内分泌系统。性早熟与病变的部位和细胞种类相关。

(二)MRI 表现

生殖细胞瘤的发生部位不同，MRI 表现也不相同，分述如下。

1.松果体区

瘤体多为实质性，质地均匀，圆形、类圆形或不规则形态，可呈分叶状或在胼胝体压部有切迹，边界清楚。一般呈等 T_1、等或稍长 T_2 信号(图 7-29)。大多数瘤体显著强化，少数中度强化，强化多均匀。少数瘤体内有单个或多个囊腔，使强化不均匀。

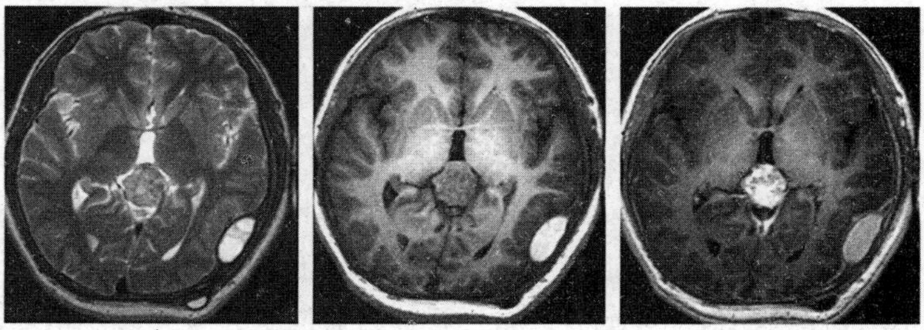

A　　B　　C

图 7-29　生殖细胞瘤

A、B.轴面 T_2WI 及 T_1WI 显示肿瘤位于第三脑室后部，类圆形，呈等 T_1、等 T_2 异常信号，信号欠均匀，边界清楚；C.轴面增强 T_1WI 显示肿瘤强化明显，但不均匀

2.鞍区

根据肿瘤具体部位,分为3类。Ⅰ类:位于第三脑室内,包括从第三脑室底向上长入第三脑室,瘤体一般较大,常有出血、囊变和坏死。Ⅱ类:位于第三脑室底,仅累及视交叉、漏斗、垂体柄、视神经和视束,体积较小,形态多样。可沿漏斗垂体柄分布,呈长条状;或沿视交叉视束分布,呈椭圆形。一般无出血、囊变、坏死,MRI多呈等或稍长T_1、稍长T_2信号,明显或中等程度均匀强化。Ⅲ类:仅位于蝶鞍内,MRI显示鞍内等T_1、等或长T_2信号,明显或中度均匀强化。MRI信号无特征,与垂体微腺瘤无法区别。

3.丘脑及基底核区

肿瘤早期在T_1WI为低信号,T_2WI信号均匀,显著均匀强化,无中线移位,边缘清晰。晚期易发生囊变、坏死和出血,MRI多呈混杂T_1和混杂长T_2信号,不均匀强化。肿瘤体积较大,但占位效应不明显,瘤周水肿轻微。肿瘤可沿神经纤维束向对侧基底核扩散,出现斑片状强化;同侧大脑半球可有萎缩。

(三)鉴别诊断

鞍区生殖细胞瘤主要累及神经垂体、垂体柄及下丘脑。瘤体较大时,易与垂体瘤混淆。垂体瘤也呈等T_1、等T_2信号,但多为直立性生长,而生殖细胞瘤向后上生长,可资鉴别。瘤体仅于鞍内时,MRI显示垂体饱满,后叶T_1高信号消失,表现类似垂体微腺瘤。但垂体腺瘤为腺垂体肿瘤,瘤体较小时仍可见后叶T_1高信号,可资鉴别。另外,如发现瘤体有沿垂体柄生长趋势,或增强扫描时仅见神经垂体区强化,均有助于生殖细胞瘤诊断。

十、原发性中枢神经系统淋巴瘤

(一)临床表现与病理特征

中枢神经系统淋巴瘤曾有很多命名,包括淋巴肉瘤、网织细胞肉瘤、小胶质细胞瘤、非霍奇金淋巴瘤(NHL)等。肿瘤分原发性和继发性二类。原发性中枢神经系统淋巴瘤是指由淋巴细胞起源,且不存在中枢神经系统以外淋巴瘤病变。继发性中枢神经系统淋巴瘤是指原发于全身其他部位,后经播散累及中枢神经系统。近年来,根据免疫功能状态,又将淋巴瘤分为免疫功能正常及免疫功能低下型。后者主要与人体免疫缺陷病毒(HIV)感染,器官移植后免疫抑制剂使用及先天遗传性免疫缺陷有关。

中枢神经系统淋巴瘤可在任何年龄发病,高峰在40～50岁。有免疫功能缺陷者发病年龄较早。男性多于女性,比例为2∶1。临床症状包括局灶性神经功能障碍,如无力、感觉障碍、步态异常或癫痫发作。非局灶性表现包括颅内压增高,如头痛、呕吐、视盘水肿,或认知功能进行性下降。

(二)MRI表现

中枢神经系统淋巴瘤主要发生在脑内,病灶大多位于幕上,以深部白质为主要部位。多数病灶邻近脑室。病灶形态多为团块状,较典型表现如同“握拳”者。位于胼胝体压部的病灶沿纤维构形,形如蝴蝶,颇具特征(图7-30)。瘤周水肿的高信号不仅表示该部位脑间质水分增加,还有肿瘤细胞沿血管周围间隙浸润播散的成分。另一特征为瘤周水肿与肿瘤体积不一致。多数肿瘤体积相对较大,具有较明显占位效应,但周边水肿相对轻微。非免疫功能低下者发生淋巴瘤时,瘤体内囊变、坏死少见。本病也可发生在中枢神经系统的其他部位,脑外累及部位包括颅骨、颅底、脊髓等。

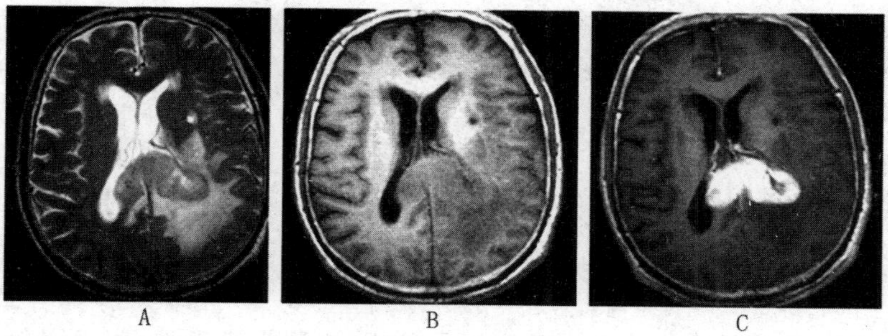

A B C

图 7-30 淋巴瘤

A、B.轴面 T_2WI 及 T_1WI 显示肿瘤位于胼胝体压部，累及双侧侧脑室枕角，周边可见水肿；C.轴面增强 T_1WI 显示瘤体形似蝴蝶，强化明显，边界清楚

（三）鉴别诊断

中枢神经系统淋巴瘤的鉴别诊断主要包括以下疾病。

1.转移瘤

转移瘤多位于灰白质交界处，MRI 多为长 T_1、长 T_2 信号，而淋巴瘤多为低或等 T_1、等 T_2 信号；注射对比剂后，转移瘤呈结节状明显强化，病灶较大者常有中心坏死，而在淋巴瘤相对少见；转移瘤周围水肿明显，一些患者有中枢神经系统以外肿瘤病史。

2.胶质瘤

MRI 多为长 T_1、长 T_2 信号，浸润性生长特征明显，境界不清，某些类型胶质瘤（如少枝胶质细胞瘤）可有钙化，而中枢神经系统淋巴瘤很少钙化。胶质母细胞瘤强化多不规则，呈环形或分枝状。

3.脑膜瘤

脑膜瘤多位于脑表面邻近脑膜部位，形态类圆形，边界清楚，有周围灰质推挤征象。而在中枢神经系统的淋巴瘤少见这种现象。脑膜瘤特征为 CT 高密度，MRI 等 T_1、等 T_2 信号；注射对比剂后均匀强化，有脑膜增强“尾征”。

4.感染性病变

发病年龄相对年轻，部分有发热病史。MRI 增强扫描时，细菌性感染病变多为环状强化，MS 多为斑块状强化。近年来 HIV 感染上升，由此引起的免疫功能低下型淋巴瘤增多，此淋巴瘤病灶常多发，环状强化多见，肿瘤中心坏死多见。

十一、垂体瘤

（一）临床表现与病理特征

垂体腺瘤是常见良性肿瘤，起源于脑腺垂体，系脑外肿瘤，约占颅内肿瘤的 10%。发病年龄，一般在 20～70 岁，高峰在 40～50 岁，10 岁以下罕见。临床症状包括占位效应所致非特异性头痛、头晕、视力下降、视野障碍等。根据分泌的激素水平不同，可有不同内分泌紊乱症状。PRL 腺瘤表现为月经减少、闭经、泌乳等。ACTH 及 TSH 腺瘤对垂体正常功能影响最严重，引起肾上腺功能不全及继发甲状腺功能低下。GH 腺瘤表现为肢端肥大症。部分患者临床表现不明显。

依据生物学行为，垂体腺瘤分为侵袭性垂体腺瘤和微腺瘤。垂体腺瘤生长、突破包膜，并侵犯邻近的硬脑膜、视神经、骨质等结构时称为侵袭性垂体腺瘤。后者的组织学形态属于良性，而生物学特征却似恶性肿瘤，且其细胞形态大部分与微腺瘤无法区别。直径＜10 mm 者称为微腺瘤。

(二)MRI 表现

肿块起自鞍内，T_1WI 多呈中等或低信号，当有囊变、出血时呈更低或高信号。T_2WI 多呈等或高信号，有囊变、出血时信号更高且不均匀。增强扫描时，除囊变、出血、钙化区外，肿瘤均有强化。

MRI 显示垂体微腺瘤具有优势。诊断依据可参考：典型临床表现，实验室化验检查有相关内分泌异常；高场强 3 mm 薄层 MRI 示垂体内局限性信号异常(低、中信号为主)；鞍底受压侵蚀、垂体柄偏移；垂体上缘局限性不对称性隆起、垂体高度异常。依据病灶部位，可对各种微腺瘤进行功能诊断。腺垂体内 5 种主要内分泌细胞通常按功能排列：分泌 PRL 和 GH 的细胞位于两侧，分泌 TSH 和促性腺激素的细胞位于中间；分泌 ACTH 的细胞主要在中间偏后部位。这种解剖关系与垂体腺瘤的发生率相符。注射Gd-DTPA后即刻扫描，微腺瘤的低信号与正常垂体组织对比明显，冠状面 T_1WI 显示更清晰(图 7-31)。在动态增强扫描早期，肿瘤信号低于正常垂体信号，晚期信号强度则高于或等于正常垂体信号。

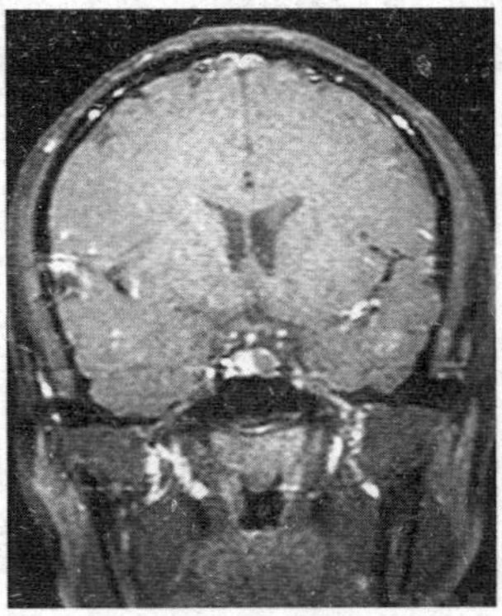

图 7-31 垂体微腺瘤

冠状面动态增强扫描 MRI 显示垂体膨隆，左侧强化延迟

MRI 可预测肿瘤侵袭与否。垂体腺瘤浸润性生长的指征：①垂体腺瘤突破鞍底，向蝶窦内突出；②海绵窦正常形态消失，边缘向外膨隆，海绵窦与肿瘤间无明显分界，在增强扫描早期见肿瘤强化等海绵窦受侵表现(图 7-32)；③颈内动脉被包绕，管径缩小、变窄，或颈内动脉分支受累；④斜坡骨质信号异常，边缘不光整等表现。

(三)鉴别诊断

绝大多数垂体大腺瘤具有典型 MRI 表现，可明确诊断。但鞍内颅咽管瘤及鞍上脑膜瘤与巨大侵袭性生长的垂体腺瘤有时鉴别较难。

1.颅咽管瘤

鞍内颅咽管瘤，或对来源于鞍内、鞍上不甚明确时，以下征象有利于颅咽管瘤诊断：①MRI 显示囊性信号区，囊壁相对较薄，伴有或不伴有实质性部分；②CT 显示半数以上囊壁伴蛋壳样钙化，或瘤内斑状钙化；③在 T_1WI 囊性部分呈现高信号，或含有高、低信号成分，而垂体腺瘤囊变部分为低信号区。

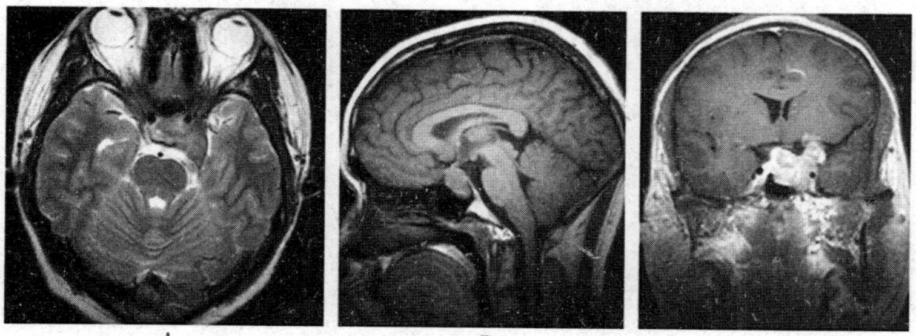

图 7-32 侵袭性垂体瘤

A.轴面 T_2WI 显示肿瘤为等 T_2 信号，累及左侧海绵窦；B.矢状面 T_1WI 显示肿瘤位于鞍内及鞍上，触及视交叉；C.冠状面增强 T_1WI 显示鞍底下陷，相邻结构受累

2.鞍上脑膜瘤

脑膜瘤在MRI信号强度及强化表现方面颇似垂体瘤。少数鞍上脑膜瘤可向鞍内延伸，长入视交叉池，与垂体瘤难以区分。以下MRI所见有利于脑膜瘤诊断：①显示平直状鞍隔，无"腰身"征；②鞍结节或前床突有骨质改变；③肿瘤内存在流空信号，尤其是显示肿瘤内血管蒂，为脑膜瘤佐证。

十二、神经鞘瘤

（一）临床表现与病理特征

神经鞘瘤来源于神经鞘膜的施万细胞，是可以发生于人体任何部位的良性肿瘤，25%～45%在头颈部。脑神经发生的肿瘤中，以神经鞘瘤多见，以听神经、三叉神经发生率最高。颅后窝是Ⅳ～Ⅻ对脑神经起源或脑神经出颅前经过的区域，脑神经肿瘤大部分发生于此。这些肿瘤的临床症状与相应脑神经的吻合性不高，肿瘤可能表现为其他脑神经和小脑的症状。仅从临床角度考虑，有时难以准确判断肿瘤的真正起源。

神经鞘瘤的病理特征是肿瘤于神经干偏心生长，有完整包膜，瘤内组织黄色，质脆。生长过大时，瘤体可出现液化和囊变。瘤细胞主要是梭形Schwan细胞，按其排列方式分为Antoni A型和Antoni B型，以前者为主。

（二）MRI表现

MRI为颅后窝神经肿瘤检查的首选。大多数神经鞘瘤诊断不难。因为大多数肿瘤边界清楚，MRI提示脑实质外肿瘤，且多数肿瘤为囊实性。神经鞘瘤MRI信号的特点是，T_1WI 实性部分呈等或稍低信号，囊性部分呈低信号；T_2WI 实性部分呈稍高或高信号，囊性部分信号更高；增强扫描时，实性部分明显强化，囊性部分不强化，肿瘤整体多呈环状或不均匀强化。<1.5 cm的鞘瘤可呈均匀实性改变，且与相应脑神经关系密切，有助于诊断。

（叶　鹏）

第五节　囊肿与脑脊液循环异常

一、蛛网膜囊肿

(一)临床表现与病理特征

颅内蛛网膜囊肿是指脑脊液样无色清亮液体被包裹在蛛网膜所构成的袋状结构内形成的囊肿,分先天性囊肿和继发性囊肿。颅内蛛网膜囊肿可发生于各个年龄段,以儿童及青少年多见。患者可终身无症状,常因头部外伤、体检或其他原因行头颅影像学检查而发现。常见症状为颅内压增高、脑积水、局灶性神经功能缺失、头围增大或颅骨不对称畸形等。

(二)MRI 表现

MRI 检查时,T_1WI 示低信号,T_2WI 示高信号,与脑脊液信号相同(图 7-33),呈边界清楚的占位病灶,增强时无强化,周围脑组织无水肿,部分脑组织受压移位。与 CT 相比,MRI 为三维图像,且无颅骨伪像干扰。对中线部位、颅后窝及跨越两个颅窝的病变,以及了解病变与脑实质、脑池的关系,MRI 检查可以获得 CT 检查不能得到的信息(图 7-34)。

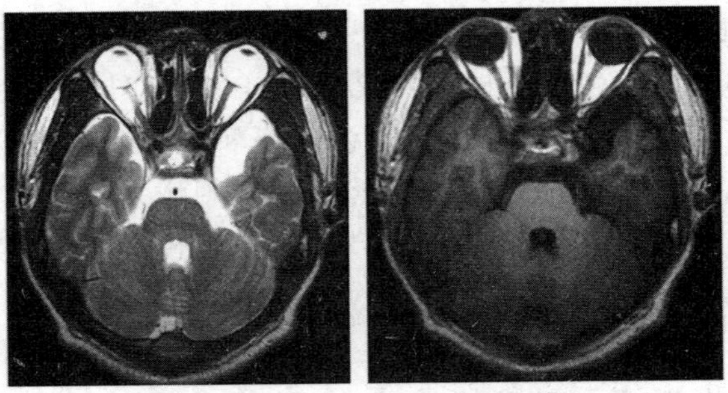

A　　B

图 7-33　蛛网膜囊肿

A、B.轴面 T_2WI 及 T_1WI 显示左侧颞极长圆形长 T_1、长 T_2 脑脊液信号,边界清楚,相邻颞叶受推移

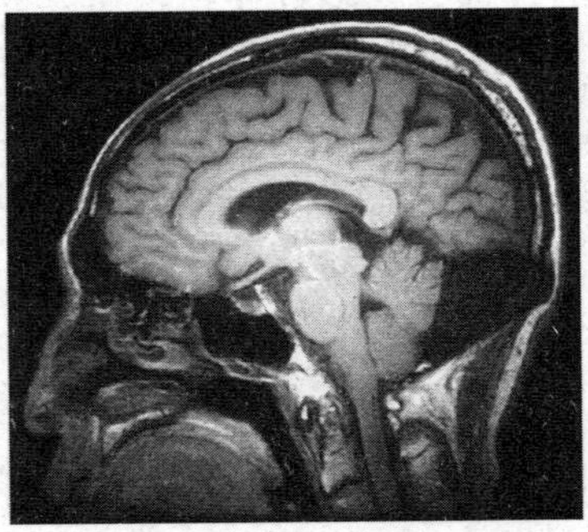

图 7-34　枕大池蛛网膜囊肿

矢状面 T_1WI 显示枕大池内团状脑脊液信号影,膨胀性生长,相邻小脑及颅后窝骨板受压

(三)鉴别诊断

本病诊断主要靠 CT 或 MRI,应与脂肪瘤、皮样或表皮样囊肿相鉴别。它们的 CT 值均为负值可资区别;囊性胶质瘤囊壁边有瘤结节则易于区别;血管网织细胞瘤通常亦为“大囊小结节”,且结节于囊壁边为其特征。

二、表皮样囊肿

(一)临床表现与病理特征

表皮样囊肿来自外胚层,又称胆脂瘤或珍珠瘤,是胚胎发育过程中外胚层残余组织异位所致。囊壁为正常表皮,内含角质物,有时含胆固醇结晶。占颅内肿瘤的 0.2%～1.8%。多发生于桥小脑角、岩斜区,手术全切除较为困难。

临床症状与病变部位有关。①桥小脑角型:最常见,早期三叉神经痛,晚期出现桥小脑角征,脑神经功能障碍,如面部疼痛,感觉减退、麻木,共济失调;②岩斜区型:常为三叉神经痛及三叉神经分布区感觉运动障碍,由于肿瘤生长缓慢、病情长,且呈囊性沿间隙生长,以致肿瘤大而临床表现轻;③脑实质内型:大脑半球常有癫痫发作及颅内压增高,颅后窝者多出现共济失调及后组脑神经麻痹。

(二)MRI 表现

肿瘤多发生于额、颞叶邻近颅底区表浅部位,如桥小脑角、鞍上池、岩斜区,形态不规则,边缘不光整。肿瘤沿蛛网膜下腔匐行生长,呈“见缝就钻”特性。由于表皮样囊肿内的胆固醇和脂肪大多不成熟,且含量较少,所以决定表皮样囊肿 MR 信号的主要因素是上皮组织。表皮样囊肿在 T_1WI 呈低信号,T_2WI 高信号,信号明显高于脑组织和脑脊液,包膜在 T_1 和 T_2 相均呈高信号。增强扫描时,病灶无强化(图 7-35),或其边缘及局部仅有轻、中度强化。

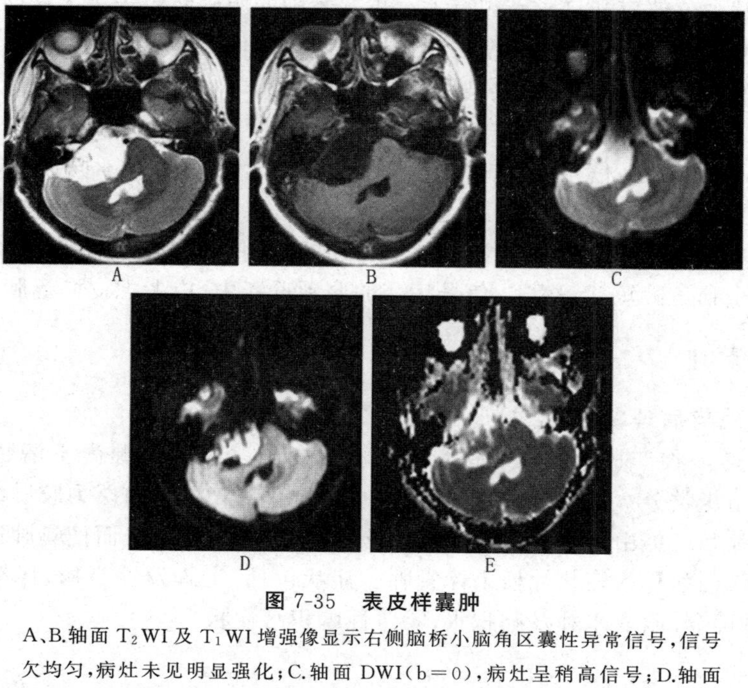

图 7-35 表皮样囊肿

A、B.轴面 T_2WI 及 T_1WI 增强像显示右侧脑桥小脑角区囊性异常信号,信号欠均匀,病灶未见明显强化;C.轴面 DWI(b=0),病灶呈稍高信号;D.轴面 DWI(b=1 000);E.轴面 ADC 图,可见病灶信号不均匀,弥散降低

（三）鉴别诊断

1.低级星形细胞瘤

虽病灶边界清晰，无水肿，无强化，可囊变及钙化，但病变常位于白质内，病灶以稍长 T_1、稍长 T_2 信号为主，形态多规则等征象与本病不同。

2.间变型星形细胞瘤与多形性胶质母细胞瘤

以不均匀长 T_1、长 T_2 信号及囊变、坏死和出血为特征，与本病类似，但其血管源性水肿明显，呈不规则花环状明显强化，易与本病区别。

3.恶性多形性黄色星形细胞瘤

常位于颞叶表浅部位，囊实性肿块有出血及坏死，信号不均，瘤内可含有脂肪信号与本病类似，但水肿及强化明显，脑膜常受累等征象有助于两者鉴别。

4.同心圆性硬化

表皮样囊肿偶有同心圆形等 T_1、略长 T_2 信号，但同心圆性硬化多发生于脑白质，脑白质内及脑干白质内常伴有小圆形长 T_1、长 T_2 信号病灶，类似多发性硬化斑等特点，有助于诊断与鉴别诊断。

三、皮样囊肿

（一）临床表现与病理特征

颅内皮样囊肿是罕见的先天性肿瘤，起源于妊娠 3～5 周外胚层表面，与神经管分离不完全而包埋入神经管内，胎儿出生后形成颅内胚胎肿瘤，占颅内肿瘤的 0.2%。常发生在中线部位硬脑膜外、硬脑膜下或脑内，位于颅后窝者占 2/3，以小脑蚓部、第四脑室及小脑半球为多。常见于 30 岁年龄组，无性别差异。

临床表现与其占位效应和自发破裂有关。皮样囊肿的胆固醇粒子进入蛛网膜下腔可引起脑膜刺激症状。癫痫和头痛最常见。囊壁破裂后可引起化学性脑膜炎、血管痉挛、脑梗死等。少数囊壁通过缺损的颅骨与皮肤窦相通，感染后可引起脑脓肿。

（二）MRI 表现

囊肿呈囊状，边界清楚，信号强度较低。但由于其内含有毛发等不同成分，信号不均匀，以 T_2WI 为著。注射 Gd-DTPA 后囊肿无强化（图 7-36），部分囊壁轻度强化。皮样囊肿破裂后，病灶与周围组织分界欠清，蛛网膜下腔或脑室内出现脂肪信号。脂肪抑制像可见高信号消失（图 7-37）。在桥小脑角区短 T_1 短 T_2 信号病变的鉴别诊断中，应考虑皮样囊肿。

四、松果体囊肿

（一）临床表现与病理特征

松果体囊肿是一种非肿瘤性囊肿，是一种正常变异。囊肿起源尚不清楚，大小一般 5～15 mm。囊肿壁组织学分 3 层，外层为纤维层，中层为松果体实质，内层为胶质组织，无室管膜细胞。患者大多无症状。但由于囊肿上皮具有分泌功能，可随时间延长而使囊肿逐渐增大，产生占位效应，出现临床症状，称为症状性松果体囊肿。症状包括：①阵发性头痛，伴有凝视障碍；②慢性头痛，伴有凝视障碍、眼底水肿及脑积水；③急性脑积水症状。

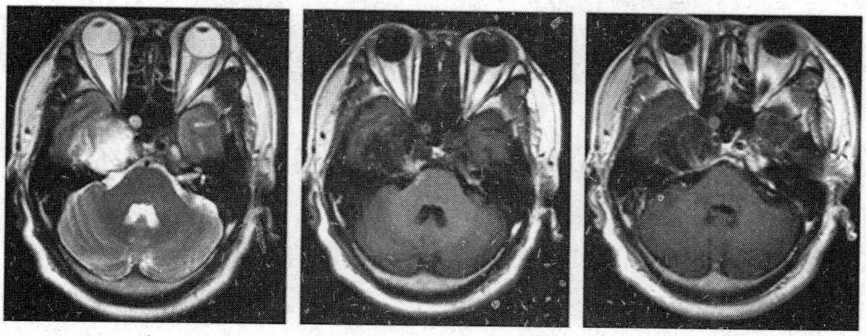

图 7-36　**皮样囊肿**

A、B.轴面 T_2WI 及 T_1WI 显示右侧颞叶内侧片状混杂信号，内见斑片状短 T_1 信号，边界清楚；C.轴面增强 T_1WI 显示病灶无强化

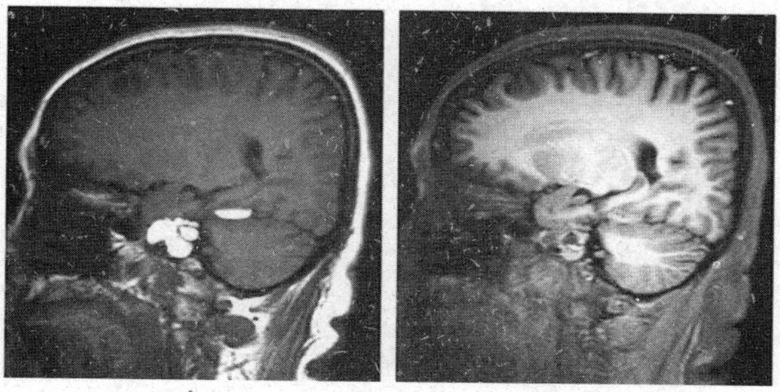

图 7-37　**皮样囊肿**

A.矢状面 T_1WI 显示岩骨尖及小脑幕团状及片状短 T_1 信号；B.矢状面 T_1WI 脂肪抑制像显示异常短 T_1 信号被抑制，提示脂性病灶

(二)MRI 表现

MRI 表现为松果体区囊性病变，呈椭圆形或圆形，边缘光滑、规整。囊壁薄、均匀完整，于各扫描序列同脑皮质等信号。增强扫描部分囊壁环状强化，部分不强化。其强化机制是由于囊壁中残余的松果体实质碎片引起或是囊肿邻近血管结构的强化所致。囊内容物同脑脊液信号相似(图 7-38)。

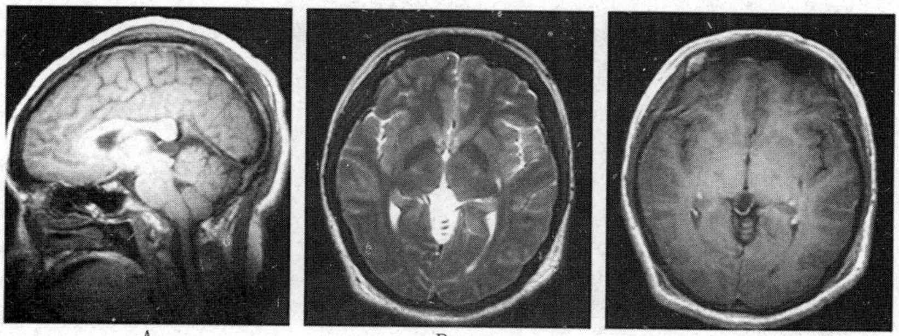

图 7-38　**松果体囊肿**

A、B.矢状面 T_1WI 及轴面 T_2WI 显示松果体区小圆形囊性信号，边界清楚；C.轴面增强 T_1WI 显示囊性病灶后缘略显强化

(三)鉴别诊断

主要有蛛网膜囊肿、松果体瘤囊变、第三脑室后表皮样囊肿、皮样囊肿及单发囊虫病。

1.蛛网膜囊肿

其信号特征与松果体囊肿相似,但前者无壁,且 T_2 FLAIR 序列呈低信号,与后者不同。

2.松果体瘤液化囊变

其囊壁厚且不规则,有壁结节,增强扫描时囊壁及壁结节明显强化,与松果体囊肿壁的强化不同。

3.第三脑室后表皮样囊肿和皮样囊肿

其信号特征与松果体囊肿不同,特别在 T_2 FLAIR 和 DWI 序列。

4.单发囊虫病

有临床感染史,MRI 可显示囊壁内头节,结合实验室检查鉴别不难。

(李志鹏)

第八章　骨与关节疾病的MRI诊断

第一节　软组织与骨关节外伤

一、软组织外伤

投身运动职业的人会出现各种各样的肌肉损伤，但是大部分病例具有自限性，加之MRI检查的费用不菲，接受MRI检查的患者并不多。因此，MRI检查主要用于一些没有明确外伤史而触及肿块的患者及外伤后长期疼痛而不能缓解的患者。

（一）临床表现与发病机制

肌肉损伤好发于下肢。股直肌、股二头肌最常见，这主要是因为这些肌肉位置表浅、含Ⅱ型纤维多、离心性活动、跨过两个关节。半腱肌、内收肌群及比目鱼肌次之。

肌肉损伤可由直接钝性损伤引起，也可由于应力过大所造成的间接损伤造成。根据损伤部位和损伤机制的不同，肌肉损伤可分为三类：肌肉挫伤、肌肉肌腱拉伤、肌腱附着部位撕脱。肌肉挫伤是直接损伤，一般由钝性物体损伤所致，通常出现在深部肌群的肌腹，症状比拉伤轻。肌肉肌腱拉伤是一种间接损伤，通常由应力过大所造成的间接损伤造成，损伤多出现在肌肉肌腱连接的邻近部位，而非正好在肌肉肌腱连接处。因为在肌肉肌腱连接处细胞膜的皱褶很多，增加了肌肉肌腱的接触面积，使其接触面的应力减小，而肌肉肌腱连接处附近和肌腱附着处最薄弱，成为拉伤最好发部位。肌肉拉伤与下列因素有关，如二型纤维所占的比例、跨多个关节、离心活动、形状等。

临床上将肌肉拉伤分为三度，一度是挫伤，二度是部分撕裂，三度是完全断裂。一度没有功能异常，二度轻度功能丧失，三度功能完全丧失。撕脱损伤通常由肌腱附着部位强有力的、失平衡的离心性收缩造成，临床症状主要是功能丧失和严重压痛。

（二）MRI表现

在MRI，肌肉损伤主要有两个方面的改变，即信号强度和肌肉形态。损伤的程度不同，MR信号与形态改变也不一样。

1.一度损伤

只有少量的纤维断裂。在肌束间和周围筋膜内可出现水肿和少量出血。在T_1WI，MR信号改变不明显，或只显示小片状高信号，代表亚急性出血；在T_2WI或压脂T_2WI，可见水肿的稍高信号，外观呈沿肌肉纹理走行的羽毛状，但形态改变不明显，可能由于水肿肌肉较对侧饱满，只有通过双侧对比才能发现。

2.二度损伤

肌纤维部分断裂。其信号改变可类似一度损伤，但在肌纤维断裂处常出现血肿，局部呈长 T_1、长 T_2 信号，其内可见小片状短 T_1 信号。由于水肿、出血，肌肉形态可以膨大，有时在纤维断裂处形成血肿。

3.三度损伤

肌纤维完全断裂。断裂处组织被出血和液体代替，T_2WI 呈高信号。断端回缩，肌肉空虚。断端两侧肌肉体积膨大，类似肿块。

在亚急性和陈旧性肌肉损伤，瘢痕形成时，于 T_1WI 和 T_2WI 均可见低信号。同时，肌纤维萎缩，肌肉体积减小，脂肪填充。

肌肉内出血或血肿信号可随出血时间不同而改变。在急性期，T_1WI 呈等信号，T_2WI 呈低信号；在亚急性期，T_1WI 呈高信号，T_2WI 呈高信号，信号不均匀；在慢性期，血肿周边出现含铁血黄素，T_2WI 呈低信号。

(三)鉴别诊断

1.软组织肿瘤

对无明确外伤史而触及肿物的患者，MRI 显示血肿影像时，首先应排除肿瘤。鉴别要点如下：①信号特点，均匀一致的短 T_1、长 T_2 信号常提示血肿，而肿瘤一般为长 T_1、长 T_2 信号，肿瘤内部出血时，信号多不均匀；②病变周围是否出现羽毛状水肿信号，血肿周围往往出现，且范围大，肿瘤很少出现，除非很大的恶性肿瘤；③增强扫描时，一般血肿由于周边机化，形成假包膜，可在周边出现薄的环状强化，而肿瘤呈均匀或不均匀强化，即使出现边缘强化，厚薄常不均匀；④MRI随访，血肿变小，肿瘤增大或不变。

2.软组织炎症

肌肉损伤的患者，在 MRI 有时仅见肌肉内羽毛状水肿表现，需与软组织的炎症鉴别。鉴别主要根据临床症状，炎症患者往往有红肿热痛及白细胞增高，而且病变肌肉内可能存在小脓肿。

二、半月板撕裂

MRI 是无创伤性检查，目前已广泛用于诊断膝关节半月板撕裂和退变，成为半月板损伤的首选检查方法。

(一)临床表现与病理特征

半月板损伤的常见临床症状为膝关节疼痛。有时表现为绞锁，这一临床症状常为桶柄状撕裂所致。半月板损伤后，边缘出现纤维蛋白凝块，形成半月板边缘毛细血管丛再生的支架。瘢痕组织转变为类似半月板组织的纤维软骨需要数月或数年。新形成的纤维软骨和成熟的纤维软骨的区别在于是否有细胞增加和血管增加。半月板内的软骨细胞也有愈合反应的能力，甚至在没有血管的区域。

(二)MRI 表现

1.信号异常

正常半月板在所有 MR 序列都呈低信号。在比较年轻的患者中，有时显示半月板内中等信号影，这可能与此年龄段半月板内血管较多有关。随着年龄的增长，在短 TE 序列上半月板内可出现中等信号影，这与半月板内的黏液变性有关，但这种中等信号局限于半月板内。如果中等信号或高信号延伸到关节面就不再是单纯的退变，而是合并半月板撕裂。T_2WI 显示游离的液体延伸到半月板撕裂处，是半月板新鲜撕裂的可靠证据。

2.形态异常

半月板撕裂常见其形态异常，如半月板边缘不规则，在关节面处出现小缺损，或发现半月板碎片。如显示的半月板比正常半月板小，应全面寻找移位的半月板碎片。

3.半月板损伤分级

Stoller 根据不同程度半月板损伤的 MRI 表现（信号、形态及边缘改变），将半月板损伤分为Ⅰ～Ⅳ级。

（1）Ⅰ级：半月板信号弥漫增高，信号模糊且界限不清；或半月板内出现较小的孤立高信号灶，未延伸至半月板各缘。半月板形态无变化，边缘光整，与关节软骨界限锐利。组织学上，此型表现与早期黏液样变性有关。这些病变虽无症状，但已代表半月板对机械应力和负重的反应，导致黏多糖产物增多。

（2）Ⅱ级：半月板内异常高信号影（通常为水平线样），未到达关节面。组织学改变为广泛的条带状黏液样变。大多数学者认为Ⅱ级是Ⅰ级病变的进展。

（3）Ⅲ级：半月板内异常高信号灶（通常为斜形，不规则线样）延伸至半月板关节面缘或游离缘。此级损伤可得到关节镜检查证实。

（4）Ⅳ级：在Ⅲ级的基础上，半月板变形更为明显。

4.半月板损伤分型

一般分为三型，即垂直、斜行和水平撕裂。

（1）垂直撕裂：高信号的方向与胫骨平台垂直，通常由创伤引起。垂直撕裂又可分为放射状撕裂（与半月板长轴垂直）和纵行撕裂（与半月板长轴平行）。

（2）斜行撕裂：高信号的方向与胫骨平台成一定的角度，是最常见的撕裂方式。

（3）水平撕裂：高信号的方向与胫骨平台平行，内缘达关节囊，通常继发于退变。

5.几种特殊半月板损伤的 MRI 表现

（1）放射状撕裂：放射状撕裂沿与半月板长轴垂直的方向延伸，病变范围可是沿半月板游离缘的小损伤，也可是累及整个半月板的大撕裂。在矢状或冠状面 MRI，仅累及半月板游离缘的小放射状撕裂表现为领结状半月板最内面小的局限性缺损。在显示大的放射状撕裂时，应根据损伤部位不同，选择不同的 MR 成像平面。放射状撕裂好发于半月板的内 1/3，且以外侧半月板更多见。外侧半月板后角的撕裂可伴有前交叉韧带的损伤。

（2）纵向撕裂：纵向撕裂沿与半月板长轴平行的方向延伸，在半月板内可出现沿半月板长轴分布的线状异常信号。单纯的纵向撕裂，撕裂处到关节囊的距离在每个层面上相等。如果撕裂的范围非常大，内面的部分可能移位到髁间窝，形成所谓的桶柄状撕裂。这种类型的撕裂主要累及内侧半月板，如未能发现移位于髁间窝的半月板部分，可能出现漏诊。在矢状面 MRI 可见领结状结构减少和双后交叉韧带征，在冠状面 MRI 可见半月板体部截断，并直接看到移位于髁间窝的半月板部分。

（3）斜行撕裂：是一种既有放射状，又有纵向撕裂的撕裂形式，斜行经过半月板。典型者形成一个不稳定的皮瓣。

（4）水平撕裂：水平撕裂沿与胫骨平台平行的方向延伸，在半月板的上面或下面将半月板分离，又称水平劈开撕裂。这是合并半月板囊肿时最常见的一种撕裂方式。由于撕裂处的活瓣效应，撕裂处出现液体潴留，所形成的半月板囊肿，包括半月板内囊肿和半月板关节囊交界处囊肿。如发现半月板关节囊交界处的囊肿，应仔细观察半月板是否有潜在的撕裂。如果不修复潜在的撕裂，单纯切除囊肿后容易复发。

(5)复杂撕裂：同时存在以上两种或两种以上形态的撕裂。征象包括：①移位撕裂，如上述桶柄状撕裂。②翻转移位，如在其他部位发现多余的半月板组织，很可能是移位的半月板碎片；半月板的一部分损伤后，就会形成一个皮瓣，通过一个窄蒂与完整的半月板前角或后角相连，从而导致"翻转移位"，又称双前角或后角征；这种类型的撕裂常累及外侧半月板。③水平撕裂后，一部分半月板可能沿关节边缘突入滑膜囊内，最重要的是在 MRI 找到移位的碎片，因为关节镜检查很容易漏掉此型撕裂。④当一部分半月板没有显示时，除了寻找前述的移位性撕裂外，还应逐一观察膝关节的任何一个凹陷，包括髌上囊，寻找那些远处移位的游离碎片。⑤边缘撕裂指撕裂发生在半月板的外 1/3，此部位半月板富血供，此类型撕裂经保守或手术治疗后可以治愈；如撕裂发生在内侧白区，需要清除或切除。

(三)鉴别诊断

误判原因多与解剖变异及由血流、运动和软件问题产生的伪影有关。这些因素包括板股韧带、板板韧带、膝横韧带、肌腱、魔角效应、动脉搏动效应、患者移位、钙磷沉积病、关节腔内含铁血黄素沉着、关节真空等。

三、盘状半月板

盘状半月板(discoid meniscus，DM)是一种发育异常。由于在膝关节运动时，盘状半月板容易损伤，故在本节对其论述。

(一)临床表现

盘状半月板体积增大，似半月形。常双侧同时出现，但在外侧半月板最常见。外侧盘状半月板的发生率为 1.4%～15.5%，内侧盘状半月板的发生率约 0.3%。临床上，盘状半月板常无症状，或偶有关节疼痛，这与半月板变性及撕裂有关。

(二)MRI 表现

1.盘状半月板的诊断标准

正常半月板的横径为 10～11 mm。在矢状面 MRI，层厚 4～5 mm时，只有两个层面可显示连续的半月板。盘状半月板的横径增加。如果超过两层仍可看到连续的半月板，而没有出现前角、后角的领结样形态，即可诊断盘状半月板。冠状面 MRI 显示半月板延伸至关节内的真正范围，更有诊断意义。

2.盘状半月板的分型

盘状半月板分为六型。Ⅰ型盘状半月板，半月板上下缘平行，呈厚板状；Ⅱ型，呈中心部分较厚的厚板状；Ⅲ型，盘状半月板比正常半月板大；Ⅳ型，半月板不对称，其前角比后角更深入关节；Ⅴ型，半月板介于正常和盘状之间；Ⅵ型，上述任一型合并半月板撕裂。

典型的盘状半月板呈较宽的盘状，延伸至关节深部，因此容易撕裂。半月板撕裂的表现见前文描述。

(三)鉴别诊断

1.膝关节真空现象

不应将真空现象导致的低信号影误认为盘状半月板。最好的鉴别方法是,观察X线平片,明确是否有气体密度影。

2.半月板桶柄状撕裂

桶柄状撕裂后,半月板内移。在冠状面MRI,髁间窝处可见移位的半月板,不要误认为是盘状半月板。鉴别要点是,冠状面MRI显示半月板断裂,断裂处被水的信号替代。矢状面MRI也有助于鉴别诊断。

四、前交叉韧带损伤

前交叉韧带(ACL)损伤在膝关节的韧带损伤中最常见。

(一)临床表现和损伤机制

ACL损伤的临床诊断通常根据患者的病史、体检或MRI所见。关节镜检查是诊断ACL损伤的金标准。体检时,前抽屉试验及侧移试验可出现阳性,但ACL部分撕裂者体检很难发现。损伤机制:可由多种损伤引起,常常发生于膝关节强力外翻和外旋时。膝关节过伸后外旋、伸展内旋和胫骨前移也可造成ACL损伤。

(二)MRI表现

1.原发征象

急性完全撕裂表现为韧带连续性中断,T_2WI显示信号增高,韧带呈水平状或扁平状走行,或韧带完全消失伴关节腔积液,或韧带呈波浪状。急性不全撕裂时,韧带增宽,在T_2WI信号增高。慢性撕裂在MRI表现为信号正常或呈中等信号,典型病变常伴有韧带松弛和韧带增厚,也可表现为韧带萎缩和瘢痕形成。

2.继发征象

不完全撕裂的诊断较困难,继发征象可能有助于诊断。

(1)后交叉韧带成角:PCL夹角$<105°$时提示ACL损伤。表现为后交叉韧带走行异常,上部呈锐角,形似问号。

(2)胫骨前移:胫骨前移>7 mm时提示ACL损伤。测量一般在股骨外侧髁的正中矢状面上进行。

(3)半月板裸露:又称半月板未覆盖征,即通过胫骨皮质后缘的垂直线与外侧半月板相交。

(4)骨挫伤:尤其是发生于股骨外侧髁和胫骨平台的损伤,可合并ACL损伤。

(5)深巢征:即股骨外侧髁髌骨沟的深度增加,超过1.5 mm。

其他继发征象包括关节积液、Segond骨折、内侧副韧带(MCL)撕裂、半月板撕裂等。

(三)鉴别诊断

1.ACL黏液样变性

MRI显示ACL弥漫性增粗,但无液体样高信号,仍能看到ACL完整的线状纤维束样结构,表现为条纹状芹菜杆样外观。本病易与ACL的间质性撕裂混淆,鉴别主要靠病史、体检时Lachman阴性,以及没有ACL撕裂的继发征象。

2.ACL腱鞘囊肿

表现为边界清晰的梭形囊样结构,位于ACL内或外。当囊肿较小时,容易误诊为ACL部分撕裂。

五、后交叉韧带撕裂

后交叉韧带(PCL)撕裂占膝关节损伤的3%～20%。因未能对很多急性损伤作出诊断,实际发生率可能更高。半数以上的PCL损伤出现在交通事故中,其他则为运动相关的损伤。单纯性PCL损伤少见,多合并其他损伤。合并ACL损伤最常见,其次是MCL、内侧半月板、关节囊后部和外侧副韧带(LCL)。

(一)临床表现和损伤机制

疼痛是最常见的临床症状,可以是弥漫的,或出现在胫骨或股骨的撕脱骨折部位。可有肿胀和关节积液。患者无法站立提示严重的外伤。有些患者发生单独PCL撕裂时,仍可继续活动。体检时,后抽屉试验可呈阳性。

膝关节过屈并受到高速度力的作用,是引起PCL撕裂最常见的原因。这种情况常见于摩托车交通事故和足球运动员,导致胫骨相对股骨向后移位。膝关节过伸时,关节囊后部撕裂,可以引起PCL撕裂,常伴ACL撕裂。外翻或外旋应力也是PCL撕裂的常见原因,常伴MCL和ACL撕裂。膝关节过屈内旋、足过屈或跖屈时,也可引起PCL撕裂。有时,ACL前外侧束受到应力作用撕裂,而后内侧束仍然完整。

PCL损伤的分类和分级:PCL损伤分为单纯性损伤和复合伤。单纯性损伤又分为部分撕裂和完全撕裂。根据胫骨后移位的程度,可将PCL损伤分为三级:Ⅰ级,胫骨后移1～5 mm;Ⅱ级,胫骨后移5～10 mm;Ⅲ级,胫骨后移>10 mm。

(二)MRI表现

1.PCL内撕裂

韧带内撕裂是间质撕裂,局限于韧带内。由于出血、水肿,在T_2WI可见信号增高,但异常信号局限于韧带内,导致韧带信号不均匀。这种损伤可累及韧带全长,导致韧带弥漫性增粗,其外形仍存在。

2.部分撕裂

韧带内偏心性信号增高。在高信号至韧带某一边的断裂之间,仍存在一些正常的韧带纤维。在残存的正常韧带纤维周围,可出现环状出血和水肿,称为晕征。

3.完全撕裂

韧带连续性中断,断端回缩迂曲。断端出现水肿和出血,边缘模糊。

4.PCL撕脱损伤

撕脱骨折常常累及胫骨附着处。多伴随骨折碎片,PCL从附着处回缩。骨折部位常出现骨髓水肿。韧带结构实际上正常。相关的表现包括:过度伸直时损伤出现胫骨平台和邻近的股骨髁挫伤;过度屈曲时损伤出现胫骨近端的挫伤。

5.慢性撕裂

撕裂的PCL在T_2WI呈中等信号,韧带走行迂曲,外形不规则,屈曲时韧带不能拉近。韧带连续性未见中断,但是被纤维瘢痕所代替。纤维瘢痕与韧带在MRI均呈低信号。PCL虽然在解剖上完整,但功能受损。

(三)鉴别诊断

1.嗜酸样变性

嗜酸样变性(EG)类似于韧带内撕裂,在 T_1WI 可见韧带内局限性信号增加,在 T_2WI 信号减低,韧带的外形和轮廓正常。常见于老年人,无明确外伤史。

2.魔角效应

在短 TE 的 MR 图像,PCL 上部信号增加,类似于撕裂。形成机制主要是韧带的解剖结构与主磁场方向的角度成 55°,可以通过延长 TE 而消除。

3.腱鞘囊肿

附着于 PCL 的腱鞘囊肿需与 PCL 损伤鉴别。囊肿为边界清晰的水样信号,PCL 完整。

(四)半月板桶柄状撕裂

桶柄状撕裂形成的“双后交叉韧带征”需与 PCL 损伤鉴别。PCL 走行正常,可见半月板撕裂的征象。

六、侧副韧带损伤

MCL 与 LCL 是由韧带、深筋膜和肌腱附着处组成的复杂结构。因此,损伤可以是单纯内、外侧副韧带损伤,也可以合并其他多个结构损伤。另外,损伤可以是挫伤、部分撕裂或完全撕裂。MCL 损伤很少单独出现,往往合并其他软组织损伤,如 ACL 和内侧半月板。完全 MCL 撕裂一般见于严重的膝关节外伤,通常伴有 ACL 撕裂,也可伴有半月板关节囊分离和骨挫伤。

(一)临床表现和损伤机制

MCL 撕裂常为膝关节外侧受到直接暴力后发生,如果是间接损伤机制的话,临床医师应该怀疑伴有交叉韧带损伤。MCL 撕裂可根据体检而分类:1 级,膝关节没有松弛,仅有 MCL 部位的压痛;2 级,外翻应力时有些松弛,但有明确的终点;3 级,松弛明显增加,没有明确的终点。

单纯性 LCL 损伤一般不会听到爆裂声,过伸外翻应力是 LCL 损伤最常见的机制,过伸内旋也是其常见的损伤机制。患者出现膝关节不稳,处于过伸状态,后外侧疼痛。LCL 是关节囊外的结构,因此单纯 LCL 损伤只有轻度肿胀,没有关节积液。与 MCL 比较,外侧副韧带损伤的机会较少。

(二)MRI 表现

(1)MCL 急性撕裂的 MRI 表现。根据损伤程度不同可有如下改变:1 级,韧带厚度正常,连续性未见中断,周围可见不同程度的中等 T_1、长 T_2 信号,提示水肿,韧带与附着处骨皮质仍紧密结合;2 级,韧带增厚,纤维部分断裂,周围可见中等 T_1、长 T_2 信号,提示水肿或出血;3 级,韧带完全断裂,相应部位周围可见出血和水肿信号。

(2)慢性 MCL 撕裂时 MRI 显示韧带增厚,在 T_1WI 和 T_2WI 均呈低信号。有时,MCL 骨化,在其近端可见骨髓信号。

(3)LCL 撕裂与 MCL 不同,其 MRI 表现很少根据撕裂的程度描述。LCL 为关节囊外结构,不会出现关节积液,不会如 MCL 撕裂一样在其周围出现长 T_2 信号。与 MCL 撕裂相比,急性 LCL 撕裂一般表现为韧带连续性中断或腓骨头撕脱骨折,韧带松弛、迂曲,而无明显的韧带增厚。如前文所述,LCL 撕裂很少单独出现,多伴有交叉韧带损伤。

(4)内、外侧副韧带损伤的继发征象包括关节间隙增宽、积液、半月板损伤、交叉韧带撕裂和骨挫伤。

(三)鉴别诊断

1.2 级和 3 级 MCL 撕裂

鉴别非常困难。临床上根据外翻松弛有无终点鉴别 2 级和 3 级撕裂非常有帮助,伴有 ACL 撕裂也提示 MCL 完全撕裂。

2.鹅足滑膜炎/撕脱骨折

横截面 MR 图像可以清晰显示鹅足和 MCL 解剖。

七、肩袖损伤

肩关节疼痛是患者常见的主诉,其原因众多。40 岁以上的患者中,主要原因为肩关节撞击综合征和肩袖撕裂。MRI 作为一种无创伤性检查方法,在诊断肩袖病变方面的重要性日益增加,有助于指导手术。

(一)临床表现与损伤机制

肩袖疼痛的两个主要原因是机械性原因和生物原因。前者如肩峰下肌腱的撞击作用,后者如滑膜炎。尽管肩袖有神经支配,肩峰下滑囊的末梢神经是肩袖的 20 倍。肩峰下撞击综合征的患者,肩峰下滑囊积液是引起患者疼痛的主要原因。肩关节撞击综合征是一个临床诊断,体格检查很难判断与之相关的肩袖损伤的情况。因此,MRI 检查非常重要。

绝大多数肩袖撕裂表现为慢性病程,少数伴有急性外伤。典型的临床表现为慢性肩关节疼痛,疼痛在肩关节前上外侧,上臂前屈或外展时疼痛加重。因夜间疼痛而影响睡眠是困扰肩袖病变患者的常见问题。体格检查可发现肌力减弱和摩擦音。Neer 和 Hawkins/Jobe 试验可以确定肩袖撞击综合征,肩峰下滑囊注射利多卡因试验可用于诊断肩袖撞击综合征。

肩袖损伤有 3 个主要机制:肩袖的外压作用、肌腱内部退变、肌肉失平衡。Neer 首次提出肩袖损伤的理论,即尖峰前部、喙肩韧带和肩锁关节外压所致,三者组成喙肩弓。通常将肩袖病变分为 3 期:Ⅰ期,肩袖特别是冈上肌腱水肿和出血,或表现为肌腱炎或炎性病变,好发于低于 25 岁的青年人;Ⅱ期,炎症进展,形成更多纤维组织,好发于 25～45 岁;Ⅲ期,肩袖撕裂,多发于 45 岁以上。Ⅰ期异常改变是可逆的,故在此阶段发现病变有重要临床意义。肩袖撕裂常发生于冈上肌腱距大结节 1 cm 处,这个危险区域无血管分布,是肌腱撕裂的最常见部位。

(二)MRI 表现

肩袖损伤程度不同,MRI 表现不同,分述如下:0 级,MRI 表现正常,呈均匀一致的低信号;1 级,肩袖形态正常,其内可见弥漫性或线状高信号;2 级,肩袖变薄或不规则,局部信号增高,部分撕裂时在肌腱中可见水样信号,但仅累及部分肌腱;3 级,异常信号增高累及肌腱全层,肌腱全层撕裂时液体进入肌腱裂隙中,伴有不同程度的肌腱回缩。

肌腱全层撕裂的慢性患者可合并肌肉脂性萎缩。可将部分撕裂分为关节面侧、滑囊面侧和肌腱内部分撕裂。肌腱内部分撕裂可以造成肩关节疼痛,但关节镜检查阴性。关节面侧部分撕裂比滑囊面侧部分撕裂更常见。MRI 诊断部分撕裂比全层撕裂的准确性低。部分撕裂在 MRI 可仅表现为中等信号。

(三)鉴别诊断

1.钙化性肌腱炎

肌腱增厚,常伴有局部信号减低,X 线平片检查有助于鉴别诊断。

2.肌腱退变

常见于老年人，在 T_2WI 信号增高，边界不清。所有的肩袖结构均出现与年龄相关的退变。随年龄增大，肩袖内可能出现小的裂隙，MRI 显示水样信号。这些裂隙如果延伸到肩袖的表面，可能被误诊为撕裂。

3.肌腱病

肌腱病是组织学检查可以发现的更小的肩袖退变。肌腱病这一术语有时也被用于年龄相关的肩袖退变，但建议将这一术语用于诊断更为年轻的有症状患者。

八、踝关节损伤

踝关节韧带损伤是临床工作中的常见问题之一。其中，外侧副韧带损伤最常见，它包含距腓前韧带、跟腓韧带及距腓后韧带 3 个组成部分。

（一）临床表现与病理特征

踝关节扭伤多为内翻内旋性损伤，通常导致距腓前韧带和/或跟腓韧带断裂。其中，单纯距腓前韧带断裂最多，距腓前韧带和跟腓韧带同时断裂次之，距腓后韧带受损则很少。踝部共有 13 条肌腱通过，除跟腱外，其他所有肌腱均有腱鞘包绕。

（二）MRI 表现

足和踝关节的韧带撕裂与其他部位的韧带损伤表现类似。根据损伤程度，MRI 表现可分为：1 级，撕裂表现为韧带轻度增粗，其内可见小片状高信号，并常出现皮下水肿；2 级，韧带部分撕裂，韧带增粗更为明显，信号强度的变化更为显著；3 级，撕裂为韧带完全断裂，断端分离，断端间出现高信号。这些改变在常规 MRI T_2WI 均可显示。

MRI 诊断距腓前韧带损伤比较容易，而显示跟腓韧带损伤则相对困难。原因可能是，在现有扫描方式下，距腓前韧带通常可以完整地显示在单层横截面图像上，从而容易判断其有无连续性中断。跟腓韧带则不同，不管是横截面还是冠状面图像，通常都不能在单层图像完整显示，仅可断续显示在连续的数个层面。这样，MRI 就不易判断跟腓韧带的连续性是否完好，诊断能力下降。为此，MRI 检查时应尽可能在单一层面显示所要观察的组织结构，合理摆放患者体位和选择成像平面，或选用 3D 成像技术显示踝部韧带的复杂解剖。例如，足跖屈 40°～50°的横截面，或俯卧位横截面可使跟腓韧带更容易在单层图像完整显示；MRI 薄层三维体积成像，尤其是各向同性高分辨率三维扫描，可以获得沿跟腓韧带走行的高质量图像，提高跟腓韧带损伤的诊断可靠性。

（三）鉴别诊断

1.部分容积效应

在判断复杂韧带解剖、韧带呈扇形附着或多头韧带所致的信号变化时，部分容积效应可造成假象。采用多层面、多方位或薄层 3D 成像有助于解决这一问题。

2.魔角效应

小腿部肌腱经内、外踝转至足底时，经常出现“魔角现象”。即在短 TE 图像肌腱信号增高，但在长 TE 图像肌腱信号正常。

（韩雯雯）

第二节　骨关节感染性疾病

一、骨髓炎

骨髓炎是指细菌性骨感染引起的非特异性炎症，它涉及骨膜、骨密质、骨松质及骨髓组织，“骨髓炎”只是一个沿用的名称。本病较多见于2～10岁儿童，多侵犯长骨，病菌多为金黄色葡萄球菌。近年来抗生素广泛应用，骨髓炎的发病率显著降低，急性骨髓炎也可完全治愈，转为慢性者少见。

(一)临床表现与病理特征

急性期常突然发病，高热、寒战，儿童可有烦躁不安、呕吐与惊厥。重者出现昏迷和感染性休克。早期患肢剧痛，肢体半屈畸形。局部皮温升高，有压痛，肿胀并不明显。数天后出现水肿，压痛更为明显。脓肿穿破骨膜后成为软组织深部脓肿，此时疼痛可减轻，但局部红肿压痛更为明显，触之有波动感。白细胞数增高。成人急性炎症表现可不明显，症状较轻，体温升高不明显，白细胞可仅轻度升高。慢性骨髓炎时，如骨内病灶相对稳定，则全身症状轻微。身体抵抗力低下时可再次急性发作。病变可迁延数年，甚至数十年。

大量的菌栓停留在长骨的干骺端，阻塞小血管，迅速发生骨坏死，并有充血、渗出与白细胞浸润。白细胞释放蛋白溶解酶破坏细菌、坏死骨组织与邻近骨髓组织。渗出物与破坏的碎屑形成小型脓肿并逐渐扩大，使容量不能扩大的骨髓腔内压力增高。其他血管亦受压迫而形成更多的坏死骨组织。脓肿不断扩大，并与邻近的脓肿融合成更大的脓肿。

腔内高压的脓液可以沿哈佛管蔓延至骨膜下间隙，将骨膜掀起，形成骨膜下脓肿。骨皮质外层1/3的血供来自骨膜，骨膜的掀起剥夺了外层骨皮质的血供而形成死骨。骨膜掀起后脓液沿筋膜间隙流注，形成深部脓肿。脓液穿破皮肤，排出体外形成窦道。脓肿也可穿破干骺端的骨皮质，形成骨膜下骨脓肿，再经过骨小管进入骨髓腔。脓液还可沿着骨髓腔蔓延，破坏骨髓组织、松质骨、内层2/3密质骨的血液供应。病变严重时，骨密质的内外面都浸泡在脓液中而失去血液供应，形成大片的死骨。因骨骺板具有屏障作用，脓液进入邻近关节少见。成人骺板已经融合，脓肿可以直接进入关节腔，形成化脓性关节炎。小儿股骨头骨骺位于关节囊内，该处骨髓炎可以直接穿破干骺端骨密质，进入关节。

失去血供的骨组织，将因缺血而坏死。而后，在其周围形成肉芽组织，死骨的边缘逐渐被吸收，使死骨与主骨完全脱离。在死骨形成过程中，病灶周围的骨膜因炎性充血和脓液的刺激，产生新骨，包围在骨干外层，形成骨性包壳。包壳上有数个小孔与皮肤的窦道相通。包壳内有死骨、脓液和炎性肉芽组织，往往引流不畅，成为骨性无效腔。死骨内可存留细菌，抗生素不能进入其内，妨碍病变痊愈。小片死骨可以被肉芽组织吸收，或为吞噬细胞清除，或经皮肤窦道排出。大块死骨难以吸收和排出，可长期存留体内，使窦道经久不愈合，病变进入慢性阶段。

(二)MRI表现

MRI显示骨髓炎和软组织感染的作用优于X线和CT检查，易于区分髓腔内的炎性浸润与正常黄骨髓，可以确定骨破坏前的早期感染。

1.急性骨髓炎

骨髓腔内多发类圆形或迂曲不规则的更长 T_1、长 T_2 信号，边缘尚清晰，代表病变内脓肿形成；脓肿周围骨髓腔内可见边界不清的大片状长 T_1、长 T_2 信号，压脂 T_2WI 呈高信号，代表脓肿周围骨髓腔的水肿；病变区可出现死骨，在所有 MRI 序列均表现为低信号，其周围可见环状长 T_1、长 T_2 信号包绕，代表死骨周围的反应性肉芽组织，死骨的显示 CT 优于 MRI；骨膜反应呈与骨皮质平行的细线状高信号，外缘为骨膜化骨的低信号线；周围软组织内可见广泛的长 T_1、长 T_2 信号，为软组织的水肿(图 8-1)；有时骨膜下及软组织出现不规则长 T_1、长 T_2 信号，边界清晰，代表骨膜下或软组织脓肿形成；在增强检查时，炎性肉芽肿及脓肿壁可有强化，液化坏死区不强化，因此出现环状强化，壁厚薄均匀。

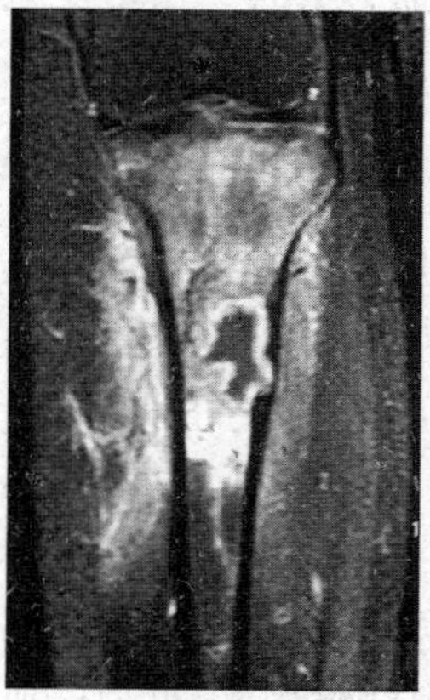

图 8-1 胫骨骨髓炎

脂肪抑制冠状面 T_2WI，胫骨中上段局限性骨质破坏，周围可见环状高信号，髓内大片水肿，周围肌肉组织明显肿胀

2.慢性化脓性骨髓炎

典型的影像学特点为骨质增生、骨质破坏及死骨形成，MRI 显示这些病变不如 CT。只有在 X 线和 CT 检查无法与恶性肿瘤鉴别诊断时，MRI 可以提供一定的信息。例如，当 MRI 检查没有发现软组织肿块，而显示病变周围不规则片状长 T_1、长 T_2 水肿信号，病变内部可见多发类圆形长 T_1、长 T_2 信号，边缘强化，提示脓肿可能，对慢性骨髓炎的诊断有一定的帮助。

(三)鉴别诊断

1.骨肉瘤

骨肉瘤的骨质破坏与骨硬化可孤立或混杂出现，而骨髓炎的增生硬化在破坏区的周围。骨肉瘤在破坏区和软组织肿块内有瘤骨出现，周围骨膜反应不成熟，软组织肿块边界较清，局限于骨质破坏周围，而骨髓炎软组织肿胀范围比较广。

2.尤因肉瘤

尤因肉瘤亦可见局限的软组织肿块，无明确的急性病史，无死骨及骨质增生。MRI 有助于区分软组织肿胀与软组织肿块。

二、化脓性关节炎

化脓性关节炎是化脓性细菌侵犯关节面引起的急性炎症。大多由金黄色葡萄球菌引起，其次为白色葡萄球菌、肺炎球菌和肠道杆菌。多见于儿童，好发于髋、膝关节。常见的感染途径有血行感染、邻近化脓性病灶直接蔓延、开放性关节损伤感染。

(一)临床表现与病理特征

急性期多突然发病，高热、寒战，儿童可有烦躁不安、呕吐与惊厥。病变关节迅速出现疼痛与功能障碍。局部红、肿、热、痛明显。关节常处于屈曲位。

早期为滑膜充血水肿，有白细胞浸润和浆液性渗出物；关节软骨没有破坏，如治疗及时，可不遗留任何功能障碍。病变继续发展，关节液内可见多量的纤维蛋白渗出，其附着于关节软骨上，阻碍软骨的代谢。白细胞释出大量的酶，可以协同对软骨基质进行破坏，使软骨发生断裂、崩溃与塌陷。病变进一步发展，侵犯关节软骨下骨质，关节周围亦有蜂窝织炎。病变修复后关节重度粘连，甚至发生骨性或纤维性强直，遗留严重关节功能障碍。

(二)MRI 表现

在出现病变后 1～2 周，X 线没有显示骨质改变之前，MRI 就可显示骨髓的水肿，关节间隙均匀一致性变窄。关节腔内长 T_1、长 T_2 信号，代表关节积液。在 T_1WI，积液信号比其他原因造成的关节积液的信号稍高，原因是关节积脓内含大分子蛋白物质。关节周围骨髓腔内及软组织内可见范围很广的长 T_1、长 T_2 信号，代表骨髓及软组织水肿。关节囊滑膜增厚，MRI 增强扫描时明显强化。

(三)鉴别诊断

1.关节结核

关节结核进展慢，病程长，破坏从关节边缘开始。如果不合并感染，一般无增生硬化。关节间隙一般为非均匀性狭窄，晚期可出现纤维强直，很少出现骨性强直。

2.类风湿关节炎

类风湿关节炎多发生于手足小关节，多关节对称受累，关节周围软组织梭形肿胀。关节面下及关节边缘处出现穿凿样骨质破坏，边缘硬化不明显。

三、骨与关节结核

骨与关节结核是一种慢性炎性疾病，绝大多数继发于体内其他部位的结核，尤其是肺结核。结核分枝杆菌多经血行到骨或关节，停留在血管丰富的骨松质和负重大、活动多的关节滑膜内。脊柱结核发病率最高，占一半以上，其次是四肢关节结核，其他部位结核很少见。本病好发于儿童和青少年。

(一)临床表现与病理特征

病变进程缓慢，临床症状较轻。全身症状有低热、盗汗、乏力、消瘦、食欲缺乏，血沉增加。早期的局部症状有疼痛、肿胀、功能障碍，无明显的发红、发热。后期可有冷脓肿形成，穿破后形成窦道，并继发化脓性感染。长期发病可导致发育障碍、骨与关节的畸形和严重的功能障碍。

骨与关节结核的最初病理变化是单纯性滑膜结核或骨结核，以后者多见。在发病最初阶段，关节软骨面完好。如果在早期阶段，结核病变被有效控制，则关节功能不受影响。如病变进一步发展，结核病灶便会破向关节腔，不同程度地损坏关节软骨，称为全关节结核。全关节结核必将后遗各种关节功能障碍。如全关节结核不能被控制，便会出现继发感染，甚至破溃产生瘘管或窦道，此时关节完全毁损。

(二)MRI表现

1.长骨干骺端及骨干结核

MRI主要显示结核性脓肿征象。脓肿周边可见薄层环状低信号，代表薄层硬化边或包膜；内层为等 T_1、稍长 T_2 的环状信号，增强扫描时有强化，代表脓肿肉芽组织壁；中心区信号根据病变的病理性质不同而不同，大部分呈长 T_1、长 T_2 信号，由于内部为干酪样坏死组织，其在 T_1WI 信号强度高于液体信号，在 T_2WI 信号往往不均匀，甚至出现低信号；周围骨髓腔内及软组织内可见长 T_1、长 T_2 信号，代表水肿；有时邻近关节的病变可导致关节积液。

2.脊柱结核

MRI目前已被公认是诊断脊椎结核最有效的检查方法。病变椎体在 T_1WI 呈低信号，在 T_2WI 呈高信号。MRI显示椎旁脓肿比较清楚，在 T_1WI 呈低信号，T_2WI 呈高信号。脓肿壁呈等 T_1、等 T_2 信号，增强扫描时内部脓液不强化，壁可强化（图8-2）。

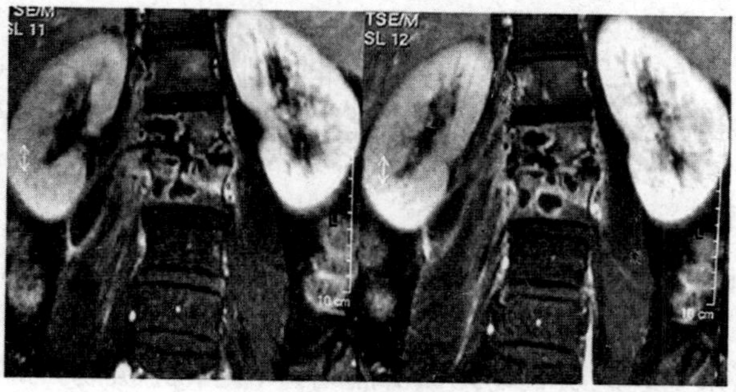

图8-2 腰椎结核

脂肪抑制冠状面 T_1WI 增强扫描，椎体内多个低信号病灶，椎间隙破坏、狭窄，右侧腰大肌内可见较大结核性脓肿

(三)鉴别诊断

1.骨囊肿

好发于骨干干骺之中心，多为卵圆形透亮影，与骨干长轴一致，边缘清晰锐利，内无死骨。易并发病理骨折。无骨折时常无骨膜反应。CT和MRI表现为典型的含液病变。

2.骨脓肿

硬化比较多，骨膜反应明显，发生于干骺端时极少累及骨骺，可形成窦道。

3.软骨母细胞瘤

骨骺为发病部位，可累及干骺端，但病变的主体在骨骺。可有软骨钙化，易与骨结核混淆，也可根据钙化的形态鉴别。病变呈等 T_1、混杂长 T_2 信号，增强扫描时病变呈实性强化。

4.脊柱感染

起病急，临床症状比较重，多为单个椎体受累，破坏进展快，骨修复明显。

5.脊柱转移瘤

转移瘤好发于椎弓根及椎体后部，椎间隙一般不变窄。可有软组织肿块，一般仅限于破坏椎体的水平，易向后突出压迫脊髓。MRI增强扫描有助于鉴别软组织肿块与椎旁脓肿。

（韩雯雯）

第三节 骨 坏 死

骨坏死是指骨的活性成分(骨细胞、骨髓造血细胞及脂肪细胞)的病理死亡。在19世纪,骨坏死曾被误认为由感染引起。后来认识到骨坏死并非由细菌感染引起,故称无菌坏死;此后,人们认识到骨坏死与骨组织缺血有关,故改称无血管坏死,习惯称缺血坏死。根据其发生部位,通常把发生于骨端的坏死称为骨坏死,而发生于干骺端或骨干的坏死称为骨梗死。

一、临床表现与病理特征

病变发展比较缓慢,临床症状出现较晚。主要是关节疼痛肿胀、活动障碍、肌肉痉挛。最常见的发病部位是股骨头,好发于30～60岁的男性,可两侧同时或先后发病。患肢呈屈曲内收畸形,“4”字试验阳性。骨坏死最好发于股骨头,其次是股骨内外髁、胫骨平台、肱骨头、距骨、跟骨、舟骨。

骨自失去血供到坏死的时间不等,数天内可无变化,2～4周骨细胞不会完全死亡。骨坏死的病理改变为骨陷窝空虚,骨细胞消失。骨细胞坏死后,新生和增生的血管结缔组织或纤维细胞、巨噬细胞向坏死组织伸展,逐渐将其清除。结缔组织中新生的成骨细胞附着在骨小梁表面。软骨发生皱缩和裂缝,偶尔出现斑块状坏死。滑膜增厚,关节腔积液。病变晚期,坏死区骨结构重建,发生关节退变。

二、MRI表现

(一)股骨头坏死

早期股骨头前上方出现异常信号,在T_1WI多为一条带状低信号(图8-3),T_2WI多呈内、外伴行的高信号带和低信号带,称为双线征。偶尔出现三条高、低信号并行的带状异常信号,高信号居中,两边伴行低信号带,称为三线征。条带状信号影包绕的股骨头前上部可见5种信号变化:正常骨髓信号,出现率最高,多见于早期病变;短T_1、长T_2信号,罕见,出现于修复早期;长T_1、长T_2信号,见于修复中期;长T_1、短T_2信号,见于修复早期或晚期;混杂信号,以上信号混合出现,多见于病变中晚期。

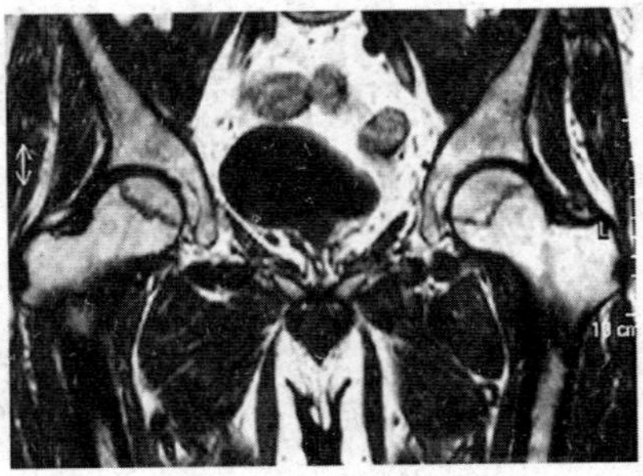

图8-3 股骨头坏死

双髋关节MRI,冠状面T_1WI显示双侧股骨头内线状低信号

(二)膝关节坏死

除病变部位和形状大小外，膝关节坏死 MRI 表现的信号特点与股骨头坏死相似。病变通常表现为膝关节面下大小不一的坏死区，线条样异常信号是反应带，常为三角形或楔形，在 T_1WI 呈低信号，而在反应带和关节面之间的坏死区仍表现为脂肪信号，即在 T_1WI 为高信号，在 T_2WI 呈现“双边征”，内侧为线状高信号，代表新生肉芽组织，外侧为低信号带，代表反应性新生骨。

(三)肱骨头坏死

MRI 表现与股骨头坏死类似。

(四)跟骨坏死

信号改变与其他部位的缺血坏死无区别。常发生于跟骨后部，对称性发病比较常见。

(五)距骨坏死

分期和影像学表现与股骨头坏死相似。好发于距骨外上方之关节面下。

三、鉴别诊断

(一)一过性骨质疏松

MRI 虽可出现长 T_1、长 T_2 信号，但随诊观察时可恢复正常，不出现典型的双线征。

(二)滑膜疝

滑膜疝多发生于股骨颈前部，内为液体信号。

(三)骨岛

骨岛多为孤立的圆形硬化区，CT 密度较高，边缘较光滑。

(韩雯雯)

第九章　甲状腺疾病的超声诊断

第一节　甲状腺功能性疾病

一、甲状腺功能亢进症

甲状腺功能亢进症(简称甲亢)是常见的内分泌疾病,发病率为0.5%～1%,甲亢多见于20～40岁女性。由多种原因引起甲状腺激素分泌增多,进入血液循环产生一系列全身症状。目前根据发生甲亢原因分类,包括:①毒性弥漫性甲状腺肿;②毒性结节性甲状腺肿;③碘甲亢;④甲状腺炎性甲亢;⑤甲亢与癌。其中毒性弥漫性甲状腺肿和毒性结节性肿较多见。

(一)毒性弥漫性甲状腺肿

1.病因及病理

毒性弥漫性甲状腺肿又称甲状腺原发性增生、原发性甲状腺功能亢进症、Graves病、Basedow病和突眼性甲状腺肿。毒性弥漫性甲状腺肿的发病原因一些方面已较清楚,包括以下3个方面。①与遗传有关:约5%有明显家族史;②精神创伤:各种原因导致精神过度兴奋或过度抑郁,致甲状腺激素和肾上腺激素分泌急剧升高;③免疫系统异常:被认为是毒性弥漫性甲状腺肿的主要和直接原因。甲亢患者血中的T细胞增高到93.3%(正常是63.6%),T细胞对甲状腺内的抗原发生致敏反应。

2.临床表现

(1)甲状腺肿大:绝大多数患者甲状腺肿大,未经治疗的腺体表面光滑、质地柔软,经治疗后甲状腺质地变得硬实。由于甲状腺动脉扩张血流增加,70%～80%患者有震颤和收缩期吹风样杂音。

(2)神经精神系统改变:患者情绪不稳定,易激动、注意力不集中,全身肌肉震颤。

(3)突眼:甲亢突眼称内分泌性突眼,是甲亢的临床表现之一。

(4)心血管系统:甲状腺激素大量分泌,交感神经兴奋,心率90～160次/分,心律不齐、期前收缩、心房纤颤,甚至发生心力衰竭。

(5)消化系统:患者常感饥饿,食欲亢进,体重减轻。

(6)内分泌改变:血糖升高,月经周期改变、月经量少或过早闭经,男性患者乳房女性化。

(7)神经肌肉病变:在男性患者可出现周期性瘫痪,表现为双下肢软弱无力。并发甲亢性肌病时，骨骼肌软弱无力，肌群萎缩，特别是手、肩部。

(8)皮肤改变：怕热多汗、手心湿润，毛发易脱。

3.实验室检查

(1)总甲状腺素(TT_4)大于正常参考值。总三碘甲状腺原氨酸(TT_3)大于正常参考值的高值。游离 T_4(FT_4)、游离 T_3(FT_4)升高。

(2)血清促甲状腺激素(thyroid stimulating hormone，TSH)下降。

4.超声检查

(1)二维超声：双侧甲状腺呈轻度至中度弥漫性对称性增大，多呈弱回声(约 90%)，弥漫性不均匀(约 90%)，增大的甲状腺内可伴大小不等的结节；甲状腺包膜连续，分界清楚。甲状腺回声表现与结节大小、数量及合并病变有关。

(2)彩色多普勒血流成像：肿大甲状腺血流信号增加，多数达Ⅲ级(即火海征)，小血管扩张，血流粗大增多；甲亢时动脉的脉压增大，甲状腺内出现闪烁性血流信号；峰值流速增高，每秒 30～90 cm，一般在每秒 40～70 cm，峰值流速加速时间缩短，斜率减少。

(二)继发性甲状腺功能亢进症

继发性甲状腺功能亢进症分为 3 类。①毒性结节性甲状腺肿：毒性结节性甲状腺肿继发于结节性甲状腺肿，或继发于甲状腺腺瘤(高功能腺瘤或毒性甲状腺腺瘤)，占甲亢 10%～30%。超声显示多个结节多为继发于结节性甲状腺肿，单个结节多认为是继发于甲状腺腺瘤。高功能结节血流丰富，流速增高。②甲状腺炎性甲亢：甲状腺炎性甲亢可发生于亚急性甲状腺炎和慢性淋巴细胞性甲状腺炎，在病变的急性期，甲状腺滤泡破坏，释放过多的甲状腺素进入血液循环，产生甲亢。超声有亚急性甲状腺炎和慢性淋巴细胞性甲状腺炎的表现，血流信号增加，流速增高。③甲亢与甲状腺癌：甲状腺癌的甲亢发生率为 3.3%～19%，甲亢发生甲状腺癌为 2.5%～9.6%。男女发病比例为 1∶4，好发年龄 22～40 岁。

临床根据症状和甲状腺功能测定甲亢诊断不难，但术前却难以作出甲状腺癌的诊断。原因包括：①甲亢掩盖甲状腺癌的表现；②甲状腺癌处于亚临床阶段；③癌灶过小<1.0 cm，核医学难以发现；④医师易忽略甲状腺癌的存在。

声像图表现：超声发现甲状腺结节呈弱回声，具有恶性结节征象，即形态不规则，无包膜，伴有沙粒状钙化，但血流丰富，流速增高；注意甲状腺周围和颈部有无淋巴结转移。

1.鉴别诊断

(1)超声表现特点是甲状腺血流信号增加，但血流信号增加只提示血流丰富，甲低时血流信号亦可增加，但无闪烁，流速低每秒<30 cm，收缩期加速度时间延长，斜率增加。

(2)根据甲状腺声像图表现，判断甲亢病因，基础病理如亚甲炎、淋巴细胞性甲状腺炎、甲状腺腺瘤或结节性甲状腺肿伴甲亢等，发现高功能腺瘤或结节。

(3)检出甲亢的恶性结节，或者甲状腺癌伴甲亢。甲亢的超声检查根据血流信号可以提示甲亢可能，但确诊甲亢需结合实验室甲状腺功能的测定。

2.临床价值

超声检查甲状腺较其他影像学简便，测值准确，能发现甲状腺内不能扪及的小结节和小病灶，可以发现甲亢合并的基础疾病，并能监测甲状腺肿大程度、治疗后甲状腺恢复情况等。

二、甲状腺功能减退症

(一)病因及病理

甲状腺功能减退症(简称甲减)是由多种原因引起甲状腺素合成、分泌不足,出现一系列临床综合征疾病。分为3型:①先天性甲减,起病于胎儿或者婴儿,可为甲状腺不发育和甲状腺激素先天性合成障碍。②起病于儿童称幼年型,原因有甲状腺素合成减少,最常见原因是缺碘,其次是TSH分泌减少,甲状腺萎缩。③成年型多为继发性甲减,最多见原因是桥本甲状腺炎后,甲状腺素分泌减少;甲状腺功能亢进手术切除后,甲状腺体积减小和萎缩;甲状腺肿瘤手术切除后。

甲状腺实质内纤维化,甲状腺腺体缩小,滤泡萎缩,上皮细胞扁平,滤泡内充满胶质。

(二)临床表现

发生于婴幼儿时期,大脑和骨骼发育受阻,身材矮小智力低下。发生于儿童期甲减,无明显症状,身材和智力低于同龄人。成年人起病缓慢隐匿,不易察觉,漏诊和误诊比例相当高,多数在体检或患其他病时偶尔发现。患者表现疲乏、食欲缺乏,注意力不集中,做事效率低下,皮肤粗糙,怕冷,便秘。严重者会出现体重增加、黏液性水肿、心包积液等表现。

实验室检查:T_3、T_4降低,TSH水平降低。病变在下丘脑促甲状腺激素释放激素(thyrotropin-releasing hormone,TRH)刺激呈延迟反应,病变在垂体者TRH刺激试验无反应。

(三)超声检查

1.颈前区无甲状腺

(1)真性甲状腺不发育:患儿呆小症和痴呆(克汀病)。

(2)异位甲状腺:患者发育正常,甲状腺素分泌正常范围,颈前区无正常甲状腺,而在身体其他地方有甲状腺组织,能分泌甲状腺素。要警惕颈部的异位甲状腺被当成肿块切除。

(3)甲状腺全切术后(图9-1)。

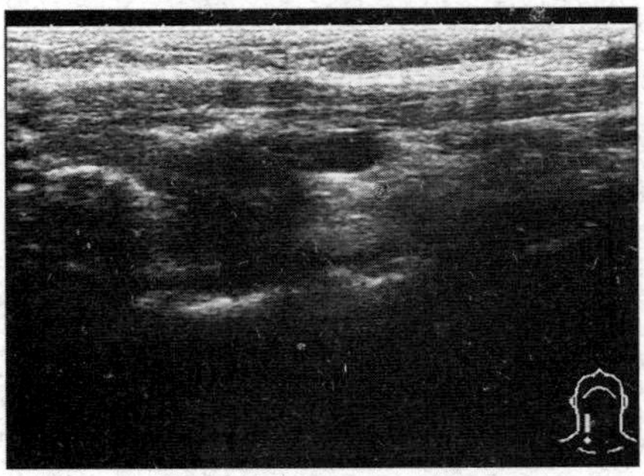

图9-1　甲状腺癌术后,颈前区无甲状腺

2.甲状腺萎缩

慢性甲状腺炎后甲状腺纤维化腺体萎缩,甲状腺测值小于正常的1/2,或小于最低线。桥本甲状腺炎后期,甲状腺体积缩小,厚度<7 mm,实质回声不均匀,血流信号Ⅱ级左右。慢性甲状腺炎后甲状腺素分泌减少,TSH分泌增加,刺激甲状腺滤泡,小血管扩张,超声见甲状腺血流信号增加。多普勒检测与甲亢相反,甲状腺动脉收缩期峰值流速降低,加速时间延长,加速度增大,血流阻力降低。

3.甲状腺功能亢进症

服用放射性核素治疗，甲状腺萎缩，甲状腺体积缩小；甲状腺结节部分或者大部分切除后，仅残留部分甲状腺。

（王艳艳）

第二节 甲状腺良性结节

甲状腺结节很常见，几乎占人群的50%以上，90%以上是良性结节。甲状腺良性结节主要是滤泡腺瘤和结节性甲状腺肿两种，甲状腺腺瘤的发生率不到10%，而结节性甲状腺肿超过90%。

甲状腺腺瘤是发生在滤泡上皮的真性肿瘤，结节性甲状腺肿是滤泡上皮和间质的增生性病变。两者的临床过程差别不大，声像图相似，不易鉴别。腺瘤多为单发，手术切除可以治愈，结节性甲状腺肿不断发生和发展，只是切除结节，可以再发和复发。

甲状腺结节的诊断首要是区别良性、恶性，良性结节主要是腺瘤和结节性甲状腺肿。直径2 cm以下的甲状腺良性结节，临床上没有多大的鉴别诊断价值，也不需要手术治疗，除非是合并甲状腺功能亢进和伴发恶性病变。

一、甲状腺腺瘤

（一）病因及病理

甲状腺腺瘤是较常见的甲状腺良性肿瘤，为滤泡上皮发生的有包膜、具滤泡细胞分化的肿瘤。病因未明，目前认为是单克隆性，刺激因素与甲状腺癌相同，可能与碘缺乏、性别、遗传因素、射线和刺激有关。据尸检统计，滤泡性腺瘤在成人的发生率为3%～5%，女性与男性发病之比为5：1，可发生于任何年龄，但以45～60岁多见。

目前，全世界所采用的甲状腺腺瘤的病理诊断标准：①有完整的纤维包膜，包膜薄；②包膜内外甲状腺组织结构不同；③包膜内组织的结构相对一致；④包膜内瘤组织压迫包膜外甲状腺组织，形成半月形；⑤常为孤立性结节。严格地掌握这些标准，基本上可以防止把结节性甲状腺肿误诊为腺瘤。

腺瘤具有丰富的微细毛细血管。腺瘤继发性改变包括出血、水肿、缺血性坏死、囊性变、纤维化及玻璃样变、钙化及骨化生或者软骨化生。

细针穿刺活检不能区别滤泡性腺瘤和滤泡癌。另外，细针穿刺活检引起的损伤性改变，常见有出血、梗死、纤维化和钙化，酷似侵袭或其他变化，有时被误诊为恶性。病理医师的“细针穿刺活检所致令人烦恼的组织学改变”所指的就是这种变化。

（二）鉴别诊断

滤泡性腺瘤鉴别诊断包括以增生为主的结节、滤泡癌及滤泡型包裹性乳头状癌。还要与包裹性髓样癌、转移癌、甲状腺内的甲状旁腺瘤等鉴别。

甲状腺滤泡性腺瘤是良性肿瘤，手术切除可治愈。尽管一些显示具有形成滤泡癌的潜能，但尚无资料支持腺瘤恶变的证据。

(三)临床表现

甲状腺腺瘤是甲状腺常见的良性肿瘤,发病年龄在40岁左右。多为颈前包块,生长缓慢,无自觉症状。肿瘤多数单发,类圆形。表面光滑,质地坚韧,边界清楚,随吞咽活动,与皮肤无粘连。直径数毫米至数厘米,切面多为实性,灰白色或棕黄色,可出血、纤维化、钙化,有完整包膜。肿瘤内出血肿块可迅速增大,伴局部疼痛,一般在10天左右疼痛消失。增大的肿块偶可压迫气管、食管和喉返神经。一般无淋巴结肿大。除伴发甲亢外,甲状腺功能正常。核医学检查多为温结节或凉结节,高功能腺瘤为热结节。

(四)超声检查

(1)甲状腺组织结构正常,体积一般不增大,形态无异常,甲状腺内血流信号在正常范围内。

(2)甲状腺内单个结节,结节数毫米至数厘米,内部回声均匀偏弱,形态规则,包膜完整,与正常甲状腺组织分界清楚,周边可见低回声晕。

(3)腺瘤变性:腺瘤因供血不足,瘤体内部常液化囊性变,囊性变多见于2 cm以上腺瘤。腺瘤囊性变暗区可以清亮或浑浊,囊液中有时可见点状强回声,视囊内出血的时间、上皮脱落和变性程度而表现各异。囊性变的壁可厚不规则,似有乳头状隆起突入囊内,瘤体内可见钙化,多为数毫米大小的钙化斑,可呈斑点状、环状。

(4)彩色多普勒血流成像:腺瘤结节内一般可检出血流信号,见血管自结节周边进入,为多条血管供血,内部血流较乱,峰值流速每秒10～30 cm、阻力指数0.5～0.7。

(5)高功能性腺瘤:高功能性腺瘤是腺瘤分泌过多的甲状腺素,并引起甲亢的临床症状。腺瘤血流较丰富,峰值流速较高,在每秒40 cm以上。

(6)淋巴结:腺瘤不引起颈部淋巴结异常,只有在腺瘤很大影响颈部淋巴回流时,淋巴结可呈反应性改变,淋巴结增大直径＞1 cm,皮质增厚,髓质减少,但皮髓质分界尚清楚,可检出少许血流。

(7)腺瘤与结节性甲状腺肿并存:两者截然区分较难,结节性甲状腺肿的结节表现复杂,更易囊性变和钙化,但都是良性结节。

(8)腺瘤与恶性病变并存:除具有单个腺瘤的典型表现外,恶性结节具有低回声、无包膜伴钙化的特点,常伴颈部淋巴结转移(图9-2)。

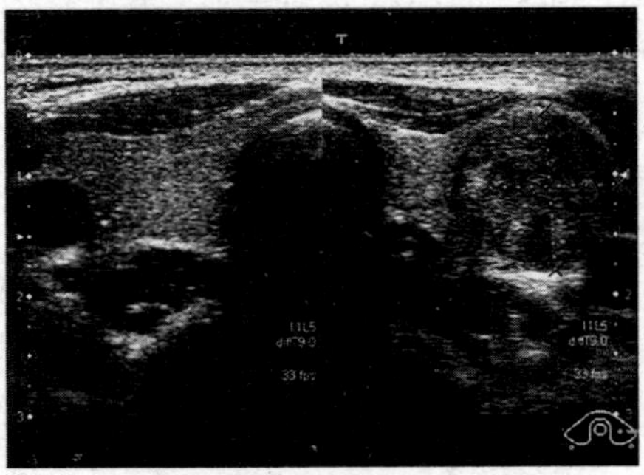

图9-2 甲状腺左侧叶滤泡腺瘤

(五)鉴别诊断

1.结节性甲状腺肿

结节性甲状腺肿和甲状腺腺瘤临床表现相似,鉴别较难。

(1)结节性甲状腺肿远较甲状腺腺瘤多见,腺瘤少见于单纯性甲状腺肿流行区。

(2)甲状腺腺瘤经数年仍保持单发,结节性甲状腺肿多演变为多发结节。

(3)组织学方面腺瘤有完整包膜,周围组织正常,分界明显,而结节性甲状腺肿的单发结节包膜不完整。

2.甲状腺恶性结节

儿童出现甲状腺单个结节 50%为恶性,年轻男性的单个结节要警惕恶性可能。单个结节伴淋巴结增大不能除外甲状腺恶性病变。核素扫描恶性结节几乎都为冷结节,腺瘤多为热结节,但因囊性变也可表现为凉结节。

3.混合存在的结节

甲状腺内多种病变共同存在,超声鉴别诊断较困难。

(1)结节性甲状腺肿的多发结节内合并有腺瘤,单个少数结节可以识别,但有时很困难。

(2)腺瘤合并恶性结节需要仔细区别,恶性病灶无包膜边界不清,多伴沙粒状钙化。结节性甲状腺肿同时合并腺瘤和恶性结节就更困难,大多提示主要病变而遗漏伴发病变。

4.甲状腺腺瘤

可以发生在慢性甲状腺炎的基础上,即甲状腺组织弥漫性病变内有较典型的腺瘤样结节。

5.异常淋巴结

常规检测颈部淋巴结,鉴别异常淋巴结是否与甲状腺有关。

(六)临床意义

(1)超声检查对甲状腺结节性病变独具优势,能精确检出腺体内结节的大小、多少、部位、物理特性及并发表现。

(2)根据结节特点可识别结节性甲状腺肿和腺瘤,结节的变性如液化囊肿、出血伴钙化等。腺瘤术后一般不复发,而结节性甲状腺肿多复发。

(3)超声检测甲状腺结节,同时扫查甲状腺周围和颈部淋巴结,可以鉴别结节的良、恶性。

二、结节性甲状腺肿

(一)病因及病理

非毒性甲状腺肿是甲状腺体积增大但不发生甲亢,包括自身免疫及炎症引起的甲状腺肿、地方性甲状腺肿和散发性甲状腺肿。地方性甲状腺肿是环境中缺碘,碘摄入不足,甲状腺激素合成下降,机体调节维持甲状腺激素分泌。血中甲状腺激素减少,脑垂体分泌促甲状腺激素增加,TSH 刺激甲状腺增生体积增大。散发性甲状腺肿是非缺碘地区的非毒性甲状腺肿,男女发病比例为 1∶4。发病机制不明,可能为多种因素参与,多与 TSH 刺激有关。TSH 等多种刺激因子使甲状腺滤泡复制增生,随着刺激强度增加时间延长,具有高生长潜力细胞不断复制生长,形成成簇滤泡细胞,逐渐形成甲状腺结节。在甲状腺肿发展的过程中,新生的毛细血管不能供给营养,一些组织发生出血性坏死,坏死组织被肉芽组织取代,最后纤维化、瘢痕形成和钙化。

由于病因不同,甲状腺增生的程度可轻可重,可急可慢,病理上亦有很大差异。根据其发展过程和形态学改变,可分为 3 个阶段:①早期弥漫性滤泡上皮增生阶段(非毒性弥漫性增生性甲状腺肿);②中期滤泡内大量类胶质储积阶段(非毒性弥漫性胶样甲状腺肿);③晚期结节阶段(非毒性结节性甲状腺肿)。

1.非毒性弥漫性增生性甲状腺肿

非毒性弥漫性增生性甲状腺肿是非毒性甲状腺肿的早期阶段，表现为滤泡上皮不同程度的弥漫性增生，甲状腺轻度弥漫性增大，多无结节形成，为缺乏甲状腺激素引起的代偿性增生。婴幼儿先天性甲状腺肿可表现为增生特别明显，甚至形态上似肿瘤。但即使明显增生，仍不足以代偿其功能而出现甲状腺功能过低。

2.非毒性弥漫性胶样甲状腺肿

非毒性弥漫性胶样甲状腺肿又称为单纯性甲状腺肿。这一期的改变在地方性甲状腺肿中易见到，年轻妇女和孕妇亦多见。由于缺碘，甲状腺激素分泌减少，滤泡上皮呈代偿性增生。一些滤泡上皮不能维持增生状态而复退，滤泡内大量类胶质堆积是其特点。本病为一自限性疾病，可以自然消退，但若持续缺碘，则可进一步发展成结节性甲状腺肿。

3.非毒性结节性(腺瘤型)甲状腺肿

非毒性结节性(腺瘤型)甲状腺肿是甲状腺活检中最常见的病变，女性远比男性多见，约为6∶1。本病亦可发生癌变，有报道发生率为4.8%～11%。结节状肿大的甲状腺偶可位于胸骨后。

甲状腺常呈双侧不对称性肿大，重60～1 000 g，亦有报道达2 000 g者。甲状腺因有结节存在而变形，表面凹凸不平，结节大小不等，可<1 mm或达数厘米，境界清楚或不清楚，多无真正的包膜。虽可有单个结节的甲状腺肿，但典型患者为多个结节不对称地分布在甲状腺内。结节切面棕黄色或棕红色，有光泽，可见微小囊腔，亦常发生囊性变而形成较大的囊腔。新、旧出血和钙化为常见的继发性改变。由于甲状腺癌，尤其是甲状腺乳头状癌也可发生囊性变，故对于结节性甲状腺肿囊性变的患者应仔细检查。

(二)临床表现

肿大的甲状腺表面光滑，质软，随吞咽活动，无震颤和杂音。随着病程的发展，逐渐出现结节性肿大，不对称、多结节，质地不等，位置不一，一般无疼痛。如甲状腺结节质硬，活动欠佳，应警惕恶变。巨大结节可以压迫推挤周围组织出现相应压迫症状。严重缺碘的地方性甲状腺肿出现甲低症状，如易疲劳、发稀、苍老和精神症状。地方性甲状腺肿的新生儿可发生克汀病(智力低下，发育迟缓)。实验室检查：地方性甲状腺肿TSH升高，T_4下降，T_3下降，甲减时T_3、T_4下降。散发性甲状腺肿一般TSH、T_3、T_4正常。

(三)超声检查

由于病因不同，甲状腺增生的程度可轻可重，可急可慢，病理上亦有很大差异。根据其发展过程和形态学改变，可分为以下3个阶段。

1.早期弥漫性滤泡上皮增生阶段(非毒性弥漫性增生性甲状腺肿)

甲状腺弥漫性增大，一般为轻度至中度增大，甲状腺基本形态存在，甲状腺回声呈均匀一致的弱回声表现，内部可有大小不等的结节，多在1 cm左右，但大部分甲状腺仍然呈现弱回声。腺体内血流信号较丰富，但动脉峰值流速每秒<30 cm，阻力指数0.5～0.6。

2.中期滤泡内大量类胶质储积阶段(非毒性弥漫性胶样甲状腺肿)

此期甲状腺仍呈中度增大，弥漫性弱回声，可伴少数结节，结节可以发生囊性改变。甲状腺血流参数可以在正常范围内，甲状腺内血流信号可正常或者偏少。

3.晚期结节阶段(非毒性结节性甲状腺肿)

此期改变多种多样，以结节表现为突出特征，以超声表现分为3个类型。

(1)少数结节型:此型甲状腺测值可以在正常范围内,大部分甲状腺组织可以表现为正常回声结构,在甲状腺组织内见单个或者多个结节,结节大小不等,一般在 1 cm 左右,不超过 2 cm,结节内可出现囊性改变。结节内一般无血流信号,因结节生长缓慢,有新生血管供应,也可出现血流信号。

(2)多发结节型:甲状腺中度增大,甲状腺内有多个大小不等结节,结节多在 2 cm 以上,甚至达 5 cm,甲状腺组织被结节挤压但仍有部分正常甲状腺组织。

(3)此期甲状腺中度增大,甲状腺组织正常结构消失,代之以多发结节,结节多为实质性,大小不等。结节可以出现囊性变、出血、钙化等。结节间挤压的血管可以出现高速高阻力型血流。

结节性甲状腺肿的声像图改变多种多样,典型表现见图 9-3。

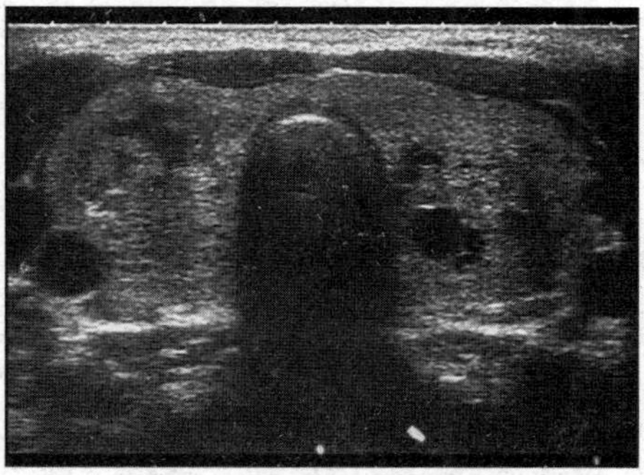

图 9-3 结节状甲状腺肿

(四)鉴别诊断

1.亚急性甲状腺炎

在早期、中期甲状腺弥漫性肿大,呈弱回声改变时需与亚急性甲状腺炎鉴别,亚急性甲状腺炎为甲状腺不规则增大,内部弥漫性云雾状改变,不均匀弱回声,结合颈部甲状腺疼痛和压痛不难鉴别。

2.桥本甲状腺炎

甲状腺弥漫性均匀性增大要与桥本甲状腺炎鉴别,桥本甲状腺炎的特点为甲状腺内有网络状纤维细条高回声。

3.甲状腺腺瘤

甲状腺腺瘤是甲状腺的真性肿瘤,多单发,有包膜,形态规则,甲状腺组织正常。但当结节性甲状腺肿为单发时难以鉴别,当结节性甲状腺肿又合并腺瘤时则鉴别困难。

4.甲状腺癌

甲状腺癌多为甲状腺内单发结节,低回声,不规则,无包膜,边界不齐,病灶内有沙粒状钙化,一般具有血流信号。

概括结节性甲状腺肿的超声表现:①甲状腺体积不论程度如何,均以多发结节为特征。结节可达5 cm以上;结节多见囊性变,一般囊液清亮,当出血和伴上皮脱落组织,囊液可以浑浊、呈细点状,囊壁厚薄不均匀,可以类似乳头状突起,突入囊内。②结节可出现钙化灶,一般钙化为孤立钙化斑点,可以为环状、点状、米粒状,>2 mm,散在分布,恶性病变的钙化为沙粒状钙化,较多分布在病变组织内,为针尖大小。③结节一般血流信号稀少,当出现血流信号丰富的结节时,要考虑是否为高功能结节,建议检测甲状腺功能,排除结节性甲状腺肿合并甲亢。

(五)临床价值

超声可判别甲状腺增大程度,是以弥漫性病变还是结节性病变为主,病变范围,结节大小和多少,结节的物理性质是实质性、囊性或混合性,根据结节特征可以提示结节为良性病变,排除恶性病变的可能。鉴别结节性甲状腺肿与腺瘤在于选择合适的治疗方案,前者术后易于复发,而后者手术效果较好。

(王艳艳)

第三节　甲状腺恶性肿瘤

一、概述

WHO 在 1974 年发布了甲状腺肿瘤的分类表,1988 年出版了甲状腺肿瘤分类的修订版,将甲状腺肿瘤分为:①上皮性良恶性肿瘤;②非上皮性良恶性肿瘤;③恶性淋巴瘤;④杂类肿瘤;⑤转移性肿瘤;⑥未分化肿瘤;⑦瘤样病变。16 年后,WHO 于 2004 年发布了新一版甲状腺肿瘤的组织学分类,简化了以前的分类,这一病理和组织学的分类进展,对甲状腺的诊断和治疗影响深远。随着基础研究的进展,甲状腺肿瘤的组织学分类将不断完善,指导诊断,结合临床的治疗方案及评估预后。

根据甲状腺癌病理类型有乳头状癌、滤泡状腺癌、髓样和未分化癌、甲状腺恶性淋巴瘤、甲状腺鳞癌等,甲状腺转移癌较少见。

甲状腺结节的发生率可高达 30%～50%(尸检和超声检查),其中恶性结节的发生率仅为 1%。甲状腺癌占内分泌系统恶性肿瘤的 90%,女性发病比男性多,在欧美国家为(2～3)∶1,亚洲国家一般为(6～9)∶1。甲状腺乳头状癌近年逐年升高,高达 90%以上,男女都有增长,但女性增长显著。甲状腺癌在儿童少见,青春期和青壮年发病率迅速上升,女性 40 岁达高峰,男性 50 岁达高峰。

甲状腺乳头状癌的增长有如下几种原因:①超声的广泛应用,高分辨率超声能检出 2～5 mm的甲状腺微小癌,并在超声引导下行细针穿刺活检检查,查出亚临床的隐匿癌;<1 cm 微小癌占甲状腺癌的 50%。②组织学分类的调整,以前有部分滤泡癌,调整为乳头状癌的滤泡亚型。③与暴露于放射性和高碘饮食有关。

甲状腺癌的病情进展缓慢,生存时间长,绝大多数预后较好,早期发现、合理治疗,甲状腺癌的治愈率达 95%以上,仅少部分因局部肿瘤侵犯或远处转移而死于甲状腺癌。

(一)病因

甲状腺癌的致病因素包括碘的缺乏、颈部曾经放射性照射、TSH 刺激等,雌激素也是因素之一。女性发病多于男性,10 岁前甲状腺癌发生率无性别差异,10 岁后女性明显增加,青年人肿瘤较成年人大,有人研究甲状腺癌组织中有雌激素受体。甲状腺癌有家族倾向说明有遗传因素。其他与甲状腺癌有关的疾病有以下 5 种。

1.结节性甲状腺肿

结节性甲状腺肿中有 4%～17%合并甲状腺癌,但没有结节性甲状腺肿转变为甲状腺癌的证据。

2.甲状腺增生

甲状腺长期增生最终发展成甲状腺癌，与 TSH 长期刺激有关。

3.甲状腺腺瘤

多数认为腺瘤与癌的关系不明确，部分甲状腺滤泡状癌患者有腺瘤历史。

4.桥本甲状腺炎

报道较多，发生率为 4.3%～24%。有学者认为桥本甲状腺炎有长期 TSH 刺激，甲状腺癌与桥本甲状腺炎有共同的自身免疫异常背景。

5.甲亢

一般认为甲亢不发生甲状腺癌。甲状腺癌可见于各种原因的甲亢，包括毒性弥漫性甲状腺肿、毒性结节性甲状腺肿、自主性高功能腺瘤等。

(二)临床表现

颈部无痛性肿块，逐渐增大，因生长缓慢无不适，易误诊为良性。生长较大时可出现气管、食管和神经的压迫症状，如呼吸吞咽困难、声嘶等，但目前因为医疗条件改善，很少见这种极端情况。甲状腺癌一般不出现甲状腺功能异常。

(1)颈部检查甲状腺肿大，甲状腺质地坚硬，包膜不平整，肿块固定。

(2)甲状腺硬结，同侧颈部淋巴结肿大，可发生肺、骨等远处转移。

(3)有甲状腺肿块，同时伴声音嘶哑，反应声带麻痹喉返神经侵犯。

(4)影像学检查甲状腺结节，内有沙粒体，结节内血流增加。

(5)甲状腺^{131}I 扫描提示冷结节。

(三)甲状腺癌分期

目前通用 TNM 分期。

1.原发肿瘤(T)

原发肿瘤：①T_x无法估计原发肿瘤；②T_0未发现原发肿瘤；③T_1肿瘤局限于甲状腺内，最大径≤1 cm；④T_2肿瘤局限于甲状腺内，1 cm＜最大径≤4 cm；⑤肿瘤位于甲状腺内，最大径＞4 cm；⑥肿瘤不论大小，超出甲状腺包膜外。

2.区域淋巴结(N)

区域淋巴结指颈部和上纵隔淋巴结：①N_x无法对区域淋巴结转移做出估计；②N_0未发现区域淋巴结转移；③N_1区域淋巴结转移，又分为N_{1a}同侧淋巴结转移、N_{1b}双侧或对侧淋巴结、颈部中线或纵隔淋巴结转移。

3.远处转移(M)

M_x无法判断远处转移，M_0无远处转移，M_1有远处转移。

二、甲状腺乳头状癌

(一)病因及病理

甲状腺乳头状癌是最常见的甲状腺恶性肿瘤，约占甲状腺癌的 90%。女性发病为男性的 6～9 倍。任何年龄均可发生，初诊时平均年龄为 40 岁。乳头状癌占儿童恶性甲状腺肿瘤 90%以上，其中 5%～10%有颈部暴露放射史。

常为孤立性、无包膜的肿块，可位于甲状腺任何部位，直径多为 1 至数厘米。小者甚至肉眼不能辨认，称微癌，而大者直径可达10 cm以上。肿块境界不清，可呈放射状或分叶状，少数有包膜(约10%)。切面灰白色或棕黄色，粗糙或呈绒毛状外观，中央部常有纤维化，形成不规则致密瘢痕。因肿瘤生长缓慢，故往往发生钙化而有沙砾感。有统计癌组织内囊腔形成可达10%，腔内含稀薄的棕色液，并常见乳头状突起。部分患者有多数肿瘤灶，可能是腺内淋巴管扩散的结果，也可能是多中心性发生，偶尔见广泛累及甲状腺腺叶和邻近组织形成大肿块的患者。

根据肿瘤的大小、范围，可分为：①肿瘤的直径在1 cm以下的微小乳头状癌；②甲状腺内乳头状肿瘤瘤局限于甲状腺，但尚未突破甲状腺包膜，此型占多数；③甲状腺外乳头状癌，肿瘤浸润甲状腺包膜，超出甲状腺，累及腺外软组织与器官，如喉、气管、食管。

(二)临床表现

1.甲状腺乳头状癌

甲状腺乳头状癌是甲状腺恶性病变中最常见的病理类型，占成人甲状腺癌的90%，儿童甲状腺癌的80%。甲状腺乳头状癌有多中心病灶20%以上，儿童多见。甲状腺乳头状癌较其他类型甲状腺癌发病年龄低。严格病理区分，有2/3患者是混合性肿瘤，同时伴滤泡状肿瘤，但以乳头状癌为主。

2.发病年龄

30～50岁，女性是男性的6～9倍，甲状腺乳头状癌恶性程度较低，可带瘤生存十多年。

3.症状

颈部无痛性肿块，逐渐增大，因生长缓慢，无不适，易误诊为良性。生长较大时可出现气管、食管和神经的压迫症状，如呼吸吞咽困难、声嘶等，但因目前医疗条件改善，很难发生这种极端情况。甲状腺乳头状癌一般不出现甲状腺功能异常。

4.颈部检查

甲状腺非对称性肿物，质地较硬，边缘模糊，包膜不平整。肿块局限于甲状腺内可随吞咽活动，肿块与周围粘连则较固定。

5.转移特点

(1)50%～70%的甲状腺乳头状癌患者，就诊时已有淋巴结转移，大约30%的患者是以颈部淋巴结转移包块就诊。

(2)发生淋巴结转移与年龄有关，年龄越小越易发生转移；与乳头状癌类型有关，如弥漫硬化型乳头状癌转移早；与癌灶大小有关，>2 cm者有50%以上发生淋巴结转移。甲状腺乳头状癌发生转移，多局限于甲状腺引流淋巴结区域，部分通过淋巴管转移至中上颈部、上纵隔，以颈静脉旁和气管旁淋巴结多见。

(3)少部分通过血行转移，主要在肺，肺部转移灶可分泌甲状腺激素，可为甲状腺切除后内源性甲状腺激素的唯一来源。可远处转移至骨和其他处。

6.预后

甲状腺乳头状癌预后良好，5年生存率达95%。预后与年龄关系大，儿童预后不良；>45岁预后较差；组织学上低分化和未分化者预后差；颈部淋巴结转移，对预后影响不大。

(三)超声检查

1.甲状腺增大

增大程度依病程和癌灶侵犯范围而定，甲状腺一般增大，多为轻度至中度增大，部分患者可重度增大。

2.癌结节特点

甲状腺内单个实质性弱回声病灶或结节，形态不规则，无包膜，边界不清。病灶一般侵犯单侧甲状腺，严重者可累及峡部，部分累及双侧叶大部。

3.沙粒状钙化

乳头状癌的沙粒状钙化为针尖大小或1～2 mm大小强回声点，散在、杂乱不均匀分布在弱回声背景的病灶内，可密集成团，也可稀疏成散点。

4.血流信号

肿瘤病灶内可见稀疏血流信号，多为Ⅰ级，杂乱无章，血管扭曲，粗细不等。血流参数不具特殊性，峰值流速每秒10～30 cm，阻力指数0.5～0.7。

5.超声弹性成像

根据组织纤维化程度表现组织的柔韧性的超声评分检查方法，一般恶性结节组织较硬，即弹性较差，硬度评分偏高，其准确性可达96%。但弹性成像对大范围病灶的诊断受限制。

6.超声造影

超声造影剂是血池显像，显示组织的微小血管灌注。乳头状癌灶为纤维组织增生和瘢痕形成，血供少于正常甲状腺组织，超声造影癌灶呈不均匀低增强，具有特征性，准确率80%左右。

7.甲状腺乳头状癌的合并表现

甲状腺乳头状癌可以单发、多发，与良性结节伴发，也可发生在甲状腺弥漫性改变的基础上，多种病同时发生，致使声像图极为复杂多样。

8.淋巴结转移

甲状腺癌半数以上患者伴淋巴结转移。甲状腺乳头状癌转移淋巴结有其特征性，即：①淋巴结0.5～3 cm，1 cm以下呈卵圆形，2 cm左右淋巴结可以稍不规则，但仍保持类圆形形态；②淋巴结呈弱回声，髓质消失。此种淋巴结弱回声偏高，类似甲状腺的等回声；③淋巴结内有沙粒状钙化，与甲状腺癌灶沙粒钙化类似；④病程较长的患者，淋巴结较大，可见液化、囊性变。囊变程度不一，个别完全囊变者呈薄壁囊肿样改变。⑤血流信号丰富，甲状腺癌转移淋巴结几乎都能检出血流信号，多数在Ⅱ级左右，少部分达Ⅲ级，致淋巴结结构被血流信号掩盖。血流峰值流速每秒10～20 cm，阻力指数0.4～0.6。

(四)鉴别诊断

1.亚急性甲状腺炎

局限性亚急性甲状腺炎酷似恶性结节，时有误诊而做手术切除。亚急性甲状腺炎的声像图呈云雾状低回声，无边界无包膜，很像甲状腺癌的病灶。但亚急性甲状腺炎有病毒感染史，甲状腺区疼痛是其特点。甲状腺癌灶内多伴有沙粒状钙化，而亚急性甲状腺炎则无钙化。

2.桥本甲状腺炎

桥本甲状腺炎是甲状腺慢性弥漫性病变，两侧甲状腺对称，一般不会混淆。桥本甲状腺炎合并癌灶需要鉴别，如局部低回声伴沙粒状钙化，提示恶性可能。另外，弥漫硬化型乳头状癌易误诊为桥本甲状腺炎。

3.囊性结节

甲状腺癌为实质性病灶，很少有囊性病变，如果甲状腺结节以囊性为主，恶性可能不大。但是较大的乳头状癌可以合并囊性变，直径＞3 cm的癌灶可能发生囊性变，识别沙粒状钙化和淋巴结转移可以确定诊断。

4.良性结节与恶性结节鉴别

单个结节性甲状腺肿，表现无包膜，边界不清者不易与恶性结节区别。但良性结节回声偏高而恶性结节回声偏低；良性结节易于液化囊变，而恶性结节绝大多数不囊变；良性结节伴钙化为粗钙化，形态各异，可呈斑点状、环状、半月形等，恶性结节内钙化为细小沙粒体。

5.颈部淋巴结

淋巴结受甲状腺癌侵犯具有特征性，可以作为鉴别甲状腺病变是良性还是恶性的有力佐证。

(五)临床意义

(1)超声检查已成为甲状腺病变最重要的、必不可少的诊断手段，较 CT 和 MRI 有明显优势，不仅方便而且准确可靠。但甲状腺病变及良恶性结节的鉴别需要高分辨率的超声设备，更取决于超声医师的经验，有经验的医师诊断准确性可以达到 90%以上。

(2)超声检查可给临床提供治疗指导，如病灶大小范围、转移淋巴结区域、位置及术后监测疗效等。

(3)对难于定性的甲状腺病变，细针穿刺细胞学检测的诊断准确率可达 80%。超声和细针穿刺结合的诊断准确性可达 95%以上。

三、甲状腺滤泡状癌

(一)病因及病理

甲状腺滤泡状癌指有滤泡分化而无乳头状癌特点的甲状腺恶性肿瘤，是甲状腺癌中较常见的一型，常发生于中年和老年人，平均发病年龄比乳头状癌大 10 岁。

常为孤立性结节，少数为多个结节，圆形、卵圆形或分叶状。直径 1～5 cm，多为 2～4 cm，一般较乳头状癌体积大些，切面质硬，灰白色、灰红色或红褐色，鱼肉样，境界清楚，可以有包膜。有包膜而浸润不明显者则与滤泡性腺瘤相似。滤泡状癌若有完整包膜，称包裹性滤泡状癌，但镜下有包膜和/或血管浸润，属微小浸润型滤泡状癌。肿瘤中央常见星芒状瘢痕，出血、坏死，钙化及囊性变可见。部分患者肿块较大，常见肿瘤浸润邻近的甲状腺组织或超出甲状腺至周围组织，有时肉眼可见侵入到静脉。

(二)临床表现

发病年龄 40～60 岁，女、男发病比例为 3∶1，原来认为占甲状腺癌的 10%～20%，近年认为＜5%。滤泡性腺瘤可能转变为滤泡性腺癌。甲状腺肿物生长缓慢，质中、边界不清、包膜不光滑。较小时甲状腺活动无影响，较大时与周围组织粘连固定，可以伴局部压迫症状。局部淋巴结转移较乳头状癌少见，易发生血行转移，如肺、骨和脊柱等，这些转移灶可分泌甲状腺激素，也有利于内照射治疗。预后较甲状腺乳头状癌差，肿瘤＞2 cm 和老年患者预后较差。一般在诊治后 30%～50%的患者能生存 10～15 年。

(三)超声检查

甲状腺内单个结节，呈均匀弱回声，形态类圆形稍不规则，无明显包膜，边界清楚。甲状腺病灶内无确切钙化灶，可检出血流信号，但较稀少。血流参数：最大的血流速度每秒 10～30 cm，阻力指数 0.45～0.7。颈部较少发现转移，在较大和超出包膜的癌灶可有淋巴结转移。

(四)鉴别诊断

1.甲状腺乳头状癌

甲状腺乳头状癌结节回声不均匀，形态不规则，无包膜，边界不清，有沙粒状钙化。

2.结节性甲状腺肿

结节回声高于腺癌，有明显分界，多个不同时期不同表现的结节，多伴有不同程度的囊性变，而腺癌为单个弱回声结节。

3.腺瘤

甲状腺腺瘤与滤泡状腺癌有时难以区分，腺瘤的良性成分多些，而腺癌更趋于恶性表现，穿刺细胞学几乎不能诊断，组织学诊断也较难。

（五）临床意义

甲状腺滤泡状腺癌发病年龄较大，转移较晚，易发生远处转移，超声易于检出病灶，鉴别较困难，结合远处骨和脊柱的病变要考虑甲状腺滤泡状癌的可能性。

临床病理较难见到甲状腺滤泡腺癌的报道，一方面是归类到乳头状癌的亚型，另一方面强调甲状腺内小血管周围浸润，病理科医师诊断越来越谨慎，学者难以收集到被病理证实的甲状腺滤泡状癌的患者。

四、甲状腺髓样癌

甲状腺髓样癌是甲状腺滤泡旁细胞的恶性肿瘤。相同名称有 C 细胞癌、实体癌、实体淀粉样癌、伴淀粉样间质的实体癌、致密细胞癌及甲状腺神经内分泌癌。

Hazard 等于 1955 年和 1959 年首先使用“甲状腺髓样癌”诊断术语，因大体标本与其他类型的甲状腺癌不同，具有类似于乳腺使用癌的片状组织学结构。1966 年，Willianms 提出髓样癌来自滤泡旁细胞。免疫组化染色和降钙素已经成为本病的诊断标准。

髓样癌呈散发性或许与遗传有关，占甲状腺恶性肿瘤的 3%左右，发病年龄在 40～60 岁，男女比例大致相等。遗传性患者与常染色体显性遗传有关。

（一）病因及病理

1.病因

髓样癌来自滤泡旁细胞（C 细胞），故亦称为滤泡旁细胞癌（C 细胞癌）。由于间质常有淀粉样物质沉着，故又称具淀粉样间质的髓样癌。髓样癌是由 Hazard 首先建议命名的。滤泡旁细胞来自神经嵴属于 APUD 细胞，因此，本癌是一种 APUD 瘤。

本病恶性程度较高，可通过血行发生远处转移。甲状腺髓样癌分为 4 型。

（1）散发型：占 70%～80%，非遗传性。发生在单侧，无内分泌病变。高发年龄 40～60 岁，男、女发病之比约为 2∶3。

（2）家族型：有家族遗传倾向，不伴其他内分泌受累。发病年龄 40～50 岁，恶性程度最低。

（3）MEN2A：即多发性内分泌腺瘤，也称 Sipple 综合征。包括双侧甲状腺髓样癌或 C 细胞增生、嗜铬细胞瘤和甲状旁腺功能亢进。本病为常染色体显性遗传，男女发病相似，高发年龄 30～40 岁。

（4）MEN2B：包括双侧甲状腺髓样癌、嗜铬细胞瘤（双侧发生，且为恶性）、黏液状神经瘤，很少累及甲状旁腺。本病为常染色体遗传，男女发病相似，高发年龄为 30～40 岁。

2.病理

肿瘤较常位于甲状腺中部或上 2/3 的侧部，与该部位 C 细胞非常密集有关。典型的髓样癌为灰白色或灰红色肿块，实体性，质硬，少数呈鱼肉状。肿瘤圆形或略呈分叶状。瘤结节多为一个，偶可多个（家族性的较多），境界清楚，直径多为 2～3 cm，也可大至 10 cm，或<1 cm，即所

谓髓样微癌。切面灰白色或带棕色，有时因钙化而呈沙砾感，但肿瘤内少见如乳头状癌那样的瘢痕灶。

（二）临床表现

患者主要以甲状腺无痛性结节、局部淋巴结肿大、有时淋巴结肿大为首发症状。甲状腺髓样癌临床表现为多样性，产生不同症状，如腹痛、腹泻及面部潮红。癌细胞分泌大量降钙素，当血清降钙素＞0.6 ng/mL，应考虑甲状腺髓样癌或C细胞增生。可同时伴发嗜铬细胞瘤、甲状旁腺瘤或增生，以及神经节瘤或黏液神经瘤。体检时甲状腺肿物坚实，边界不清，表面不光滑。散发者多为一侧甲状腺肿物，而家族性和多发性内分泌腺瘤2型的患者可为双侧甲状腺肿物，在早期肿物活动，晚期肿物固定。晚期可出现不同程度压迫症状，如声嘶、发音困难、吞咽困难和呼吸困难等。本病恶性程度高，早期即侵犯淋巴结，并很快向甲状腺外和颈部转移，可通过血道远处转移到肺、肝、骨和肾上腺等。预后较甲状腺乳头状癌和滤泡状癌差。

（三）超声检查

甲状腺髓样癌极少见，多为单侧单个结节，结节直径一般在1～3 cm，形态规则，边界清楚，多呈弱回声，内部均匀，很少出现钙化灶。可检出血流信号，但血流信号稀少，血流参数无特殊，峰值流速在每秒10～30 cm，阻力指数0.5～0.7。注意检测颈部淋巴结。甲状腺髓样癌转移较早，转移淋巴结皮质增厚，髓质消失，可见少许血流信号。

（四）鉴别诊断

甲状腺内弱回声单个结节，类似腺瘤，但不像腺瘤的圆形，髓样癌偏椭圆，欠规则。单个结节性甲状腺肿回声偏高，多伴囊性变，而甲状腺髓样癌一般不呈囊性变。

（五）临床意义

超声能检出甲状腺内病灶，提示实质性病变，并可检测出颈部异常淋巴结，对临床帮助较大，超声引导定位穿刺活检可确定诊断。

甲状腺全切和靶向治疗效果满意。男性45岁后预后不良，有颈外淋巴结转移者10年生存率为2%～50%。

五、甲状腺未分化癌

（一）病因及病理

甲状腺未分化癌又称间变性癌或肉瘤样癌，为高度恶性肿瘤，占甲状腺癌的2%～3%，多发生于50岁以上年纪较大的患者，女性较男性多见。

手术标本常为巨大肿块，质硬实，灰红色或暗红色肉样，无包膜，坏死灶常见，呈广泛的浸润性生长，浸润至周围软组织、喉、气管、食管、大血管等，在颈部形成巨大而固定的肿块。

（二）鉴别诊断

1.肉瘤

大多数甲状腺的肉瘤样肿瘤是未分化癌而非肉瘤，肉瘤是少见的。寻找分化较好的肿瘤灶是重要的。免疫组化染色尤以低分子量角蛋白对鉴别有帮助。

2.乳头状癌的实心性灶

仍有乳头状癌细胞核特点，核分裂少，异型性不明显。

3.分化差的（岛状）癌

由大小一致的小细胞构成，异型性不明显，还可有小滤泡分化。免疫组化显示甲状腺球蛋白阳性。此型肿瘤过去列在小细胞致密型未分化癌中，现把它分列出来。

4.髓样癌

如有梭形细胞巨细胞存在又无淀粉样物时需与未分化癌鉴别。髓样癌一般异型性、坏死灶不明显，免疫组化对鉴别有很大帮助。

5.恶性淋巴瘤

细胞较小，大小一致，免疫组化染色白细胞共同抗原阳性。

(三)临床表现

高龄患者，绝大部分患者表现为颈部进行性增大的肿块。临床特点是突然发现颈部肿块，肿块硬实、表面凹凸不平、边界不清、活动度差，增大迅速；甲状腺增大伴压迫症状，如声嘶、呼吸及吞咽困难；有颈部和远处转移征象。转移特点：甲状腺未分化癌恶性程度高，病情发展快，侵犯周围组织间隙及器官。据统计，首诊时 90%有颈部淋巴结转移，侵犯气管为 25%，50%发生肺转移。预后差，大多在 1 年内死亡，原因是肿瘤侵犯和压迫气管及远处转移。

(四)超声检查

本病少见。甲状腺内单个、弱回声、较大的实质性结节，往往>3 cm，形态不规则，无包膜边界不清，内部不均匀，少数有沙粒状钙化。结节内可检出少许血流信号。甲状腺周围和颈部检出多个异常淋巴结(图 9-4)。

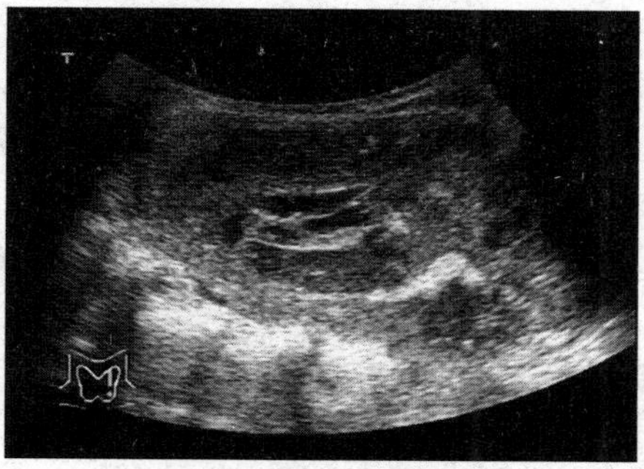

图 9-4　甲状腺未分化癌

(五)鉴别诊断

1.甲状腺良性病变

甲状腺内较大结节和甲状腺腺瘤，有各自特点，但缺乏恶性征象，无淋巴结转移。

2.其他甲状腺癌

甲状腺乳头状癌占 90%左右，有密集沙粒钙化，发展缓慢，颈部转移淋巴结也伴有沙粒状钙化。未分化癌发展迅速，转移早，与其他类型甲状腺疾病不同。

(六)临床意义

颈部或者其他部位转移癌，超声扫查颈部发现甲状腺病灶，结合甲状腺的声像图改变，易于作出甲状腺恶性灶的诊断。

(王艳艳)

第十章　乳腺疾病的超声诊断

第一节　乳腺发育及发育异常

一、乳腺发育

（一）临床概述

乳腺自胎儿发生到老年退缩均受内分泌的影响，10 个初生婴儿中有 6 个会出现乳腺某种程度的生理活动，如乳头下肿胀、硬结，乳头内挤出乳汁样的分泌物等，一般出生后 3～4 天出现，1 周后消失，这是由于母体的激素进入婴儿体内所致。

女孩的乳房发育是女性第二性征发育的开始，也是青春期萌发的信号，是性变化开始到成熟的阶段，历时 2～5 年。在性激素作用下，女孩乳房开始发育，由于受遗传、环境、营养、体质等多方面因素影响，女孩青春期萌发的年龄，个体差异很大，一般情况下，8～14 岁出现乳房增大都是正常的。但经常食用含有激素的饮料和食品的女童，乳腺发育常常提早。一般在乳腺发育成熟时，尚有 1/3 的人无月经。月经的开始为性器官和乳腺成熟的标志。

女性乳腺开始发育时，整个乳腺、乳晕、乳头都相继增大，乳头和乳晕的色泽加深，1 年以后在乳头下可触及盘状物，少数可由单侧开始，易被误认为肿瘤。乳腺的发育呈均匀的圆锥形，一般乳头与乳晕的发育成比例，但乳晕的发育与乳腺的发育关系更为密切，此期整个乳腺的增大主要是纤维组织和皮下脂肪增多所致。部分女童可伴有乳腺疼痛，但随着年龄的增加，其疼痛可缓解。上述变化都是在雌激素影响下出现的，若雌激素刺激过强，就可引起乳腺的全面肥大或局部形成“纤维腺瘤”，因此，青春期也是乳腺纤维腺瘤的好发年龄段。

男性乳腺发育较晚于女性，部分男孩此期可见乳腺较前突出，乳头下可触及纽扣大小的硬结，有轻度疼痛，一般在 1 年或 1.5 年后逐渐消失，若继续发展，则属于一种病理性改变，称为“男性乳腺发育症”。

月经周期与乳腺周期性变化的关系甚为密切。在雌激素和孕激素的作用下，腺体的形态和组织学结构呈周期性变化，这种周期性变化分为增生期、分泌期和月经期三个阶段。

增生期是指从月经 7～8 天的卵泡期至 15～21 天的黄体期，表现为乳腺导管延伸增长，管腔扩大，导管上皮细胞肥大增生，末梢导管分支增多，扩张构成新的小叶。导管周围组织水肿、淋巴细胞浸润、血管增多、组织充血。

分泌期是指月经22天至下次月经期前，表现为乳腺小叶内腺泡上皮肥大增生，有少许分泌物在导管及腺泡内存留，导管周围组织水肿，淋巴细胞浸润，临床上表现为乳腺较大、发胀、质韧、触之呈小结节状，有时伴轻度疼痛和压痛，甚至可有少量乳头溢液。

月经期是指行经开始至结束，月经来潮后，雌激素和孕激素水平迅速下降，乳腺导管末端和小叶明显复原退化，小导管和末梢导管萎缩。此期乳房胀痛等症状减轻或消失。也有的在增生后不再退化复原，形成"乳腺增生症"。

乳腺在妊娠期变化明显，妊娠第5周后，乳腺开始增大，在妊娠中期增大最明显，此时可见皮下静脉曲张，有时皮肤出现白纹，同时乳头增大，乳晕扩大，乳头和乳晕的色素沉着，此种色素日后常不能完全消退。乳晕部表皮增厚，在乳晕内有12～15个隆起，是乳晕腺的位置，它类似于皮脂腺，此时开始分泌皮脂为婴儿哺乳做准备。

乳腺各部分的改变并不一致，有的发育较快，有的发育较慢，有的甚至未见发育，但在妊娠期可得到充分发育。这种发育的不平衡使乳腺将来可能演变成为乳腺囊性病变，凡是乳腺大部分未获得充分发育者，在授乳期将有乳汁分泌不足现象。初乳可见于妊娠中期，但正式泌乳多在产后1～4天开始。产后到正式泌乳期间，乳腺明显胀硬，并伴有不同程度的胀痛。一旦哺乳开始，胀痛即消失，乳汁的分泌量与妊娠期间乳腺小叶发育的程度有关，即使同一个人，左右乳腺的分泌量也不尽相同。乳腺在断奶数月后大致恢复原状，唯常见残余性乳汁分泌，偶可持续数年；残余性乳汁分泌者容易引起继发感染。妊娠和哺乳可促使良性或恶性乳腺肿瘤加速发展，也可使囊性增生症消退。

绝经期乳腺开始全面萎缩，乳腺虽因脂肪沉积而外观仍显肥大，但腺体萎缩，纤维组织则显著增加。50岁以后乳管周围纤维组织越来越多、硬化，小乳管和血管闭塞，并时有钙化现象。

在乳腺的发育中，多产妇的乳腺发育广泛，而少产或未产妇的乳腺发育受限，且多异常发育；30岁以后尚未怀孕的妇女，由于周期中常有内分泌的不协调，其小叶的发育常变得不规则，多数腺体小叶增生，少数小叶保持退化复原状态。在30～40岁的妇女中，有1/3的病例可见乳腺发育异常，如囊性增生症。

(二)超声表现

初生婴儿出现乳腺某种程度的生理活跃时，超声表现为乳头后方少量腺体回声。

青春期乳腺超声改变：大多数双侧乳腺发育基本对称，青春期乳腺主要结构是腺体层，对于皮下脂肪菲薄的女性，乳腺悬韧带不易显示，中央区回声比外带腺体层回声相对较低，导管通常不显示。随着年龄增加，中央区弱回声范围逐渐减小。大多数青春期乳腺中央区表现为粗大的强弱相间回声，外带表现为相对细密的强弱相间回声。

性成熟期乳腺超声改变：随着月经周期体内激素水平的变化，乳腺组织形态和组织学结构发生周期性改变。通常已生育后的妇女腺体层回声逐渐增强，大多表现为强弱相间回声，各象限分布较均匀，随着年龄的增加，皮下脂肪组织逐渐增厚，腺体回声逐渐增强，腺体厚度逐渐减小。

妊娠期及哺乳期乳腺超声改变：由于腺泡和导管显著增生，腺体层明显增厚，哺乳期中央区可见扩张的乳腺导管，内径2～4 mm，管壁薄而光滑，管腔内为无回声，显示清楚；乳腺内血管增多、增粗，血流速度加快。终止哺乳后，发生退化性改变，腺体层较哺乳期变薄，回声增强或强弱相间。

绝经期乳腺超声改变：皮下脂肪层明显增厚，腺体萎缩变薄，回声致密、增高，腺体层与脂肪层间界限清晰。

(三)鉴别诊断及比较影像分析

因X线本身的生物效应，一般35岁以前妇女不建议行X线检查，青春期乳腺的常规检查常应用超声技术。通过长期的X线随访，其敏感性随乳腺密度不同而不同的观念正被人们逐渐认识，对致密型乳腺及紧贴胸壁的癌灶容易漏诊；而超声不受干扰，可进行多方位扫查的优点恰好弥补了钼靶X线的不足。超声对肿块发现率高，但难以检测<5 mm的病灶，对边缘微细结构的分辨率不如钼靶X线。对钙化型隐性乳腺癌，X线最占优势，在定性方面可以弥补超声的不足。因此，将二者有机结合，取长补短，可明显提高乳腺癌的检出率。

二、乳房过早发育

(一)临床概述

儿童的乳房肥大可分为真性性早熟性乳房肥大症及假性性早熟性乳房肥大症。前者是指乳房随性早熟而出现，除了乳房发育以外，有排卵、有月经，且身高迅速增长；真性性早熟性乳房肥大症可用孕激素来治疗，通过反馈作用抑制下丘脑垂体的促性腺功能。而后者则是卵巢功能性肿瘤不正常地分泌雌激素或外源性雌激素摄入过多引起的，除了乳房肥大外，亦可见外阴、阴道及子宫的发育，也可有子宫出血，但它并不是真正的月经，因其无周期性的卵泡成熟与排卵；此种情况必须寻找原因，对症治疗，如有卵巢肿瘤可视情况予以切除；如为服用含雌激素的药物引起，则于停药后会恢复正常。

单纯性乳房早发育可能先出现一侧，易引起家长重视，切忌活检，否则将损伤乳房大部分胚芽，甚至完全阻止该侧乳房发育。

(二)超声表现

真性及假性性早熟乳房发育表现为乳房区皮肤皮下脂肪薄，乳头后方探及盘状低回声区，中央厚，周围渐变薄，周边出现中高回声腺体层，由低回声的乳腺导管与高回声的乳腺小叶和间质组成(图10-1)；彩色多普勒通常无异常血流显示，部分病例乳头后方低回声区可见血流显示(图10-2)。

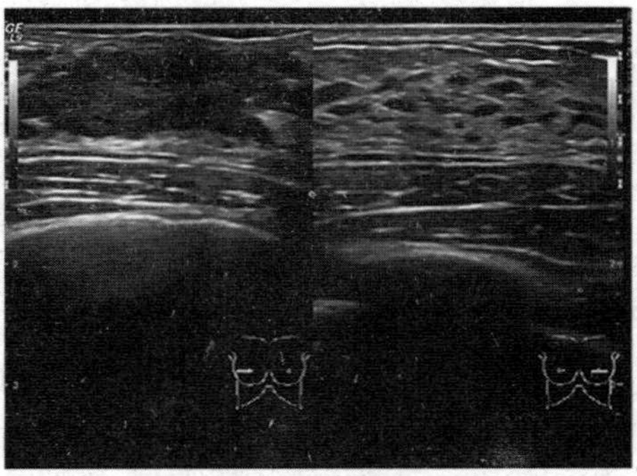

A　　　　B

图10-1　性早熟乳房超声表现

A.乳头后方探及盘状低回声区；B.出现中高回声腺体层，由低回声的乳腺导管与高回声的乳腺小叶和间质组成

(三)鉴别诊断及比较影像分析

临床上需与单纯性乳房早发育相鉴别，单纯性乳房早发育表现为：乳房区皮肤皮下脂肪菲薄，乳头后方呈盘状低回声区，周围未见明显腺体回声。

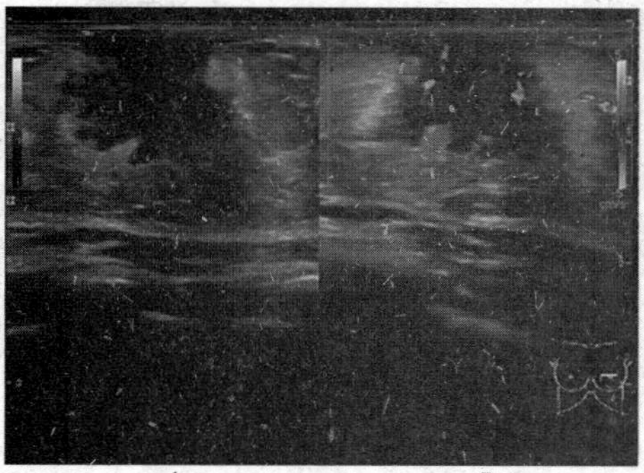

图 10-2　性早熟乳房彩色多普勒

A.乳头后方探及盘状低回声区；B.腺体内可见彩色血流信号

三、副乳腺症

（一）临床概述

副乳腺症也就是除正常乳房外而异常发育的乳腺组织，有的形成乳头、乳晕、乳腺组织俱全的多余乳房。副乳腺 95%发生于胸部，多见于腋前线；偶见于身、面、颈、背等部位。病因分两种，一是由家族遗传所致，二是由胚胎发育不良所致。乳腺增生与副乳腺的发生没有直接的关系，一般情况下是不需要治疗的，但要像正常乳房一样定期检查，如有异常及时就诊。

副乳腺的形态和结构分为完全型及不完全型两类。发育良好的副乳腺具有乳头、乳晕及腺体组织，称为完全型副乳腺；多数副乳腺发育不完整。Kajva 将副乳腺分为 6 种类型：①乳头、乳晕、乳腺组织俱全的多余乳房；②有乳头、乳晕但无腺体组织型副乳腺；③仅有腺体组织和乳晕；④仅有腺体组织和乳头；⑤仅有腺体组织，而无乳头、乳晕的副乳腺；⑥多乳头病，具有乳头的副乳腺临床容易诊断，无乳头的副乳腺常需借助影像学检查来诊断。

副乳腺在青春期前处于相对静止状态，随着月经的出现而逐渐增大，多数患者无症状，仅在查体时或偶尔发现，许多患者在妊娠期才首次出现症状；部分患者在雌、孕激素的作用下，月经来潮前有胀痛增大，月经过后胀痛感消失。哺乳期副乳腺也可以分泌乳汁，无乳头的副乳腺则主要表现为局部隆起和胀痛。副乳腺可根据分型的不同，采取不同的治疗方法。对乳头、乳晕型副乳腺，因无腺体组织，不存在继发疾病及癌变，平时不出现任何症状，不影响身体活动又不影响美观，可观察，不需治疗。腺体型副乳腺或完全型副乳腺，腋窝部出现随月经周期的胀痛，或局部肿块增大性质待查者，应考虑手术切除，以免继发病变及癌变。

（二）超声表现

腺体型副乳腺或完全型副乳腺表现：在正常乳腺以外的位置，可检出与正常乳腺不相连的乳腺组织回声；副乳腺表现为皮下脂肪层内，呈长椭圆形或梭形，边界不整齐，无包膜，有乳腺组织回声（图 10-3）。

（1）副乳腺与同期（月经期、妊娠期、哺乳期）的乳腺声像图表现是有差异的，副乳腺一般体积较小、位置表浅，因此只要在皮下脂肪层内找到与正常乳腺组织相似的回声，且位于乳嵴线上，则副乳腺的超声诊断成立（图 10-4）。

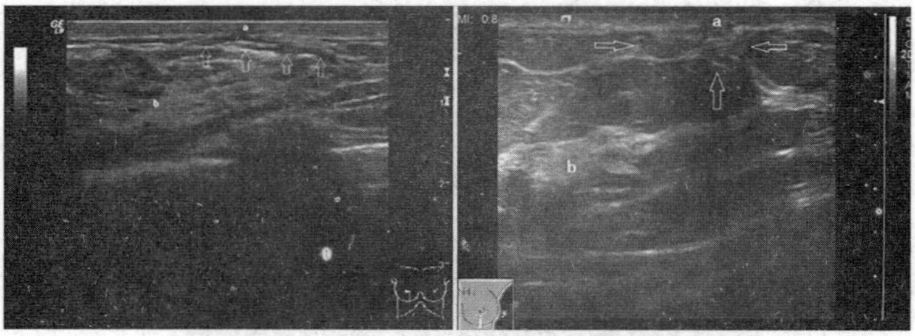

A　　　　　　　　　　　　　　　　B

图 10-3　副乳腺乳头回声及少许腺体回声

A 及 B 中：a.副乳腺乳头；b.乳腺腺体，箭头指示部分：副乳腺腺体回声。A.正常腺体组织较厚，正常腺体组织与副乳腺腺体相邻，仅见少许边界；B.副乳腺及乳腺腺体回声间见较多脂肪组织回声

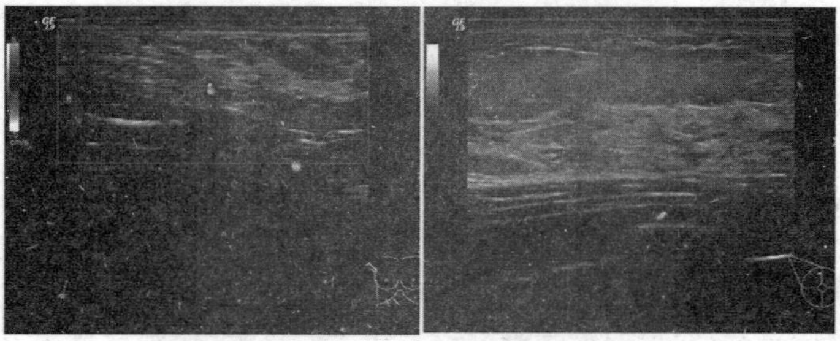

A　　　　　　　　　　　　　　　　B

图 10-4　副乳腺超声声像图

A 为副乳腺，呈稍高不均质回声，与患者乳腺组织回声相同(B)

(2)月经期：声像图见乳腺组织回声中相间有大小不等、形态不规则、边界不清的低回声区。

(3)妊娠期：声像图见乳腺组织回声偏低，其间见低回声区，大小不等，边界不清，形态多不规则，部分可呈椭圆形或棱形，无包膜，后方回声增强。

(4)哺乳期：单个椭圆形/棱形或葡萄状无回声区，边界清晰，有包膜，后壁回声增强，周边有范围不等的乳腺组织回声(图 10-5)。

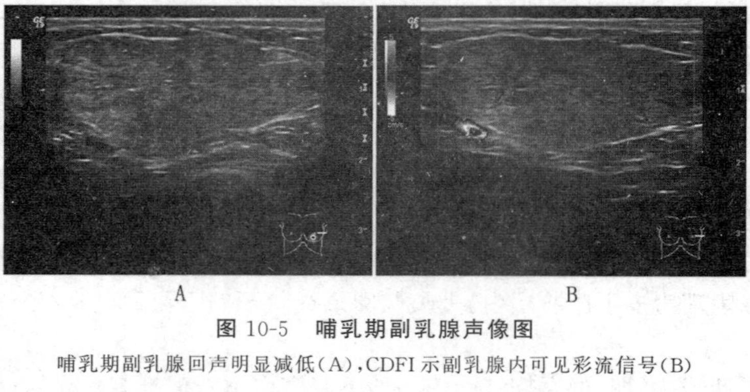

A　　　　　　　　　　　　　　　　B

图 10-5　哺乳期副乳腺声像图

哺乳期副乳腺回声明显减低(A)，CDFI 示副乳腺内可见彩流信号(B)

(5)绝经期：副乳腺组织与正常部位乳腺一样，皮下脂肪层明显增厚，腺体萎缩变薄，回声致密、增高(图 10-6)。

副乳腺与正常部位乳腺一样，可发生各种类型的乳腺良、恶性肿瘤，也可并发乳腺炎、乳腺脓肿等疾病(图 10-7)。

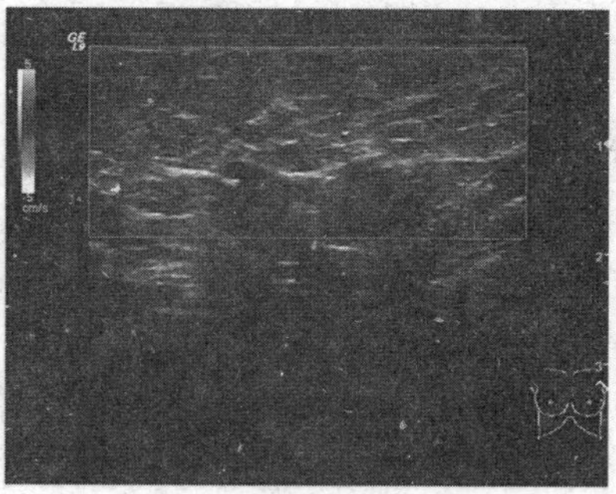

图 10-6 绝经期副乳腺声像图

绝经期副乳腺退化，仅见少许退化的乳腺组织回声

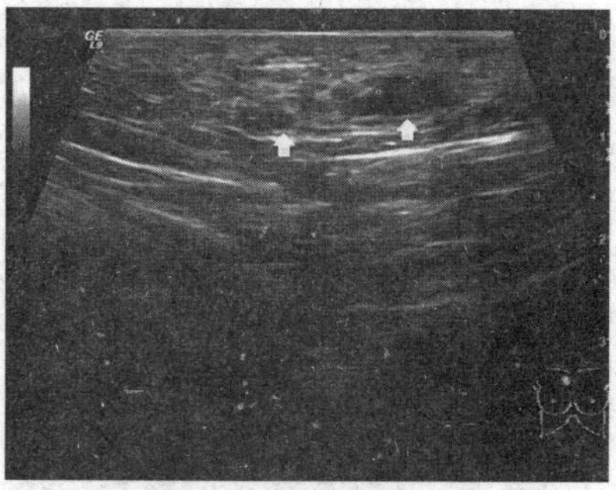

图 10-7 副乳腺内伴囊肿形成（箭头指示部分）

（三）鉴别诊断及比较影像分析

临床症状或超声检查不典型的副乳腺应与腋窝部的脂肪瘤、纤维瘤和肿大淋巴结等相鉴别。脂肪瘤呈椭圆形低回声区，边界清晰，有包膜，无乳腺组织回声。纤维瘤多数呈梭形，回声偏低、增粗，亦无乳腺组织回声。肿大的淋巴结为边界清晰、包膜完整的圆形或椭圆形低回声区，有时可见淋巴结门结构。且三者的声像图均不受内分泌的影响，无周期性变化，这些声像特征均有别于副乳腺。而判别是副乳腺还是腋窝部肿大的淋巴结具有很大的临床意义，特别是怀疑乳腺癌病例时尤为重要，可避免不恰当的手术治疗。

钼靶 X 线对腋部副乳腺具有一定特征性，对于腋下回声杂乱而难以分辨的副乳腺及辨别淋巴结都具有较好的诊断和鉴别诊断的作用。

副乳腺内为与正常位置乳腺相同的乳腺组织，可见由导管腺泡构成的乳腺小叶，也可发生腺体增生，甚至乳腺癌等病变。副乳腺发生的纤维腺瘤、囊肿、乳头状瘤、结构不良、乳腺癌等，其组织改变与正常乳腺病变组织学所见相同。

四、乳房肥大症

（一）临床概述

乳房的过度发育使乳房的体积过度增大，产生乳房肥大，称为乳房肥大症，俗称巨乳症。乳房肥大常在不同程度上伴有乳房下垂；严重的乳房肥大及乳房下垂，其乳房下缘可超越脐孔，甚至到达耻骨的水平，造成形体臃肿，行动不便，肩部、背部酸痛，平卧时有胸部受压及窘迫感。炎热天气时，两侧乳房之间，以及乳房下皱襞区，常常处于浸湿状态，易生痱子、湿疹、皮炎之类的皮肤损害。乳房肥大分为三类:乳腺过度增生性乳房肥大、肥胖型乳房增大、青春型乳房肥大。不同类型治疗方法略有差别。

(1)乳腺过度增生性乳房肥大:表现为乳腺组织过度增生,肥大的乳房坚实,乳腺小叶增生明显,常有压痛。在月经周期,常常有自发性疼痛,并伴有乳房下垂,较多发生在已婚育的妇女。严重的病例,由于乳房的赘生及持久的胀痛,给患者带来心理上及肉体上的折磨,她们会要求医师做乳房全切除,以解除其多年的心理上及肉体上的折磨。

(2)肥胖型乳房肥大:表现为整个乳房匀称性肥大,在组织结构上,是以乳房中的脂肪匀称增生为主。这类乳房肥大的患者伴有全身性肥胖,肥大的乳房虽可能伴有不同程度的乳房下垂,但是较乳腺过度增生性乳房肥大为轻。

(3)青春型乳房肥大:是一种青春发育期发现的乳房渐进性增大,并过度发育,乳腺组织增生、肥大,乳房表现为匀称性肥大,乳房下垂不明显,即超乎常人体积但形态较正常的乳房,这类患者有时有家族史。

(二)超声表现

乳腺过度增生性乳房肥大及青春型乳房肥大主要表现为腺体层的显著增厚,伴有或不伴有脂肪层的增厚(图 10-8);肥胖型乳房肥大主要表现为脂肪层的显著增厚(图 10-9)。肥大乳房内腺体回声增生或异常,通常无占位性病变。

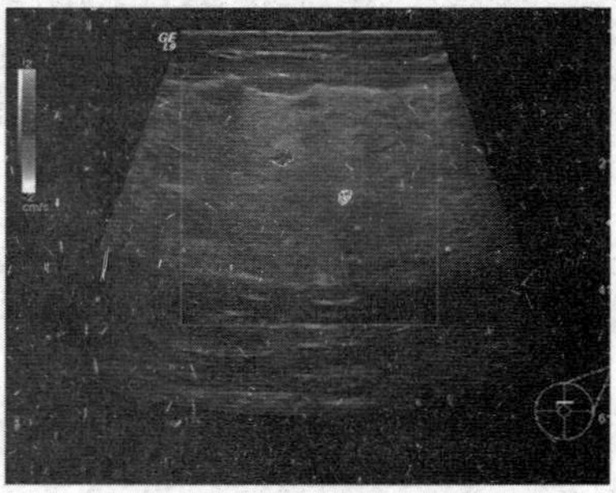

图 10-8 **乳腺过度增生性乳房肥大**

表现为腺体层的显著增厚

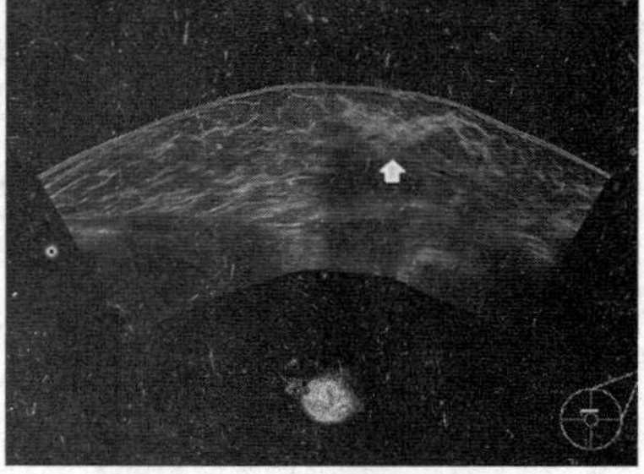

图 10-9 **肥胖型乳房肥大**

主要表现为脂肪层的显著增厚,超声显示脂肪层明显增厚,乳腺腺体仅为其中较少的部分

(三)鉴别诊断及比较影像分析

各种类型的乳房肥大需与乳腺多发性纤维腺瘤所引起的乳房肥大和乳房脂肪沉积所引起的乳房肥大相鉴别。

1.与乳腺多发性纤维腺瘤鉴别

乳腺多发性纤维腺瘤常可在乳房多处触及表面光滑、活动度大、质中偏硬、边缘清楚、与皮肤不粘的多发肿块。一般生长缓慢，乳房有时可略增大，但一般无明显过度增大。如妊娠期或短期内迅速增大，应考虑叶状囊肉瘤的可能，应及时手术。

2.与乳房脂肪沉积鉴别

乳房脂肪沉积由垂体功能障碍引起，常伴髋部的脂肪沉积过多等病变，通过影像学检查能区别肥大的乳腺组织与过多的脂肪沉积。

钼靶 X 线及乳腺 MRI 对于乳房脂肪沉积具有显著的影像学特征，有助于鉴别诊断；而对于乳腺内多发性纤维腺瘤或其他肿瘤引起的乳腺肿大，MRI 可清晰显示肿瘤的大小及部位，有助于诊断和鉴别诊断。

五、乳房发育不全

(一)临床概述

乳房发育不全可以是先天的，也可以是获得性缺陷，可发生在单侧，也可发生在双侧。胚胎乳腺原基的部分或全部受压迫可导致乳腺发育不全或无乳腺发育。如果既有乳房发育不良，又有月经不正常，其原因主要是性腺发育不好，如先天性卵巢发育不良、先天性无卵巢等；这些女性的卵巢不能分泌激素，以致乳房组织不能充分发育而滞留在儿童阶段的乳房状态。如果乳房发育不良是由于慢性营养不良、慢性消耗性疾病引起的，就需要加强营养，治疗慢性病。如果发育不良是因过分消瘦、胸大肌发育不良等引起的，则需加强营养，增加体重，同时应注意加强体育锻炼，尤其是胸部肌肉的锻炼。当胸部肌肉发育良好时，乳房自然挺拔。乳房发育不良的表现有以下几方面。

1.乳房发育不对称

一般来说，两侧乳房应是对称性的发育，也就是说，两侧乳房的大小、形态、位置应大致相同。但也有不少女性两侧乳房发育并不十分对称，一侧稍大，一侧稍小；一侧稍高，一侧稍低。如果差异不大，一般属于生理性的。但是，某些疾病或生活方式亦可导致乳房发育不对称，如胸部外伤、烧伤、烫伤等可影响患侧的乳房发育。有的则是女孩在乳房发育期，因害羞而穿过紧的胸罩，以致乳房发育受限而不对称。此外，乳房内的肿瘤也可使患侧乳房增大而致两侧乳房不对称，此时，常可触及乳房内肿块，应引起注意，以及时就医。

2.乳头内陷

少女的乳头内陷，多因发育受阻所致。有的少女发现自己渐渐隆起的乳房，觉得害羞，或因自己认为乳房过大等原因，采取束胸或戴过紧的乳罩。长期下去，乳头不仅不能向外凸出，反而凹了进去；这会给今后生活带来诸多不便。因此，乳头内陷的少女必须及早治疗。

3.乳房发育不良

乳房发育不良是一种先天性疾病；这类乳房较之常人明显缩小，胸部平坦似男性。主要为腺体组织缺少，皮肤仍光整而有弹性。

(二)超声表现

乳腺发育不全声像图表现为皮下脂肪和腺体菲薄(图 10-10)，胸肌较薄。乳头内陷，甚至无乳腺和乳头发育。

乳腺发育不对称如果差异不大，一般无须处理。但乳房内的肿瘤引起的患侧乳房增大而致两侧乳房不对称时，应引起注意，以及时就医。

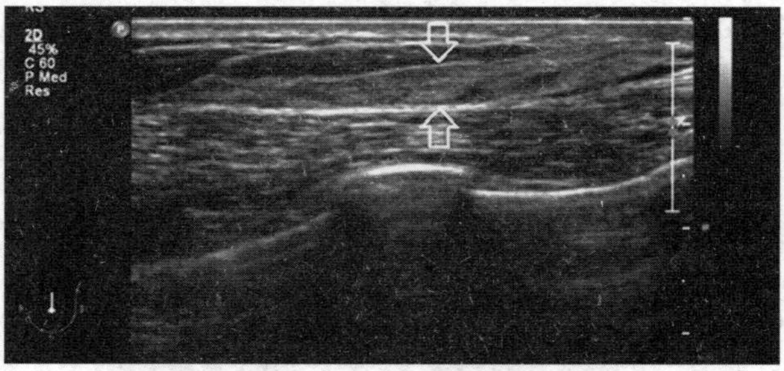

图 10-10　乳腺发育不全声像图

女，32 岁，乳腺发育不良，腺体层最大厚度仅约 4 mm(箭头指示部分)

(三)鉴别诊断及比较影像分析

乳头内陷可通过整形进行改善，但需与乳腺癌引起的乳头内陷鉴别。乳腺癌引起的乳头内陷纤维组织和脂肪组织不形成乳腺小叶及腺泡，其乳头及乳晕亦小，乳腺导管一般不超过乳晕范围。

六、男性乳腺发育

(一)临床概述

男性乳腺由于缺乏雌激素和孕激素的作用，始终停留在胎儿晚期状态，只有乳腺导管及其周围腺体组织，但厚度和范围明显不同。

男性乳腺发育(gynecomastia，GYN)是指由于乳腺腺体和间质的共同增生引起的乳腺肥大。Rohrich 等报道 GYN 在男性群体的发生率为 32%～65%，造成患者躯体和心理异常。Daniels 和 Ismail 等报道 GYN 是男性乳腺最常见的病变，可发生于任何年龄。

男性乳腺发育可单侧或双侧发生，在乳晕下可见纽扣样结节性增大，大者似女性青春期乳腺。超声是首选的影像学检查。但本病必须与少见的男性乳腺癌相鉴别。

生理和病理的原因可造成男性乳腺发育，生理性原因是青春期或 50 岁以后内分泌失衡所造成的；在新生儿和青春期是短暂的，且通常是良性的。但发生在青春期前、青年和中年被认为是不正常的，需采用进一步的检查排除乳腺癌、其他新生物或其他病理性原因的可能，病理性原因包括慢性肝病、内分泌性肿瘤、药物(如抗高血压药、抗抑郁药、激素)等。

(二)超声表现

男性乳腺发育声像图特点：男性乳腺发育时，乳腺局部腺组织增厚，表现为以乳头为中心呈扇形或略偏向一侧的肿块回声，行超声检查时局部加压可有轻压痛。声像图可分三型。

(1)Ⅰ型为回声增强型，呈梭形、扁平形或长椭圆形，内部回声与女性正常乳腺组织回声相似，与后方胸肌较低回声形成清晰界面(图 10-11)。

(2)Ⅱ型为低回声型，呈椭圆形或扁平形，低回声中间有细线状、带状回声或斑片状高回声，回声强弱不等、分布不均，呈网络状改变，边界不甚规则，类似于女性乳房小叶增生声像图改变，不均质低回声块无包膜。如伴有导管增生时可显示扩张的条状或管状低回声(图 10-12)。

(3)Ⅲ型弥散高回声型，增大的乳腺呈弥漫的致密高回声，可呈扇状，伸向乳腺深部脂肪组织内(图 10-13)。本型多在使用雌性激素治疗的患者中见到。

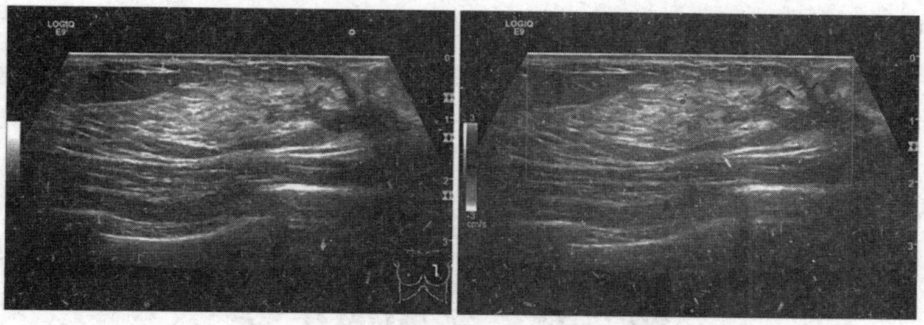

图 10-11 男性乳腺发育Ⅰ型

Ⅰ型为回声增强型，呈梭形、扁平形或长椭圆形，内部回声与女性正常乳腺组织回声相似，与后方胸肌较低回声形成清晰界面。彩色多普勒腺体内血流信号不明显

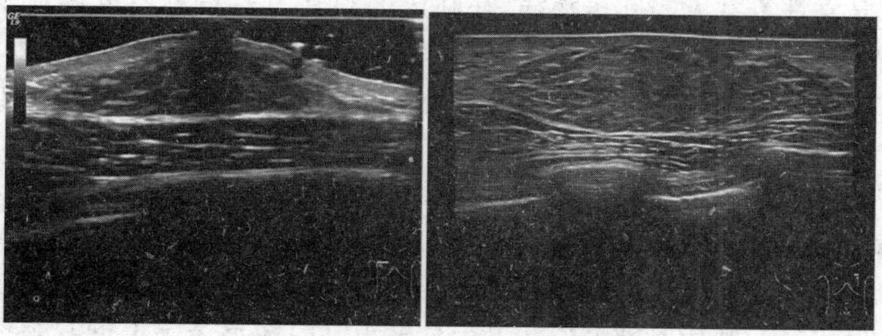

图 10-12 男性乳腺发育Ⅱ型

Ⅱ型为低回声型，呈椭圆形或扁平形，低回声中间有细线状、带状或斑片状高回声，使回声强弱不等、分布不均，呈网络状改变，边界不甚规则，类似于女性乳房小叶增生声像图改变

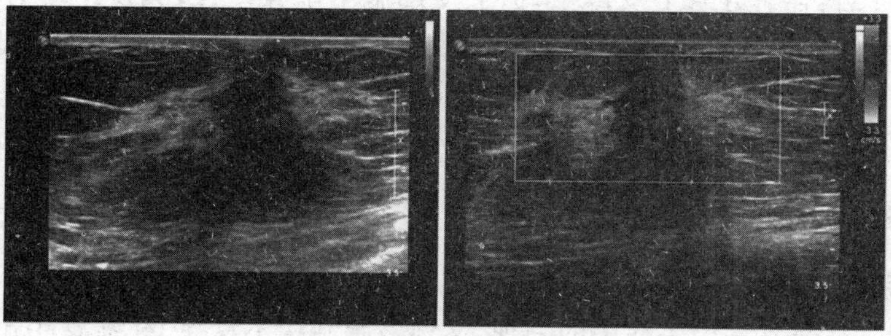

图 10-13 男性乳腺发育Ⅲ型

Ⅲ型弥散高回声型，增大的乳腺呈弥漫的致密高回声，呈扇状，伸向乳腺深部脂肪组织内，乳头后中央区呈低回声，其内血流信号不明显

(三)鉴别诊断及比较影像分析

超声检查可较直观地显示乳腺肿块部位、大小、形态及内部回声，但临床上应与乳房脂肪瘤、乳腺癌、乳房脓肿、假性男性乳腺发育症等相鉴别。

1.与男性乳腺癌相鉴别

男性乳腺癌好发于老年人，发病率占乳腺癌的0.1%，多为单发于偏乳头乳晕区的孤立结节，质地坚韧且边界不清，形状不规则，可与表层皮肤或胸肌筋膜粘连，或伴有乳头凹陷及同侧腋淋巴结转移，影像学表现为一小型肿块、边界清晰、多位于乳头偏心侧的三联征象，另尚可有与女性乳腺癌共有的征象。

2.与假性男性乳腺发育症相鉴别

假性男性乳腺发育症发生于肥胖老年男性，皮下脂肪丰满尤其是双侧乳房部位，触诊时显示组织柔软，境界不清，无明显肿物触及，X线片显示为脂肪组织，无乳腺组织。

（孙　瑞）

第二节　乳腺增生症

乳腺增生症是女性最常见的乳房疾病，在临床上约有50%妇女有乳腺增生的表现，多见于20～50岁的妇女；其基本病理表现为乳腺上皮和纤维组织增生，乳腺组织导管和乳腺小叶在结构上的退行性病变及进行性结缔组织生长的非炎症、非肿瘤性病变；其发病原因主要是内分泌激素失调。

由于乳腺增生症的组织形态复杂，所以其组织学分类方法也多种多样。如有学者依乳腺结构在数量和形态上的异常将其分为乳腺组织增生、乳腺腺病（又分为小叶增生期、纤维腺病期及纤维化期）、乳腺囊肿病三大类；也有的学者依乳腺增生的基本组织改变将其分为小叶增生、纤维化、炎性、囊肿、上皮增生、腺病6种类型。也正是由于其组织形态学上的复杂性，所以才造成了本病命名上的混乱，目前最多见的病理分类为乳腺小叶增生、乳腺囊性增生症、乳腺腺病等。

乳腺增生症按导管上皮增生的形态可将其分为四级。①Ⅰ级：不伴有导管上皮增生，此级发生率为70%；②Ⅱ级：伴有导管上皮增生，但上皮细胞不呈异型性，其发生率为20%；③Ⅲa级：伴有导管上皮增生，上皮细胞呈轻度异型性，发生率为5%；④Ⅲb级：伴有导管上皮增生，上皮细胞呈重度异型性，发生率为5%，此级恶变率最高，可能恶变率为75%～100%。

乳腺增生性病变除上述乳腺增生症外，还包括乳腺纤维硬化病和放射状瘢痕等。

一、乳腺囊性增生症

（一）临床概述

乳腺囊性增生症是乳腺增生症中的一种，又称乳腺结构不良症、纤维囊性乳腺病等。多发生于30～50岁的妇女，占乳腺专科门诊患者的50%～70%。发病原因与卵巢功能失调有关，主要是黄体素与雌激素比例失调，即黄体素分泌减少、雌激素相对增加，雌激素刺激了乳管上皮增生，促使导管形成囊肿。临床表现为乳腺内肿块，一侧或两侧乳腺，单发或多发，边界可清楚或不清楚，可有乳房疼痛，且与月经周期关系不密切，患者在忧虑、心情不畅时，肿块变大变硬，疼痛加重；月经来潮后或情绪好转后，肿块变软变小。乳腺可有黄绿色、棕色或淡血性乳头溢液。

该病是女性乳腺常见的一类非肿瘤、非炎症性疾病，包括了病因和临床经过均不相同的多种病变。病理改变除了有乳管上皮及腺泡上皮增生，乳腺中、小导管或末梢导管上皮不同程度的增生和乳腺导管管腔不同程度的扩张，还常伴发结缔组织改变的多种形态变化的综合病变。

囊性增生症与乳腺癌的关系尚不明确。流行病学研究提示囊性增生症患者以后发生乳腺癌的机会为正常人群的2～4倍。囊性增生症本身是否会恶变与其导管上皮增生程度有关。单纯性的囊性增生症很少有恶变，如果伴有上皮不典型增生，特别是重度者，则恶变的可能较大，属于癌前期病变。

(二)超声表现

囊性增生症的声像图特点具有多样性。

(1)腺体回声增强,结构紊乱,腺体内散在分布多个囊性肿块,可为圆形、椭圆形、长条形,内部回声可为无回声、中等回声、混合回声等,囊壁上可有乳头状突起(图 10-14、图 10-15)。囊壁上有乳头状突起的常被认为是癌前病变,应注意观察或取病理活检。

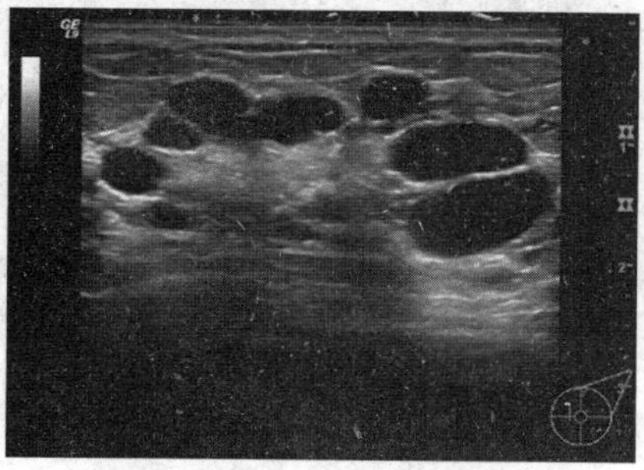

图 10-14 乳腺囊性增生症

腺体内多个囊肿,囊肿内呈无回声,后方回声增强

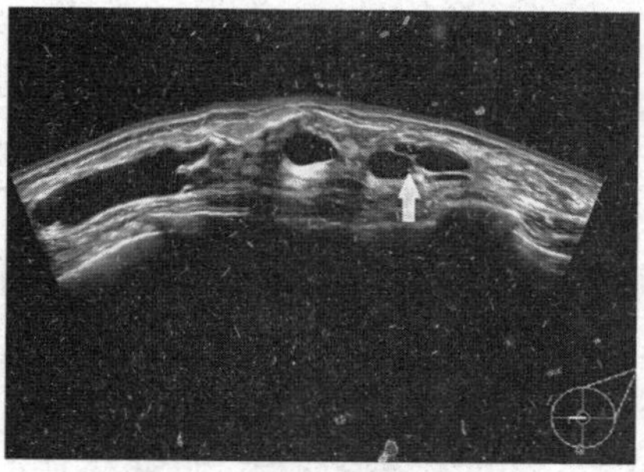

图 10-15 乳腺囊性增生症

腺体内囊肿内呈无回声,箭头指示部分囊壁可见点状突起

(2)多发性囊肿与实质性低回声小肿块并存,应与纤维腺病相鉴别。

(3)极少数囊性增生症表现为实质低回声肿块,边界不清,形态不规则(图 10-16),甚至可见钙化点。上述表现应注意与乳腺癌鉴别,超声检查需注意肿块内有无血流及高阻频谱改变,观察腋窝有无肿大的淋巴结等;声像图上不能鉴别时建议病理活检。

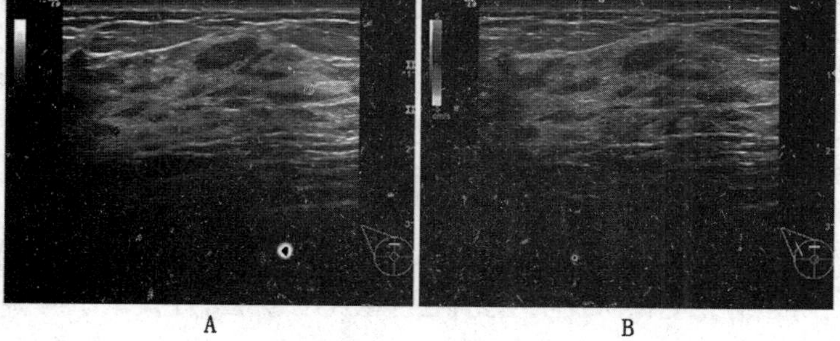

A B

图 10-16 乳腺囊性增生症

乳腺实质低回声结节,边界不清,形态不规则(A);CDFI 示肿块内及其周边未见明显彩流信号(B)。病理:乳腺囊性增生症

(4)表现为实质低回声肿块的囊性增生症,85%的肿块内部无明显血流信号,少数肿块内可见少量血流信号,极少数肿块内可测得低速、高阻血流信号。

(5)本病常与其他乳腺疾病并发(图10-17)。

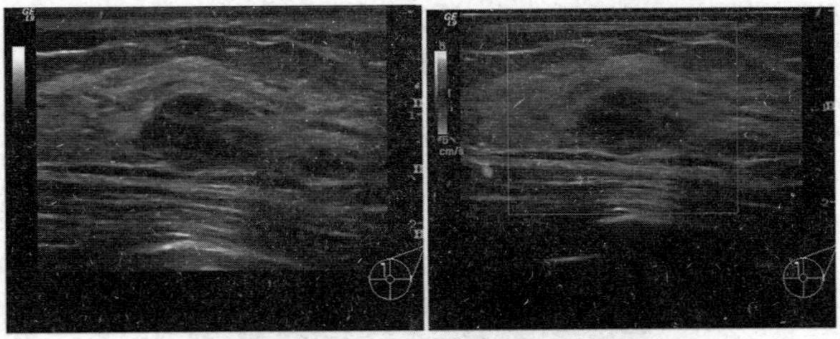

图10-17　乳腺囊性增生症并导管内乳头状瘤形成

乳腺内实质低回声结节,边界不清,形态不规则,CDFI示结节内未见明显彩流信号。术后病理提示为乳腺囊性增生症并导管内乳头状瘤形成

(三)鉴别诊断及比较影像分析

乳腺囊性增生症最需要鉴别的就是单纯性乳腺上皮增生症,临床上最易混淆。单纯性乳腺上皮增生症妇女年龄在25岁左右,突出的症状是乳腺的间歇性疼痛,疼痛具有明显的周期性,一般在月经前开始加重,乳腺腺体也随之肿胀,而在月经来潮过后即减轻或消失。

本病囊壁上有乳头状突起时应与导管内乳头状瘤鉴别。

乳腺囊性增生症患者若临床表现不典型或没有明显的经前乳房胀痛,仅表现为乳房肿块者,特别是单侧单个、质硬的肿块,应与乳腺纤维腺瘤及乳腺癌相鉴别。

1.与乳腺纤维腺瘤相鉴别

两者均可见到乳房肿块,单发或多发,质地韧实。乳腺囊性增生症的乳房肿块大多为双侧多发,肿块大小不一,呈结节状、片块状或颗粒状,质地一般较软,亦可呈硬韧,偶有单侧单发者,但多伴有经前乳房胀痛,触之亦感疼痛,且乳房肿块的大小性状可随月经而发生周期性的变化,发病年龄以中青年为多。乳腺纤维腺瘤的乳房肿块大多为单侧单发,肿块多为圆形或卵圆形,边界清楚,活动度大,质地一般韧实,亦有多发者,但一般无乳房胀痛,或仅有轻度经期乳房不适感,无触痛,乳房肿块的大小性状不因月经周期而发生变化,患者年龄多在30岁以下,以20～25岁最多见。乳腺囊性增生症与乳腺纤维腺瘤的彩色多普勒超声也有所不同,乳腺增生结节常无血流信号,而乳腺纤维腺瘤肿块内可有较丰富、低阻力血流信号。此外,在乳房的钼靶X线片上,乳腺纤维腺瘤常表现为圆形或卵圆形密度均匀的阴影及其特有的环形透明晕,亦可作为鉴别诊断的一个重要依据。

2.与乳腺癌相鉴别

两者均可见到乳房肿块。但乳腺囊性增生症的乳房肿块质地一般较软,或中等硬度,肿块多为双侧多发,大小不一,可为结节状、片块状或颗粒状,活动,与皮肤及周围组织无粘连,肿块的大小性状常随月经周期及情绪变化而发生变化,且肿块生长缓慢,好发于中青年女性;乳腺癌的乳房肿块质地一般较硬,有的坚硬如石,肿块大多为单侧单发,肿块可呈圆形、卵圆形或不规则形,可长到很大,活动度差,易与皮肤及周围组织发生粘连,肿块与月经周期及情绪变化无关,可在短时间内迅速增大,好发于中老年女性。乳腺增生结节彩色多普勒一般无血供,而乳腺癌常血供丰富，呈高阻力型血流频谱。此外，在乳房的钼靶X线片上，乳腺癌常表现为肿块影、细小钙化点、异常血管影及毛刺等，也可以帮助诊断。最终诊断需以组织病理检查结果为准。

二、乳腺腺病

(一)临床概述

乳腺腺病属于乳腺增生症，本病占全部乳腺疾病的2%。乳腺腺病是乳腺小叶内末梢导管或腺泡数目增多伴小叶内间质纤维组织增生而形成的一种良性增生性病变，可单独发生，亦可与囊性增生症伴发；与囊性增生症一样均在乳腺小叶增生的基础上发生。

乳腺腺病多见于30～40岁女性，发生病因不明确，一般认为与卵巢内分泌紊乱有关，即孕激素减少、雌激素水平过高，或二者比例失调，作用于乳腺组织使其增生而形成，可与乳腺其他上皮性肿瘤混合存在。临床表现常有乳腺局限性肿块或与月经周期相关的乳房疼痛等。

依其不同的发展阶段，病理可分为两期。①腺泡型腺病期：即腺病的早期阶段，乳腺小叶内末梢导管数目明显增多，乳腺小叶扩大、融合成片，边界模糊。末梢导管上皮细胞可正常或增生，但排列规则，无异型，肌上皮存在。乳腺小叶内间质纤维组织增生，失去原有疏松状态。增生的纤维组织围绕末梢导管分布。②纤维化期(硬化性腺病)：是腺病的晚期表现，一般是由上期发展而来；间质内纤维组织过度增生，管泡萎缩以致消失，小叶体积缩小，甚至轮廓消失，残留少量萎缩的导管，纤维组织可围绕萎缩的导管形成瘤样肿块。WHO乳腺肿瘤组织学分类中将乳腺腺病分为硬化腺病、大汗腺腺病、盲管腺病、微腺病及腺肌上皮腺病5型。

(二)超声表现

乳腺腺病的声像图依其不同的病理阶段各异，超声表现：①发病早期通常表现为低回声，边界不规则、与周围正常高回声的乳腺组织界限分明，无包膜。随着纤维组织不断增生及硬化，回声逐渐增强，此时与周围乳腺组织的界限多欠清晰，如有纤维组织的围绕可致边界逐渐清晰，甚或形成有包膜样回声的椭圆形肿块，类似乳腺纤维腺瘤声像图，少数病例后期可形成钙化。②肿块体积通常较小，随着病理分期的进展并无明显增大，直径多小于2 cm。③肿块后方回声可有轻度增强。④单发或多发。⑤肿块纵横比多小于1。⑥肿块好发于乳腺的外上象限。⑦CDFI：结节内常无血流信号。见图10-18、图10-19。

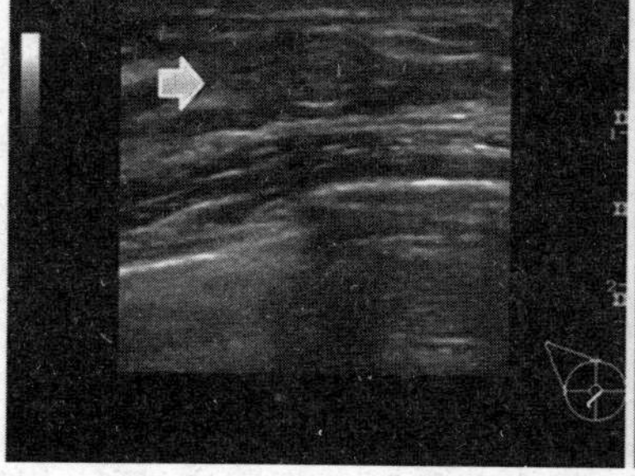

A

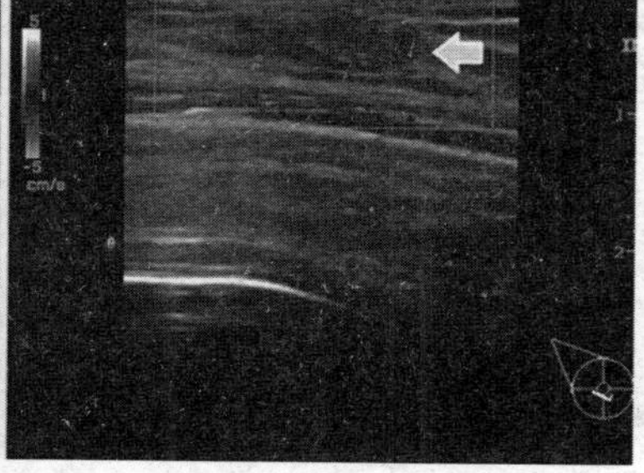

B

图10-18　乳腺腺病

乳腺内低回声结节(A指示部分)，边界不规则、与周围组织界限分明，无包膜，肿块后方回声增强。CDFI其内及其周边未见明显彩流信号(B)

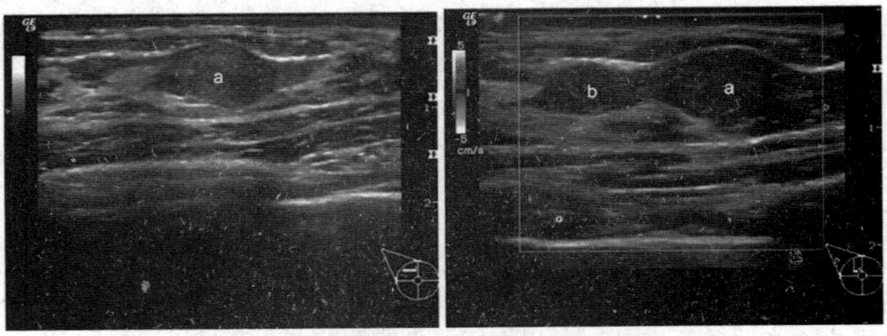

图 10-19 **硬化性腺病**

乳腺内相连的两个低回声肿块，为边界欠清的实性低回声肿块，与周围组织界限分明，CDFI 示肿块内及其周边未见明显彩流信号。术后病理：硬化性腺病（肿块 b），硬化性腺病并纤维腺瘤（肿块 a）

（三）鉴别诊断及比较影像分析

该部分病例由于病变较大，X 线及二维超声缺乏特异性表现，该病主要应与乳腺癌做鉴别，特别是在硬化性腺病型时，乳腺出现质硬、边缘不清的无痛性肿块时容易误诊为乳腺癌，彩色多普勒及超声弹性成像在鉴别诊断中具有一定的价值。但与纤维腺瘤、叶状瘤、特殊类型乳腺癌（如髓样癌、黏液腺癌）等鉴别诊断存在较大困难，特别是上述疾病肿块内无明显彩流信号显示且弹性系数与上述疾病相近时，诊断更加困难。对于难以鉴别的结节，组织病理学活检是必要的检查和鉴别手段。

三、放射状瘢痕

（一）临床概述

乳腺放射状瘢痕（radial scar，RS）是指女性乳腺组织中，由于放射状增生的导管系统围绕弹力纤维组织核心而形成的一种独特性病变；是一种少见的上皮增生性病变，因硬化性病变使小叶的结构扭曲，导致影像学上、病理诊断中极易与乳腺癌混淆；多以腺病为主，并伴其他良性病变，肉眼观察呈不规则硬块，可见由弹性纤维构成的黄色条索样间质。镜下观察病变呈星芒状，中心区可见透明变性的致密胶原纤维，有时存在明显的弹力纤维变性及小而不规则的导管，其细胞无异型、导管周围基底膜完整，间质中缺乏反应性成纤维细胞增生。

（二）超声表现

部分学者的研究发现超声可以发现 68% 的乳腺放射状瘢痕，多表现为低回声的肿物或团块，约22%表现为结构不良。

病变部边界不清，形态不规则，边缘部不规则，呈毛刺状，类似乳腺浸润性癌超声改变；多数病变直径较小，超声短期随访病变体积变化不明显。彩色多普勒超声病变内常无明显血流信号显示，病变周边可检出彩流信号。

（三）鉴别诊断及比较影像分析

本病常与乳腺癌难以鉴别，均表现为边界不清、形态不规则的低回声肿块，钼靶 X 线及 MRI 对本病鉴别困难，常需病理学检查方可进行鉴别诊断。

本病需与乳腺术后瘢痕及纤维瘤病相鉴别。

（孙　瑞）

第三节 乳腺炎性病变及乳腺脓肿

一、急性乳腺炎及乳腺脓肿

(一)临床概述

急性乳腺炎是乳腺的急性化脓性病症，一般为金黄色葡萄球菌感染所致，多见于初产妇的哺乳期。细菌可自乳头破损或皲裂处侵入，亦可直接侵入乳管，进而扩散至乳腺实质。一般来讲，急性乳腺炎病程较短，预后良好，但若治疗不当，也会使病程迁延，甚至可并发全身性化脓性感染。

急性哺乳期乳腺炎的病程主要分为三个阶段。①初起阶段：患侧乳房胀满、疼痛，哺乳时尤甚，乳汁分泌不畅，乳房结块或有或无，全身症状可不明显，或伴有全身不适，食欲欠佳，胸闷烦躁等。②成脓阶段：局部乳房变硬，肿块逐渐增大，此时可伴明显的全身症状，如高热、寒战、全身无力、大便干结等。常可在4～5天形成脓肿，可出现乳房搏动性疼痛，局部皮肤红肿、透亮。成脓时肿块中央变软，按之有波动感。若为乳房深部脓肿，可出现全乳房肿胀、疼痛、高热，但局部皮肤红肿及波动不明显，需经穿刺方可明确诊断。有时脓肿可有数个，或先后不同时期形成，可穿破皮肤，或穿入乳管，使脓液从乳头溢出。③溃后阶段：当急性脓肿成熟时，可自行破溃出脓，或手术切开排脓。破溃出脓后，脓液引流通畅，可肿消痛减而愈。若治疗不善，失时失当，脓肿就有可能穿破胸大肌筋膜前疏松结缔组织，形成乳房后脓肿；或乳汁自创口处溢出而形成乳漏；严重者可发生脓毒败血症。急性乳腺炎常伴有患侧腋窝淋巴结肿大，有触痛；血白细胞总数和中性粒细胞数增加。

哺乳期乳腺炎常见的主要有两种类型。①急性单纯乳腺炎：初期主要是乳房的胀痛，局部皮温高、压痛，出现边界不清的硬结，有触痛。②急性化脓性乳腺炎：局部皮肤红、肿、热、痛，出现较明显的硬结，触痛加重，同时患者可出现寒战、高热、头痛、无力、脉快等全身症状。此时腋下可出现肿大的淋巴结，有触痛，血白细胞升高，严重时可合并败血症。

少数病例出现乳汁大量淤积并脓肿形成时，短期内可出现单侧或局部乳房明显增大，局部乳房变硬，皮肤红肿、透亮。

非哺乳期乳腺炎发病高峰年龄在20～40岁，依据临床表现，可分为三种临床类型。①急性乳腺脓肿型：患者突然出现乳腺的红、热、痛及脓肿形成。体检常可扪及有波动感的痛性肿块，部分脓肿可自行穿破、溃出。虽局部表现剧烈，但全身炎症反应较轻，中度发热或不发热，血白细胞增高不明显。②乳腺肿块型：逐渐出现乳腺肿块，微痛或无痛，皮肤无明显红肿，肿块边界可能比较清楚，无发热史，此型常被误诊为乳腺癌。③慢性瘘管型：常有乳腺反复炎症及疼痛史，部分患者可有乳腺脓肿手术引流史，且多为乳晕附近脓肿，瘘管多与乳头下大导管相通，经久不息反复流脓。瘘管周围皮肤轻度发红，其下可扪及界限不清的肿块，严重者可形成多发性瘘管并致乳房变形。

(二)超声表现

(1)急性乳腺炎病程的不同阶段超声表现。①初起阶段：病变区乳腺组织增厚，边界不清，内部回声一般较正常为低，分布不均匀，探头挤压局部有压痛；少部分病例呈轮廓不规则的较高回声区，内点状回声分布不均；CDFI 示肿块周边及内部呈点状散在血流信号（图 10-20A）。②成脓及溃后阶段：脓肿期边界较清楚，壁厚不光滑，内部为液性暗区，其间有散在或密集点状回声，可见分隔条带状回声，液化不完全时，呈部分囊性、部分实性改变；彩色多普勒血流显像示肿块周边及内部呈点状散在血流信号，液化坏死区无彩色多普勒血流显示（图 10-20B）；患侧腋窝淋巴结具有良性肿大特征：淋巴结呈椭圆形，包膜完整，轮廓规则，淋巴门显示清晰（图 10-20C）。③乳腺炎超声弹性成像表现为病灶质地较软，组织弹性系数较低，受压可变形；定量弹性成像如病变内发生液化坏死时，因液体为非弹性体而无弹性信息显示（图 10-20D）。

（2）少数病例出现乳汁大量淤积并脓肿形成时，可见单侧或局部乳房明显增大，肿大乳房内检出局限大量的液性暗区，呈浑浊回声，因局限液性暗区内张力较高而表现为暗区周边部较光滑（图 10-20E）；正常乳腺组织因张力增高，乳腺内血流信号显示减少。

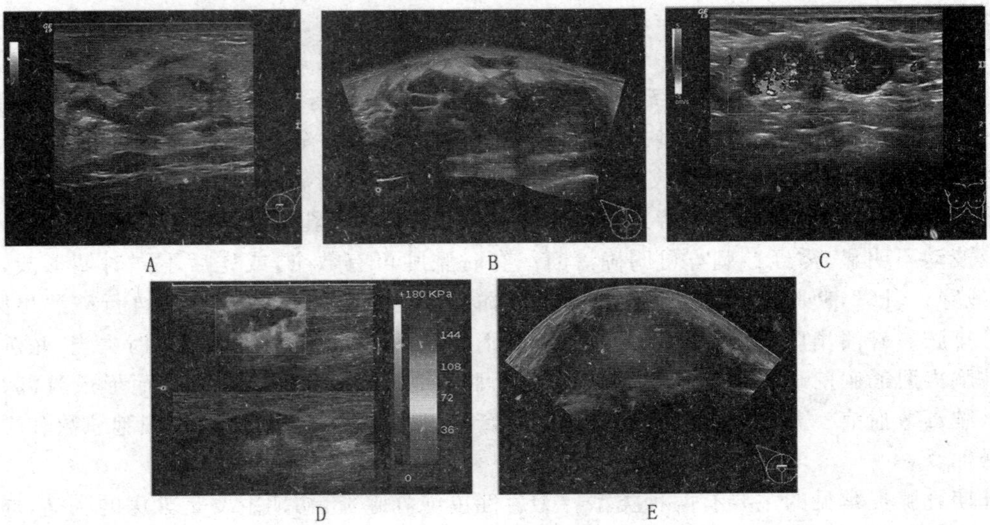

A B C D E

图 10-20　急性乳腺炎

A.产后哺乳 5 个月，乳腺导管明显扩张，局部可见片状低回声区，边界不清；B.右乳片状低无混合回声区，边界不清，形态不规则，穿刺引流可见大量脓汁；C.腋下淋巴结体积增大，内血流信号增多、丰富；D.病灶质地较软，组织弹性系数较低，受压可变形。病变内伴液化坏死，因液体为非弹性体故无弹性信息显示；E.肿大乳房内检出大量的液性暗区，呈浑浊回声

（3）非哺乳型乳腺炎超声表现与相应的急性乳腺炎超声表现类似。

（三）鉴别诊断及比较影像分析

在乳腺炎性病变的诊断过程中，超声是最常用的检查方法；在超声检查和诊断急性乳腺炎和乳腺脓肿的过程中，必须密切结合临床，包括结合病史及患者症状和体征、相关实验室指标；一般易于诊断，但必须注意与其他相类似临床表现疾病的鉴别诊断，如炎性乳腺癌和乳腺导管扩张症（浆细胞性乳腺炎型）的急性期。

（1）与炎性乳腺癌鉴别：①急性乳腺炎初起多发生在乳腺某一区段，而炎性乳腺癌细胞广泛浸润皮肤网状淋巴管，所以病变累及大部分乳房，皮肤呈橘皮样外观。②炎性乳腺癌乳房内可触及巨大肿块，皮肤红肿范围甚广，但局部压痛及全身中毒症状均较轻，穿刺细胞学检查，可找到癌细胞确定诊断。③急性乳腺炎超声弹性成像表现为病灶质地较软，有助于对乳腺炎病灶与炎性乳腺癌的鉴别。

(2)与浆细胞性乳腺炎的鉴别:浆细胞性乳腺炎是一种比较复杂的乳腺炎症,是乳腺导管扩张综合征的一个发展阶段,因其炎症周围组织里有大量浆细胞浸润而得名。

(3)与哺乳期乳汁淤积相鉴别:哺乳期乳汁淤积是乳腺炎的主要诱因之一。在哺乳期,由于浓稠的乳汁堵住乳腺导管,而致乳汁在乳房某一部分停止流动时,形成体表触及的乳房内块状物,并有疼痛感,超声可检出局部淤积乳汁的异常回声。

哺乳期乳汁淤积如果部分乳房出现灼热、肿胀,并且疼痛,且伴有发热症状,很可能已经导致乳腺炎的发生。因此,哺乳期出现乳汁淤积一定要及时治疗,使乳腺管畅通,才能避免乳导管内细菌滋生,防止乳汁淤积导致乳腺炎的形成。

通常情况下,通过疏通乳腺管、尽可能多休息这些方式,哺乳期乳汁淤积所导致的乳腺炎在24小时之内就可以好转。如果发热超过24小时,建议及时到专业的乳腺病医院接受治疗,不要再自行处理,以免处理不当加重病情,在治疗的同时,还应继续使奶水流动,用手法或吸奶器将奶排出。对于大量乳汁淤积合并脓肿形成时,无法通过乳腺管排出的,可进行穿刺引流排出淤积的乳汁及积脓。

二、慢性乳腺炎

(一)临床概述

慢性乳腺炎的成因有两个:一是急性乳腺炎失治误治;二是发病开始即是慢性炎症过程。慢性乳腺炎的特点是起病慢,病程长,不易痊愈,经久难消;以乳房内肿块为主要表现,肿块质地较硬,边界不清,有压痛,可以与皮肤粘连,肿块不破溃,不易成脓也不易消散;乳房局部没有典型的红、肿、热、痛现象,发热、寒战、乏力等全身症状不明显。

临床上分为残余性乳腺炎、慢性纤维性乳腺炎、浆细胞性乳腺炎及肉芽肿性乳腺炎。其临床表现如下。

(1)残余性乳腺炎:即断奶后数月或数年,乳腺仍有残留乳汁分泌而引起感染,临床经过较长,很少有脓肿形成,仅表现为局部疼痛及硬结,当机体抵抗力降低时出现,易反复,有的误认为炎性癌,病理诊断最有价值。

(2)慢性纤维性乳腺炎:是急性化脓性乳腺炎后,乳腺或乳管内残留一个或两三个硬韧的炎性结节,或由于炎性脓肿阻塞乳腺管,使乳管积液潴留而出现肿块。初期稍有压痛,后渐缩小,全身抵抗力降低时,此肿物可再度肿大、疼痛。易误诊为恶性肿瘤,需结合病史或病理诊断。

(3)浆细胞性乳腺炎及肉芽肿性乳腺炎详见本节下面的相关内容。

(二)超声表现

慢性乳腺炎病灶较局限,多发生于乳腺外上象限及乳晕区,超声表现为:①局部腺体结构较紊乱,边界不清,病灶内部呈紊乱不均的实性低回声(图10-21)。②多呈扁平不规则形,纵/横比值小于1。③小脓肿形成时,肿块内可显示低回声中有不规则无或低回声(图10-22)。④部分病灶内显示散在点状强回声,这通常需与乳腺癌的点状钙化鉴别。⑤慢性乳腺炎病灶质地较软,受压可变形,其内点状强回声受压可移动,周围无中强回声晕带。⑥彩色多普勒显示无或低回声内部无血流信号,低回声区可检出少许彩色血流信号(图10-23)。

(三)鉴别诊断及比较影像分析

慢性乳腺炎肿块型须与良性肿块(如纤维腺瘤、囊肿)鉴别,纤维腺瘤与囊肿均表现为边界清楚的肿块,纤维腺瘤内呈均匀低回声,常伴侧壁声影,后方回声增强,CDFI肿块内常见少量彩流信号;囊肿内呈无回声,后方回声增强,CDFI 囊肿内无明显血流信号。

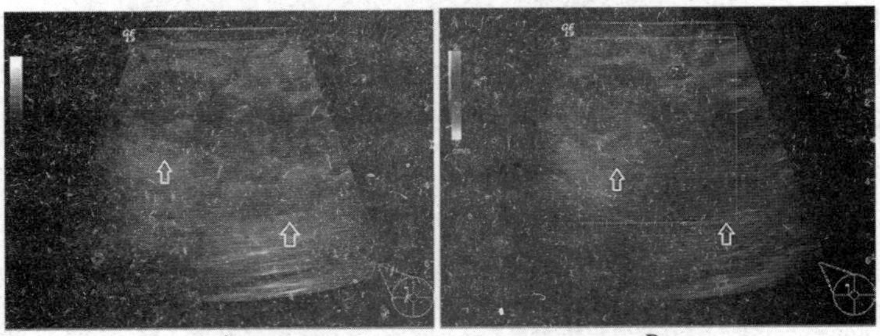

A　　　　B

图 10-21　慢性乳腺炎

患者女,31 岁,产后 2 年,反复发作 4 个月余,临床诊断为慢性乳腺炎。超声示右乳内片状低回声区(指示部分),边界不清,形态不规则,内部回声不均匀,CDFI 示其内及周边可见少许点状彩流信号

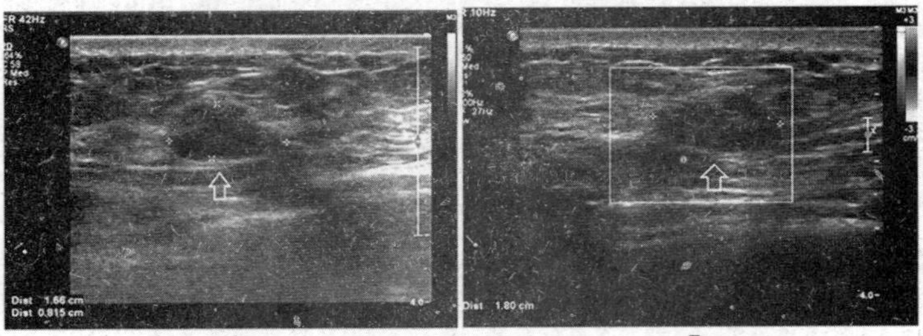

A　　　　B

图 10-22　慢性乳腺炎

超声示左乳内片状低回声区(指示部分),边界不清,形态不规则,内呈不规则的无回声及低回声,CDFI 示其内及其周边未见明显彩流信号

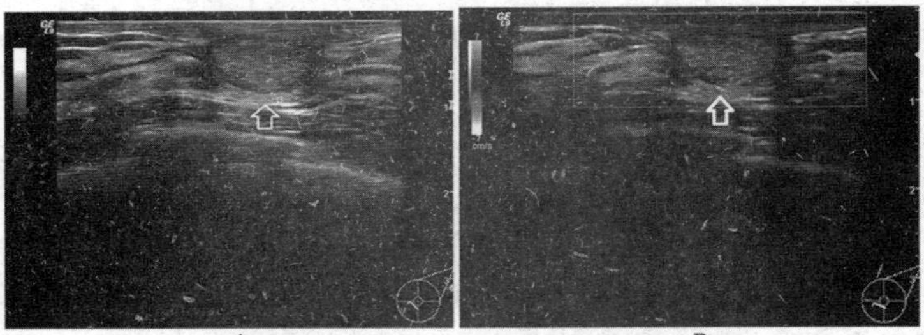

A　　　　B

图 10-23　慢性乳腺炎

患者女,20 岁,反复发作 7 年余,临床诊断为慢性乳腺炎。超声示左乳头内下的片状实性低回声区(指示部分),周边可见低回声带,CDFI 示其内仅见少许点状彩流信号

片状低回声结节型须与乳腺癌相鉴别,乳腺癌肿块质地较硬,受压不变形,周围可见明显中强回声晕带,内部血流丰富,走行紊乱。超声在慢性乳腺炎与上述疾病鉴别诊断时,必须结合临床病史及相关影像学表现。

三、乳腺导管扩张症

(一)临床概述

乳腺导管扩张症是乳腺的一根或数根乳导管因某些原因引起扩张,其中以主导管扩张为主,并累及该主导管所属的支导管、小导管及其周围乳腺组织的一系列疾病。初期表现为病变乳头周围主导管引流停滞。浆细胞性乳腺炎是乳腺导管扩张症的后期表现，当病变发展到一定时期，管周出现以浆细胞浸润为主的炎症时才称其为浆细胞性乳腺炎，因此浆细胞性乳腺炎并不是一种独立的疾病。

由于病变的原因、部位、范围等不同，乳腺导管扩张症在临床上可出现乳头溢液、乳晕下肿块、乳晕旁脓肿或瘘管等类型的临床表现。

(1)乳腺导管扩张症的早期是没有症状的。乳头溢液是乳腺导管扩张症常见症状，溢液的颜色可以是黄色的或棕绿色的，最终可成为血性的。溢液性质可以是水样的，或浆液性的，或乳酪状的。溢液是自发的，常常间断出现，并可持续相当长时间。

(2)当病情发展时，扩张的乳导管壁伴随炎性反应和淋巴增殖，由于纤维化而变得增厚，使得乳导管变短而引起乳头回缩，最早的乳头改变是中心性凹陷，乳头呈水平的唇样变，逐渐可发展为不全性凹陷和完全性凹陷。也有因原有的先天性乳头凹陷引起导管排泄不畅，最后导致乳导管扩张者。如果乳晕部出现水肿，就可见到假性橘皮样变。当导管扩张进一步发展时，在导管内容物的分解产物的刺激下，或在外伤(包括手术、撞击)后，不断萎缩的乳导管上皮连续发生破裂，管内分泌物通过导管壁，引起导管周围组织的炎症，形成了乳晕下或乳晕周围的肿块。

(3)随着炎症向四周扩散，肿块也迅速扩大，这一进程很快，肿块常可于2～3天占据大部分乳房。由于肿块的迅速增大、僵硬、边缘不清、与周围组织有粘连，局部皮肤有橘皮样变，乳头回缩，腋下淋巴结肿大，此时常被误诊为乳腺癌。细胞学检查或病理切片上可见到大量的淋巴细胞及浆细胞，有时还可见到肉芽肿组织及朗汉斯巨细胞。当脓肿形成时，乳房局部可出现不太明显的皮肤发红、发热、胀痛，全身症状可见低热、疲倦、头昏或头痛等，脓肿破溃后或形成瘘管，或暂时痊愈，以后反复发作，并常在一侧发病后，另一侧也出现同样的病变。有人把此期病变称作“乳晕导管瘘”。

此期临床分为两个类型。①乳晕旁脓肿或瘘管型：即慢性复发性乳晕旁脓肿或瘘管，又叫“导管炎”。多见于未婚少女或年轻妇女，90%伴有乳头发育畸形，例如，乳头分裂、乳头内翻或内陷或乳头过小或扁平。因为乳头发育不良，乳头内翻必然造成导管扭曲变形，内容物排出不畅。乳头内翻使自然脱落的表皮细胞积聚，局部潮湿而糜烂，引发输乳管出口的堵塞，大导管内脂肪类物质积聚、变性，刺激导管壁引发导管周围的炎性反应。因为类脂性物质是自体产生的，诱发的炎症属于变态反应或细胞免疫反应；而不是像哺乳期急性乳腺炎那样由细菌感染引发的化脓性炎症。故炎性反应缓慢，初起症状轻微，不发热，疼痛不剧烈。②肿块型：即慢性炎症包块，可有多处破溃。多见于中年妇女，多伴有乳头内翻或分裂，但也有乳头正常者。发病可能与导管扩张有关。肿块距乳头较远，与皮肤粘连，很像乳腺癌。肿块呈慢性炎性改变，质地韧，边界不清，轻微压痛，可以突然增大，或时大时小。破溃后，形成多处复杂的瘘管或窦道，溃口总与乳头后的病灶相连。

根据乳腺导管扩张症的病理改变和病程经过，可分为3期。①急性期：临床上出现乳晕范围内皮肤红、肿、发热、触痛。腋下可触及肿大的淋巴结并有压痛。全身可有寒战、高热等表现；常无血象增高，一般抗生素治疗无效。②亚急性期：此期急性炎症已消退，在原有炎症改变的基础上，发生反应性纤维组织增生。表现为炎性肿块，边缘不清，似乳腺脓肿，经久不愈，或愈合后又有新的小脓肿形成，使炎症持续发展。③慢性期：当病情反复发作后，可出现1个或多个边界不清的硬结，多位于乳晕范围内，扪之质地坚实，与周围组织粘连固着，与皮肤粘连则局部皮肤呈橘皮样改变，乳头回缩，重者乳腺变形，可见粉渣样分泌物或血性溢液。腋窝淋巴结可扪及。临床上有时很难与乳腺癌相鉴别。

以上临床表现不是所有患者都按其发展规律而出现，即其首发症状不一定是先出现乳头溢液或急性炎症表现，也可能是先出现乳晕下肿块，在慢性期中可能出现经久不愈的乳晕旁瘘管。

乳腺导管扩张症多发生于绝经期前后或妊娠后，多数患者有授乳困难病史，发病率占乳腺良性病变的4%～5%；其自然病程长短不一，有的只有几天或几周，有的则可长达数年、数十年。可以一侧单发，也有双侧同时发病，或一侧发病之后，经过若干时间后另一侧也发病，亦有一侧先后多处发病者。乳腺导管扩张症的治疗，国内外西医历来都主张以手术为主，但采用中西医结合治疗的方法尚有保留乳房的可能。

(二)超声表现

根据乳腺导管扩张症的声像图特征，可分为以下四种类型。

(1)Ⅰ型：乳腺腺体层内单纯扩张的乳腺导管，导管壁光滑，无明显增厚，导管内可见点状弱回声，导管腔内未见实性回声充填(图10-24)。

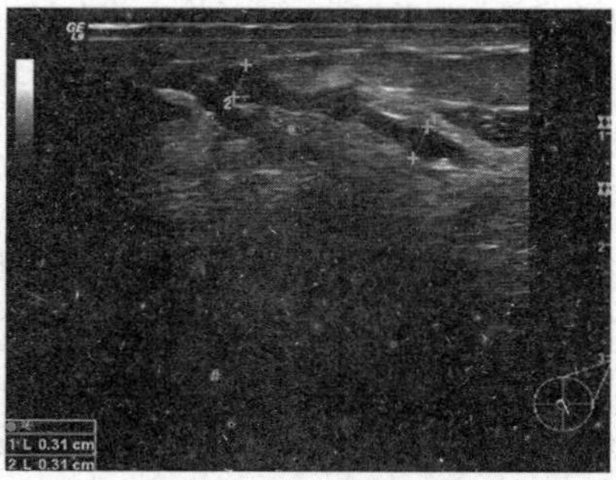

图10-24　乳腺导管扩张症Ⅰ型

乳腺导管不均匀扩张，管壁光滑，无明显增厚，导管内可见点状弱回声，导管腔内未见实性回声充填

(2)Ⅱ型(浆块型)：腺体层内出现囊实性团块，实性成分位于导管内和/或导管周围(图10-25A)。彩色多普勒超声显示团块内可检出动脉血流信号，多位于中心部位，血流信号丰富或不丰富(图10-25B)；血流速度一般较低，有学者报道峰值血流速度：(17.2±8.57)cm/s，RI：0.60±0.07。

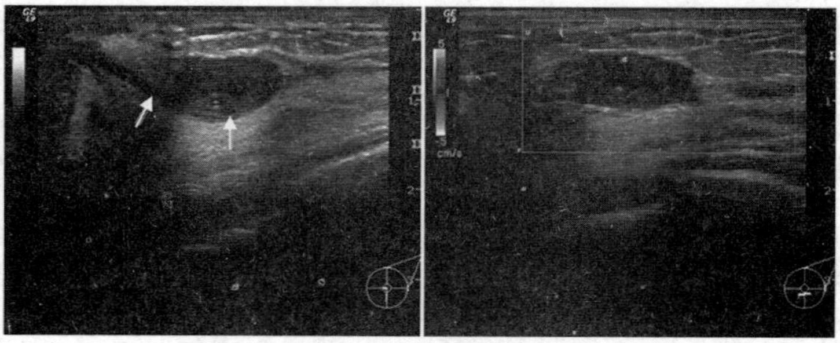

A　　B

图10-25　乳腺导管扩张症Ⅱ型

二维图像腺体层内出现囊实性团块，肿块位于导管旁(A箭头示肿块及导管)，CDFI示肿块内未见明显彩流信号(B)

(3)Ⅲ型:乳晕区或者周围带腺体层内有实性团块,团块周边可见弱回声带,内部回声为均匀稍强或者不均匀实性回声,彩色多普勒超声显示病灶内及周围未见明显彩流信号或仅见少许点状彩流信号(图 10-26)。

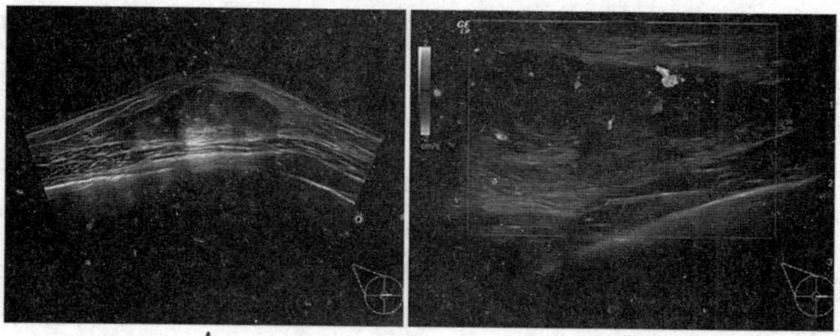

A B

图 10-26 乳腺导管扩张症Ⅲ型

乳晕区腺体层内有实性团块,团块周边可见弱回声带,内部回声为不均匀实性低回声(A),彩色多普勒超声显示病灶内及周围可见少许点状彩流信号(B)

(4)Ⅳ型:腺体层部分或者完全液化的脓肿样回声,边界不清楚,液化区可见细小运动点状回声,边缘血供较丰富,液化区无血流显示(图 10-27)。

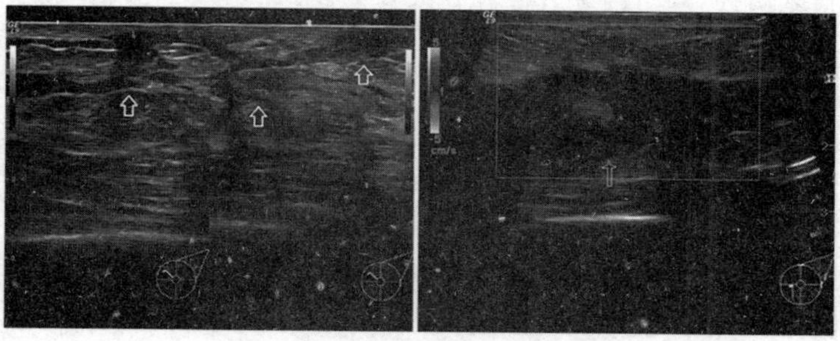

图 10-27 乳腺导管扩张症Ⅳ型

腺体层部分或者完全液化的脓肿样回声,边界不清楚,液化区可见细小运动点状回声,边缘可见少许血流,液化区无血流显示

以上表现既可单独存在,亦可同时出现。

(三)鉴别诊断及比较影像分析

在乳腺导管扩张症的诊断及鉴别诊断中,不同临床表现、不同进展阶段的乳腺导管扩张症表现均需与相应的疾病鉴别。如导管扩张型需与导管内乳头状瘤所引起的导管扩张相鉴别,脓肿型需与急性化脓性乳腺炎所形成的脓肿相鉴别,实性团块型需与乳腺结核及乳腺癌相鉴别。具体鉴别如下。

(1)导管扩张型与导管内乳头状瘤:二者均可表现为乳头溢液,但前者声像图为扩张乳管内点状弱回声,团块影少见;后者声像图表现为扩张乳管内边缘欠规则的实质性团块影,团块内部可见彩色血流信号。

(2)脓肿型与急性化脓性乳腺炎:二者从声像图上很难鉴别,需结合临床。前者发生于非哺乳期妇女,病程较长,病灶多位于乳晕区,其临床症状较一般乳腺炎轻,且抗感染治疗效果差;后者中 90%发生于哺乳期妇女,病灶多在乳腺的外下象限或乳腺后,血白细胞总数显著增高,抗感染治疗有效。

(3)实质团块型与乳腺结核及乳腺癌。①与乳腺结核的鉴别:部分导管扩张症病灶内可见扩张导管,而乳腺结核病灶内常无扩张导管,所以单从声像图上二者鉴别困难,原发性乳腺结核很少见,临床上所见的乳腺结核多合并其他部位的活动性结核病灶,病理检查可发现病灶内干酪状坏死区。②与乳腺癌的鉴别:乳腺癌肿瘤,声像图表现为前、侧方有厚薄不均的强回声带包绕的弱回声肿块,其边缘不齐,可见蟹足状突起,形态不规则,肿块纵横比大于1,且多见沙砾样钙化,病灶后方回声衰减,团块内血流丰富,血流分布紊乱,RI常大于0.7。

(4)实质团块型与肉芽肿性乳腺炎结节/肿块型:单从二维声像图上两者鉴别困难,部分导管扩张症病灶内可见扩张导管,彩色多普勒血流显示肉芽肿性乳腺炎结节/肿块型常表现为较丰富血流且多位于周边,而实质团块型血流相对较少且多位于中心部位。

(5)乳腺导管扩张症早期与单纯性乳腺导管扩张鉴别困难,随着疾病的进展,当乳腺导管扩张症表现为浆细胞性乳腺炎时,则容易鉴别。

四、肉芽肿性乳腺炎

(一)临床概述

肉芽肿性乳腺炎(granulomatous mastitis,GLM)是一类以肉芽肿为主要病理特征的乳腺慢性炎症,包括多个临床病种,其中肉芽肿性乳腺炎较为多见,病因不明。肉芽肿性炎症以乳腺小叶为中心,故叫肉芽肿性小叶性乳腺炎,1972年Kessler首先报道,病名得到多数学者的认可。以前有人称为特发性肉芽肿性乳腺炎、乳腺肉芽肿或肉芽肿性小叶炎,是指乳腺的非干酪样坏死局限于小叶的肉芽肿病变,查不到病原体,可能是自身免疫性疾病,像肉芽肿性甲状腺炎、肉芽肿性睾丸炎一样,易与结核性乳腺炎混淆,以前发病率不高,所以,临床和病理医师都对其观察研究不多。

其临床表现主要为乳腺肿块,疼痛,质地较硬,形态不规则,与正常组织界限不清,也可有同侧腋下淋巴结肿大。发病突然或肿块突然增大,几天后皮肤发红形成小脓肿,破溃后脓液不多,久不愈合,红肿破溃此起彼伏。

肉芽肿性乳腺炎病理表现为肿块无包膜,边界不清,质较硬韧,切面呈灰白间质淡棕黄色,弥漫分布着粟粒至黄豆大小不等的暗红色结节,部分结节中心可见小脓腔。镜下见病变以乳腺小叶为中心,呈多灶性分布;一般局限在乳腺小叶内,少数亦可累及乳腺小叶外。病变小叶的末梢导管或腺泡大部分消失,少数在边缘区尚有残存的乳腺小叶内导管。病变多呈结节状,大小不等,主要由淋巴细胞、上皮样细胞、多核巨细胞及少量中性粒细胞构成,偶见浆细胞。病变中常见中性粒细胞灶,无干酪样坏死及结核分枝杆菌,无真菌,无脂质结晶及明显的泡沫细胞、扩张的导管。

肉芽肿性小叶性乳腺炎一旦确诊,手术治疗效果较好,而关键在于明确诊断。手术是治疗本病的主要手段,既要彻底切除病变,防止复发,又要最大限度地保留正常组织,台上整形,尽量保持乳房的完美。术后中药治疗至少半年,以改变机体超敏状态,肃清残余病灶,减少复发。

(二)超声表现

根据肉芽肿性乳腺炎声像图表现与病理对照分析,可将其分为结节/肿块型、片状低回声型和弥散型,上述各型是疾病发展或转归的不同时期的表现,各分型间相互转化。

其二维超声及彩色多普勒表现分别如下。

1.结节/肿块型

常为本病初起改变,表现为边界模糊、不规则形态及不均匀的低回声或低无混合回声结节/肿块，结节/肿块内伴有或不伴有无回声区（图 10-28）。结节/肿块内呈中等血流信号，部分病变区内及病变边缘部常可见较丰富彩流信号，血管走行不规则，部分血流纤细，常无粗大、走行迂曲的血管。

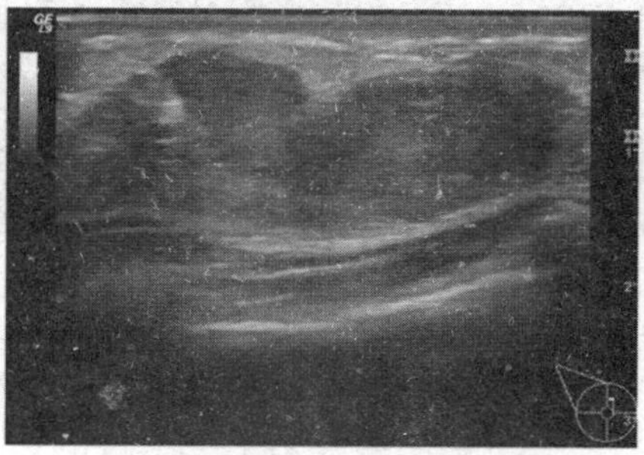

图 10-28 肉芽肿性乳腺炎肿块型

边界不清的低回声肿块，内回声不均匀

2.片状低回声型

边界不清的片状低回声（图 10-29A）。皮肤表面伴有或不伴有局部破溃，片状低回声位于腺体内，也可向皮下延伸，可伴有局部皮肤破溃；伴局灶坏死液化时，片状低回声区内可伴有细密点状回声，加压前后细密点状回声有运动感；片状低回声区呈中等丰富血流信号，部分病变区内及病变边缘部常可见较丰富彩流信号，血管走行不规则，部分血流纤细（图 10-29B）；病变无血流显示区常为肉芽肿性结节或坏死区域。片状低回声内合并大量脓肿时，可见大量的细密运动点状回声；片状低回声边缘部及周边仍可见较丰富彩流信号。

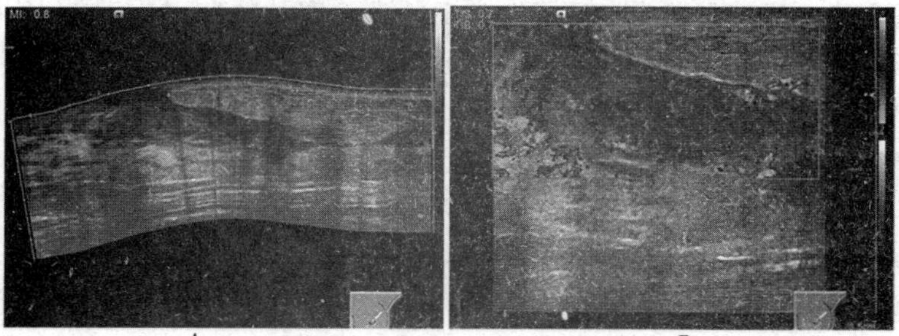

A B

图 10-29 肉芽肿性乳腺炎片状低回声型

A.乳头旁边界不清的片状低回声，内回声不均匀，延伸至皮下，片状低回声区中央部可见细密点状回声，有运动感。B.CDFI 示其内大部分可见明显丰富彩流信号，中央部无彩流显示

3.弥散型

局部未见明显肿块回声，仅为腺体发硬，为小叶内散在分布的肉芽肿性炎和微脓肿，常跨越多个象限存在，病变区域回声无正常腺体显示且回声明显低于正常腺体组织，部分弥漫低回声区内可见散在中等回声。并发脓肿形成时可在低回声区内细密点状回声，加压见前后细密点状回声有运动感（图 10-30）。病变区内及病变边缘部常可见较丰富彩流信号，血管走行不规则，部分血流纤细。

频谱多普勒表现：肉芽肿性乳腺炎病变区域频谱常呈低阻血流频谱。

超声弹性成像示病变区质地较软。肉芽肿性乳腺炎超声诊断困难，必要时可穿刺活检。

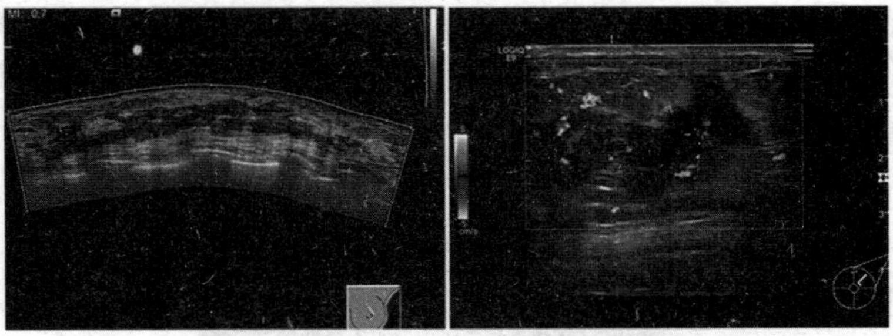

A　　　　　　　　　　　　B

图 10-30　肉芽肿性乳腺炎弥散型

局部未见明显肿块回声，可见局部腺体内大片状低回声区，无明显边界，内部回声减低、不均匀，弥漫低回声区内间有部分中等回声(A)。彩色多普勒显示片状低回声区内部分区域及周边血流信号明显增多、丰富，片状低回声区部分区域无彩流显示(B)

(三)鉴别诊断及比较影像分析

本病结节/肿块型酷似乳腺癌，易造成误诊误治。肉芽肿性乳腺炎二维超声图像及钼靶片均表现为形态不规则、回声不均匀等恶性征象，加上多数患者伴有同侧腋下淋巴结肿大，因此极易考虑为乳腺癌，是误诊的主要原因之一。但经仔细观察，仍可发现两者之间的不同：①虽然形态均不规则，但乳腺癌肿块边缘的角状突起常常细而尖，可能与恶性肿瘤的侵蚀性生长特性有关，而本病角状边缘多较粗钝。②肉芽肿性乳腺炎肿块内散在分布的小囊状、管状无回声，而乳腺癌肿块内出现无回声区较少见。③典型的乳腺癌肿块内部多有微小的钙化斑点，而本病仅在伴有脓肿的病灶内可见细小点状回声，为黏稠脓液内的反射，亮度不如乳腺癌肿块内部的钙化斑点；肉芽肿性乳腺炎尤其与超声下钙化点呈阴性表现的乳腺癌肿块鉴别难度较大，此时应进一步行 CDFI 检查。④肉芽肿性乳腺炎与乳腺癌血流信号检出率均较高，但肉芽肿性乳腺炎内血管走行自然，乳腺癌肿块内血管排列不规则、迂曲且粗细不一。⑤肉芽肿性乳腺炎内动脉 RI 常小于 0.70，而乳腺癌肿块内动脉 RI 常大于 0.70。

本病伴有红肿、化脓时，可误诊为乳腺导管扩张症、乳腺结核或一般细菌性脓肿，而行错误的切开引流。

肉芽肿性乳腺炎结节/肿块型与乳腺导管扩张症实质团块型相鉴别。

肉芽肿性乳腺炎结节/肿块型同时需与局限脂肪坏死相鉴别，但后者多见于 40 岁以上女性，特别是体型肥胖者；且为外伤引起的无菌性炎症。

片状低回声型易误诊为其他类型乳腺炎，本病声像图上类似乳腺脓肿，但脓肿囊壁往往较厚。当病变中心出现囊状、管状或簇状更低回声区、病变内透声差并见密集的点状弱回声，高度提示脓肿形成。CDFI 病变边缘部血流明显较其他类型乳腺炎丰富。

弥漫型肉芽肿性乳腺炎需与乳腺结核的混合型及窦道型相鉴别，乳腺结核常继发于其他部位的结核，病程缓慢，初期无触痛；而肉芽肿性乳腺炎伴疼痛，且发病突然，抗感染及抗结核治疗无效。

(孙　瑞)

第四节 乳腺恶性肿瘤

一、乳腺癌概述

(一)临床概述

乳腺癌是常见的乳腺疾病,在2007年天津召开的临床肿瘤学术会议上,卫生健康委员会正式宣布乳腺癌是中国女性肿瘤发病之首。目前正以每年3%的速度增长,且近年来有年轻化趋势。本病高发于在40~50岁女性,临床工作中30岁以上发病率逐渐增多,20岁以前女性发病稀少。

尽管绝大多数乳腺癌的病因尚未明确,但该病的许多危险因素已被确定,这些危险因素包括性别、年龄增大、家族中有年轻时患乳腺癌的情况、月经初潮早、绝经晚、生育第一胎的年龄过大、长期的激素替代治疗、既往接受过胸壁放疗、良性增生性乳腺疾病和诸如BRCA1/2等基因的突变。不过除了性别因素和年龄增大外,其余危险因素只与少数乳腺癌有关。对于有明确乳腺癌家族史的女性,应当根据《NCCN遗传性/家族性高危评估指南》进行评估。对于乳腺癌患病风险增高的女性可考虑采用降低风险的措施。

乳腺的增生异常限于小叶和导管上皮。小叶或导管上皮的增生性病变包括多种形式,包括增生、非典型增生、原位癌和浸润癌;85%~90%的浸润性癌起源于导管。浸润性导管癌中包括几类不常见的乳腺癌类型,如黏液癌、腺样囊性癌和小管癌等,这些癌症具有较好的自然病程。

临床上多数就诊患者为自己无意中发现或者乳房体检时发现。乳房单发性无痛性结节是本病重要的临床表现。触诊肿物质地较硬,边界不清,多为单发,活动性差。癌灶逐渐长大时,可浸润浅筋膜或Cooper韧带,肿块处皮肤出现凹陷,继而皮肤有橘皮样改变及乳头凹陷。早期乳腺癌也可以侵犯同侧腋窝淋巴结及锁骨下淋巴结,通过血液循环转移,侵犯肝脏、肺及骨骼。

乳腺癌早期发现、早诊断、早期治疗是提高生存率和降低死亡率的关键。早期乳腺癌癌灶小,临床常触及不到肿块,因此早期乳腺癌诊断主要依靠仪器检查发现。国内超声仪器普及率远远超过钼靶及MRI,且超声检查更适用于致密型乳腺,因此成为临床医师首选的乳腺检查方法。

(二)乳腺癌共有超声表现

1.大小

可由数毫米到侵及全部乳房。肿块大小与患者自己或体检发现乳房肿物而就医时间有关。

2.形态

多呈不规则形,表面凹凸不平,不同切面会呈现不同形态(图10-31A)。极少数仅表现为临床触诊肿物处无明确边界团块,需通过彩色血流检查发现异常走行血管确诊。

3.内部回声

癌灶内部呈极低回声。当合并出血坏死时呈不规则无回声(图10-31B)。

4.边缘

癌灶生长一般呈浸润性生长,其周围无包膜。直径<10 mm,癌灶边缘可见毛刺样改变(图10-31C)。直径>10 mm,癌灶边缘多出现“恶性晕”,表现为癌灶与周围组织无明显区别,出现高回声过渡带(图 10-31C)。肿块周围“恶性晕”是乳腺癌肿块的超声特征。当癌灶浸润脂肪层时会出现上述结构连续性中断声像(图 10-31C)。

5.后方回声

多数无后方回声改变,少数出现弱声影。

6.方位(纵横比)

纵横比在小乳腺癌中有较高诊断价值,其理论依据是恶性肿瘤生长脱离正常组织平面而导致前后径增大,并有病灶越小,比值越大趋势(图 10-31D)。

7.钙化

癌灶内典型改变表现为微钙化,几乎 50%～55%的乳腺癌伴有微小钙化,微钙化直径多小于1 mm,呈簇状分布,数目较多且相对集中。也可以表现为癌灶内稀疏、散在针尖样钙化或仅见钙化而无明显肿块(图 10-31E)。

8.周围组织改变

(1)皮肤改变:侵及皮肤时可出现皮肤弥漫性、局限性增厚(正常皮肤厚度<2 mm)。

(2)压迫或浸润周围组织:癌灶可以超出腺体层,侵入脂肪层或者胸肌。

(3)结构扭曲:癌灶周围解剖平面破坏、消失。

(4)Cooper 韧带变直、增厚。

(5)癌灶周围出现乳管扩张。

9.淋巴结转移

因引流区域不同,淋巴结转移位置不同。可以出现同侧腋窝、锁骨上及胸廓内动脉旁。转移淋巴结多数增大,呈类圆形。淋巴结门偏心或者消失。彩色血流检查淋巴结内血流增多乃至丰富,动脉性为主,阻力指数可大于 0.7。

10.血流走行方式

随着超声仪器对血流探测敏感性提高,血流丰富与否对乳腺癌诊断缺乏特异性。因癌灶内血流速度常常大于 20 cm/s,其内血流呈红蓝色镶嵌“马赛克”现象具有一定特征性。此外,癌灶内血管增粗、走行扭曲、杂乱分布及直接插入癌灶等特点有别于良性肿瘤。癌灶内血流走行方式可表现为以下方式。

(1)中央型:血管走行癌灶中央。

(2)边缘型:血管走行癌灶周边。

(3)中央丰富杂乱型:血管位于癌灶中央,走行杂乱。

(4)中央边缘混合型:血管在癌灶中央及边缘均存在,表现为由边缘进入中央。

11.频谱多普勒

有学者认为 RI>0.7 有助于乳腺癌诊断与鉴别诊断,少部分癌灶内 RI 有时可达 1(图 10-31F);动脉收缩期最大流速 PSV>20 cm/s 是恶性肿瘤的特征。也有学者认为 RI 和 PSV 并非鉴别乳腺良恶性肿瘤的有效指标。

12.生长速度

乳腺癌生长速度一般较快,而乳腺纤维瘤等良性肿瘤可存在多年无明显变化。

13.癌块的硬度

既往癌块硬度主要通过触诊进行检查。近年来乳腺超声弹性成像逐渐被应用,癌灶大都表现为高硬度。

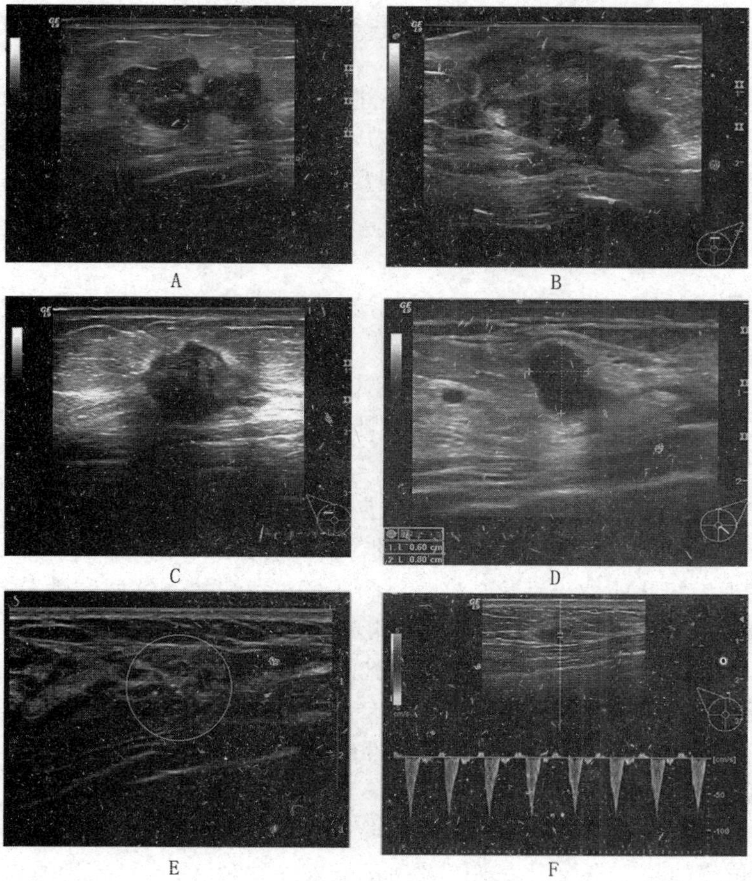

图 10-31 乳腺癌超声表现

A.乳腺内不规则形、表面凹凸不平肿块，肿块内部呈极低回声，病理：乳腺浸润性导管癌；B.肿块内出现坏死时可见不规则无回声（指示部分），病理：乳腺浸润性导管癌；C.肿块边缘部可见高回声晕，有毛刺感，后方回声衰减。箭头指示部分局部高回声晕连续性中断。病理：乳腺浸润性导管癌；D.肿块纵横比大于 1，病理：乳腺浸润性导管癌；E.病变处仅见点状高回声，无明显肿块（标识处），病理：乳腺导管内癌；F.肿块内动脉阻力指数明显增高，RI＝1.0

14.肿块内微血管分布

近年来，超声造影的应用使超声观察乳腺癌肿块微血管分布成为可能。肿瘤血管生成是无序和不可控制的，部分学者研究显示乳腺癌的内部微血管多为不均匀分布，局部可见灌注缺损区，终末细小血管增多，分支紊乱，走行不规则，扭曲，并略增粗。病灶周围可见到毛刺样、放射状走行及多条扭曲、增粗的血管。有学者显示肿瘤血管存在着空间分布的不平衡，一般肿瘤周边的微血管密度大于中心，非坏死囊变区大于坏死、囊变区。

（三）乳腺癌诊断中需注意的问题

乳腺癌的诊断需要对病灶进行多角度、多切面扫查，综合以上各个方面考虑；同时，必须与其影像学表现相似的良性病变相鉴别。在诊断过程中，如果能抓住任何一点特征性改变，诊断思维定向就能确立。

在乳腺癌诊断过程中，不同的影像检查具有各自的特点，综合参考多种影像检查可弥补各自的缺点，凸显各自的优点，有利于得出正确的结论；因此，超声诊断医师也需了解各自影像特点，取长补短进行综合分析。

疾病的发生发展是一个渐进的过程；在发生进展过程中，病变的病理学特征逐渐体现，同时也可能存在不同阶段同时并存的可能；病变组成成分的不同而具有不同的病理学特征；因此在分析超声图像时应全面，检查时应注意对细节的观察。

二、乳腺非浸润性癌及早期浸润性癌

（一）乳腺导管原位癌

1.临床概述

乳腺导管原位癌（ductal carcinoma in situ，DCIS）又称导管内癌，占乳腺癌的3.66%，预后极好，10年生存率达83.7%。DCIS是指病变累及乳腺导管，癌细胞局限于导管内，基底膜完整，无间质浸润。

DCIS具有各种不同的临床表现，可表现为伴有或不伴有肿块的病理性乳头溢液，或在为治疗或诊断其他方面异常而进行的乳腺活检中偶尔发现。乳房X线检查异常是DCIS最常见的表现，通常DCIS表现为簇状的微小钙化。在190例DCIS女性的连续回顾性分析中，62%病例具有钙化，22%病例具有软组织改变，15%病例无乳房X线异常发现。

在大多数患者中，DCIS累及乳腺为区域性分布，真正多中心病变并不常见。DCIS肿瘤在乳腺内的分布、是否浸润和发生腋淋巴结转移都是DCIS患者选择恰当治疗时需要考虑的重要问题。

DCIS可进一步发展为早期浸润癌，是浸润性癌的一个前驱病变，可较好地提示浸润性癌的发生，但不是必须出现的前驱病变。

2.超声表现

乳腺导管原位癌的超声声像图表现除微钙化征象外，76%的乳腺导管原位癌还表现为乳腺内低回声的肿块或导管增生性结节，一方面，该低回声病灶的形态、边界、包膜、后方回声等征象为我们进行良恶性判断提供了重要依据，另一方面，病灶的低回声背景也有助于显示其中的微小钙化。

根据其声像图表现可归纳为以下三型。①肿块型（伴或不伴微小钙化）：声像图上有明显均匀或不均匀低回声肿块病灶（图10-32）。②导管型（伴或不伴微小钙化）：声像图上可见局部导管扩张，上皮增生形成的低回声结节，多呈扁平状（图10-33）。③单纯微钙化型：声像图上仅见细小钙化点，局部腺体组织未见明显异常改变（图10-34）。

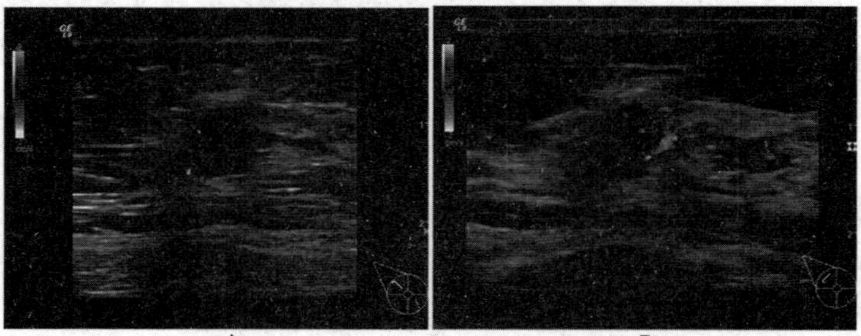

A　　　B

图10-32　乳腺导管原位癌肿块型

声像图上有明显均匀或不均匀低回声肿块病灶（A）；肿块内及周边可见较丰富彩流信号（B）。病理：导管内癌

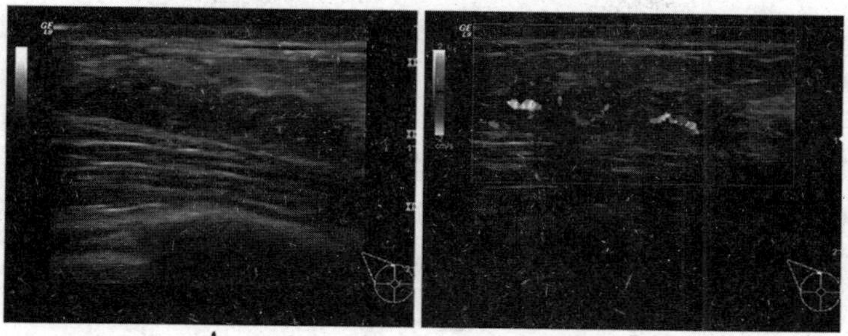

A　　　　　　　　　　　　B

图 10-33　乳腺导管原位癌导管型

声像图可见局部导管扩张，上皮增生形成的低回声结节，呈扁平状，内伴多个点状高回声(A)；低回声结节内可见较丰富彩流信号(B)。病理：导管内癌

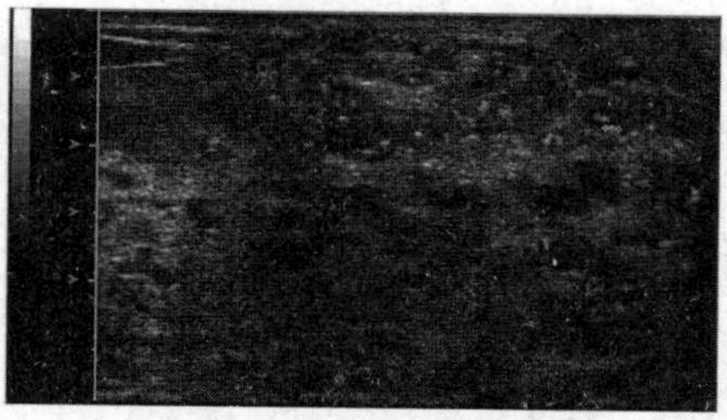

图 10-34　乳腺导管原位癌单纯微钙化型

声像图上仅见细小钙化点，局部腺体组织未见明显异常改变。病理：导管内癌

范围较大的病灶，彩色多普勒血流显像显示该区域有中等程度或丰富的血流信号，可有乳腺固有血管扩张，或有穿入血流；病灶区域可检出动脉血流频谱，血流速度常常大于 20 cm/s，阻力指数常大于 0.7。如果在超声扫查时未能正确认识该种征象，则往往容易漏诊。

结构紊乱型的 DCIS 往往是低分化的 DCIS(粉刺癌)，因此对可疑患者应进一步行 X 线检查以避免漏诊。

导管内癌病变内部的硬度分布有一定的特征，即 DCIS 病变内可见高硬度区域呈团状分布，其内间杂的质地较软的正常组织，该现象称为“沙滩鹅卵石征”。

3.鉴别诊断及比较影像分析

研究表明，70%左右的乳腺导管原位癌的检出归功于钼靶片上微钙化灶的发现；因此，钼靶检查被公认为乳腺导管原位癌的主要诊断方法，而超声检查由于对微小钙化灶的低敏感性，对乳腺导管原位癌的诊断意义颇有争议。超声检查的优势在于其对肿块或结节极高的敏感性。与超声相反，钼靶检查由于受乳腺致密或者病灶与周围组织密度相近等因素的影响，对肿块或结节不敏感，可能存在漏诊，尤其对 50 岁以下腺体相对较致密的女性。对于无微小钙化、以肿块为主的乳腺导管原位癌病例，超声检查具有重要的诊断价值，弥补了钼靶的不足。

虽然，微小钙化是乳腺导管原位癌的主要征象，但是并非所有的钼靶片上的微小钙化灶都是恶性的，文献报道其特异性低，仅 29%～45.6%，因此，高频超声检查所显示的肿块或结节的征象为其良恶性判断提供了重要的信息，有助于提高钼靶诊断特异性，从而避免了一些不必要的手术。

(二)乳腺 Paget 病

1.临床概述

乳腺 Paget 病是乳腺癌的一种少见形式，占全部乳腺癌的 1%～4.3%，表现为乳头乳晕复合体表皮出现肿瘤细胞，其最常见的症状为乳晕湿疹、出血、溃疡和乳头瘙痒，由于疾病罕见及易与其他皮肤疾病混淆，诊断经常延误。

WHO(2003 年)对乳腺 Paget 病的定义为乳头鳞状上皮内出现恶性腺上皮细胞，并和乳腺深处导管内癌相关，通常累及 1 条以上的输乳管及若干节段导管，伴有或不伴有浸润性成分。80%～90%的患者伴有乳腺其他部位的肿瘤，伴发的肿瘤不一定发生在乳头乳晕复合体附近，可以是 DCIS 或浸润癌，伴有 DCIS 的 Paget 病属原位癌的范畴，伴浸润癌的 Paget 病已属于浸润性乳腺癌。

大体表现为乳头下导管和/或乳腺深部导管均有癌灶存在，并可追踪观察到乳腺实质的癌沿乳腺导管及乳头下导管向乳头表皮内蔓延的连续改变。组织学表现为乳头表皮内有散在、成巢或呈腺管样结构的 Paget 细胞。

2.超声表现

乳腺 Paget 病超声表现：①乳头乳晕局部皮肤增厚，皮下层增厚、回声减低(图 10-35A)，可出现线状液性暗区。②增厚皮肤层后方一般无明显的肿块回声。③增厚皮肤层后方结构紊乱，回声减低，边界不清，解剖层次不清；血流信号增多，可出现高速高阻动脉血流频谱。④增厚皮肤层内可见较丰富血流显示(图 10-35B)。⑤乳头凹陷：部分可见伴有乳头后或深部乳腺内的实性低回声或混合回声肿块，肿块内可见丰富血流信号(图 10-35C)；少部分病例乳头部可出现钙化灶。⑥大多伴有腋下淋巴结肿大。

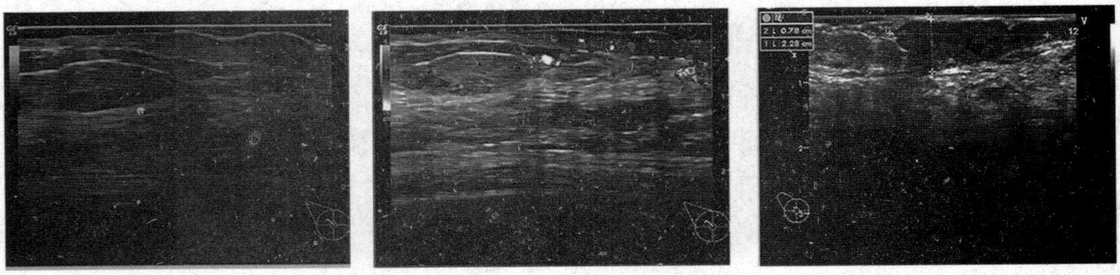

A　　　　B　　　　C

图 10-35　乳腺 Paget 病

A.乳头旁局部皮肤层明显增厚；B.彩色多普勒示增厚皮肤层内血流信号明显丰富；C.乳头后方可见明显实性低回声肿块

3.鉴别诊断及比较影像分析

乳腺 Paget 病需与如下疾病相鉴别。

(1)与乳头皮肤湿疹鉴别：该病多见于中青年女性，有奇痒，皮肤损害较轻，边缘不硬，渗出黄色液体，病变皮肤与正常皮肤界限不清。

(2)与鳞状细胞癌鉴别：两者临床均无明显特点，鉴别主要靠病理检查。

三、乳腺浸润性非特殊型癌

(一)乳腺浸润性导管癌(非特殊类型)

1.临床概述

浸润性导管癌(invasive ductal carcinoma，IDC)发病率随年龄增长而增加，多见于40 岁以上女性，非特殊类型浸润性导管癌占浸润性乳腺癌的 40%～70%。直径大于 20 mm 的癌块容易被患者或临床医师查到。直径小于 10 mm(小乳腺癌)时，结合临床触诊及超声所见，诊断率明显提高。

浸润性导管癌代表着最大的一组浸润性乳腺癌,这类肿瘤常以单一的形式出现,少数混合其他组织类型。部分肿瘤主要由浸润性导管癌组成,伴有一种或多种其他组织类型为构成的次要成分。部分学者将其归为浸润性导管癌(非特殊型的浸润性癌)并简单注明其他类型的存在,其他学者则将其归为“混合癌”。

大体病理:IDC没有明显特征,肿瘤大小不等,可以小于5 mm,也可以大于100 mm;外形不规则,常常有星状或者结节状边缘;质地较硬,有沙粒感;切面一般呈灰白、灰黄色。常见癌组织呈树根状侵入邻近组织内,大者可深达筋膜。如癌组织侵及乳头又伴有大量纤维组织增生时,由于癌周增生的纤维组织收缩,而导致乳头下陷。如癌组织阻塞真皮内淋巴管,可致皮肤水肿,而毛囊汗腺处皮肤相对下陷,呈橘皮样外观。晚期乳腺癌形成巨大肿块,肿瘤向癌周蔓延,形成多个卫星结节。如癌组织穿破皮肤,可形成溃疡。

组织病理:肿瘤细胞呈腺管状、巢状、条索状、大小不一的梁状或实性片状排列,部分病例伴有小管结构;核分裂象多少不一;间质增生不明显或略有,有些则显示出明显的间质纤维化。

2.超声表现

非特殊类型浸润性导管癌超声表现如下。

(1)浸润性导管癌典型表现:①腺体层内可清晰显示的肿块。②垂直性生长方式:肿块生长方向垂直乳腺平面,肿块越小越明显(图10-36A);当肿块体积超过20 mm时肿块一般形态趋于类圆形,而边缘成角改变(图10-36B)。③极低内部回声:肿块内部几乎都表现为低回声,大多不均匀,有些肿瘤回声太低似无回声暗区,此时需要提高增益来鉴别(图10-36B)。④不规则形态:肿块形态一般均不规则,呈分叶状、蟹足状、毛刺状等,为肿块浸润性生长侵蚀周边正常组织所致(图10-36C)。⑤微钙化常见:低回声肿块内出现簇状针尖样钙化要高度警惕浸润性导管癌,有时微钙化是发现癌灶的唯一线索(图10-36D)。⑥浸润性边缘:肿块边缘呈浸润性,无包膜;肿块可浸润脂肪层及后方胸肌,侵入其内部,导致组织结构连续性中断(图10-36E)。⑦周围高回声晕:肿块周边常有高回声晕环绕;一般认为是癌细胞穿破导管向间质浸润引起结缔反应,炎性渗出或组织水肿及血管新生而形成边界模糊的浸润混合带(图10-36F)。⑧后方回声减低:目前多认为肿块后方回声减低是因癌组织内间质含量高于实质,导致声能的吸收衰减(图10-36G)。⑨特异性血流信号:肿块边缘、内部出现增粗、扭曲及“马赛克”血管走行(图10-36G);PW显示肿块内动脉收缩期最大流速PSV>20 cm/s及RI>0.7对肿块恶性诊断具有一定价值(图10-36H)。⑩腋窝淋巴结转移:无论肿块大小,均可出现腋窝淋巴结转移;大多数转移性淋巴结表现为体积增大,呈类圆形,内部呈低回声,淋巴结门偏心或者消失;多发肿大时,淋巴结之间可见融合;彩色血流检查淋巴结内血供丰富。

(2)浸润性导管癌不典型表现。①小乳腺癌:一般指直径6~10 mm的乳腺癌,多为患者自己发现后就诊,临床触诊包块质地较硬,有如黄豆覆盖于皮革之后的触感。尽管病变有一定移动度但范围不大。其诊断要点为:触诊质硬结节是诊断的重要线索;二维可能出现典型浸润性导管癌声像特点,肿块内部极低回声,垂直性生长,跨越两个解剖平面,内部微钙化灶,多普勒检查中央性穿心型血供,高阻力血流频谱,具备上述特征诊断乳腺浸润性导管癌比较容易;类圆形或者不规则形癌灶者,毛刺状边缘是诊断的关键。②无明确边界类型乳腺癌:此型多为临床触诊发现质硬包块,乳房腺体层仅见片状极低回声,境界不清晰。彩色血流检查可见极低回声内粗大扭曲血管穿行,血流花彩样呈“马赛克”现象。频谱多普勒检查检出高速高阻力动脉性血流频谱,RI

＞0.7，甚至1。此型诊断主要依靠高敏感彩色血流及频谱多普勒检查。

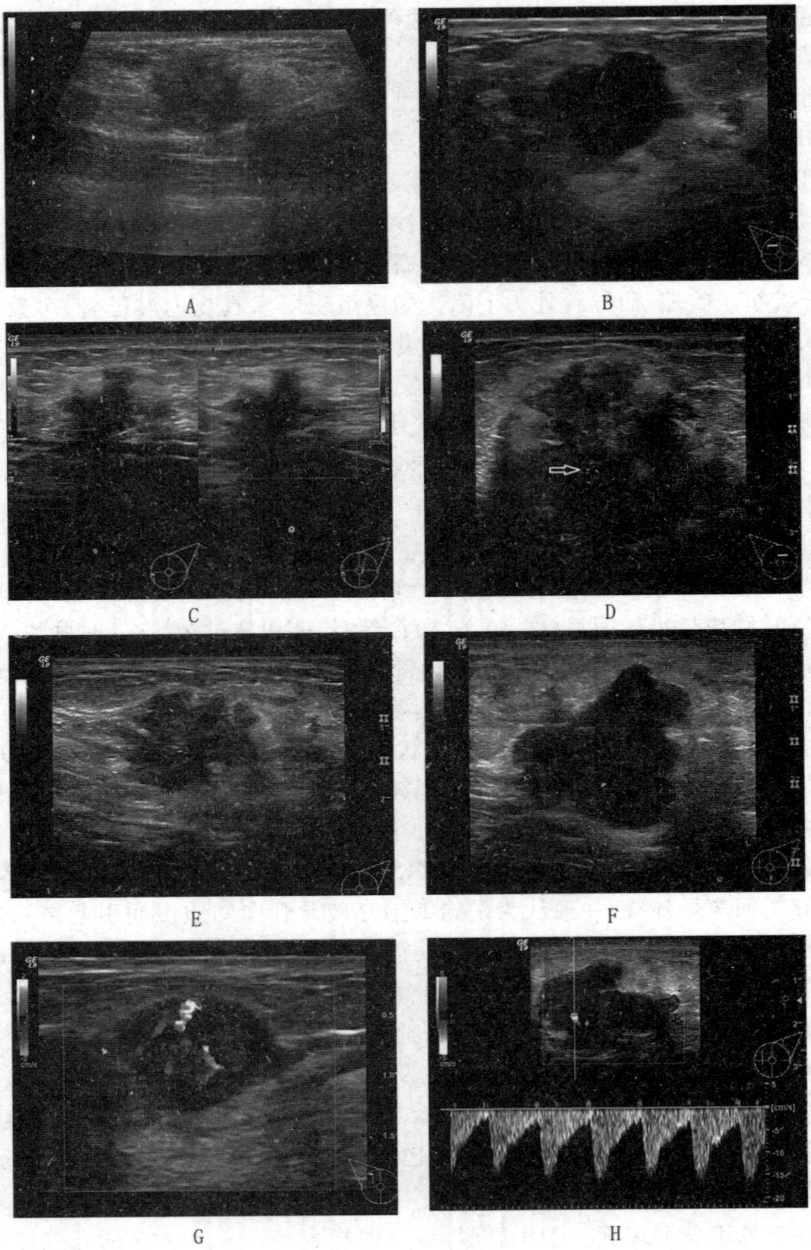

图10-36　浸润性导管癌典型表现

A.肿块生长方向垂直乳腺平面及边缘呈蟹足样改变；B.二维表现：较大肿块形态趋于类圆形，边缘成角改变；C.肿块呈蟹足样生长，并肿块后方回声衰减；D.肿块内可见点状高回声（箭头指示部分）；E.肿块形态不规则，向周边浸润；F.肿块周边常有高回声晕环绕；G.浸润性导管癌彩色多普勒血流表现；H.浸润性导管癌频谱多普勒，RI大于0.7

非特殊类型浸润性导管癌的特殊检查。①超声弹性成像：非特殊类型浸润性导管癌肿块硬度常明显高于正常组织，肿块周边因肿瘤侵犯而硬度明显增高，肿块内部因肿瘤坏死等常表现为硬度分布不均匀，定量弹性成像可清晰显示弹性系数的这种不均匀分布（图 10-37）。②三维及全容积成像：肿瘤的三维成像可清晰显示肿瘤冠状面影像和空间状况，三维血流成像时可显示肿块内及其周边血管的空间分布。③超声造影：非特殊类型浸润性导管癌肿块内及周边常具有丰富血供，因肿瘤的生长，瘤内血管分布常不均匀。超声造影时，瘤内及周边常表现为明显不均匀强化（图 10-38）。

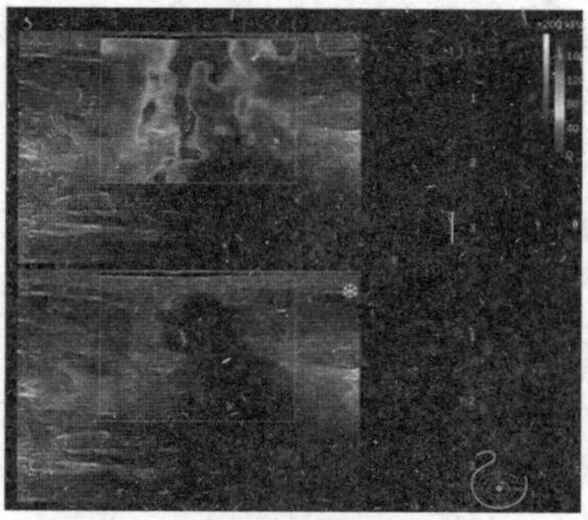

图 10-37　浸润性导管癌超声弹性成像

定量弹性成像可显示肿块内及周边弹性系数的不均匀分布

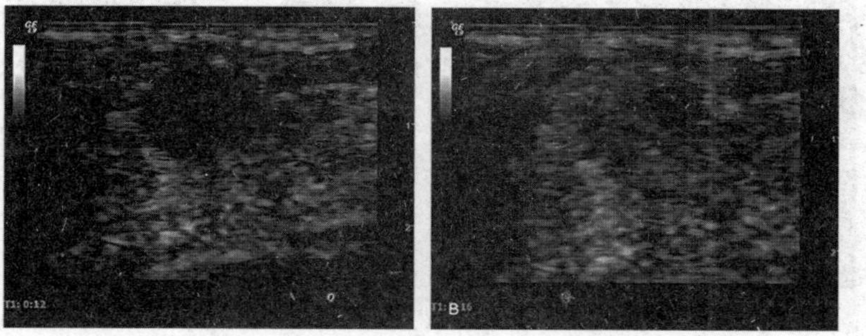

A　　　　　　　　　　B

图 10-38　浸润性导管癌超声造影

浸润性导管癌开始强化前(A)低回声肿块内无造影剂信号，强化后(B)肿块内明显不均匀强化，强化范围大于无增强时肿块范围

3.鉴别诊断及比较影像分析

需与浸润性小叶癌进行鉴别，同时也需与乳腺腺病或纤维腺瘤等相鉴别。

(二)乳腺浸润性小叶癌

1.临床概述

乳腺浸润性小叶癌(invasive lobular carcinoma，ILC)于 1941 年由 Foote 和 Stewart 首次提出，是一种具有特殊生长方式的浸润性乳腺癌。ILC 是乳腺癌的第二大常见类型。据文献报道 ILC 的发病率差别较大，占浸润性乳腺癌的 1%～20%。大多数研究显示，ILC 发病年龄高峰在 45～67 岁，75 岁以上患者多于 35 岁以下者。与其他浸润性乳腺癌相比，浸润性小叶癌以同侧多灶性为特征，且双侧乳腺发病较常见。淋巴结阳性的 ILC 比淋巴结阴性者更容易发展为对侧乳腺癌。

ILC 常表现为乳腺内可触及界限不清的肿块，一些病例仅能触到不确切的细小的或者弥漫的小结节，有的病例则感觉不到有异常改变。由于 ILC 钙化少见，常缺乏特征性影像学改变。

大体病理：典型病例可见不规则形肿块，常没有明显的界线，病变区质地硬，切面多呈灰色或白色，硬化区呈纤维性外观，通常无肉眼所能见到的囊性变、出血、坏死和钙化。部分病例没有明显肿物。

组织学上是由一致的、类似于小叶原位癌的细胞组成的浸润性癌，癌细胞常呈单行线状排列，浸润于乳腺小叶外的纤维间质中，围绕乳腺导管呈靶环状排列；亦可单个散在弥漫浸润于纤维间质中；有时可见残存的小叶原位癌成分。本型又称小细胞癌，预后极差，10 年生存率仅 34.7%。

2.超声所见

ILC 组织学的特殊性是影响超声影像改变的根本原因，由于 ILC 的癌细胞之间散布着大量正常乳腺组织，因此形成影像中绝大多数肿物边界模糊不清，后方回声衰减多见，且肿物内大多为不均质低回声。文献报道超声诊断 ILC 的敏感度为 78%～95%。①二维超声：肿块内部呈极低回声，形态不规则，边界较浸润性导管癌模糊不清，周围组织结构扭曲常见，后方衰减明显；肿块内部微钙化少见（图 10-39A）。②彩色多普勒：多数肿块内部呈少血供，少数表现为血供丰富，RI>0.70，呈高阻力频谱（图 10-39B）。③少数病例呈现多中心病灶，表现为同一乳房见多个类似结节存在。

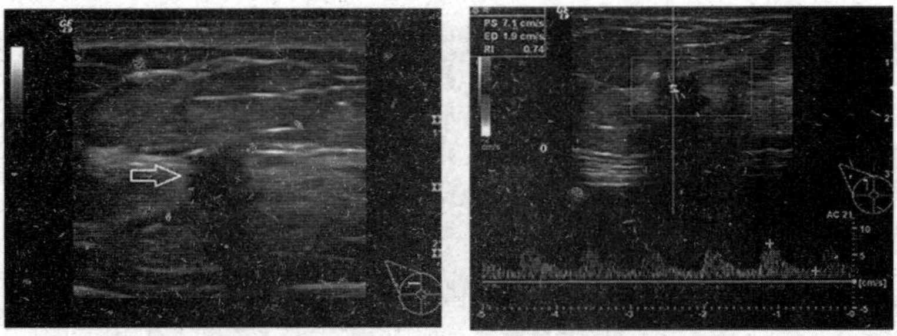

A　　　　　　　　　　B

图 10-39　乳腺浸润性小叶癌

A.肿块内呈极低回声（箭头指示部分），形态不规则，边界模糊不清，组织结构扭曲常见，后方衰减明显；B.肿块内 RI>0.70，呈高阻力频谱

3.鉴别诊断及比较影像分析

（1）浸润性导管癌与浸润性小叶癌鉴别：通过超声对两者进行鉴别很困难。当同一乳腺出现多个癌灶时，提示浸润性小叶癌可能性大。

（2）乳腺病或纤维腺瘤与浸润性小叶癌鉴别：对于声像不典型的病例常鉴别困难，但超声依然是判断乳腺肿块良恶性的较好的影像学检查方法。

（三）乳腺髓样癌

1.临床概述

髓样癌是一种合体细胞生长方式，缺乏腺管结构，伴有明显淋巴细胞及浆细胞浸润，界限清楚的癌；占全部浸润性乳腺癌的 5%～7%。

发病年龄 21～95 岁，与浸润导管癌比较，其患者相对年轻，至少有 10%的患者在 35 岁以下，有40%～60%的患者小于 50 岁。老年患者不常见，男性则更罕见。通常在一侧乳腺触到肿物，一般为单个，界清质实，临床和影像学容易误诊为纤维腺瘤。

大体病理：肿物平均 2～3 cm，呈结节状，界限清楚。切面灰白、灰黄到红褐色，鼓胀饱满，与浸润性导管癌相比，其质地较软，肿瘤组织缺乏皱缩纠集感；尤其是较大肿瘤者，其内常见出血坏死，亦可出现囊性变。

组织学上癌实质成分占 2/3 以上，间质成分少。癌细胞较大，形状大小不一，异型性明显，核分裂较多见；常排列成密集的不规则片状或粗条索状，相互吻合，由少量纤维间质分隔，可见腺体结构和导管内癌成分；癌巢中央部常见成片状坏死，间质缺乏淋巴细胞浸润。

乳腺髓样癌在乳腺癌中被认为相对预后较好，其 10 年生存率远高于浸润性导管癌。

2.超声表现

髓样癌的主要超声：①二维超声，肿物呈膨胀式生长，内部呈低或极低回声，边界清晰规则，无包膜；后方回声增强或无变化；内部一般微钙化极少见，可以出现同侧腋窝淋巴结肿大(图 10-40A)。②由于肿瘤内细胞数多，间质纤维少，故肿物大而质软，易发生坏死而发生破溃。③有时，肿块内部可见散在不均的强回声点伴无回声区，后方回声一般不减弱，如后方衰减，则恶性程度大(图 10-40A)。④彩色多普勒检查：肿物内部血供丰富，血管走行杂乱扭曲，以中央性血流为主，血流因流速低一般无“马赛克”现象；频谱多普勒检出高阻力血流频谱，RI＞0.7(图 10-40B)。

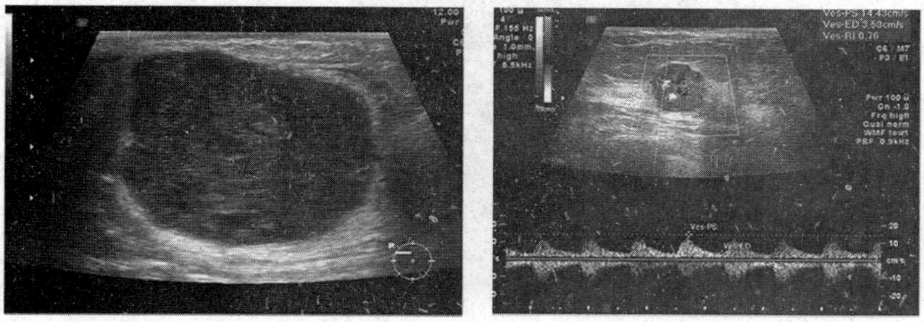

A　　　　B

图 10-40　乳腺髓样癌

A.肿块较大时边界依然清晰，肿块内伴无回声区；B.肿块内呈高阻血流频谱

3.鉴别诊断及比较影像分析

髓样癌在诊断中需与如下疾病相鉴别。

(1)与乳腺纤维腺瘤鉴别：①乳腺髓样癌呈膨胀性生长，虽然边界清楚，但无包膜；纤维瘤常有包膜。②乳腺髓样癌回声多低于纤维瘤，可为极低回声，大者内部可出现坏死、囊性变，肿物内钙化极少见。③乳腺髓样癌血供丰富，为中央性血流，多为Ⅱ级和Ⅲ级血流；而纤维瘤血供为边缘性，相对不丰富，多为 0 级。

(2)与浸润性导管癌鉴别：①浸润性导管癌呈垂直性生长，边缘浸润性改变；髓样癌呈膨胀式生长，边缘清晰规则。②浸润性导管癌内部微钙化常见，髓样癌则极少见。③浸润性导管癌内部血供以中央性粗大血管为主，血流呈典型“马赛克”现象；髓样癌内部血流丰富，血流为纯蓝或纯红。

(3)与浸润性小叶癌相鉴别：浸润性小叶癌为第二常见的原发乳腺癌，由于其病理上的特殊生长方式，而致临床及影像早期诊断困难，如 X 线片有显示，则其最常见征象为星芒状边缘肿块和结构扭曲。

(4)与黏液腺癌相鉴别：黏液腺癌 X 线片上最类似髓样癌表现，但其常见于绝经后老年妇女；而髓样癌在年轻患者中有较高比例，年龄因素形成两者鉴别的基础。

（四）乳腺大汗腺癌

1.临床概述

大汗腺癌是一种90%以上的肿瘤细胞显示大汗腺细胞形态学特点和免疫表型的乳腺浸润癌，是乳腺癌浸润性特殊型癌中的一种，较少见，占乳腺癌的0.4%～4%，患者多为中老年人。常发生在乳腺外上象限，组织学结构特征为肿瘤由具有顶浆分泌特征的大汗腺样细胞组成，瘤细胞体积较大，胞质丰富；细胞核较小，呈圆形或椭圆形。肿瘤生长缓慢，预后较好，较晚发生淋巴结转移。

2.超声表现

超声图像上与其他类型乳腺癌不易区分，但有报道肿块内部见双线样管壁结构回声时，应高度怀疑大汗腺癌，可能是腺管阻塞所致(图10-41)。

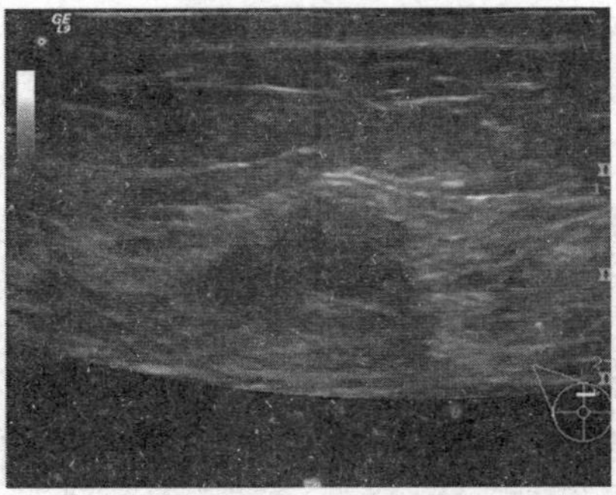

图10-41 乳腺大汗腺癌二维超声表现

四、乳腺浸润性特殊型癌

（一）乳腺黏液癌

1.临床概述

乳腺黏液腺癌也称黏液样癌或胶样癌，是原发于乳腺的一种很少见的特殊类型的乳腺癌，占所有乳腺癌的1%～4%。通常肿瘤生长缓慢，转移较少见，预后比其他类型乳腺癌好。患者的发病年龄分布广泛(21～94岁)，中位年龄为70岁，其平均年龄或中位年龄比浸润性导管癌偏大，以绝经后妇女常见。75岁以上乳腺癌患者7%为黏液癌。

多数黏液癌患者的首发症状是发现可以推动的乳腺包块，触诊为软至中等硬度。由于黏稠液体被纤维分隔，触诊时可有捻发音。好发于外上象限，其次为外下象限。

大体病理：肿瘤直径从10 mm以下至200 mm，平均28 mm。典型黏液癌具有凝胶样外观，似胶冻状，伴有突出的、清楚的边界，可推动；肿瘤缺乏真正的包膜；囊性变在体积较大的病例出现。

乳腺黏液癌是由细胞学相对温和的肿瘤细胞团巢漂浮于细胞外黏液湖中形成的癌。可以分为单纯型和混合型。黏液腺癌病理表现为大量细胞外黏液中漂浮有实性团状、条索状、腺管状、筛状等结构癌组织灶，癌细胞大小相似，异型性明显，核分裂象易见；混合型还伴有浸润性导管癌等成分。黏液湖被纤维组织分隔，肿瘤周边也有纤维组织间隔，这可能是阻止癌细胞扩散的一个因素。黏液是癌细胞变性崩解产物，为酸性或中性黏液。黏液腺癌被认为是来源于导管内癌或浸润性导管癌。乳腺肿瘤中出现黏液或黏液变性者较多，因此，黏液腺癌须与其他肿瘤进行鉴别：①印戒细胞癌具有印戒细胞，呈单个纵列或弥漫浸润于纤维组织中，癌细胞胞质内出现黏液空泡，将核挤向一侧呈“印戒状”等特征，其生长方式也呈弥漫性。②纤维腺瘤、乳头状瘤、导管增生等良性疾病均可伴有局灶性或广泛性黏液样变，但细胞缺乏异型性，纤维腺瘤有真正胞膜等可资鉴别。③转移性黏液腺癌应进行B超、X线、CT、纤维胃镜等检查，可排除消化道、生殖道等其他各部位肿瘤。

2.超声表现

乳腺黏液癌的超声特征与病理分型密切相关：①单纯性乳腺黏液癌表现为低回声肿块，有包膜，边界清楚，形态规则，内部回声均匀，后方回声增强，酷似纤维腺瘤。②混合型黏液腺癌表现为不均质回声的低回声肿块，肿块部分或全部边界不清，形态不规则；肿块内可伴等回声区、液性暗区或强回声钙化灶伴后方声影。③CDFI：肿块内可见少量血流信号，部分呈较丰富彩流信号，RI常大于0.7（图10-42～图10-44）。

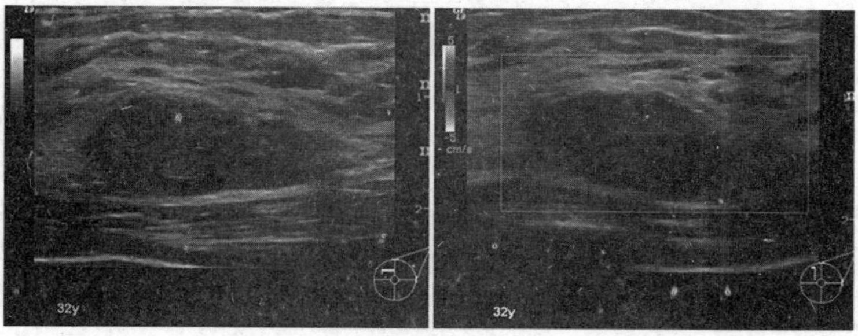
A　　B

图10-42　单纯性乳腺黏液癌

A.低回声肿块，有包膜，边界清楚，形态规则，内部回声均匀，后方回声增强；B.CDFI：肿块内未见明显血流显示

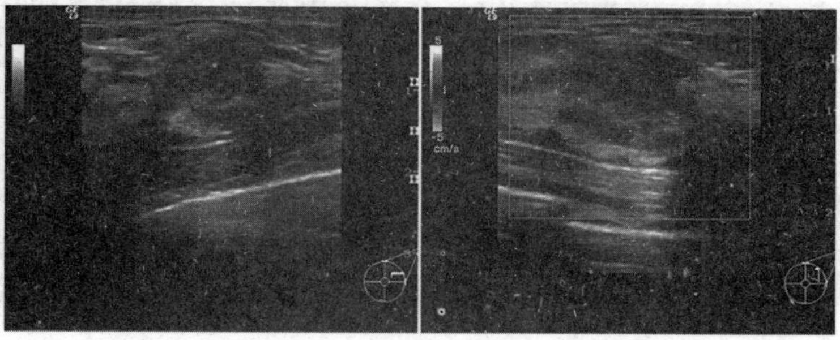
A　　B

图10-43　混合型乳腺黏液癌

不均质低回声肿块，肿块边界不清，形态不规则；肿块内未见明显血流显示

3.鉴别诊断及比较影像分析

单纯型乳腺黏液癌超声表现为边缘光滑的较低回声肿块，因此常需与腺瘤等良性病变鉴别，但存在一定难度；可以从临床发病特征上考虑，腺瘤常有多发征象，且病史长，变化不显著。

混合型乳腺黏液癌超声表现常为一些典型的恶性征象，又与浸润性导管癌或浸润性小叶癌不易鉴别，但浸润性导管癌钼靶X线常表现为毛刺性肿块，其次为钙化；浸润性小叶癌常表现为腺体扭曲和不对称密度。

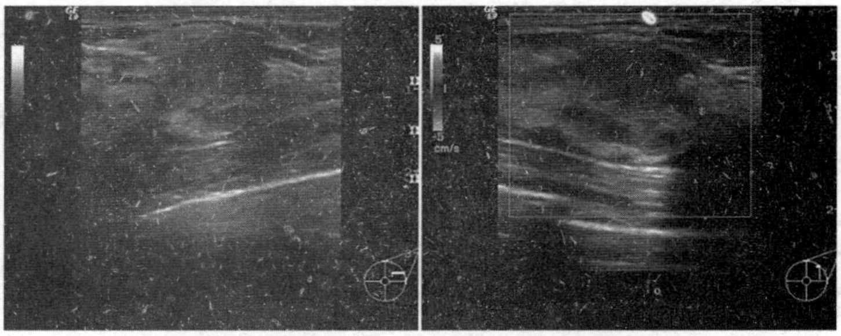
A　　　　B

图 10-44　混合型乳腺黏液癌

肿块内呈混合回声，可见等回声区和液性暗区

（二）导管内乳头状癌

1.临床概述

乳腺导管内乳头状癌为一种特殊型乳腺癌，占全部乳腺癌的 2%～8%，多发生于乳腺中央区的大导管，常有乳头出血，50 岁以上老人多见。肿块直径约 3 cm，预后较一般乳腺癌好，10 年存活率达 63.9%。

大体表现：肿瘤由管壁向腔内突出生长，形似乳头状，富于薄壁血管，极易出血。

病理检查：乳头状癌常见有纤维脉管束，乳头表面被覆异型癌细胞，细胞可单层或复层，排列极其紊乱，可见核分裂象，肌上皮消失，在乳头基底部与囊壁交界处可见癌组织浸润。

2.超声表现

超声表现为乳腺的中央导管扩张，内有实性中低回声团，形态不规则，呈“蟹足”样(图 10-45A)，内有微粒样钙化点，后壁常呈衰减暗区。CDFI 示肿瘤内血流信号增多(图 10-45B)。

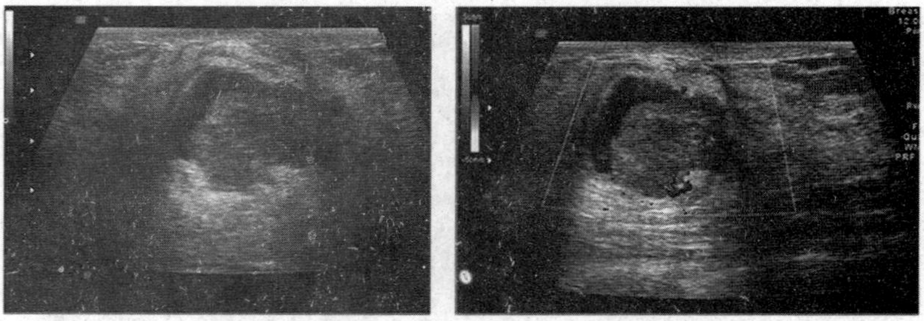
A　　　　B

图 10-45　导管内乳头状癌

A.局部导管扩张，内见实性中低回声团块，形态不规则；B.肿块内血流信号增多

3.鉴别诊断及比较影像分析

乳腺导管内乳头状癌需与如下疾病相鉴别。

(1)与导管内乳头状瘤鉴别：①两者均可见到自发的、无痛性乳头血性溢液；均可扪及乳晕部肿块，且按压该肿块时可自乳管开口处溢出血性液体；由于两者的临床表现及形态学特征都非常相似，故两者的鉴别诊断十分困难。一般认为，乳腺导管内乳头状瘤的溢液可为血性，亦可为浆液血性或浆液性；而乳头状癌的溢液则以血性者为多见，且多为单侧单孔。②乳头状瘤的肿块多位于乳晕区，质地较软，肿块一般不大于 1 cm，同侧腋窝淋巴结无肿大；而乳头状癌的肿块多位于乳晕区以外，质地硬，表面不光滑，活动度差，易与皮肤粘连，肿块一般大于 1 cm，同侧腋窝可

见肿大的淋巴结。③乳腺导管造影显示导管突然中断，断端呈光滑杯口状，近侧导管显示明显扩张，有时为圆形或卵圆形充盈缺损，导管柔软、光整者，多为导管内乳头状瘤；若断端不整齐，近侧导管轻度扩张，扭曲，排列紊乱，充盈缺损或完全性阻塞，导管失去自然柔软度而变得僵硬等，则多为导管内乳头状癌。④溢液涂片细胞学检查乳头状癌可找到癌细胞；最终确诊则以病理诊断为准，而且应做石蜡切片，避免因冷冻切片的局限性造成假阴性或假阳性结果。

(2)与乳腺导管扩张症鉴别：①乳腺导管扩张症溢液期均可以乳头溢液为主要症状，常伴有先天性乳头凹陷，溢液多为双侧多孔，性状可呈水样、乳汁样、浆液样、脓血性或血性。②导管扩张症的肿块期可见到乳晕下肿块，肿块形状可不规则，质地硬韧，并可与皮肤粘连，常发生红肿疼痛，后期可发生溃破而流脓；还可见患侧腋窝淋巴结肿大、压痛。③若较大导管呈明显扩张，导管粗细不均匀，失去正常规则的树枝状外形者，而无明显充盈缺损者，则多为导管扩张。④必要时可行肿块针吸细胞学检查或活组织病理检查。

五、乳腺其他罕见癌

(一)乳腺化生性癌

1.临床概述

乳腺癌常伴有各种类型的化生，如鳞状上皮化生、梭形细胞化生、软骨化生或骨化生，故称其为化生性癌。

2.超声表现

声像图表现与黏液癌相似，单纯应用超声很难对乳腺癌的病理类型作出诊断(图 10-46)。

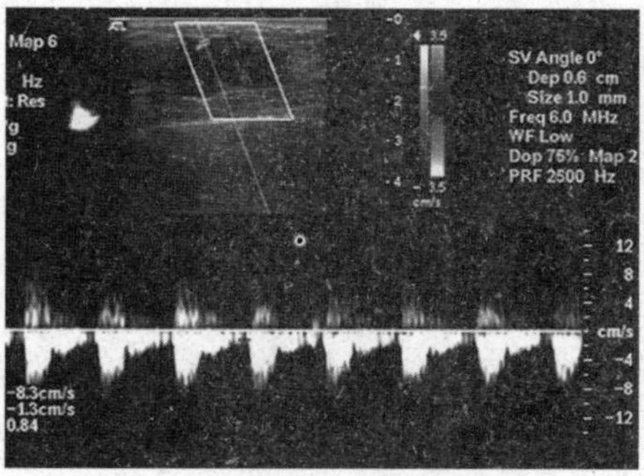

图 10-46 乳腺化生性癌多普勒频谱表现

3.相关影像学表现

钼靶 X 线表现无特殊性。多数边界较清楚，无钙化，有些患者中表现为良性征象，一些患者同时表现为部分边界清楚，部分呈毛刺状。

(二)乳腺神经内分泌癌

1.临床概述

乳腺神经内分泌癌较罕见，占乳腺癌的 2%～5%，其肿瘤细胞中往往含有亲银和/或嗜银颗粒，神经内分泌指标呈阳性表达。1977 年，Cubilla 和 Woodruff 首先报道了发生于乳腺的神经内分泌癌。2003 年，世界卫生组织(WHO)乳腺及女性生殖器官肿瘤组织分类将乳腺神经内分泌癌正式命名，并将其分为实体型神经内分泌癌、小细胞/燕麦细胞癌及大细胞神经内分泌癌三个亚类。

本病多见于老年人，主要发生于60～70岁。但临床上多缺乏神经内分泌综合征的表现。

大体形态表现为浸润性或膨胀性生长的肿块，切面呈实性、灰粉或灰白，质硬，大部分边界清晰，部分与周围组织分界欠清。按细胞类型、分级、分化程度和产生黏液的情况可将其分为不同的亚型：实性神经内分泌癌、不典型类癌、小细胞/燕麦细胞癌和大细胞神经内分泌癌。神经内分泌癌癌组织由密集的细胞构成，形成孤立的、界限清楚的小叶状肿块，或呈实性巢状、片状、小梁状；亦可由密集富染色质、细胞质稀少的细胞或由密集的细胞质丰富的大细胞团块组成。

2.超声表现

乳腺神经内分泌癌的声像图表现多为不均质低回声实性肿块，形态不规则，边界清晰或部分边界不清（图10-47A）。肿瘤内伴部分黏液癌成分时，瘤内可部分表现为低、无回声；伴浸润性导管癌时，超声表现与浸润性导管癌相似（图10-47B）。

彩色多普勒血流显像显示大部分乳腺神经内分泌癌血流丰富（图10-47C），考虑与肿瘤细胞密集、实性癌巢中新生血管丰富有密切关系。少部分肿块内血流稀少。

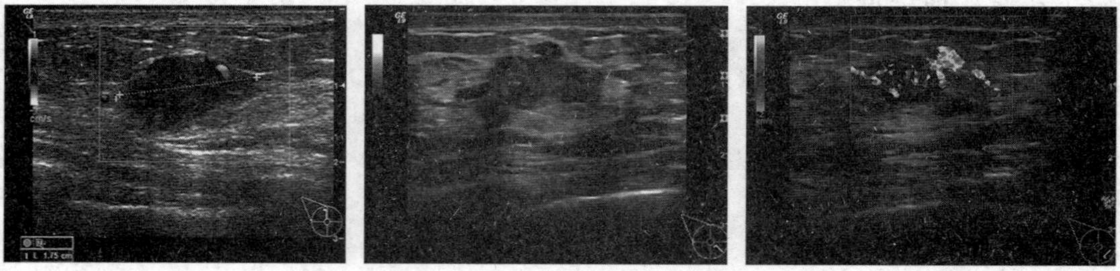

A　　B　　C

图10-47　乳腺神经内分泌癌

A.不均质低回声实性肿块，形态不规则，部分边界不清。病理：乳腺实性神经内分泌癌；B.肿块边界不清，形态不规则，内部回声不均匀，局部呈低无回声。病理：乳腺实性神经内分泌癌，伴部分黏液癌成分及广泛性导管内癌成分（神经内分泌性导管内癌）；C.彩色多普勒示肿块内及边缘部可见明显丰富彩流信号

3.鉴别诊断及比较影像分析

（1）与常见的乳腺浸润性导管癌鉴别：乳腺神经内分泌癌的超声表现与其病理组织学特征有密切关系。乳腺神经内分泌癌的四个病理学亚型均由密集的细胞构成，可呈实性巢状、片状、小梁状，形成孤立的、界限清楚的肿块，使其在超声检查中可表现为边界清晰的实性肿块。乳腺浸润性导管癌实质向周围组织浸润明显，并伴有不同程度的间质反应，成纤维反应多，超声表现为毛刺及强回声晕。肿瘤间质的胶原纤维成分增多，排列紊乱形成后方回声衰减；而乳腺神经内分泌癌细胞成分丰富，间质成分少，以膨胀性生长为主，故多为实性肿块，边界清晰，无毛刺，后方回声无明显衰减，可据此加以鉴别。但乳腺神经内分泌癌呈浸润性生长时，则难以与乳腺浸润性导管癌相鉴别。

（2）与乳腺其他良性肿瘤相鉴别：乳腺神经内分泌癌呈膨胀性生长时，因其边界清楚而难以与其他乳腺良性肿瘤相鉴别，但肿块内血流丰富而提示恶性肿瘤可能。而肿块表现为部分边界不清，形态不规则并肿块内血流丰富，常提示乳腺恶性肿瘤。

（孙　瑞）

第十一章 胸部疾病的超声诊断

第一节 先天性心脏病

先天性心脏病可分为发绀型和非发绀型两类，超声检测是诊断的必要手段，主要观测心脏方位、各房室有无增大、心内结构有无中断、房室连接及大动脉与心室连接是否异常，腔室有无异常结构、心脏内部血流是否异常。以下介绍最常见的几种先天性心脏病。

一、房间隔缺损

房间隔缺损是最常见的先天性心脏病之一，其发病率占先天性心脏病的16%～22%。根据缺损部位不同，房间隔缺损可分为五型。①继发孔型房间隔缺损：最为常见，约占房间隔缺损的70%，缺损位于房间隔中部卵圆窝部位，男女比例约为1∶2。卵圆窝部位结构菲薄，在发育过程中，其上可出现多个小孔，形成所谓的筛孔样房间隔缺损。②原发孔型房间隔缺损：占房间隔缺损的15%～25%，男女发病率相近，缺损位于卵圆窝的下前方与室间隔相连的部位，可伴有房室瓣叶裂。③静脉窦型房间隔缺损：又分为上腔静脉型和下腔静脉型两种，占4%～10%，缺损位于上腔静脉或下腔静脉开口处，常伴有肺静脉异位引流。④冠状窦型房间隔缺损：缺损位于冠状静脉窦顶部及左心房后壁，发病率小于1%。⑤混合型房间隔缺损：具有上述两种以上的巨大缺损。

房间隔缺损患者，左心房压力高于右心房压力，故产生心房水平的由左向右分流，右心容量负荷增加，使右心房右心室扩大。后期，肺动脉压力升高，右心压力大于左心压力时，则可出现心房水平的右向左分流。单纯房间隔缺损时，于胸骨左缘第2、第3肋间可闻及收缩期喷射性杂音，肺动脉瓣区第二心音固定性分裂。

(一)超声表现

胸骨旁心底短轴观、胸骨旁四腔心观、剑突下四腔心观及剑突下腔静脉长轴观是诊断房间隔缺损的常用切面。

1.二维及M型超声心动图

(1)房间隔回声中断是诊断房间隔缺损的直接征象，表现为正常房间隔线状回声带不连续。继发孔型房间隔缺损回声失落位于房间隔中部，其四周见房间隔回声；原发孔型房间隔缺损回声中断位于房间隔下部靠近十字交叉，静脉窦型房间隔缺损在剑突下腔静脉长轴观显示最清晰，于上腔静脉或下腔静脉开口处房间隔回声中断。大多数缺损处断端回声增强(图 11-1)。在所有的观察切面中剑突下四腔心观对观察和判断房间隔回声中断最具可靠性。

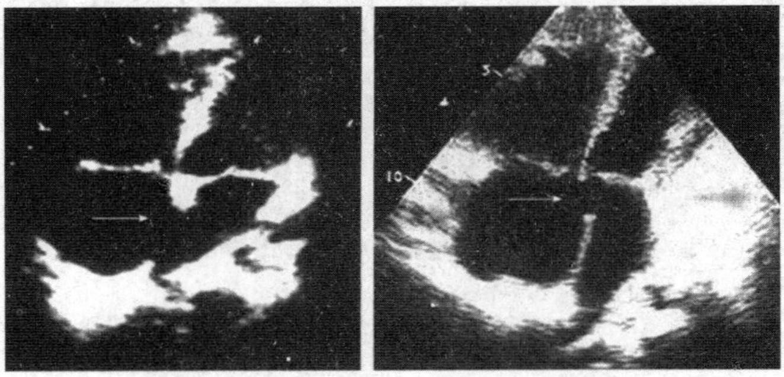

图 11-1 房间隔缺损

A.继发孔缺损;B.原发孔缺损,→示缺损处

(2)右心房、右心室扩大,右心室流出道增宽,肺动脉内径增宽,室间隔与左心室后壁呈同向运动,这是诊断房间隔缺损的间接征象。

2.多普勒超声心动图

彩色多普勒显示房间隔中断处以红色为主的中央为亮黄色的穿隔血流。频谱多普勒于房间隔中断处右心房侧,显示来源于左心房的湍流频谱,其分流速度较低,占据收缩期和舒张期。当合并肺动脉高压时,若左、右心房压力相等则在房间隔中断处无分流。当右心房压力大于左心房压力时,缺损处显示从右向左的以蓝色为主的穿隔血流。此外,声学造影和经食管超声检测对房间隔缺损诊断有重要意义。

(二)探测要点

房间隔缺损超声图像上常常出现假阳性。心尖四腔心观房间隔因与声束平行而产生回声中断,可应用胸骨旁四腔心观或剑突下四腔心观扫查避免误诊。另外,彩色多普勒血流显像心房水平见红色的穿隔血流,可能是切面中显示冠状静脉窦造成的假象,可多切面扫查是否在其他切面也出现,并观察右心是否扩大,上述两条都出现时才能确定房间隔缺损。

二、室间隔缺损

室间隔缺损是常见的先天性心脏病,其发病率约占先天性心脏病的 20%。室间隔缺损可单独存在,亦常为复杂的心血管畸形的组成部分。室间隔由膜部和肌部组成,膜部室间隔靠近主动脉瓣、二尖瓣前叶、三尖瓣隔叶与前叶的部分,肌部室间隔是由肌组织构成的部分。

通常左心室收缩压明显高于右心室收缩压,两者间存在压差。因此,室间隔缺损时,左心室的部分血流可在收缩期由缺损处进入右心室,产生左向右分流。分流量的大小取决于缺损的大小和两心室间的压力差。由于左向右分流,右心容量负荷增加,肺血流量增多,肺血管长期痉挛,使肺小血管内膜和中膜增厚,右心室阻力负荷便增加。当右心室压力负荷接近甚至超过左心室压力时,可发生心室水平的无分流或右向左分流,右向左分流时称为艾森曼格综合征。单纯室间隔缺损,于胸骨左缘第 3、第 4 肋间可闻及收缩期杂音并伴有震颤,肺动脉瓣区第二心音亢进。

室间隔缺损分型方法很多,一般多采用改良 Soto's 分类法,根据室间隔的解剖特点及缺损部位,将室间隔缺损分为四大类型。①膜周部室间隔缺损:此型最常见,占全部室间隔缺损的

70%～80%;②流入道型室间隔缺损:又称隔瓣下室间隔缺损,较少见,占室间隔缺损的5%～8%,位于三尖瓣隔叶根部下方;③双动脉下型室间隔缺损:又称干下型室间隔缺损,较少见,占室间隔缺损的5%～10%,位于主动脉及肺动脉根部下方;④肌部室间隔缺损:少见,缺损部位在室间隔肌部。

(一)超声表现

室间隔缺损的常用切面有左心室长轴观、胸骨旁心底短轴观、心尖四腔心观、右心室流出道长轴观、左心室短轴观及心尖五腔心观等。

1.二维超声心动图及M型超声心动图

(1)典型的室间隔回声中断是诊断室间隔缺损的直接征象。膜周部缺损多在心尖五腔心观和胸骨旁心底短轴观显示。在胸骨旁心底短轴观,膜周部室间隔缺损位于10～12点处,干下型缺损多位于肺动脉瓣下,相当于1点处;肌部室间隔缺损可应用心尖四腔心观及不同水平左心室短轴观显示,缺损位于室间隔中下段肌部;隔瓣下型室间隔缺损多于心尖四腔心观及右心室流出道长轴观显示,缺损多位于三尖瓣隔瓣下方(图11-2)。

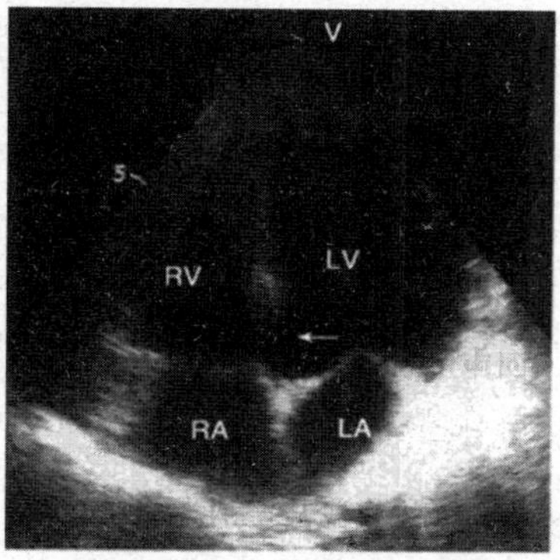

图11-2 膜周部室间隔缺损

←示缺损处

(2)左心室左心房扩大:缺损较小时左心室不扩大,中等以上的缺损左向右分流量多,出现左心室、左心房扩大,左心室壁搏动增强,二尖瓣活动幅度增大。

(3)右心室流出道增宽及肺动脉扩张,搏动增强。

(4)肺动脉高压:二维超声心动图显示肺动脉增宽,肺动脉瓣开放时间短及收缩期振动。M型显示肺动脉瓣曲线常表现为a波消失,EF段平坦,CD段见扑动波,呈W形。

2.多普勒超声心动图

(1)彩色多普勒:于室间隔缺损处显示一束红色为主的五彩镶嵌血流从左心室进入右心室(图11-3)。

(2)频谱多普勒:将取样门置于室间隔缺损处的右心室侧,显示收缩期左向右分流频谱,呈单峰波型,速度较高;但缺损较小的肌部缺损、室间隔缺损合并肺动脉高压及室间隔缺损合并右心室流出道狭窄者,分流速度可较低。巨大室间隔缺损患者,两侧心室压力基本一致,分流速度很低,甚至无明显分流。分流量较大的室间隔缺损肺动脉压力明显增高,可显示收缩期心室水平右向左分流。

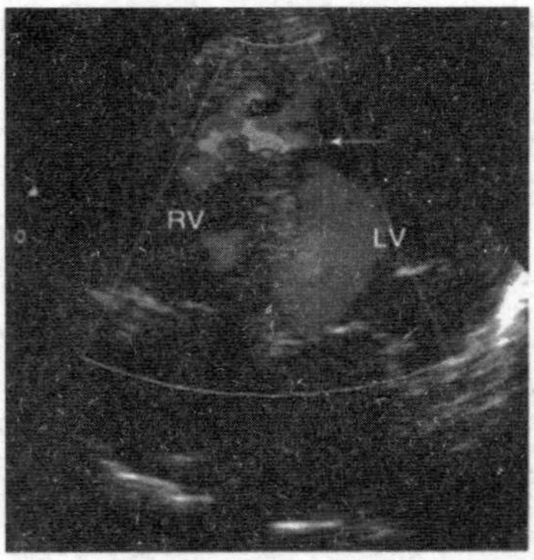

图 11-3　肌部室间隔缺损的彩色多普勒
←示室间隔缺损

(二)鉴别诊断

(1)主动脉窦瘤破入右心室流出道在二维超声心动图上,若主动脉瓣显示不太理想时,有可能将窦瘤破裂误以为是室间隔缺损。此外,主动脉窦瘤破裂也常合并室间隔缺损。主要鉴别在于主动脉窦瘤破裂为持续整个心动周期的左向右分流,因此,用彩色多普勒和频谱多普勒很容易鉴别。

(2)右心室流出道狭窄:右心室流出道狭窄患者在彩色多普勒探查时显示右心室流出道内的收缩期高速五彩镶嵌的血流。应观察其起始部位,避免误诊。另外,室间隔缺损也可合并右心室流出道狭窄,由于室间隔的过隔血流掩盖了右心室流出道狭窄的血流,更易使右心室流出道狭窄漏诊。

(三)探测要点

较大的室间隔缺损通过二维超声及彩色多普勒血流显像较易于诊断,但较小的室间隔缺损二维超声不易发现,需配合彩色多普勒血流显像及多普勒频谱才能诊断,此时在室间隔处五彩血流上取频谱,可有收缩期高速的湍流频谱。

三、动脉导管未闭

动脉导管未闭是常见的先天性心脏病,其发病率占先天性心脏病的 21%。动脉导管是胎儿期连接主动脉与肺动脉的正常血管,一端起于肺动脉主干分叉处或左肺动脉近端,另一端与降主动脉近端相连。正常胎儿出生后动脉导管闭合形成动脉韧带。如果出生一年后动脉导管仍未闭合,则为病理状态。根据动脉导管的形态不同,可分为管型、漏斗型、窗型及主动脉瘤型四种。由于主动脉压力较肺动脉压力高,血流连续从主动脉经未闭的动脉导管进入肺动脉,造成肺动脉增宽,左心房左心室扩大。血流长期分流使肺动脉压力升高。当压力接近或超过主动脉压力时,产生双向或右向左分流(艾森曼格综合征)。患者胸骨左缘第 2 肋间外侧可闻及收缩期和舒张期连续性响亮、粗糙的杂音,伴有震颤,部分有水冲脉。

(一)超声表现

左心室长轴观、胸骨旁心底短轴观、胸骨上窝主动脉长轴观及心尖四腔心观为动脉导管未闭探测常用的切面。

1.二维超声心动图

(1)多切面显示降主动脉(左锁骨下动脉开口水平)与主肺动脉之间异常通道,呈管状、瘤状、漏斗状或降主动脉与肺动脉紧贴并中间回声中断。

(2)左心房、左心室扩大。

(3)肺动脉增宽。

2.M 型超声心动图

肺动脉高压肺动脉瓣曲线 a 波变浅甚至消失，收缩期提前关闭，CD 段有切迹，呈 V 形或 W 形。

3.多普勒超声心动图

(1)彩色多普勒：动脉导管较小时，从降主动脉向肺动脉的分流，呈红色为主的五彩血流，沿主肺动脉外侧壁走行，持续整个心动周期。舒张期因肺动脉瓣关闭，其高速分流可折返回主肺动脉的内侧缘，为蓝色，产生所谓舒张期前向血流。动脉导管较大时，分流束明显变宽，甚至充满整个主肺动脉。

(2)频谱多普勒：将取样门置于未闭的动脉导管口肺动脉侧，显示持续整个心动周期的连续性湍流频谱(图 11-4)。

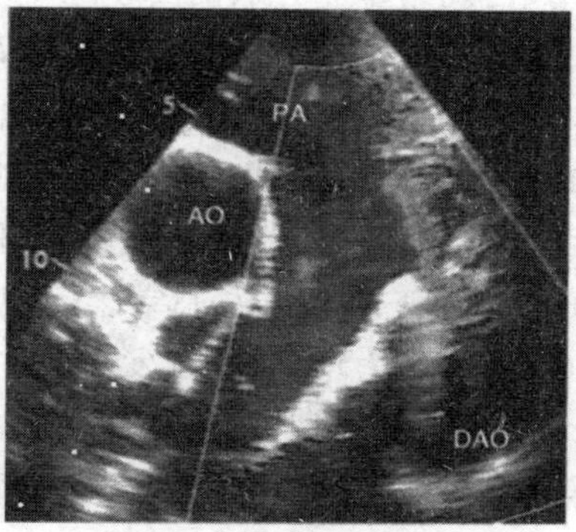

图 11-4　动脉导管未闭

大动脉短轴切面示动脉导管未闭(AO：主动脉，PA：肺动脉，DAO：降主动脉)

(二)鉴别诊断

1.主动脉-肺动脉间隔缺损

主动脉-肺动脉间隔缺损又称主动脉-肺动脉窗，为先天性升主动脉和主肺动脉之间管壁发育障碍，形成大血管之间的交通并产生左向右分流，在主-肺动脉内见一连续性分流，鉴别要点见表 11-1。主动脉-肺动脉间隔缺损较罕见，患儿年龄小，因此青少年患者一般不考虑此病。

表 11-1　动脉导管未闭与主动脉-肺动脉间隔缺损的超声表现鉴别要点

	动脉导管未闭	主动脉-肺动脉间隔缺损
病变部位	降主动脉与主肺动脉分叉处或左肺动脉之间	升主动脉和主肺动脉间隔缺损
显示	易显示	不易显示
异常血流	朝向肺动脉瓣	几乎与主肺动脉垂直
频谱形态	为正向，分流速度较高，一般＞4 m/s，高峰在收缩期，呈双梯形	分流速度在收缩期早期达到高峰，然后在整个心动周期逐渐下降

2.主动脉窦瘤破裂

主动脉右冠窦破入右心室流出道，临床表现有时很难与动脉导管未闭区别，超声鉴别在于清晰显示异常血流先进入右心室流出道，再进入主肺动脉。

3.冠状动脉-肺动脉瘘

冠状动脉（以左冠状动脉多见）开口于肺动脉时，可在肺动脉内探及连续性左向右分流，此时要注意与动脉导管未闭鉴别。冠状动脉多开口于肺动脉的侧壁。另外，冠状动脉本身可有异常。

（三）探测要点

于胸骨旁心底短轴观要注意显示主肺动脉长轴及其左右分支，此时降主动脉为横截面图，而未闭的动脉导管为降主动脉与肺动脉分叉处或左肺动脉之间短粗的管道回声。适当旋转探测角度以清楚显示动脉导管的全程。胸骨上窝观首先显示主动脉弓和降主动脉的长轴观，稍向逆时针方向旋转探头，即可显示肺动脉与降主动脉之间的导管回声。彩色血流显像显示从降主动脉流向肺动脉的五彩血流信号是确诊的重要步骤。同时显示双期分流频谱是必要的依据。

四、法洛四联症

法洛四联症是复合性心脏畸形，占发绀型先心病的 60％～70％。法洛四联症包括以下 4 种心脏畸形。①肺动脉狭窄：胎心发育过程中，动脉干内主-肺动脉隔异常右移，导致肺动脉口狭窄和主动脉根部明显增宽。肺动脉狭窄好发部位依次为右心室流出道（漏斗部）、肺动脉瓣（膜部）、肺动脉干等。②室间隔缺损：由于主-肺动脉隔右移与室间隔不能连接，在主动脉口之下形成较大的室间隔缺损。如同时再伴有卵圆孔未闭或房间隔缺损者，则称法洛五联症。③主动脉骑跨：主动脉根部增宽，其右缘超越室间隔骑跨于左心室右心室之间，骑跨率为 30％～50％。④右心室肥厚：因肺动脉狭窄，右心室排血受阻，压力增高，故继发右心室肥厚。

法洛四联症的血流动力学改变是主动脉增宽，肺动脉和/或右心室流出道狭窄；右心室增大，取决于肺动脉狭窄的程度，肺动脉狭窄越严重，肺循环阻力越大，肺循环气体交换的血流量越少，发绀越重。另外，由于室间隔缺损及肺循环阻力增大，引起右向左分流，更加重了发绀。患者胸骨左缘可闻及响亮的收缩期杂音，第二心音亢进。多伴有发绀及杵状指。

（一）超声表现

左心室长轴观、胸骨旁心底短轴观、右心室流出道长轴观及心尖四腔心观为法洛四联症常用切面。

1.二维超声心动图

（1）肺动脉狭窄：胸骨旁心底短轴观见漏斗部、肺动脉瓣环（膜部）和/或肺动脉主干有程度不等的狭窄或狭窄后扩张表现，肺动脉瓣叶位置正常。

（2）室间隔缺损：表现为主动脉根部前壁与室间隔连续中断。

（3）主动脉骑跨：主动脉增宽，主动脉前壁前移，后壁与二尖瓣前叶仍相连，形成特有的“骑跨”征象（图 11-5）。

（4）右心室前壁增厚，右心房右心室增大，左心房、左心室正常或略小。

2.多普勒超声心动图

（1）彩色多普勒：左心室长轴观，收缩期见一束红色血流信号从左心室流出道进入主动脉，同时右心室侧见一束蓝色分流经室间隔缺损处进入左心室及主动脉；舒张期见一束红色分流经室间隔缺损处从左心室进入右心室。心底短轴观，于收缩期在右心室流出道或肺动脉狭窄处见五彩镶嵌的湍流信号。

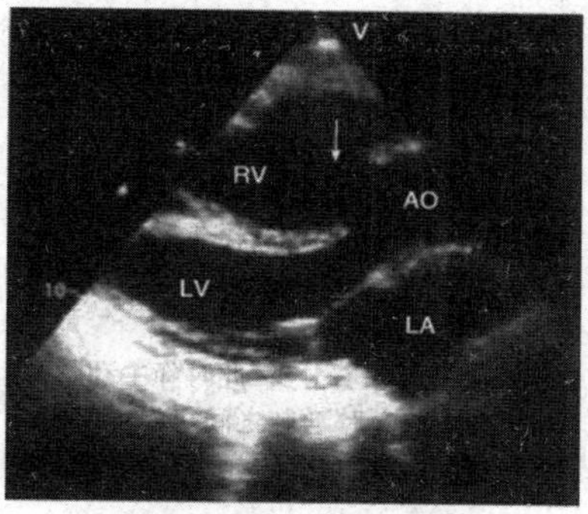

图 11-5 法洛四联症

↓示主动脉骑跨及室间隔缺损

(2)频谱多普勒:左心室长轴观,取样门置于室间隔缺损处,见收缩期向下,舒张期向上的双向频谱;胸骨旁心底短轴观,取样门置于右心室流出道和/或肺动脉干内狭窄处可见全收缩期双向实填频谱。

(二)鉴别诊断

1.法洛三联症

其特点为肺动脉狭窄,右心室肥厚,房间隔缺损(多为卵圆孔未闭),但无室间隔缺损和主动脉骑跨。

2.法洛五联症

在法洛四联症的基础上合并房间隔缺损或卵圆孔未闭。

(三)探测要点

法洛四联症中右心室壁增厚通常测量左心室长轴观的右心室前壁厚度相对容易。主动脉骑跨是指主动脉前壁右移,右心室内血液可流入主动脉,也是通过左心室长轴观显示的。室间隔缺损多为膜周型室间隔缺损,二维超声可清晰显示。右心室流出道或肺动脉狭窄多通过右心室流出道长轴观或胸骨旁心底短轴观显示。

(郑瑞琦)

第二节 扩张型心肌病

扩张型心肌病(dilated cardiomyopathy,DCM)既往称为充血型心肌病,是原发性心肌病的最常见类型,其特点是心肌收缩无力,心排血量减少,心脏普遍扩大。扩张型心肌病病因不明,发病因素有可能为感染、营养缺乏、酒精中毒、代谢性疾病或自身免疫性疾病等。

一、病理解剖

扩张型心肌病的主要病理解剖改变是全心扩大(全心型)或左心扩大为主(左心室型)或右心扩大(右心室型)。心肌重量增加,心肌纤维不均匀肥大、退行性病变及间质性纤维化,室壁厚度低于正常,心内膜纤维性增厚和心外膜轻度局灶性淋巴细胞浸润。心肌间质性纤维化是最常见的病变，呈灶性分布于室壁的内缘，也可出现心壁成片受损，心脏的起搏传导系统均可受侵犯；晚期可有心肌细胞溶解；双侧心房亦可扩大，心室腔内常见附壁血栓。

二、血流动力学

扩张型心肌病的患者，心肌病变使心脏收缩力减弱，左心室射血分数和每搏输出量下降。早期每搏输出量减少由增加心率代偿，心排血量尚可维持。后期失代偿，左心室收缩末期残余血量增多，舒张末期压增高，心腔扩大，瓣环增大，造成二尖瓣、三尖瓣关闭不全，发生充血性心力衰竭。进而左心房、肺静脉压及肺动脉压力相继升高，最后出现右心衰竭，心腔进一步扩大，心室壁内张力增大，氧耗增多，心肌变薄、心率加速引起心肌相对缺血，而心肌摄氧的能力已达极限，因而可引起心绞痛；当心脏传导系统受累可引起各种心律失常。

三、诊断要点

(一)定性诊断

1.二维超声心动图

各房室腔均明显扩大，以左心室扩大更显著，左心室流出道明显增宽；严重者整个心脏呈球形扩大伴肺动脉增宽。心腔的扩大以前后、左右径增加为显著。相对缩小的二尖瓣口与扩大的心腔形成明显的“大心腔、小瓣口”。随着心腔的扩大，腱索与乳头肌出现相应的延长和肥大。在左心室收缩功能明显减退的患者，左心室内可见附壁血栓形成或合并心包积液。

2.M 型超声心动图

心室壁多数变薄，呈弥漫性运动幅度减低，以室间隔为明显；室壁增厚率、左心室短轴缩短率明显下降；二尖瓣开放幅度的减低和左心室舒张末期内径的增大，使舒张早期二尖瓣前叶 E 峰与室间隔之间的距离增大(图 11-6)。

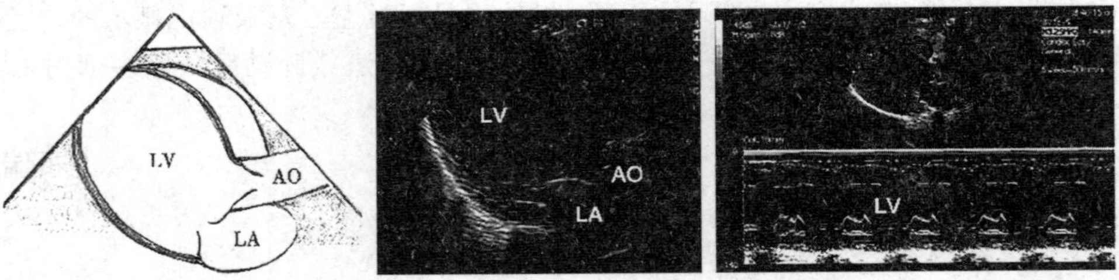

图 11-6　左心室长轴切面见左心室扩大，二尖瓣相对缩小(大心腔、小瓣口)，M 型超声见室壁运动明显减弱，舒张期二尖瓣 E 峰顶端至室间隔左心室面间的距离(EPSS)增大

(LA 左心房；LV 左心室；AO 主动脉)

3.彩色多普勒超声心动图

心室收缩功能下降，导致各瓣口的血流速度降低，瓣口血流显色暗淡。由于瓣环扩大及乳头肌和腱索向心尖的移位，收缩期二尖瓣及三尖瓣瓣尖对合不良，瓣口关闭不全，于左心房及右心房内可探及反流束(图 11-7)。

4.频谱多普勒

左心室收缩功能下降，导致左心室流出道及主动脉瓣口流速下降。在病程早期，二尖瓣正向血流频谱 E 波流速下降，A 波流速增高，随着病情发展，E 波升高，A 波流速减低。收缩期二尖瓣及三尖瓣瓣尖对合不良，瓣口关闭不全，于左心房及右心房内可探及反流频谱。

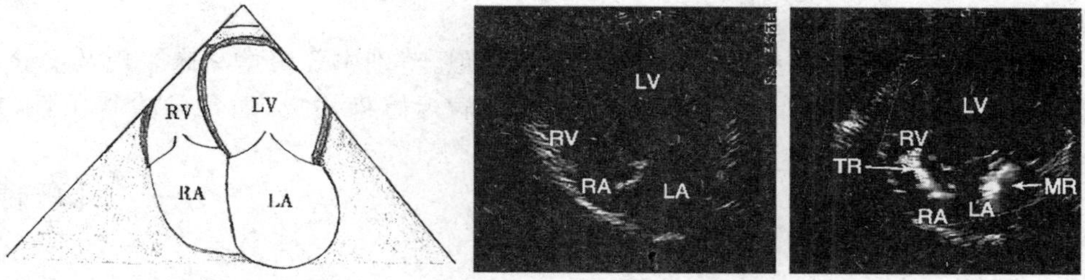

图 11-7 四腔心切面见左心扩大,二尖瓣、三尖瓣相对性关闭不全

(LA 左心房;RV 右心室;LV 左心室;RA 右心房;MR 二尖瓣反流;TR 三尖瓣反流)

(二)定量诊断

(1)心腔扩大,左心室舒张末径大于 55.0 mm。左心室流出道增宽,前后径大于 35.0 mm。M 型超声心动图显示舒张期二尖瓣 E 峰顶端至室间隔左心室面间的距离(EPSS)大于 10.0 mm(正常为 2.0～5.0 mm)。

(2)左心室收缩功能下降,射血分数小于 50.0%。收缩功能下降可采用如下分级标准:在静息状态下,小于 50.0%可认为左心室收缩功能减低,41.0%～50.0%时为轻度减低,30.0%～40.0%时为中度减低,小于 30.0%为重度减低。

(3)通过测量扩张型心肌病患者的二尖瓣和肺静脉瓣血流频谱,可将患者左心室充盈异常分为轻度舒张功能受损、中度舒张功能受损、重度舒张功能受损和非常严重舒张功能受损 4 个阶段。

四、诊断注意点

诊断中要注意排除风湿性心脏病、冠状动脉粥样硬化性心脏病、高血压性心脏病、先天性心脏病等所致的心肌病变。

五、鉴别诊断

(一)冠状动脉粥样硬化性心脏病

冠脉广泛受累患者超声显示心脏扩大,可伴有心力衰竭、心功能降低、室壁运动减弱、心律失常等表现,与扩张型心肌病十分相似。鉴别点为:冠状动脉粥样硬化性心脏病大多表现有节段性室壁运动异常,而扩张型心肌病的室壁运动以弥漫性减弱为特征。对少数扩张型心肌病患者伴有节段性室壁运动异常引起鉴别诊断困难时,可行多巴酚丁胺超声心动图负荷试验进一步鉴别。

(二)高血压性或肺源性心脏病

晚期高血压性心脏病左心室明显扩大,室壁运动幅度减低应与左心型扩张型心肌病鉴别:高血压性心脏病患者均有长期高血压病史,左心室室壁增厚,升主动脉增宽及左心室舒张功能异常。肺源性心脏病表现右心增大应与右心扩张型心肌病鉴别:肺源性心脏病患者右心室压力负荷过重,超声心动图检查可见右心室壁增厚,运动增强,肺动脉压明显升高。

(三)器质性心脏瓣膜病

当风湿性病变累及二尖瓣造成二尖瓣反流时,左心明显扩大,疾病晚期左心室室壁运动幅度明显降低,左心室射血分数下降,与扩张型心肌病合并二尖瓣反流相似;但风湿性心脏病常有瓣膜显著病变,如二尖瓣瓣尖的结节样增厚,脱垂或腱索断裂,多数患者合并二尖瓣狭窄。

(四)病毒性心肌炎

急性病毒性心肌炎的超声表现与扩张型心肌病类似，鉴别主要根据临床表现及实验室检查结果(病毒性心肌炎患者常有上呼吸道感染、腹泻等病毒感染病史，病毒学检查阳性，血清酶CK、CK-MB水平升高)。

(郑瑞琦)

第三节 肥厚型心肌病

肥厚型心肌病(hypertrophic cardiomyopathy，HCM)是指不明原因的左心室心肌的非对称性肥厚，心腔缩小，心室顺应性减弱，左心室流出道狭窄，收缩功能亢进，舒张功能减退。出现左心室流出道狭窄者，称为肥厚型梗阻性心肌病，不出现左心室流出道狭窄者，称为肥厚型非梗阻性心肌病。

一、病理解剖

肥厚型心肌病主要累及左心室中层环行肌，心室壁呈普遍性、局限性或向心性肥厚，通常多为非对称性室间隔肥厚；当室间隔与左心室游离壁增厚相近时，不易发生左心室流出道梗阻。当室间隔比心室游离壁厚时，左、右心室流出道可能发生梗阻。左心室流出道梗阻的患者，由于收缩期二尖瓣长期向前接触左心室流出道内膜，可造成该处内膜损伤增厚。在室间隔肥厚的患者中，肥厚部位常位于室间隔上2/3，室间隔下1/3部位的肥厚较少见；部分患者也可见全段室间隔均明显肥厚，左心室腔呈一窄腔，常伴有右心室肥厚。心尖部肥厚型心肌病是一种少见类型，通常不伴有流出道梗阻。另有少数变异型肥厚型心肌病患者表现为左心室中部的哑铃形肥厚，产生肌性狭窄。个别患者可有整个左心室的向心性肥厚。

二、血流动力学

肥厚型梗阻性心肌病患者，收缩期肥厚的室间隔凸入左心室流出道，造成梗阻；使二尖瓣前叶与室间隔靠近而向前移位，引起左心室流出道狭窄与二尖瓣关闭不全，此作用在收缩中、后期较明显。左心室射血早期，流出道梗阻轻，射出约30.0%每搏输出量，其余70.0%在射血中晚期射出。流出道梗阻在收缩期造成左心室腔与流出道之间有压力差，而流出道与主动脉间无压力差。有些患者在静息时流出道梗阻不明显，运动后变为明显。肥厚型非梗阻性心肌病患者，无相应血流动力学改变。

晚期患者由于心肌纤维组织的进一步增多，心肌收缩力减弱，每搏输出量减少，心室收缩与舒张末期存血量增多，射血分数减少，心腔扩大，由于心室舒张末压增高，心房压增高致肺循环和体循环压增高，继而发生心力衰竭。

三、诊断要点

(一)定性诊断

1.二维超声心动图

左心室内膜增厚、非对称性心肌肥厚，左心室流出道狭窄；左心室腔内径变小，收缩末期容量显著变小甚至闭塞；部分患者可于左心室心尖部探及血栓回声(图 11-8)。

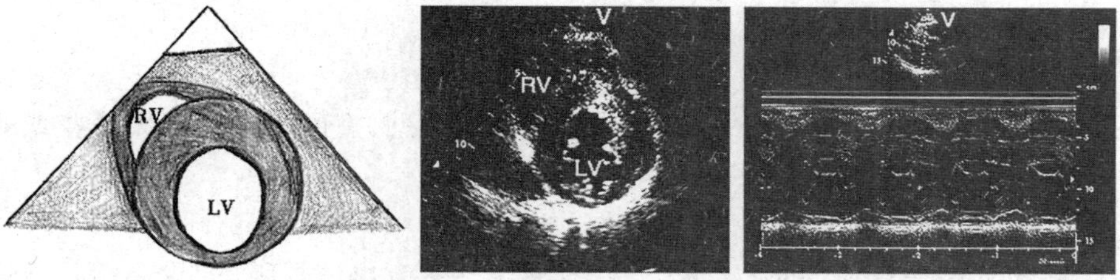

图 11-8　左心室短轴切面及 M 型超声心动图显示室壁非对称性增厚

(LV 左心室；RV 右心室)

2.M 型超声心动图

在多数患者中，二尖瓣曲线可观察到收缩期二尖瓣前向运动(sys-tolic anterior motion, SAM)，即二尖瓣前叶在收缩中期迅速移向室间隔，加重左心室流出道梗阻(图 11-9)；少数患者二尖瓣前叶于收缩早期甚至等容收缩期即出现前移；主动脉瓣曲线可观察到特征性的"M"或"W"形征象，这是由于收缩早期左心室射血加速，使主动脉瓣处于完全开放状态，而收缩中期左心室流出道发生梗阻，主动脉血流量突然减少，又使主动脉瓣处于半关闭状态导致的。

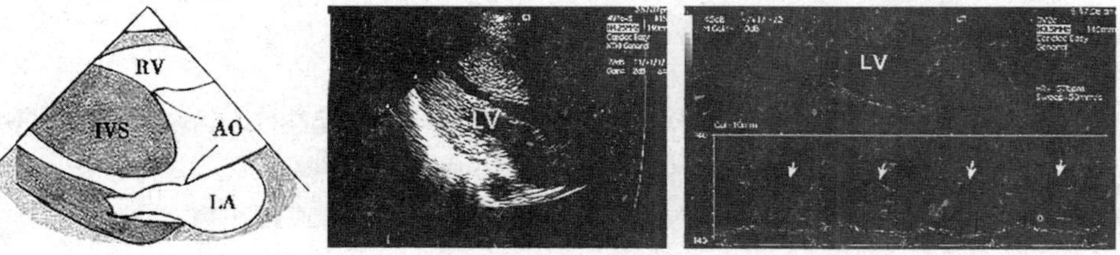

图 11-9　左心室长轴切面见二尖瓣前叶收缩中期向前运动(SAM 征)

(LA 左心房；RV 右心室；AO 主动脉；IVS 室间隔)

3.彩色多普勒超声心动图

流出道梗阻患者于流出道内出现收缩期射流信号(图 11-10)。

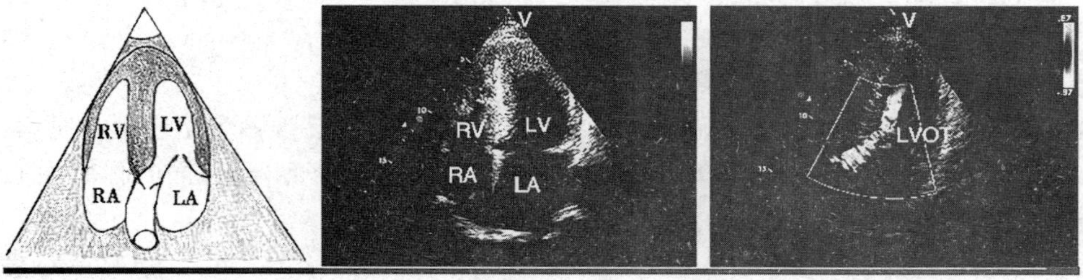

图 11-10　四腔心切面显示室间隔明显增厚，彩色多普勒见左心流出道出现收缩期射流信号

(LA 左心房；RV 右心室；LV 左心室；RA 右心房)

4.频谱多普勒

流出道梗阻患者于流出道内可记录到收缩期高速血流频谱。

(二)分型诊断

1.室间隔中上部肥厚型

胸骨旁左心室长轴切面，可见室间隔中上部呈纺锤形增厚，突向左心室流出道，一般均有左心室流出道的梗阻，此型最为常见。

2.前侧壁肥厚型

左心室前壁和侧壁增厚,室间隔无增厚,常伴有左心室流出道梗阻。

3.心尖部肥厚型

左心室心尖部增厚,累及近心尖部的室间隔、侧壁或下壁;室间隔中上部无增厚或略增厚,一般不伴有左心室流出道的梗阻。

4.后下壁肥厚型

左心室后壁和下壁增厚,室间隔无增厚,一般无左心室流出道梗阻,如果后壁显著增厚,则可导致左心室流入道的梗阻。

5.左心室中部肥厚型

室间隔和左心室侧壁中部局限性增厚突向左室腔,造成左心室腔中部肌性狭窄,收缩期血流梗阻。

6.对称性肥厚型

室间隔和左心室壁普遍增厚,常伴有右心室游离壁增厚和左心室流出道梗阻。

(三)定量诊断

(1)非对称性肥厚型心肌病患者室间隔舒张末期厚度>15.0 mm,游离壁厚>11.0 mm,室间隔/后壁比值>1.3。

(2)心内膜厚度 5.0～15.0 mm。

(3)左心室流出道内径≤21.0 mm,收缩早期的流速一般 2.0 m/s 左右,明显高于左心室流出道的正常最大流速,峰值流速取决于梗阻程度,一般超过 4.0 m/s。

(4)病程早期射血分数可在正常范围,部分患者高于正常,每搏输出量减低。

四、鉴别诊断

(一)高血压性心脏病

高血压性心脏病患者有长期高血压病史,左心室室壁增厚,通常为向心性,无二尖瓣前向运动和左心室流出道梗阻,升主动脉增宽及左心室舒张功能异常,可借此与肥厚型心肌病进行鉴别。

(二)主动脉瓣、瓣上及瓣下狭窄

在较重狭窄的患者,可继发左心室壁的肥厚,左心室腔变小,易误诊为肥厚型心肌病,但这些患者不出现二尖瓣前叶收缩期前向运动和继发性左心室流出道动力梗阻,同时伴有左心室流出途径相应部位的结构改变。

(郑瑞琦)

第四节 限制型心肌病

限制型心肌病(restrictive cardiomyopathy,RCM)以往又称闭塞型心肌病。本病患者心内膜或心内膜下心肌纤维化并增厚导致左心室腔缩小,左心室充盈受限,心排血量减少,左心室收缩功能相对正常。

一、病理解剖

原发性限制型心肌病患者病理解剖表现为心内膜和心内膜下心肌纤维化并增厚，常侵犯二尖瓣和三尖瓣瓣下区域，心肌不厚，心房增大。

患者在急性期时心肌炎症明显，心内膜心肌血管周围可见嗜酸性粒细胞浸润，随后心肌炎症减轻，心内膜增厚，房室瓣下和心尖增厚的内膜可出现附壁血栓。晚期，心内膜和心肌显著纤维化，以心室流入道和心尖为主，腱索本身的增厚可导致房室瓣反流，而腱索被周围的纤维组织所包绕可导致房室瓣狭窄。纤维化可深入至心肌内，引起室壁僵硬度增高，最终导致双侧心房的扩大，而双侧心室内径正常或减小。

二、血流动力学

心内膜与心肌纤维化使心室舒张发生障碍，还可伴有不等程度的收缩功能障碍。心室腔变小，心室充盈压的升高，使心室的充盈受限制；心室的顺应性降低，血液回流障碍，随之心排血量也减小。房室瓣受累时可以出现二尖瓣或三尖瓣关闭不全。肺循环和体循环静脉压均升高：肺动脉收缩压超过 6.7 kPa(50 mmHg)，左心室充盈压超过右心室充盈压 0.7 kPa(5 mmHg)以上。

三、诊断要点

(一)定性诊断

1.二维超声心动图

双心房扩大，双心室内径正常或缩小，心尖部心室腔甚至闭塞；室壁厚度正常，心内膜增厚、回声增强，室壁运动减弱；房室瓣下和心尖部可出现血栓回声；心包膜一般不增厚；下腔静脉和肝静脉增宽(图 11-11、图 11-12)。

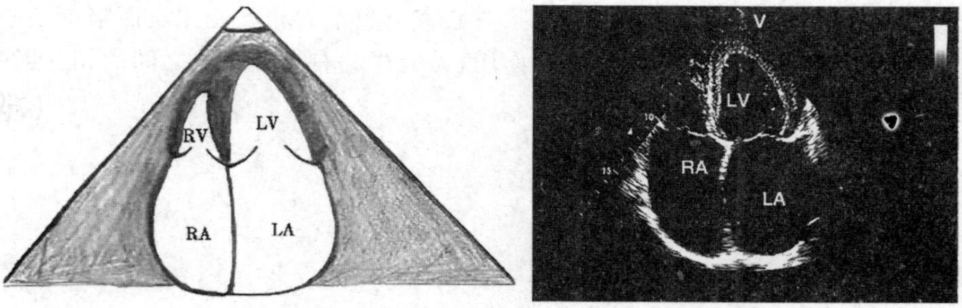

图 11-11 四腔心切面见双心房增大，心室内膜回声增强

(LA 左心房；RV 右心室；LV 左心室；RA 右心房)

2.M 型超声心动图

室壁运动僵硬，幅度低下。

3.彩色多普勒

收缩期于左、右心房内分别来源于二尖瓣口、三尖瓣口的反流束。

(二)定量诊断

(1)患者心内膜厚度可达 10.0～20.0 mm，收缩期室壁增厚率小于 30.0%；早期患者左心室射血分数大于 50.0%，晚期由于心肌纤维化严重，收缩功能受损，射血分数小于 50.0%。

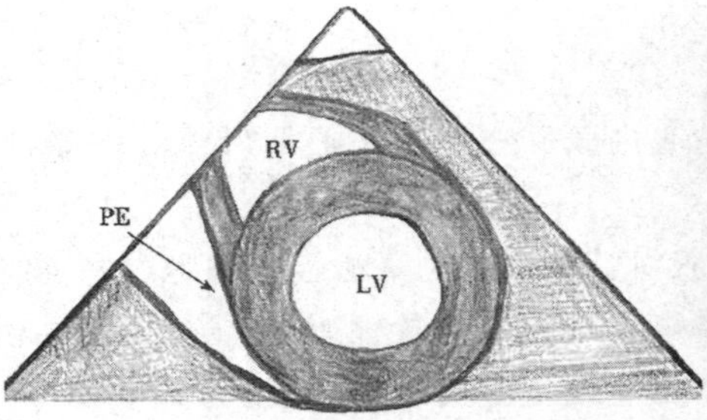

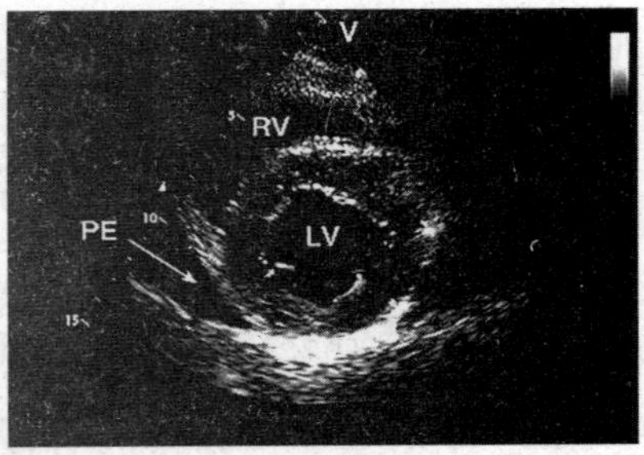

图 11-12　左心室短轴切面见心室室壁增厚，内膜回声增强，心包内见少量积液

（RV 右心室；LV 左心室；PE 心包积液）

（2）患者左心室舒张功能下降：左心室等容舒张时间缩短，二尖瓣血流呈限制型血流频谱，表现为 E 波高尖，A 波变小，E/A＞2.0，这是由于患者的舒张早期左心房压升高，左心室压降低，二尖瓣前向血流压差增大，但由于左心室僵硬度升高，左心室压力又迅速上升，导致前向血流压差迅速减小；肺静脉血流频谱反流速度增大。

（3）通过记录三尖瓣反流频谱，可以估测出患者右心室和肺动脉的收缩压。多数患者肺动脉收缩压大于 6.7 kPa（50 mmHg）。

四、诊断注意点

在诊断限制型心肌病时，要先排除缩窄性心包炎及其他左心室充盈受限的疾病。

五、鉴别诊断

限制型心肌病的临床表现与缩窄性心包炎相似，须对两者进行鉴别。缩窄性心包炎的重要征象是心包增厚，伴有室壁-心包间间隙的消失和室壁动度减弱；心包的病变使整个心包腔的容量成为一固定值，右心室充盈量的增减，将导致左心室充盈量的相反变化。而限制型心肌病的患者，心包壁无相应病变，对心腔容量也无限制作用，无上述左右心室充盈之间的相互影响。

（郑瑞琦）

第十二章　腹部疾病的超声诊断

第一节　胃非肿瘤性疾病

一、贲门失弛缓症

(一)病理和临床表现

贲门失弛缓症是食管神经肌肉功能障碍所致的一种疾病，又称贲门痉挛。主要表现是食物不能顺利通过贲门入胃，导致食物潴留，食管壁可出现继发性肥厚、炎症、憩室、溃疡或癌变。

本病多见于青壮年，男女发病无差异。主要症状是吞咽困难，剑突下或胸骨后疼痛。

(二)声像图表现

(1)空腹见腹段食管扩张，内容物潴留。近贲门口的长轴超声断面上形成鸟嘴状或尖锥状，短轴断面表现为扩大的食管管腔。

(2)嘱患者饮水，之后液体滞留于食管下段，食管壁蠕动增强，贲门口关闭状，液体不能通过。

(3)贲门管壁轻度、均匀性、局限性增厚(6～8 mm)。

(4)再嘱患者饮热水，食管内液体迅速通过贲门喷射状入胃，最后仍然有少量液体残存于食管下端。

二、先天性肥厚性幽门狭窄

(一)病理和临床表现

先天性肥厚性幽门狭窄(congenital hypertrophic pyloric stenosis，CHPS)属于新生儿的先天性疾病。患儿的幽门肌过度肥厚，致使幽门管狭窄，胃内容物潴留。男婴的发病率明显高于女婴，临床症状主要是呕吐，常在出生后 2、3 周开始，就诊时间多在 1～2 个月。体检患儿消瘦，右上腹可扪及橄榄形肿块。严重者可引起脱水和碱中毒。

(二)声像图表现

(1)幽门胃壁肌层全周性、均匀性、局限性增厚。短轴超声断面呈均匀性“靶环”征。长轴断面呈梭形或橄榄形，长为 2.0～2.5 cm，壁厚度为 4～8 mm(图 12-1)。

(2)幽门管狭细，胃内容物通过困难，胃腔内容物潴留，有时可见胃壁逆蠕动。

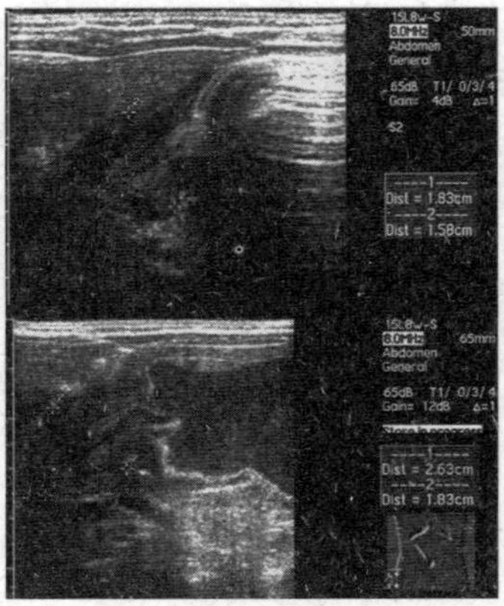

图 12-1　先天性肥厚性幽门狭窄(8 MHz 频率自然组织谐波条件)

5 周男婴,消瘦,吐乳。空腹幽门区"橄榄核"状低回声包块(上图:＋＋标示范围)。母乳充盈胃腔后,过幽门主轴长轴切面显示胃幽门均匀性增厚(下图:＋＋标示范围),幽门管腔狭窄

三、胃黏膜巨大肥厚症

(一)临床病理和表现

胃黏膜巨大肥厚症是一种较少见的胃黏膜过度增生性疾病,发病部位在胃底、体,很少累及胃窦部。病理表现为胃黏膜外观隆起、增大,黏膜皱襞间凹沟深,X 线和胃镜称为脑回样黏膜皱襞。发病无年龄差异,男性较女性多见。主要症状是上腹部疼痛、食欲减退、呕吐、体重减轻和腹泻。患者常有低蛋白血症,严重时出现水肿和腹水。

(二)声像图表现

空腹超声检查见胃底、体部"假肾"征。胃充盈后见胃底、体黏膜层明显增厚,黏膜皱襞肥大,走行迂曲。黏膜实质为低回声,内有多发(数毫米)小囊肿样结构,为黏膜腺体过度分泌所致的潴留性囊肿,一般胃壁蠕动功能无异常变化。严重时可见腹水。

四、胃肉芽肿病

胃肉芽肿病是一种胃壁炎性肉芽肿性浸润,又称为炎性假瘤。由多种不同病因引起。感染性肉芽肿包括胃壁结核病、梅毒、血吸虫病等;病因不明的肉芽肿主要有嗜酸性肉芽肿和克罗恩病。疾病的确诊需要胃内镜活检和对疾病病史的了解,血清特异性检查对梅毒的确诊有重要帮助。

声像图表现:①胃壁低回声增厚;②息肉样改变;③有时可以发生溃疡;④增厚胃壁或息肉均为低回声。

由于肉芽肿的超声表现无特异性,容易被误诊为胃肿瘤,因而属于非特异性检查。

五、胃和十二指肠球溃疡

(一)病理和临床表现

溃疡病的全称为消化性溃疡,是消化道最常见的疾病之一。继发于激素等药物或精神因素者称为应激性溃疡。由于放射照射引起的称为放射性溃疡,放射性溃疡和放射性胃肠炎常同时发生。溃疡的发病部位以胃小弯的角切迹、幽门管和十二指肠球部最多见。基本病理是黏膜层

局限性凹陷，直径多在 2.0 cm 以内，凹陷深度超过黏膜肌层。溃疡周围的黏膜经常伴有水肿、充血或增生等炎症变化。通常单发，多发性溃疡仅占 5%～10%。溃疡病的严重并发症有出血、幽门梗阻和溃疡穿孔。常见症状有腹痛和腹部不适。胃溃疡的疼痛部位在剑突下，疼痛的节律性不明显，多为餐后痛；十二指肠球溃疡的疼痛在上腹部腹正中线偏右部位，疼痛的特点为节律性、周期性，疼痛的时间在空腹和夜间。

(二)声像图表现

(1)空腹超声检查可以发现胃或十二指肠球部壁局限性增厚，厚度常小于 1.5 cm。范围局限，增厚胃壁呈较低回声。

(2)胃充盈状态下，典型的胃溃疡周围的黏膜层及黏膜下层局限性增厚，中央有较平滑的溃疡凹陷(图 12-2A、B)。

(3)急性较大溃疡以胃壁局限性胃黏膜层缺损凹陷为主，溃疡基底胃壁变薄，甚至向浆膜外凸；胃壁增厚程度轻微(图 12-2C、D)。

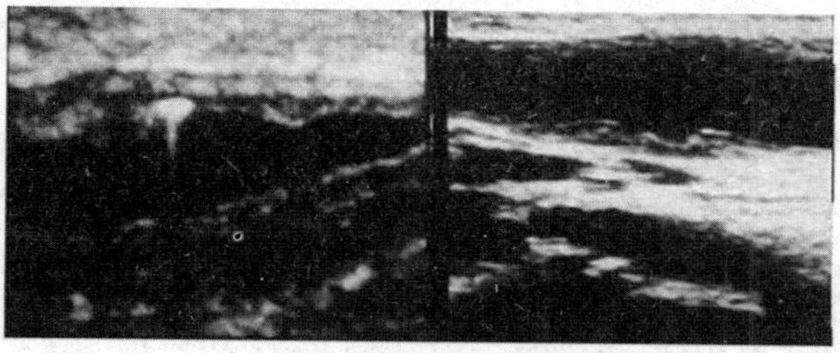

A　　B

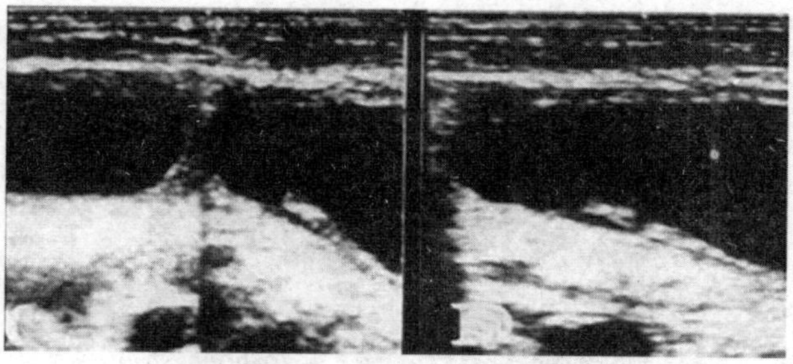

C　　D

图 12-2　胃溃疡

A.胃窦前壁小溃疡内气体积存，呈现强回声伴有“彗星尾”样征象(“comet”sign)；B.胃窦后壁慢性溃疡，呈现小“火山口”征象，溃疡底部增厚处的黏膜结构清晰可见；C.过胃角长轴切面，恶性淋巴瘤患者，接受化疗过程中因激素过量，突发腹痛、呕血，急诊超声检查：胃腔充盈下见胃角近后壁凹陷，溃疡基底明显变薄，超声提示胃角应激性穿通性急性溃疡；D.过胃角短轴切面图像

(4)小而较浅的溃疡仅以局限性壁增厚为唯一表现。

(5)幽门管溃疡以水肿充血的局限性壁增厚为主要特点，经常伴有胃排空延迟；急性期时常出现幽门痉挛和胃潴留，幽门管腔狭窄，液体难以充盈。

(6)十二指肠球溃疡的超声表现为局限性管壁增厚，球部变形，液体充盈欠佳、通过球部迅速(激惹现象)；溃疡面有局限性凹陷，当溃疡内有气体贮存时表现为壁间小点状强回声，小的溃疡面超声不容易发现。

(7)三维超声对溃疡面的显示近似于胃内镜图像。

六、胃炎

(一)病理和临床表现

胃炎是由多种病因引起的急性和慢性胃黏膜弥漫性炎症。

感染性物质或毒素,化学性、物理性(温度或机械)损伤,心、肝、肾、肺等严重疾病均可以成为急性胃炎的病因。急性胃炎的主要病理有胃黏膜充血、水肿,严重者出现浅表糜烂,酸碱烧伤所致的急性胃炎,严重时出现胃黏膜部分断裂、脱落和出血,病情较凶险。

慢性胃炎在我国属于常见病,占胃病患者的50%以上。成年人胃内镜检查统计中几乎90%以上有程度不同的胃黏膜慢性炎症表现。慢性胃炎分慢性浅表性胃炎和慢性萎缩性胃炎两种。经常在同一个胃内,两者同时存在。慢性胃炎的病理比较复杂,主要有胃黏膜水肿,炎性细胞浸润。慢性萎缩性胃炎的基本病理改变是腺体萎缩、黏膜层变薄;进而出现肠上皮化生。门静脉高压所致胃黏膜炎性改变主要是黏膜充血。

疣状胃炎属于慢性胃炎,又称豆疹样胃炎或慢性胃炎活动期;胃黏膜轻度糜烂和多发小疣状隆起是此种胃炎的特点。

胃炎的主要症状是上腹部不适或疼痛,轻者常无任何症状。

(二)声像图表现

1.急性胃炎

空腹胃壁轻度低回声型增厚,厚度多在1.5 cm以下;胃充盈后胃黏膜层肥厚,黏膜皱襞粗大,尤其在胃窦区出现粗大黏膜皱襞有确诊意义(图12-3)。

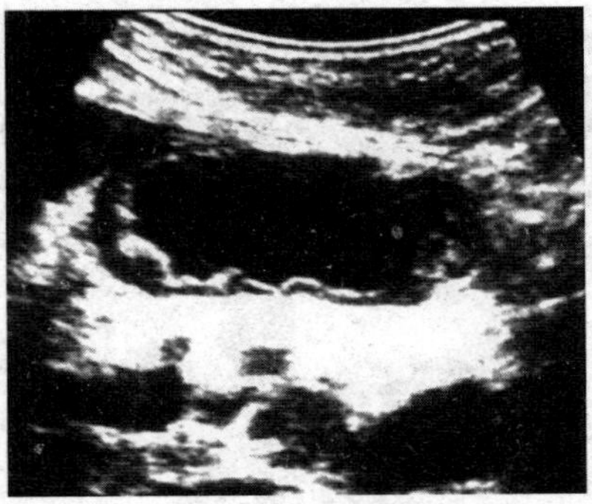

图12-3　急性胃炎

胃窦短轴切面图像,胃黏膜层增厚,黏膜皱襞增多肥大

因酸碱烧伤,胃黏膜急性损伤时可见粗大的黏膜表面呈不平整状,或可见黏膜断续及部分呈游离状。

二维彩色多普勒超声在急性胃炎的肥厚黏膜中可以测到血流信号。

2.慢性胃炎

超声诊断慢性胃炎存在着较大争议。因为慢性胃炎的超声表现也经常见于许多正常人;而超声的诊断和胃镜活检结果经常出现不一致。因此单纯用超声诊断慢性胃炎宜慎重。

当胃黏膜上出现多发的较强回声疣状赘生物时,可以考虑豆疹样胃炎或慢性胃炎活动期。

二维彩色多普勒超声或有回声型超声造影剂检查时,发现幽门区的液体反流征象,对于诊断胆汁反流性慢性胃炎有一定帮助。

七、胃黏膜脱垂

(一)病理和临床表现

胃黏膜脱垂是由于胃窦黏膜下结缔组织疏松,致使黏膜皱襞活动度过大,在胃壁蠕动收缩时被推送入幽门或十二指肠球。随局部蠕动的完结,胃窦黏膜皱襞又退回原位。多发生于30～60岁的男性,其临床表现缺乏特征性,常有上腹部不适或疼痛,左侧卧位可使疼痛加剧。此外,该病多与溃疡及胃炎并存,多数患者的症状可被溃疡和胃炎的症状掩盖。

(二)声像图表现

(1)胃窦部黏膜肥厚隆起,局部层次尚可辨认。

(2)在胃充盈下实时超声观察,见指状黏膜随胃蠕动向幽门移动,既而进入十二指肠球,然后随蠕动波消失,胃窦黏膜回复到胃窦部。

八、胃扭转

(一)病理和临床表现

胃正常位置的固定机制发生障碍,或胃受邻近脏器病变影响发生移位,胃沿某一轴线产生反转或重叠,称为胃扭转。上腹部疼痛为主要症状。

(二)声像图表现

空腹超声检查无阳性发现。胃充盈下检查时见胃腔失去正常形态,扭转部位的胃腔缩小,胃壁出现明显褶折;或在同一切面下见前后重叠的两个胃腔。

九、胃下垂

(一)病理和临床表现

在站立位胃正常充盈时,胃的最下缘达盆腔,胃小弯角切迹在髂嵴连线以下,十二指肠球部向左偏移,称为胃下垂。病因主要是由胃膈韧带与胃肝韧带松弛无力,以及腹部肌肉松弛所致。

临床主要症状有慢性腹痛与不适感、腹胀、恶心、嗳气与便秘等。轻度胃下垂多无症状。

(二)超声诊断标准

(1)站立位胃正常充盈时,胃小弯角切迹在髂嵴连线以下。

(2)胃呈低张力型。

(3)胃排空明显延迟,餐后6小时仍然有近1/4～1/3的胃内容物充盈。

十、胃潴留和急性胃扩张

(一)病理和临床表现

胃腔内容物积存,胃排空功能明显延迟,称为胃潴留,若伴有急性而明显的胃腔扩大,胃壁蠕动消失,则称为急性胃扩张。胃潴留多继发于幽门或高位肠梗阻患者。急性胃扩张最常见于腹部手术后,还可以继发于外伤,有时发生在糖尿病患者。胃潴留的主要症状有胃区胀满、呕吐等,严重者胃区膨隆;急性胃扩张最常见症状是胃区疼痛,一般较轻微。

(二)声像图表现

空腹检查,胃潴留表现为胃腔内有大量细碎均匀的食糜,胃腔扩张,胃幽门开放困难等。急性胃扩张则表现为胃腔高度扩张,胃壁松弛,蠕动消失。

十一、幽门梗阻

(一)病理和临床表现

幽门梗阻通常继发于炎症反应的水肿、充血或反射性幽门痉挛;另外,见于瘢痕组织或肿瘤阻塞幽门通道所致。前者以内科治疗能缓解;后者需以手术治疗。

呕吐是幽门梗阻的主要症状,一般发生在进食后 30～60 分钟,每次呕吐量较多,内含陈旧食物。

(二)声像图表现

(1)空腹胃腔内有大量液性内容物潴留。

(2)幽门管狭窄,液体通过困难。

(3)胃壁蠕动可亢进或消失,并常发生胃窦部管壁逆蠕动。

(4)病因诊断:胃窦部肿瘤可见局部壁隆起或增厚性实性低回声肿物,幽门管狭窄变形,内膜面不平整。其他良性病变幽门管壁增厚轻微或无阳性变化。

十二、胃肠穿孔

(一)病理和临床表现

胃肠穿孔最常发生在胃或十二指肠球溃疡和急性阑尾炎,也可以发生在肿瘤和手术后的患者。

临床表现为突然发作的持续性腹部剧痛,进而延及全腹。腹部触诊腹肌紧张,全腹压痛和反跳痛。慢性穿孔病变可能仅有局限症状,常较轻。

(二)声像图表现

腹腔内游离性气体是超声诊断穿孔的最主要征象。超声检查的重要部位在上腹部,以及肝脾与横膈之间。平仰卧位时,腹腔游离气体多在上腹的腹壁下。在斜侧位时,肝脾和膈下的气体便是膈下游离气体。胃后壁穿孔的气体首先出现在小网膜囊,同时伴有小网膜囊积液。其他部位的穿孔也常伴有腹水;较局限的积液,局部管壁增厚等异常和局部压痛对穿孔部位的判断有帮助。

十三、胃异物和胃结石

(一)病理和临床表现

胃异物以误吞食入最常见,文献中也有蛔虫和胆囊十二指肠穿孔后结石进入胃腔的报道,故在超声检查时了解病史和异物形态是必要的。

柿子、黑枣、头发和红果均可在胃酸的作用下积聚形成结石。胃结石患者有明确的食入致病食物或异物的近期病史。患者常因上腹部不适、饱胀、疼痛、食欲减退等胃部症状前来就诊。部分病例胃石患者的腹部可扪及肿块。结石进入肠道容易引起肠梗阻。

(二)声像图表现

空腹超声检查仅可发现较大的结石,较小异物或结石须在胃充盈下检查;当胃腔得以良好充盈时,超声可以显示直径仅数毫米的异物,尤其对透 X 线的软性物质超声检查效果明显优于 X 线检查。异物的回声和其本身的密度有关,大多表现为等至强回声,结石则以表面类弧状强回声伴有声影为特征性表现(图 12-4)。

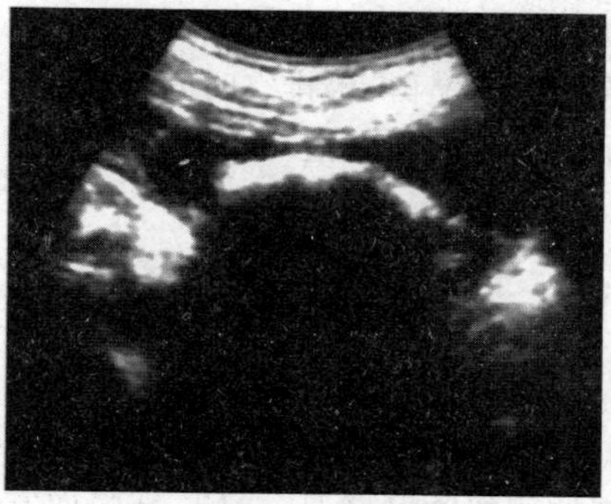

图 12-4　胃石症

4 周前食涩柿子史，因胃区不适接受超声检查，胃充盈下检查，见胃腔内弧状强回声伴有声影（AS）

十四、胃底静脉曲张

（一）病理和临床表现

门静脉高压时，胃冠状静脉侧支扩张，进而延及胃底及食管管壁的静脉，静脉发生扩张和迂曲，病变局部黏膜膨隆。静脉曲张容易破裂引起出血。临床表现以门静脉高压为主，如脾大、脾功能亢进、腹水等。胃底静脉曲张破裂者出现呕血与黑便，严重者发生出血性休克。

（二）声像图表现

（1）空腹见贲门胃底壁增厚，壁间有蜂房状小而不规则的囊样结构。

（2）使胃充盈下检查见病变区黏膜下的葡萄状或迂曲的管状液性无回声。

（3）常伴肝硬化、门静脉增宽及脾大等超声征象。

（4）二维彩色多普勒能显示曲张静脉内的血流信号；频谱多普勒中多为低速连续性静脉血流。

（王艳艳）

第二节　肠道非肿瘤性疾病

一、肠系膜上动脉综合征

（一）病理和临床表现

肠系膜上动脉综合征是指肠系膜上动脉和腹主动脉的夹角过小，十二指肠水平部受压，十二指肠水平部以上肠管扩张、淤滞而产生的一种临床综合征，约占十二指肠淤滞症的 50%。本病多见于瘦长体型的青年女性。

主要临床症状为慢性间歇性、进食后腹部胀满、疼痛甚至呕吐。患者仰卧位时症状明显，俯卧位或膝胸位时症状减轻乃至消失。

（二）声像图表现

（1）进食后，十二指肠水平部近端的肠淤张，肠系膜上动脉和腹主动脉夹角过小，局部十二指肠肠管受压狭窄，内容物难以通过。

(2)低张力胃型或胃下垂，胃内容物潴留，胃排空时间延长。

(3)患者采用膝胸位后，肠系膜上动脉和腹主动脉夹角加大，十二指肠腔内淤积缓解。

二、克罗恩病

(一)病理和临床表现

克罗恩病是消化道非特异性慢性炎性疾病。可以发生在全消化道的任何部位，但以回肠末端最常见。病变或局限单发，也可见于几处肠管，故又称为末端节段性回肠炎。病理表现是肠壁充血、水肿，黏膜下肉芽肿样增生所导致肠壁增厚、变硬，黏膜面常有多发溃疡，浆膜面纤维素性渗出使邻近肠段、器官或腹壁粘连，因病变局部肠管狭窄可以继发肠梗阻。如果继发感染可形成脓肿或瘘管。病变区肠系膜有淋巴结肿大。本病多反复发作，病史长。

患者的常见症状为腹痛、腹泻、稀便或黏液便，病变侵及结肠可为脓血便伴黏液，少数患者可发生脂肪泻、低热或中等度发热。

(二)声像图表现

(1)回肠远端、回盲区肠管或结肠某段肠壁全周性轻度增厚，呈均匀性低回声或结节状。管壁厚度在1.0～1.5 cm。

(2)管壁增厚处管腔狭窄，内膜面不平滑，内容物通过缓慢。

(3)近端肠管扩张。

(4)肠周围脓肿时提示有瘘管形成。

(5)病变周围淋巴结肿大，呈低回声，实质回声均匀。

(6)彩色二维超声多普勒检查时可能在病变处查见散在的血流信号。

三、急性阑尾炎

(一)病理和临床表现

急性阑尾炎在急腹症中居首位。病理上分为单纯性阑尾炎、化脓性阑尾炎和坏疽性阑尾炎。单纯性阑尾炎的主要改变是充血、水肿和白细胞浸润，阑尾肿胀轻微。化脓性阑尾炎也叫蜂窝组织炎性阑尾炎，阑尾肿胀明显，壁间形成多发性小脓肿，腔内积脓，阑尾周围可有脓性渗出液。坏疽性阑尾炎的管壁缺血、坏死、容易继发穿孔，周围有较多渗出液。患者的症状和体征是转移性右下腹疼痛，阑尾区压痛和反跳痛。血液常规检查白细胞计数升高，中性粒细胞计数增多。

(二)声像图表现

阑尾位置变异大，超声检查中受肠气干扰，很难见到正常的阑尾。在腹水状态下，患者站立位检查可能见和盲肠相连的蚓突状结构就是阑尾。

(1)阑尾体积肿胀时在声像图表现为一低回声的管状结构，阑尾的短轴断面呈卵圆形或不规则形状。

(2)阑尾管腔因积液而扩张，腔内致密强回声是肠石的特征，一般肠石后方可以出现声影。

(3)阑尾黏膜因炎症回声增强，呈现为管壁和腔内积液之间的一条线状强回声。

(4)阑尾肿大如团块状，壁间回声不均匀，是阑尾炎的程度加重或脓肿形成的表现。

(5)肿大的阑尾周围有局限性积液则提示阑尾周围脓肿。

(6)回肠末端经常伴有轻度肠管内容物淤积，管壁蠕动较缓慢。

四、肠套叠

(一)病理和临床表现

伴有肠系膜结构的肠管被套入相连接的另一段肠腔内称为肠套叠。常见于小儿外科急诊,成人则多继发于肿瘤。被套入的肠管因血液循环障碍使肠壁充血、水肿而增厚,继而发生坏死。

肠套叠几乎都伴有近端肠管的梗阻。

肠套叠的主要临床表现为突然发生的间歇性腹痛、呕吐、血便、腹部包块。

(二)声像图表现

(1)肠套叠包块:套叠的肠管长轴切面上可见肠管重叠的"套桶"样征象,多层肠管呈平行排列,反折处肠管的折曲现象上下对称;短轴切面为大、中、小三个环状结构形成的偏心性"同心环"或"靶环"状。外圆呈均匀的低回声,为远端肠壁回声,中间和内部两个环状管壁稍增厚,是被套入的近端肠管。中环和内环的界面由浆膜组成,常在局部见到较强回声的肠系膜。彩色超声多普勒检查在此部位了解血流的改变,以判断肠壁的血液循环变化。

(2)肠梗阻表现套叠以上的肠管内容物在套叠处因通过受阻出现淤积。

(3)中年以上的肠套叠需注意病因的检查,主要是肠壁内生型肿瘤,其中又以脂肪瘤最常见,肿瘤实质多为强回声。

五、肠梗阻

(一)病理和临床表现

肠腔内容物不能正常向下运行通过,称为肠梗阻,是临床常见而严重的一种急腹症。根据病因和病理表现分为机械性肠梗阻和麻痹性肠梗阻;还根据梗阻的程度分成完全性肠梗阻和不完全性肠梗阻。病理生理改变是梗阻部位以上的肠管内容淤积、积液和积气,严重并发症有肠穿孔和肠壁坏死。机械性肠梗阻的淤张肠管管壁蠕动活跃,梗阻远端常可以发现病因如肿瘤、结石、肠套叠等;麻痹性肠梗阻时肠壁蠕动波减缓甚至消失。

肠梗阻的主要症状是阵发性腹部绞痛、腹胀、呕吐;机械性肠梗阻的肠鸣音亢进。完全性肠梗阻时无排便和排气。梗阻晚期发生水、电解质紊乱和休克。

(二)声像图表现

(1)肠管内容物淤积,腔内积液、积气,梗阻早期气体不多;肠淤张的范围、程度是判断梗阻的部位和性质的重要依据。

(2)肠壁黏膜皱襞水肿、增厚。

(3)机械性肠梗阻肠壁蠕动增强,幅度增大,频率加快,甚至有时出现逆蠕动,肠腔内容物随蠕动也有反向流动。

(4)麻痹性肠梗阻时肠淤张,肠蠕动弱或消失。

(5)绞窄性小肠梗阻时肠蠕动也表现为减缓甚至消失;腹腔内出现游离液体回声。短期内超声复查见腹腔游离液体明显增加。

(6)梗阻原因诊断:机械性肠梗阻远端出现异常回声对于原因的确定有重要帮助,常见原因有肿瘤、异物、肠套叠、肠疝等;麻痹性肠梗阻可以出现在机械性肠梗阻晚期,更多见于手术后或继发于其他急腹症(如急性胆囊炎、急性胰腺炎、急性阑尾炎等)。手术后的麻痹性肠梗阻表现为全肠管的淤张,而继发于其他急腹症时淤张的肠管局限而轻微。

(王艳艳)

第三节 胃肠肿瘤

一、胃肠癌

(一)胃癌

1.临床病理和表现

胃癌在我国消化道恶性肿瘤中占第一位,最常见于胃幽门窦,其他依次为胃小弯、贲门区、胃底及胃体。病理组织分类以腺癌和黏液腺癌最多见。肿瘤最初发生于黏膜层,以肿块或管壁增厚的形式向腔内生长,同时向四周扩展,并向胃壁深方浸润。局限于黏膜层的较小胃癌称为原位癌;肿瘤深度浸润未超过黏膜下层者属于早期胃癌;超过黏膜下层称为进展期胃癌,又称为中晚期胃癌。癌肿的大体形态学分成肿块型、溃疡型、管壁增厚三种基本类型。目前国际公认的进展期胃肠癌病理形态学的分型是 Borrmann 提出的四种类型:BorrmannⅠ型为向腔内生长的局限而不规则的肿块,称为肿块型;BorrmannⅡ型肿瘤表面坏死形成或凹陷是溃疡型胃癌的特征,溃疡周围癌组织局限,和正常胃壁界限分明,为局限(或单纯)溃疡型;BorrmannⅢ型的溃疡周围癌组织向周围浸润生长,界限不清,病变范围扩大,为浸润溃疡型;Borrmann Ⅳ型为弥漫浸润型胃癌,是癌组织在胃壁广泛浸润的结果,大部分或全部胃壁增厚,部分病例的肿瘤组织主要在黏膜下生长,黏膜结构残存。

早期胃癌常无明显症状,逐渐出现胃区不适或疼痛、恶心、呕吐,消化道出血常见于溃疡型胃癌,晚期胃癌引起腹水、恶病质。腹部实质脏器(如肝脏、胰腺等)、淋巴结、腹膜、盆腔、左锁骨上淋巴结是癌瘤容易侵及的部位。

2.声像图表现

(1)管壁不规则增厚或肿块形成。

(2)内部回声呈低回声,欠均匀;低分化和黏液腺癌内部回声较少,较均匀。

(3)病变区内膜面不平整,或有管腔狭窄。

(4)常见功能异常:蠕动减缓、幅度减低或蠕动消失、胃潴留等。

(5)彩色超声多普勒所见:在部分较大肿瘤实质内常发现有不规则的血流信号。

3.超声分型

(1)结节蕈伞型(BorrmannⅠ型):肿瘤向腔内生长,呈结节状或不规则蕈伞状,无明显溃疡凹陷(图 12-5)。

(2)局限增厚型(BorrmannⅠ型):肿瘤部分胃壁增厚,范围局限,与正常胃壁界限清楚。

(3)局限溃疡型(BorrmannⅡ型):溃疡明显,边缘隆起与正常胃壁界限分明。整个病变呈火山口状。

(4)浸润溃疡型(Borrmann Ⅲ型):"火山口"征象明显,溃疡周围有较大范围的壁不规则增厚区(图 12-6)。

(5)局限浸润型(BorrmannⅣ型):胃壁局部区域受侵,全周增厚伴腔狭窄,但内膜面无明显凹陷(图 12-7)。

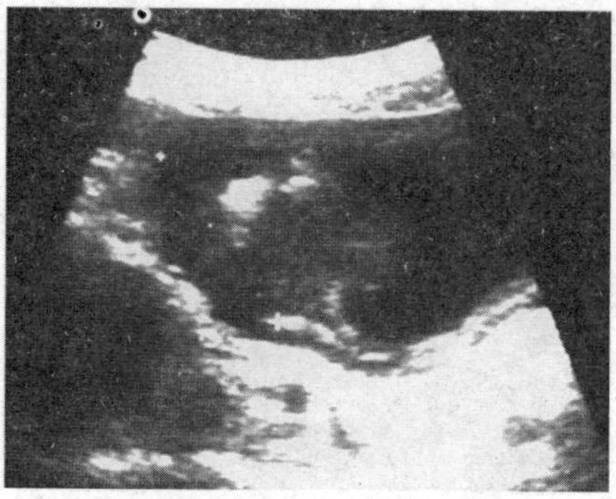

图 12-5 **胃窦结节蕈伞型癌**

胃窦小弯侧胃壁结节状隆起，实质为低回声，欠均匀，周围正常胃壁层次结构清楚，胃后方小圆球状淋巴结，手术病理证实为胃腺癌转移

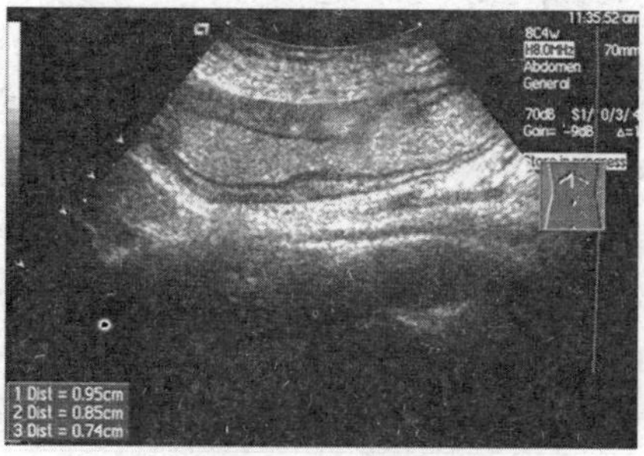

图 12-6 **胃癌声像图**

浸润溃疡型胃癌，有回声型胃充盈剂衬托下，胃壁前壁增厚(＋＋2，和＋＋3 标示范围)，中央部位见溃疡凹陷，后壁部分也有轻度增厚

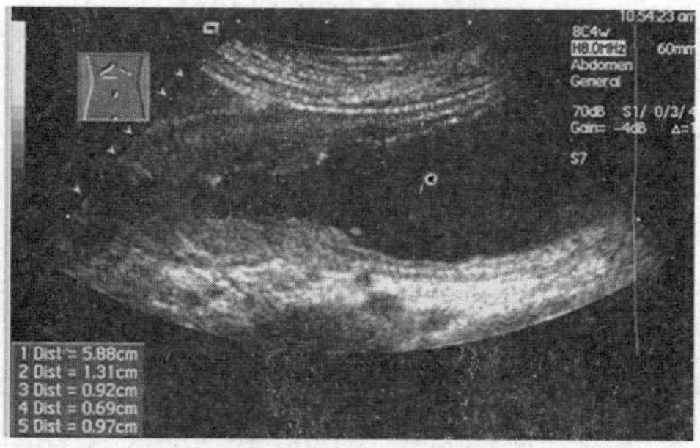

图 12-7 **局限浸润型胃癌(自然组织谐波条件下，使用** 8.0 MHz **凸阵腹部探头)**

在无回声液体衬托下，胃窦癌变部位低回声增厚(＋＋)，正常胃壁层次消失，胃腔狭窄

(6)弥漫浸润型(BorrmannⅣ)：病变范围广泛，侵及胃大部或全胃，壁厚明显、管腔狭窄。部分病例可见胃黏膜层残存，呈断续状，胃第三条强回声线紊乱、增厚、回声减低、不均匀或中断(图 12-8)。

4.胃癌深度侵及范围

(1)早期胃癌：肿瘤范围小、局限、胃壁第 3 层(黏膜下层及浅肌层线)存在。但黏膜下层受侵时此层次则呈断续状。在此类型中，息肉型(早期癌Ⅰ型)和壁厚者超声显示较好(图 12-9)，对早期癌Ⅱc 和Ⅲ型(凹陷型)显示率差。胃早期癌的确诊要依靠胃镜活检。

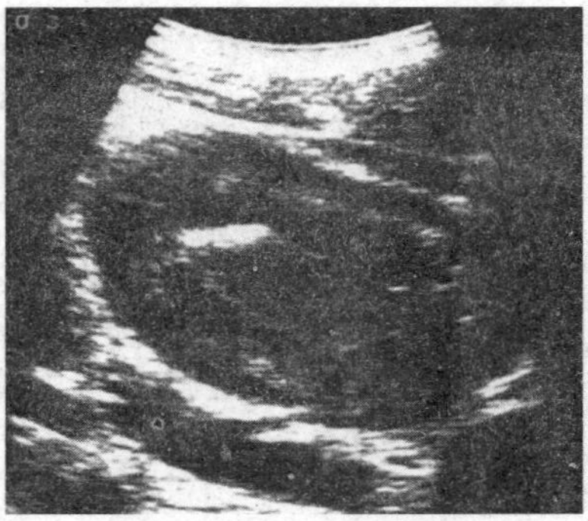

图 12-8 弥漫浸润型胃癌

胃窦短轴切面，胃腔像，胃壁全周增厚，胃壁正常层次破坏，第三层回声减低、中断

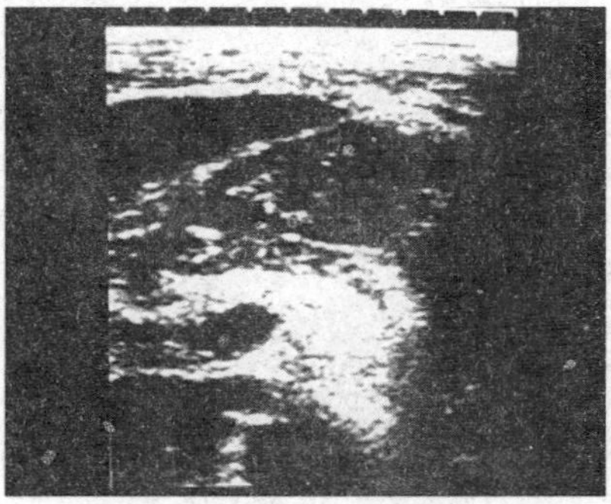

图 12-9 胃幽门窦早期癌(息肉型)

胃幽门窦前壁局限性小隆起，呈乳头状，肿块深方第三条黏膜下强回声线完整，局部肌层蠕动正常。手术病理证实为原位癌

(2)肌层受侵：胃壁第 3、4 层回声线消失，但第 5 层线尚完整。胃壁趋于僵硬。

(3)浆膜受侵：胃壁第 5 层强回声线不清。

(4)侵出浆膜：胃壁第 5 层强回声线中断，肿瘤外侵生长。

5.贲门癌

贲门癌是发生在贲门部(包括和贲门邻近的食管末端、胃底和近端胃小弯)的胃癌；贲门癌的声像图特征与胃癌相同，超声分型也和胃癌一致。其中，弥漫浸润型管壁全周呈规则或不规则性增厚，病变范围较广，常上延及腹段食管，下可侵及胃底体较大范围，梗阻征象较明显(图 12-10)。贲门短轴切面呈现“靶环”征，液体通过困难，局部管腔狭窄明显。位于食管起始段和腹段的食管癌可分别经颈部和腹部超声探及病变，常见征象为“假肾”征。检查中主要注意病变大小厚度和周围浸润，胸段食管癌需内镜超声检查。

6.残胃癌

胃癌术后的超声检查重点是对腹腔(包括肝脏、腹膜后、盆腔)等处转移病灶的发现和观察。残胃位置深在，受干扰因素较多。尤其毕Ⅱ式手术，残胃与空肠吻合时胃内容物易迅速进入小肠，在胃充盈状态下超声对残胃癌的显示效果并不理想，超声未见明显病变时应建议内镜超声或胃镜检查确诊。

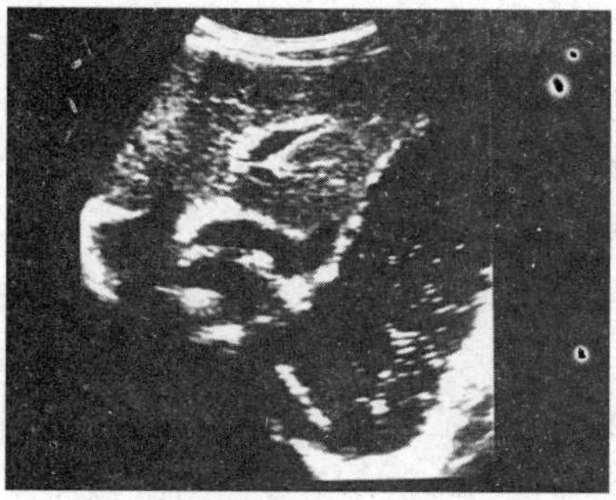

图 12-10 胃底贲门局限浸润型癌

食管-胃连接部长轴切面，腹段食管前后壁至胃底内侧壁低回声增厚为肿瘤

(二)小肠癌

1.临床病理和表现

小肠癌在临床少见，其中 1/3～1/2 发生在十二指肠的第二段到十二指肠空肠曲，也可以发生在回肠远端。肿瘤的形态学变化是不规则肿块形成或管壁增厚。早期症状少，随肿瘤增大而引起病变以上部位管腔梗阻，患者有呕吐、腹痛等，便血或呕血和肿瘤溃疡有关。肿瘤周围和腹膜后淋巴结容易因转移而肿大；肿瘤还可以向肝脏和胰腺转移。

2.声像图表现

(1)管壁不规则向心性增厚或肿块形成，管腔狭窄。最常见的超声征象是“假肾”征和“靶环”征。

(2)肿瘤实质呈低回声，欠均匀；低分化和黏液腺癌内部回声较少，较均匀。

(3)病变区内膜面不平整，外界也常因肿瘤浸润而显得边界不清。

(4)常见功能异常：近端肠管内容物积聚，通过困难，胃潴留。

(5)彩色超声多普勒所见：常被用于观察肿瘤周围的浸润程度，肿瘤向外界浸润常使周围的血管受压而使血流信号减少或消失。

3.超声分型

(1)肿块型：低回声型不规则肿块凸向腔内，实质回声欠均匀(图 12-11)。

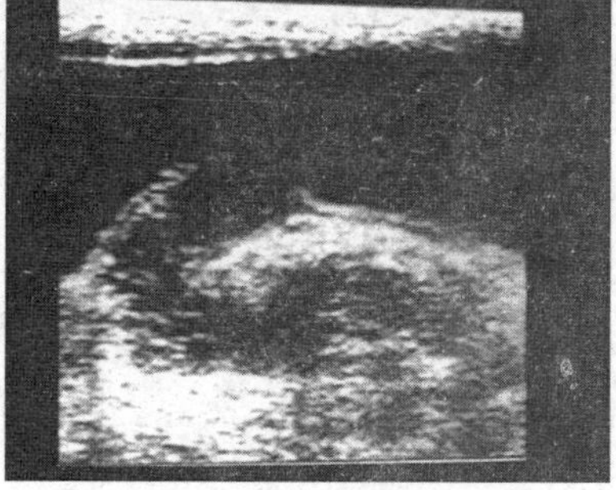

图 12-11 十二指肠下曲癌

高位肠梗阻患者，急诊超声检查发现胃潴留(st)，幽门开放，十二指肠内容物向胃腔返流，在十二指肠下曲发现不规则状低回声肿瘤

(2)管壁增厚型：以局部管壁增厚为特点，大多数在超声检查时已经波及全周，管腔狭窄，近端肠管因内容淤积而扩张，通过受阻。

(三)大肠癌

1.临床病理和表现

大肠癌是胃肠道常见的恶性肿瘤,占胃肠道肿瘤的第二位,包括结肠癌和直肠癌。以回盲部、直肠、乙状结肠、结肠肝曲和脾曲为高发处。

大肠癌的病理形态可分为:①肿块型,呈菜花样肿物凸向肠腔内;②管壁增厚型,以不规则的管壁增厚形式向心性生长,同时向周围扩展,常因管腔通过障碍而发生肠梗阻;③溃疡型,多在管壁增厚型肿块基础上发生,肿瘤中央出现凹陷溃疡,此型出现梗阻症状者不多,但常伴有便血。大肠癌可以直接向局部扩散,腹腔种植;也常引起淋巴结或肝脏等部位的转移。便血是大肠癌主要症状,其他常见症状有腹痛、便秘、腹胀、肿瘤晚期常出现腹水。

2.声像图表现

(1)增厚型:肠壁向心性不规则增厚伴管腔狭窄,肿瘤实质为稍欠均匀的低或较低回声;常见超声病理征象为"假肾"征和"靶环"征。病变处管腔通过不畅、近端肠管淤胀或肠梗阻。在肿瘤和近端正常肠管交界处呈现管腔向心性收缩的挛缩状(图 12-12)。

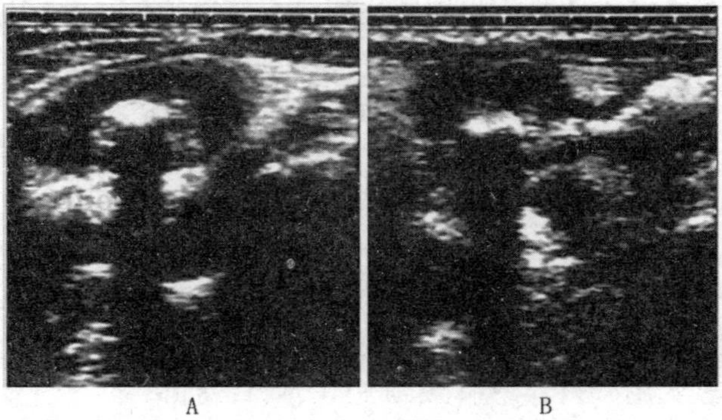

图 12-12　结肠肝曲癌

A.短轴切面;B.长轴切面。结肠肝曲管壁不规则增厚,实质回声不均,局部管腔狭窄,狭窄管腔内强回声伴有声影的结构为粪块(S)。近端升结肠(AS)管腔内容物淤积。LN:淋巴结肿大(转移)

(2)肿块型:表现为局限性、形态不规则或呈菜花状的、向腔内隆起的较低回声型肿块,表面不平整,实质回声不均。肿块外界常因癌组织浸润而显得界限不清;病变周围肠壁多正常。

(3)溃疡型:以管壁增厚为主,中心区有局限的溃疡凹陷,溃疡基底处的管壁和周围部分相比明显变薄。

(4)其他表现:肿瘤部位肠管僵硬,肠蠕动消失。

(5)肿瘤转移征象:可见肿瘤淋巴回流区淋巴结肿大,肝脏等器官内转移灶。

(6)彩色超声多普勒所见:在肿块型和部分管壁增厚型肿瘤实质内有较丰富的、不规则的血流信号。

二、胃肠恶性淋巴瘤

(一)临床病理和表现

胃肠恶性淋巴瘤是源于胃肠黏膜下淋巴组织的恶性肿瘤。肿瘤常呈单发或多发肿块状,也可以管壁增厚方式生长。病变处常有黏膜覆盖,黏膜面有时发生溃疡。肿瘤发生的常见部位是胃体窦、空肠近段和升结肠。极少数也可发生在横结肠或回肠末端。

本病常以上腹饱胀、疼痛、恶心、呕吐、黑便、食欲减退或腹部肿块等就诊时被影像学或内镜检出。

(二)声像图表现

(1)肿瘤位于黏膜下,大部分瘤体表面可见拱桥样黏膜皱襞。

(2)胃肠壁弥漫性增厚或局限型肿物,有时表现为黏膜下多结节。

(3)实质呈均匀的低回声或近似无回声,透声性好,后方回声略增强。

(4)适当调节仪器增益条件可见肿物内部多结节或网格结构。

(5)胃肠腔狭窄的程度不严重。

(6)部分病例可出现溃疡凹陷,溃疡凹陷周围的胃黏膜层完整。

(7)有时可见肝脾大或腹部淋巴结肿大。

(8)彩色超声多普勒所见肿瘤内部散在不规则走行的低速血流信号。

(三)超声分型

1.巨块型

病变广泛,壁厚明显,并伴有肿块形成。内部回声欠均匀,并见瘤内有大小不等的结节融合征象。各结节间有中等回声边界,使整个肿块区呈网织状。

2.浸润型

全周广泛而明显壁增厚,增厚壁呈结节隆起状。瘤内有多个低回声小结节。

3.多结节型

是胃恶性淋巴瘤的一种,胃黏膜隆起、肥大;胃黏膜下有多发小低回声结节。

4.肿块型

局限性肿块。胃部肿块型淋巴瘤在胃腔充盈下可见黏膜被抬起现象。肠道肿块型淋巴瘤则因肿块局限,内部回声低而均匀,易误诊为囊肿。

5.溃疡型

分大溃疡型和小溃疡型两种。大溃疡型病变以较大而明显的溃疡为特征,溃疡环堤处有黏膜层覆盖,肿瘤体内常见数个低回声结节,是最具有超声诊断特点的一种类型(图 12-13)。小溃疡型病变呈中等度壁均匀增厚(厚度为 1.0～1.5 cm)。溃疡多发且表浅(称为"匐行溃疡"),超声不易辨认,易误诊为胃癌。

三、胃肠间质瘤

(一)临床病理和表现

胃肠间质瘤属于消化管黏膜下肿瘤。既往的平滑肌瘤和平滑肌肉瘤、神经组织来源性肿瘤属于此类。肿瘤可发生在消化道的任何部位。较小的肿瘤多是圆球状,随即可以向分叶状或更不规则形态发展。肿瘤的生长方式:或将黏膜顶起向管腔内生长;或突出浆膜,长在管壁外;也可以向管腔内、外同时扩展。肿瘤的病理组织学变化为溃疡形成;较小的肉瘤就会出现实质的弥漫性出血坏死、继而出现液化,当坏死液化腔和溃疡相通时有假腔形成。患者临床常见症状为腹部不适或疼痛,常因消化道出血、腹部肿块而就诊。

(二)声像图表现

(1)胃肠区圆球状或分叶状肿块(图 12-14)。

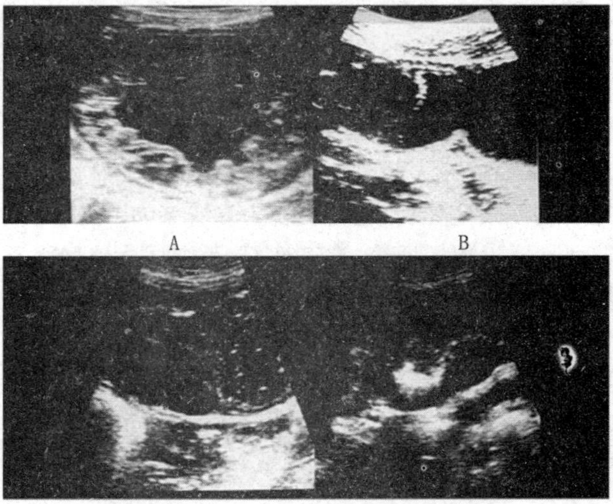

A　　　B　　　C　　　D

图 12-13　胃黏膜下恶性淋巴瘤声像图

A. 胃黏膜下肿瘤(胃恶性淋巴瘤-多发结节型),胃全周性增厚,黏膜层呈波浪状隆起;B.胃黏膜下肿瘤(胃恶性淋巴瘤-肿块型);C.肿瘤处的黏膜层呈“拱桥”样;D.胃黏膜下肿瘤(胃恶性淋巴瘤-溃疡型)

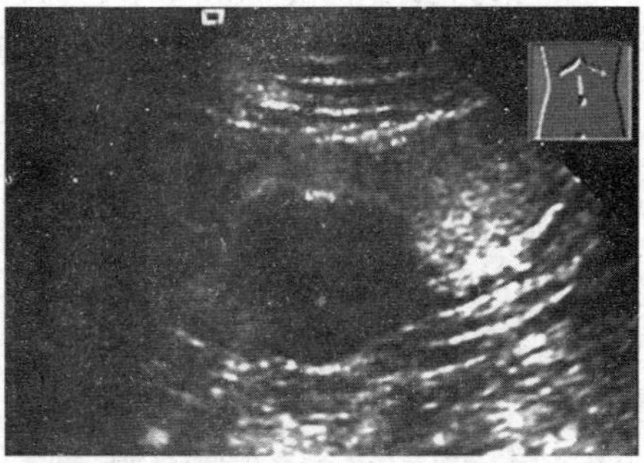

图 12-14　胃黏膜下良性肿瘤(间质瘤)

有回声胃充盈剂衬托下,胃后壁黏膜下类圆球状实性肿瘤,实质为不均匀的低回声,肿瘤表面有溃疡形成

(2)内部呈均匀或较均匀的低回声。

(3)肿瘤最大直径多在 5.0 cm 以下(偶见直径 9.0 cm 者)。

(4)肿块边界清晰。

(5)可有小溃疡,溃疡规整,基底较平滑。

(三)间质瘤的恶变

(1)肿瘤的形态多为分叶状或不规则状。

(2)直径大于 5.0 cm,文献报道肿瘤平均直径多在 10.0 cm。

(3)瘤体内部回声增强、不均匀。

(4)常有深、大而不规则的溃疡凹陷。

(5)实质内液化,液化区较大而不规则。

(6)若液化与溃疡贯通,肿瘤内生成假腔(图 12-15)。

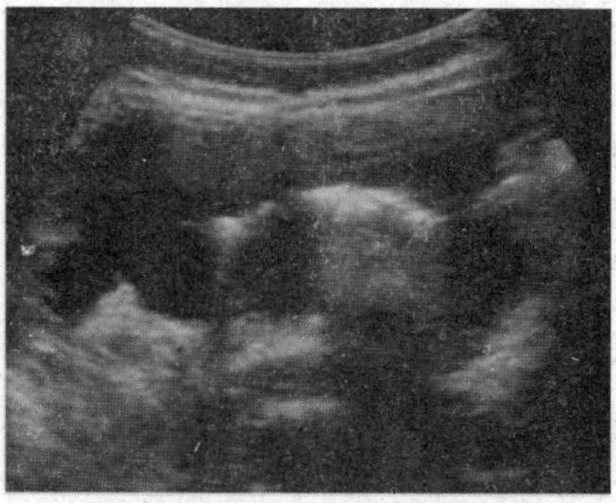

图 12-15　小肠间质瘤(恶性)

肿瘤(T)呈分叶状,中心假腔形成,有窦道和小肠腔相通

(7)易引起周围淋巴结和肝脏转移。

(四)超声分型

1.腔内型

肿物向腔内生长,局部管腔变窄;胃充盈下检查常见被肿瘤抬起的黏膜。此型在小肠和大肠少见。

2.壁间型

肿瘤同时向腔内、外生长,管腔内黏膜稍见隆起。

3.腔外型

肿瘤主要向浆膜外生长,管腔受压变形不明显。

四、胃肠脂肪类肿瘤

(一)临床病理和表现

胃肠脂肪类肿瘤包括脂肪瘤和血管平滑肌脂肪瘤,属于黏膜下肿瘤,良性居多,临床较少见。肿瘤体积一般较小(直径为 2.0～4.0 cm),肿瘤多为管腔内生型。可生长在胃到结肠的各段,临床多以肠梗阻、肠套叠等并发症来就诊时被超声检查确定。

(二)声像图表现

位于黏膜下的圆球或扁圆球体肿块,实质为较强回声。超声检查时容易被误认为胃肠内容物。肠道脂肪类肿瘤的声像图上不容易发现隆起的黏膜皱襞。

五、胃息肉

(一)临床病理和表现

胃息肉属于胃黏膜层上皮性良性肿瘤,分真性和假性两种。假性息肉是黏膜炎性增生形成;真性息肉又称息肉样腺瘤,最常见。由增生的黏膜腺上皮构成,多为单个。表面呈结节状,多数有蒂,大小一般不超过 2 cm。息肉样腺瘤属于癌前期病变。发病部位以胃窦多见。

发病早期通常无明显症状。部分有上腹不适、腹痛、恶心、呕吐及消化道出血等症状。发生在幽门部较大的息肉可引起幽门梗阻。

(二)声像图表现

空腹超声检查时,很难发现较小的胃息肉;在胃充盈条件下,声像图上表现为自胃黏膜层向腔内隆起病变，呈圆球状、乳头状或分叶状，大小约 1.0 cm(偶可见大于 2.0 cm 者)，息肉质地软，瘤体多为不均匀的中等或较强回声。基底部有较细的蒂与胃壁连接，局部胃壁层次结构和蠕动正常(图 12-16)。

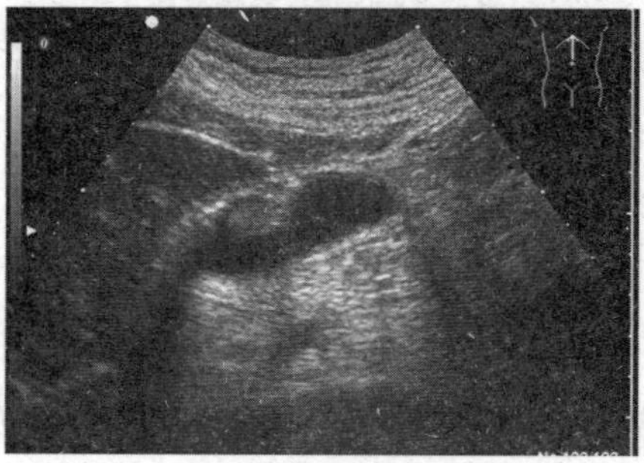

图 12-16　胃窦息肉

胃窦短轴切面：胃前壁乳头状隆起，实质为等回声

六、胃壁囊肿

(一)临床病理和表现

胃壁囊肿属于胃黏膜下囊性肿瘤，临床很少见，大多数囊肿继发于胃壁的迷走胰腺，是胰液潴留性的假性囊肿。形成的囊肿向胃腔内膨出。患者主要症状是胃区不适、腹胀等。

(二)声像图表现

表现为向胃腔内膨出的黏膜下囊性无回声，囊壁薄而平滑，囊液清晰(图 12-17)。

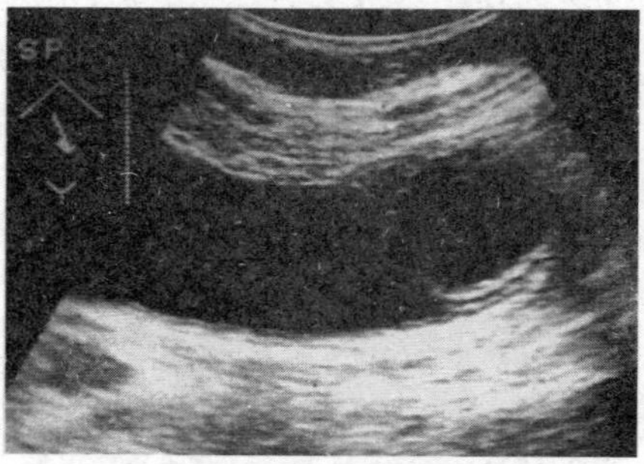

图 12-17　胃壁假性胰腺囊肿

胃腔无回声液体充盈，胃体大弯侧球状黏膜隆起，内部为液性无回声，术前超声诊断胃壁囊肿，手术病理确诊为胃壁假性胰腺囊肿

七、阑尾黏液囊肿

(一)临床病理和表现

阑尾黏液囊肿是发生在阑尾的囊性肿瘤，临床也比较少见。大多数囊肿因阑尾黏膜粘连，管腔闭塞后黏液潴留所致。少数为原发于阑尾的囊性黏液腺癌。此种肿瘤极易破裂，流出的黏液向全腹扩散，在腹膜上形成大小不等的多处转移，同时有大量腹水。患者经常以腹水、腹胀而来就诊。

(二)声像图表现

表现为盲肠下方的长椭球状囊性无回声区，囊壁薄而均匀。囊液稠厚或感染时使回声增强不均匀。囊腺癌形态欠规则,囊壁厚而不平整,回声不均匀,囊液稠厚呈不均质的低回声。转移的肿块表现为腹膜上形态各异的低回声结构。实质间可见散在小的囊性区。腹水稠厚,变换体位时可见飘落的细小回声。

(张　健)

第四节　肝囊性病变

一、肝囊肿

(一)病理与临床表现

非寄生虫性肝囊肿发病率为1.4%～5.3%,女性发病多于男性,分为先天性和后天性两类。一般所指的肝囊肿为先天性肝囊肿,又称真性囊肿。其发病原因多数学者认为在胚胎发育期,肝内局部胆管或淋巴管因炎症上皮增生阻塞导致管腔分泌物潴留,逐步形成囊肿;或因肝内迷走胆管与淋巴管在胚胎期的发育障碍所致。

肝囊肿的病理类型分为血肿和退行性囊肿、皮样囊肿、淋巴囊肿、内皮细胞囊肿、潴留性囊肿和囊性肿瘤。囊肿呈卵圆形、壁光滑,囊腔为单房或多房性。体积大小相差悬殊,小者囊液仅数毫升,大者含液量可达1 000 mL以上。囊液清亮,呈中性或碱性,有的可含有胆汁。囊肿周围的肝实质常见压迫性萎缩。其并发症包括感染、坏死、钙化和出血。

临床表现:囊肿较小者可长期甚至终身无症状。随着囊肿的逐渐增大,可出现邻近脏器的压迫症状,上腹部不适、饱胀,甚至隐痛、恶心与呕吐。亦可出现上腹部包块,肝大、腹痛和黄疸。囊肿破裂、出血、感染时出现相应的症状体征。

(二)超声影像学表现

(1)典型肝囊肿声像图特点为肝实质内圆形或卵圆形无回声区;包膜光整,壁薄光滑,呈高回声,与周围肝组织边界清晰;侧壁回声失落,后壁及后方回声增高(图12-18)。

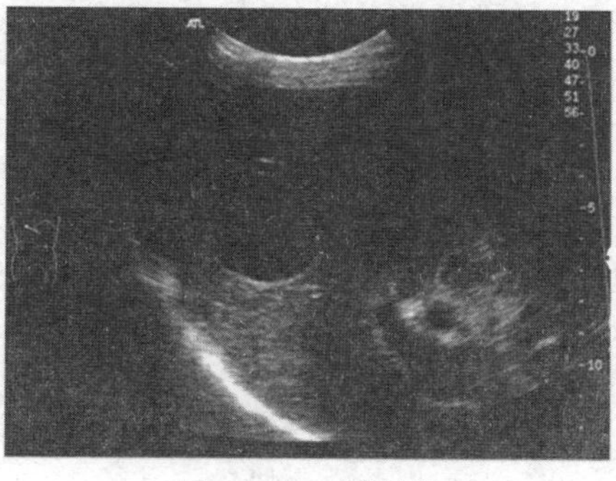

图12-18　肝囊肿

(2)多房性者表现为囊腔内纤细的条状分隔;体积较大囊肿合并感染出血时,囊腔内出现弥漫性点状弱回声,亦可分层分布,变动体位时回声旋动,囊壁可增厚,边缘不规则。

(3)囊肿较小者肝脏形态大小及内部结构无明显改变。较大者可引起肝轮廓增大,局部形态改变；肝组织受压萎缩；周边血管及胆管可呈压迫征象，囊肿巨大时可造成相邻器官的推挤征象。

(4)CDFI：囊肿内部无血流信号显示，囊肿较大周边血管受压时可出现彩色血流，速度增快。

(三)鉴别诊断

1.正常血管横截面

正常血管横截面虽呈圆形无回声区，但后方增高效应不明显，变换扫查角度则表现为管状结构，CDFI显示彩色血流，即可与囊肿区别。

2.肝癌液化

具有分泌功能的腺癌肝转移及原发性肝癌液化，可为单个液区，亦可为不规则状无回声区，其中常有组织碎片和细胞沉渣产生的斑点状回声，外周为厚而不规则的实质性结构，可与肝囊肿鉴别。

3.肝棘球蚴病

肝棘球蚴病单纯囊型与肝囊肿单凭声像图区别有一定困难，除前者立体感较强，壁较单纯性囊肿为厚外，还应结合患者有疫区居住史，棘球蚴病皮试或间接荧光抗体试验鉴别。

4.腹部囊性肿块

巨大孤立性肝囊肿应注意与肠系膜囊肿，先天性胆总管囊肿、胆囊积水、胰腺囊肿、肾囊肿、右侧肾积水及卵巢囊肿等相鉴别。

二、多囊肝

(一)病理与临床表现

多囊肝是一种先天性肝脏囊性病变，具有家族性和遗传性。由于胚胎时期发育过剩的群集小胆管的扩张所致。常并发肾、脾、胰等内脏器官多囊性改变。囊肿在肝内弥漫分布、大小不一，直径仅数毫米至十几厘米，绝大多数累及全肝，有的可仅累及某一肝叶。囊壁菲薄，囊液清亮或微黄，囊肿之间的肝组织可以正常。

临床表现：多数患者无症状，可在35～50岁出现体征，部分患者可伴肝区痛及黄疸，肝大及扪及右上腹包块。

(二)超声影像学表现

(1)肝脏体积普遍增大，形态不规则，肝包膜凸凹不平似波浪状。

(2)肝实质内布满大小不等的圆形或类圆形无回声区，其大小相差悬殊，较大者囊壁薄而光滑，后方回声增高，囊肿之间互不连通。实质内微小囊肿壁则呈“等号”状高回声。严重者肝内正常管道结构及肝实质显示不清(图12-19)。

(3)轻型多囊肝，显示肝内有较多数目的囊肿回声，直径大小以2～5 cm多见，肝脏轻至中度肿大，形态无明显改变，肝内管道结构可以辨认，囊肿间可有正常肝组织显示。

(4)肾脏或脾脏可有相应的多囊性声像图表现。

(三)鉴别诊断

1.多发性肝囊肿

多发性肝囊肿与较轻的多囊肝不易区别，可试从以下几点鉴别：①多发性肝囊肿为单个散在分布，数目较少；②肝大不如多囊肝明显，囊肿之间为正常肝组织；③不合并其他脏器的多囊性病变。

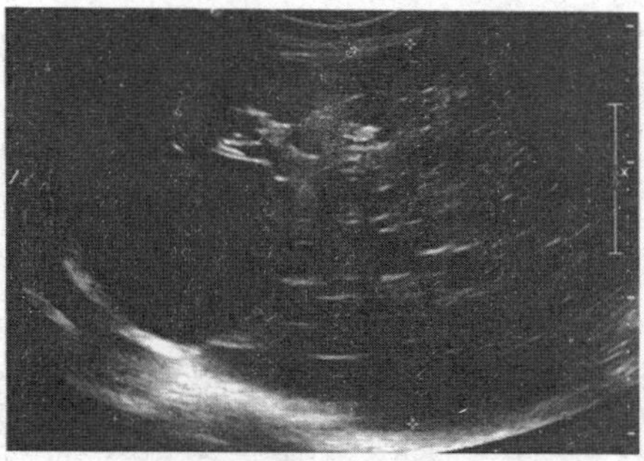

图 12-19 多囊肝

2.先天性肝内胆管囊状扩张症

先天性肝内胆管囊状扩张症为节段性肝内胆管囊状扩张，显示肝区内大小不等的圆形或梭形无回声区。与多囊肝的鉴别点：①扩张的肝内胆管呈囊状或柱状，追踪扫查可见无回声区相互沟通；②无回声区与肝外胆管交通，且常伴胆总管的梭形扩张；③多有右上腹痛、发热及黄疸病史；④必要时超声导向穿刺及造影检查可以确诊。

3.先天性肝纤维化

先天性肝纤维化多见于婴幼儿，有家族遗传倾向，可合并肝内胆管扩张和多发性囊肿。声像图显示肝脏除囊性无回声区外，其余部分肝实质呈肝硬化表现；脾大及门静脉高压表现。

三、肝脓肿

(一)病理与临床表现

肝脓肿可分为细菌性肝脓肿和阿米巴肝脓肿两大类。

1.细菌性肝脓肿

最常见的病原菌是大肠埃希菌和金黄色葡萄球菌，其次为链球菌，有些则为多种细菌的混合感染。主要感染途径为：①胆管系统梗阻和炎症；②门静脉系统感染；③败血症后细菌经肝动脉进入肝脏；④肝脏周围临近部位和脏器的化脓性感染，细菌经淋巴系统入肝；⑤肝外伤后感染；⑥隐源性感染，约 30%的患者找不到原发灶，可能为肝内隐匿性病变，当机体抵抗力减弱时发病，有报道此类患者中约 25%伴有糖尿病。

化脓性细菌侵入肝脏后，引起炎性反应，可形成散在的多发性小脓肿；如炎症进一步蔓延扩散，肝组织破坏，可融合成较大的脓肿。血源性感染者常为多发性，病变以右肝为主或累及全肝；感染来自胆管系统的脓肿多与胆管相通，为多发性，很少出现较大的脓肿或脓肿穿破现象；肝外伤后血肿感染和隐源性脓肿多为单发性。如肝脓肿未得到有效控制，可向膈下、腹腔、胸腔穿破。

2.阿米巴性肝脓肿

由溶组织阿米巴原虫引起，是阿米巴疾病中最常见的肠外并发症之一。阿米巴原虫多经门静脉进入肝脏，于门静脉分支内发生栓塞，引起局部组织缺血、坏死，同时产生溶组织酶，造成局部肝细胞的溶解破坏，形成多个小脓肿，进而相互融合形成较大的脓肿。病变大多数为单发性，90%以上发生于肝右叶，并以肝顶部为多。脓肿可向横膈、胸膜腔、气管内浸润、破溃而造成膈下、胸腔及肺脓肿。

临床表现：多见于青壮年男性，患者出现发热、寒战，呈弛张热型，肝区疼痛及胃肠道反应症状。体质虚弱、贫血，部分患者出现黄疸、肝大、右侧胸壁饱满、肋间隙增宽、触痛等。

(二)超声影像学表现

肝脓肿的病理演变过程,反映在声像图上可有以下表现。

(1)肝脓肿早期:病灶区呈炎性反应,充血水肿、组织变性坏死尚未液化。肝实质内显示一个或多个类圆形或不规则状低回声或回声增高团块;与周围组织境界清楚,亦可模糊不清;肝内血管分布可以无明显变化;CDFI 可显示内部有点状或条状搏动性彩色血流,脉冲多普勒呈动脉血流,阻力指数≤0.55(图 12-20)。

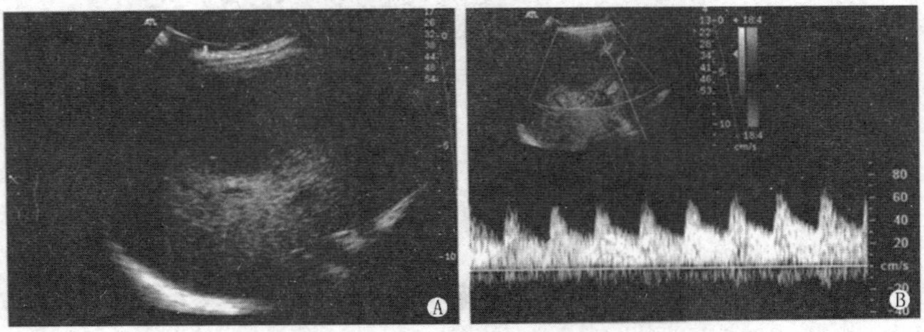

图 12-20　细菌性肝脓肿

A.肝右叶低回声不均质团块;B.CDFI 显示条状血流,PD 测及动脉血流频谱,RI=0.55

(2)脓肿形成期:坏死组织液化脓肿形成,显示肝实质内囊性肿块。壁厚而不均,内壁粗糙如虫蚀状;脓液稀薄时呈无回声,伴有稀疏细小点状强回声;较大脓腔未完全融合时,有不规则间隔;脓液黏稠含有坏死组织碎片无回声区内出现密集细小点状强回声,其中散在不规则斑片状或索带状回声,并随体位改变旋动,伴有产气杆菌感染时,脓腔前壁后方有气体高回声;脓肿后方回声增高。

(3)慢性肝脓肿壁显著增厚,内壁肉芽组织增生,无回声区缩小,脓腔内坏死组织积聚,表现为类似实质性的杂乱高回声。脓肿壁钙化时,呈弧形强回声,后伴声影。

(4)伴随征象:肝脏局部肿大或形态改变,脓肿靠近膈面时,可致膈肌局限性抬高,活动受限;或出现右侧胸腔积液;脓肿周围管状结构受压移位;感染源自胆管者可发现胆管阻塞和感染的相应表现。

(三)鉴别诊断

1.不同类型肝脓肿的鉴别

细菌性肝脓肿与阿米巴肝脓肿的治疗原则不同,两者应予鉴别,阿米巴肝脓肿起病常较缓慢,大多有痢疾或腹泻史。脓肿常为单个,体积较大,多位于右肝膈顶部。脓液呈巧克力色,可找到阿米巴滋养体,可与细菌性肝脓肿鉴别。

2.肝癌

肝脓肿早期未液化时呈实质性回声,与肝细胞癌的表现类似。但后者外周可有完整的低回声晕环绕,CDFI 检出动脉血流。肝脓肿形成后应与转移性肝肿瘤相区别,腺癌肝脏转移灶多呈“牛眼”征,液化区后方回声不增高或出现衰减。同时应结合临床资料,并在短期内随访观察作出鉴别,必要时应做超声导向穿刺细胞学及组织学检查。

肝内透声较强的转移性肿瘤,如淋巴瘤、平滑肌肉瘤等可与脓肿混淆。鉴别主要依靠病史、实验室检查和诊断性穿刺。

3.其他肝脏占位病变

肝脓肿液化完全、脓液稀薄者需与肝囊肿鉴别。肝囊肿壁薄光滑，侧壁回声失落；肝包虫囊肿内有条状分隔及子囊，边缘可见钙化的强回声及声影；肝脓肿壁较厚，内壁不整，声束散射回声无方向依赖，囊壁显示清晰。同时病史亦完全不同。

4.胰腺假性囊肿

较大的胰腺假性囊肿可使肝左叶向上移位，易误为肝脓肿。应多切面扫查，判断囊肿与周围脏器的关系，并让患者配合深呼吸根据肝脏与囊肿运动不一致的特点作出鉴别。

（王艳艳）

第五节 肝血管瘤

一、病理与临床表现

肝血管瘤是肝脏最常见的良性肿瘤，占肝良性肿瘤的 41.6%～70%。肝血管瘤分海绵状血管瘤和毛细血管性血管瘤；前者多见，后者少见甚至罕见，可发生于肝脏任何部位，常位于肝脏被膜下或边缘区域。大小可在几毫米至几十厘米。肝血管瘤在组织学上是门静脉血管分支的畸形，表面可呈黄色或紫色，质地柔软，切面呈海绵状，组织相对较少，内含大量暗红色静脉血。肝血管瘤有时可出现退行性变，内部可出现新鲜或陈旧的血栓或瘢痕组织及钙化灶，并可完全钙化。镜下见肝血管瘤由衬以扁平内皮细胞的大小不等的血管腔构成，由数量不等的纤维组织分隔开来，血管腔中可有新鲜或机化血栓，少数血栓中可有成纤维细胞长入，这可能是导致形成“硬化性血管瘤”瘢痕的原因。临床表现：发病年龄一般为 30～70 岁，平均 45 岁，女性略多于男性，可单发或多发，儿童肝血管瘤与成人不同，常合并皮肤或其他内脏血管瘤，肝血管瘤自发性破裂的机会多于成人，约 50%合并皮肤血管瘤。肝血管瘤较小时，一般无临床症状，中期出现症状常提示肿瘤增大，可有肝区不适感；当肝血管瘤较大时，可引起上腹胀痛，扪及腹部包块等。

二、超声影像学表现

（一）常规超声

1.形态

形态以圆形者为多。在实时状态下缺乏球体感，有时呈“塌陷”状，肿瘤较大时，呈椭圆形或不规则形，并可向肝表面突起，巨大者可突向腹腔甚至盆腔。

2.直径

超声可发现小至数毫米的肝血管瘤，大者可达 35 cm 以上。上海复旦大学附属中山医院报道的最大 1 例肝海绵状血管瘤为 63 cm。

3.边界

多清晰，典型者可在肿瘤周边见一 2～4 mm 的高回声带，呈“花瓣”状围绕，光带与周围肝组织和肿瘤之间均无间断现象，称为“浮雕状改变”。这一征象在肝血管瘤中具有较高特异性，其重要性不亚于肝癌中“晕圈”征的改变，但出现率仅 50%～60%。此外，有时可见肝血管瘤边缘有小管道进入，呈现“边缘裂开”征等改变。

4.内部回声

根据近年来的报道，肝血管瘤的回声类型主要有以下四种。

(1)高回声型：最多见，占肝血管瘤的50%～60%，多出现于较小的肝血管瘤中(<5 cm)，内部回声均匀，致密，呈筛孔状(图12-21)，如肝血管瘤位于膈肌处，可产生镜面反射，即在膈肌对侧的对称部位出现与肝血管瘤一致但回声略低的图像。

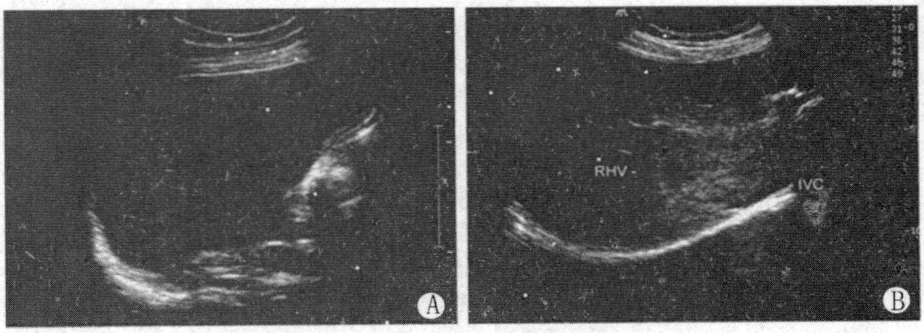

图12-21 高回声型肝血管瘤

A.周边有高回声带，呈“浮雕”状；B.边界清晰，内呈“筛孔”状

(2)低回声型：较少见，占10%～20%，近年有增多趋势，多见于中等大小(3～7 cm)的肝血管瘤中，其内部以低回声为主，主要由于肝血管瘤中血管腔较大，管壁较薄所致。个别在实时超声下可见较大管腔内有缓慢的血液流动，瘤体内以细网络状表现为主，其中的纤维隔回声亦较高回声型肝血管瘤为低。

(3)混合回声型：约占20%，为前二者之混合。主要见于较大的肝血管瘤中，大小为7～15 cm，内呈现“粗网络”状或“蜂窝”状结构，分布不均，强弱不等，有时与肝癌较难鉴别。

(4)无回声型：极少见，占1%～2%，瘤体内无网状结构等表现，但透声较肝囊肿略差，边界亦较囊肿欠清。

除上述四种表现外，由于肝血管瘤在演变中可发生栓塞、血栓、纤维化等改变，故在瘤体内可出现不均质团块、高回声结节及无回声区等，可使诊断发生困难。

5.后方回声

肝血管瘤的后方回声多稍增高，呈扩散型，但比肝囊肿后方回声增高要低得多。

6.加压形变

在一些位于肋下或剑突下的较大肝血管瘤中，轻轻按压后可见瘤体外形发生改变，出现压瘪或凹陷等现象，放松后即恢复原状。

7.肝组织

肝血管瘤患者中，周围肝组织多正常，无或少有肝硬化和纤维化征象。

8.动态改变

正常情况下，肝血管瘤变化较慢，短期内不会很快增大。据报道部分肝血管瘤，可随时间而逐渐缩小甚至消失。另有报道，用超声连续观察半小时，血管瘤内部回声可短暂变化，或做蹲起运动可见肝血管瘤回声、大小等发生改变，有别于其他肿瘤。

(二)彩色多普勒

尽管肝血管瘤内血流丰富，但由于瘤体内血流速度较低，彩色多普勒常不易测及其血流信号，血流检出率仅占10%～30%。彩色多普勒血流成像多呈Ⅱb型或Ⅰc型图像（图12-22），偶可有Ⅲa型或Ⅲb型表现，脉冲多普勒可测及动脉血流，阻力指数多<0.55，搏动指数>0.85。彩色多普勒能量图可显示“绒球”状、“环绕”状改变，据报道彩色多普勒能量图中，肝血管瘤血流检出率高达87.9%，而对照组彩色多普勒显示率仅51.7%，但彩色多普勒能量图的特异表现还需进行深入研究。

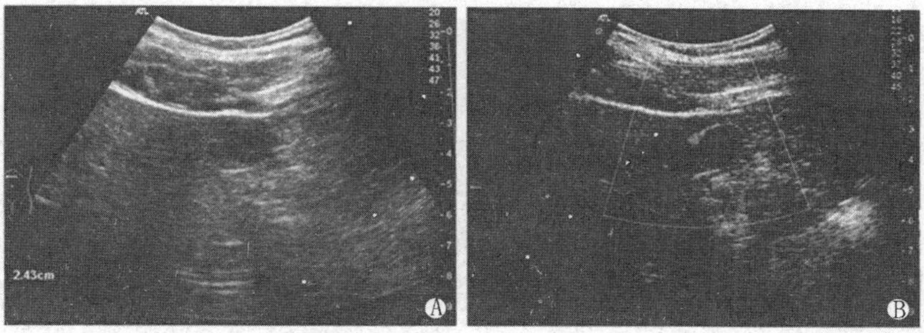

图12-22　肝血管瘤

A.左肝下缘低回声结节，肝表面平滑；B.CDFI显示周边血流信号，呈Ⅱb型

三、鉴别诊断

（一）肝癌

高回声型血管瘤的诊断较容易，但有时与高回声型均质型肝癌较难鉴别。此型肝癌相对少见，内部回声比肝血管瘤更高更密，周边有浅淡暗环，可资鉴别。而低回声型肝血管瘤误为肝癌的比例较高，有报道误诊率可达30%。肝癌内部多为不均质回声，呈结节镶嵌状，如有“晕圈”容易鉴别。另外，彩色多普勒亦有助诊断。肝血管瘤可与肝癌同时并存，除了掌握肝血管瘤与肝癌的特征外，在肝内出现不同回声类型的占位时，要考虑到两种疾病并存的可能。同时，肝硬化声像图背景对间接支持肝癌的诊断有一定帮助。

（二）肝囊肿

无回声型肝血管瘤，多误为肝囊肿，但肝囊肿壁回声更纤细、更高，内部回声更为清晰；无回声型肝血管瘤的囊壁回声较低且较厚而模糊，内部回声信号亦多于肝囊肿。

（三）肝肉瘤

肝肉瘤较少见，原发性者更少见，如平滑肌肉瘤、脂肪肉瘤、纤维肉瘤、淋巴肉瘤等。形态呈椭圆形，边界尚清，内部回声致密、增高，亦可高低不等或出现液化。彩色多普勒不易测及血流信号，有时与肝血管瘤甚难鉴别，超声引导下穿刺活检对诊断有帮助。

以往认为小型高回声型肝血管瘤多为毛细血管型血管瘤，而较大的蜂窝状的肝血管瘤为海绵状血管瘤。目前认为根据回声的改变来区别毛细血管型或海绵状型是没有根据的。有一组113个超声表现各异的肝血管瘤，手术病理证实均为肝海绵状血管瘤。因此，肝毛细血管型血管瘤少见甚至罕见。同时，原先认为肝血管瘤不能进行穿刺活检的概念已逐渐更新，对影像技术检查疑为肝血管瘤且位于肝深部的病灶仍可进行超声引导下的穿刺活检，甚少出现出血等并发症的报道。

（王艳艳）

第六节　原发性肝癌

一、病理与临床表现

原发性肝癌以非洲东南部和东南亚为高发地区；我国多见于东南沿海，是国内三大癌症之一。好发年龄为40～50岁，男性明显多于女性。病因未完全明了，但流行病学和实验室研究均表明，主要与乙型肝炎病毒感染、黄曲霉毒素和饮水污染有关。1979年我国癌变病理协作组在Eggel和Nakashima等分类基础上，结合我国的情况和经验，制定了原发性肝细胞性肝癌(HCC)的病理分型和诊断标准。①弥漫型：指癌组织或癌小结节弥漫分布于肝左右叶，多见于重型肝硬化后期。②块状型：癌块直径在5 cm以上，超过10 cm者为巨块型。此型有三个亚型：单块状型、融合块状型、多块状型。③结节型：癌结节最大直径不超过5 cm，有三个亚型：单结节型、融合结节型、多结节型。④小癌型：单个癌结节最大直径小于3 cm，或多个癌结节不超过2个，相邻两个癌结节直径之和在3 cm以下。

1984年，日本Okuda根据肝癌的生长方式、肝病背景及生物学标准，提出一种新的大体病理分类法，主要分为两个基本类型：膨胀型和播散型。膨胀型中，肿瘤边界清楚，有纤维包膜形成，肿瘤压迫周围肝实质，该型可分为类硬化、假腺瘤及纤维硬化等三种亚型。播散型是肿瘤边界不清楚者，可分为类硬化和浸润两亚型。

1987年，日本的Kojiro和Nakashima根据肝癌生长方式的差异并注意到肿瘤包膜、肝硬化及门静脉癌栓的情况，做了如下分类。①浸润型：肿瘤边界模糊不清，多不伴肝硬化，大小不一的病灶相互融合形成大的病灶。②膨胀型：肿瘤边界清楚，有纤维包膜，常伴肝硬化，又可分为单结节和多结节两个亚型。前者瘤界分明，伴肝硬化者有明显纤维包膜，无硬化者包膜多不明显。主瘤旁可有"卫星"结节，可侵犯门静脉系统。后者有2个以上的膨胀结节，病灶直径在2 cm以上。③混合型：由膨胀型原发癌灶结合包膜外与肝内转移灶的浸润型形成。肝内转移灶主要通过门静脉播散。本型亦可分为单结节和多结节两个亚型。④弥漫型：以多个小结节出现，直径0.5～1 cm，布满全肝，互不融合，常伴肝硬化，这种肿瘤主要通过门静脉在肝内播散。⑤特殊型：包括带蒂外生型肝癌和以肝门静脉癌栓为突出表现而无明确主瘤的肝癌。

组织类型：主要分为肝细胞癌、胆管细胞癌和混合型肝癌三种，后两种较少见。典型癌细胞呈多边型，边界清楚，胞质丰富，核大，核膜厚，核仁亦很大。染色嗜碱或嗜酸。癌细胞排列呈巢状或索状，癌巢之间有丰富的血窦，癌细胞常侵入静脉在腔内形成乳头状或实质性团块。

按Edmondson-Steiner分类法，肝癌分化程度可分为四级：Ⅰ级分化高、少见；Ⅱ～Ⅲ级为中等分化，最多见；Ⅳ级为低分化，少见。

另外，近年来还认识到一种肝细胞癌的特殊组织类型——纤维板层性肝癌，最早在1976年由Petters首次描述。本型多见于青年，平均年龄仅24岁，多发于肝左叶，有包膜，其组织表现为嗜酸性颗粒状胞质，有穿行于癌细胞巢间的大量平行排列的板层状纤维基质。本型很少伴肝硬化或慢性乙型肝炎，预后较好。

临床表现：原发性肝癌患者起病隐匿，缺乏特异性早期表现，至亚临床前期及亚临床期的中位时间可长达 18 个月。当患者出现不适等症状时,多属中、晚期。临床主要表现为肝区疼痛、食欲缺乏、腹胀、乏力、消瘦等。其他可有发热、腹泻、黄疸、腹水、出血倾向,以及转移至其他脏器而引起的相应症状。

二、超声影像学表现

(一)常规超声

1.形态

肝癌多呈圆形或类圆形,肿瘤较大时,可呈不规则形,并可向肝表面突起,使肝下缘等较锐的角变钝,或呈"驼峰"征改变。根据肝癌病理形态表现可分为以下几种类型。

(1)结节型:肝癌相对较小,一般直径<5 cm,多为单发,亦可多发。肿瘤内部回声多不均匀或呈结节状融合,边界较清晰,可见晕圈或一纤薄的高回声带围绕(图 12-23);亦可由于出血、坏死而呈混合回声型。

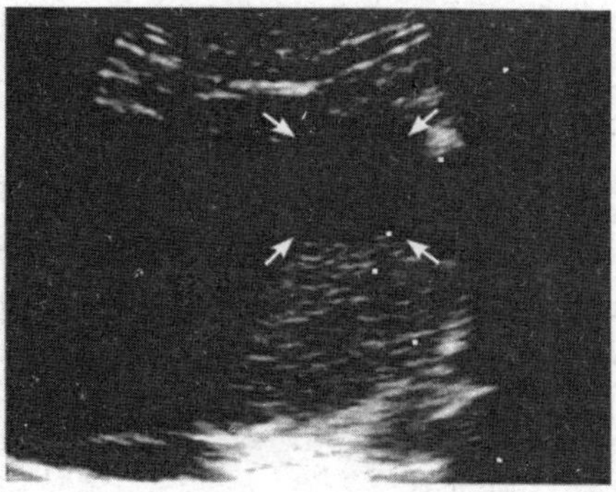

图 12-23　肝癌(结节型)

肝左叶癌,圆形,向表面突起,呈"驼峰"征

(2)巨块型:肝癌较大,直径常在 10 cm 左右,内部回声多不均质,以高低回声混合者居多,低回声者很少。肿瘤呈"结节中结节"状和内部有条状分隔,边界多不规则(图 12-24)。如周边有包膜,则有晕圈而使边界清晰。另外,有些巨块型肝癌分布整个肝、段肝叶或数叶,尽管无明确边界,但肿瘤内部回声相对比较均匀,呈略低或略高回声,而周围肝硬化回声则呈不均匀状,可资鉴别。有时在主瘤周围有散在低回声播散灶,个别巨大肿瘤可因破裂引起出血呈现无回声区。

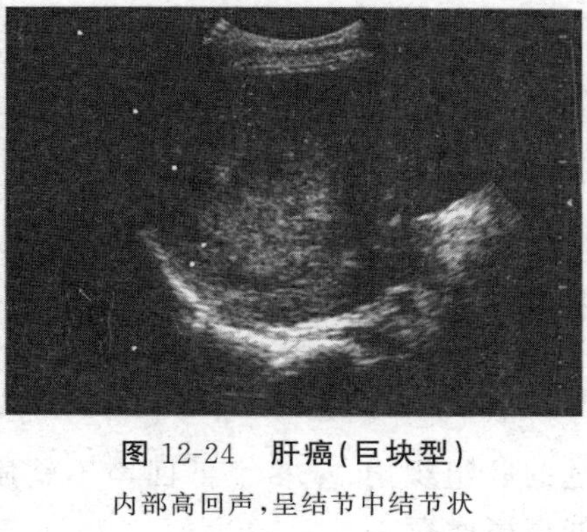

图 12-24　肝癌(巨块型)

内部高回声,呈结节中结节状

(3)弥漫型:肝内弥漫散在的细小肝癌结节,大小可数毫米至数厘米,内部回声高低不等,分

布零乱，可呈斑块灶，无明确边界，如弥漫分布于整个肝脏，则很难与肝硬化鉴别，但此类患者常有门静脉癌栓形成，为诊断弥漫型肝癌提供了佐证。个别弥漫型肝癌的内部回声不均质程度较为紊乱，与肝硬化仍有所区别。

2.边界

肝癌有明显的假包膜形成时，边界往往较清晰而规则，周围见一直径 2～5 mm 的低回声圈，即晕圈，晕圈与正常组织之间可有一纤薄的光带（约 0.5 mm）；如肿瘤无明显包膜或呈浸润生长时，边界多不规则、模糊、甚至不清；而在弥漫性肝癌时，则无明确边界。

3.大小

超声能发现直径从数毫米至数十厘米不等的肝癌，其检出率主要受以下几方面影响：①肿瘤大小；②肿瘤内部回声；③肝硬化程度；④肿瘤的位置；⑤肿瘤包膜；⑥操作人员经验。

4.内部回声

根据肝癌内部回声高低分类如下。

(1)高回声型：占 30%～50%，肿瘤内部回声比周围肝组织高且不均匀，呈结节状或分叶状，有时可见结节之间有纤维分隔，少数分布尚均匀。有报道认为高回声区预示肝癌细胞脂肪变性、坏死等倾向。

(2)低回声型：占总数 15%～35%，多见于较小型肝癌中，内部回声较周围肝组织低，由密集的细小点状回声组成，分布多不均匀。较大肿瘤可呈结节状，并互相融合呈镶嵌状，并可显示低回声的“瘤中隔”。有时，在总体低回声区的中央可由少许点状高回声所点缀。低回声区常预示着肝癌细胞存活，血供丰富，很少有脂肪变性和纤维化等改变。

(3)等回声型：较少见，占 2.2%，回声与周围肝组织类似，血管分布较均匀，由于这类肿瘤多伴有较典型的晕圈，故易识别，不然，则易漏诊。

(4)混合回声型：占 10%左右，此类肿瘤常较大，是多结节融合所致，多为高低回声混合，可交织混合，亦可左右排列混合，使超声某一切面呈高回声区，而另一切面呈低回声区。肿瘤内部还可出现无回声及强回声区，提示内部有不同程度出血、液化、坏死、纤维化及钙化等改变。

5.后方回声

在后方有正常肝组织存在时，肝癌后方回声常稍增高，其增高程度因肿瘤类型不同而有所不同，总体来说增高程度多比肝囊肿弱，其增高比例约占肝癌的 70%；如伴有纤维化、钙化等改变时，后方回声可轻度衰减；另外，在有包膜的肝癌中，可有侧后声影等现象。

6.肝内间接征象

(1)管道压迫征象：肝癌较大时，可压迫肝静脉、门静脉、下腔静脉等，使其移位、变细甚至“中断”，而环绕在肿瘤周围（图 12-25A）。另外，压迫肝门部或侵犯胆管内可引起肝内胆管扩张（图 12-25B）。

(2)脏器挤压征象：肿瘤压迫胆囊使其移位、变小，甚至“消失”；位于右叶脏面的巨大肝癌压迫右肾，使其下移至盆腔；肝脏膈顶部的肿瘤压迫膈肌，使膈肌抬高；左叶肿瘤可推移脾脏向上方移位，以致“消失”。

7.肝内转移征象

(1)卫星灶：在主瘤旁或较远的肝组织内，呈多个低回声不均质团块，直径<2 cm，呈圆形，可有或无晕圈，球体感强，后方回声稍增高。

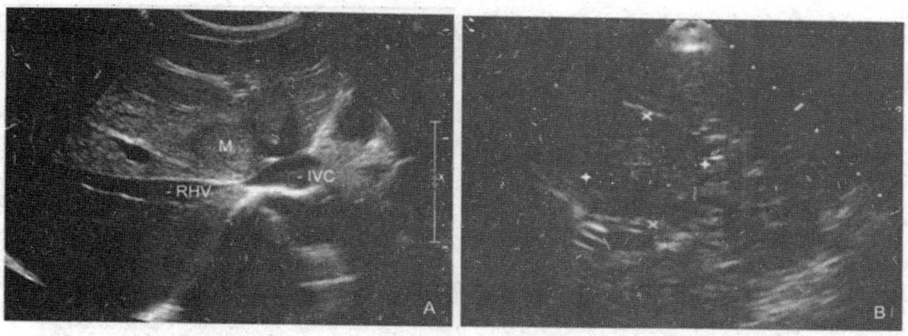

图 12-25 肝癌(结节型)

A.右肝前叶上段(S8)癌,肝静脉一下腔静脉受压;B.肝左内叶癌侵犯肝门引起肝内胆管扩张(M:肿块;RHV:右肝静脉;IVC:下腔静脉)

(2)门静脉癌栓:有报道,在肝癌中40%~70%出现门静脉受累,而B超可显示三级分支以内的癌栓,检出率较高,可达70%。常出现在主瘤附近的门静脉,表现为门静脉内径明显增宽,最宽可达3 cm,管壁可清晰或不清,腔内充满由中低回声密集点状强回声组成的不均质团块。如门脉主干被癌栓完全充填,则可见肝门周围有众多细小管道组成的网状团样结构,此为门静脉侧支形成所致的门脉海绵状变。另外,部分肝癌在门静脉内出现局部瘤样回声,亦为癌栓的一种征象,可为数毫米至数厘米。门脉癌栓对诊断弥漫型肝癌有一定帮助。

(3)肝静脉及下腔静脉癌栓:检出率较门静脉少,常在肝静脉主干内发现,内径不一定增宽,由低回声团块组成,常可延伸至下腔静脉,而下腔静脉癌栓多呈球状,可单个或多个,偶尔随血流有浮动感。

(4)胆管癌栓:少数患者因肿瘤侵犯胆管使肝内或肝外胆管受累,内充满实质样回声,并引起肝内胆管的扩张。

8.肝外转移征象

(1)肝门及胰腺周围淋巴结肿大:在晚期,肝癌可向肝外转移,最多处在肝门及胰腺周围出现大小不等的低回声团块,呈圆形或类圆形、部分可融合成团块,呈不规则形,严重者压迫肝门引起肝内胆管扩张。

(2)腹腔:在腹腔内有时可探测到低回声团块,肿瘤直径在3~5 cm,有包膜,边界清,内分布不均。多位于腹壁下,可活动。个别可转移至盆腔压迫髂血管引起下肢深静脉血栓形成。在一些肝癌术后患者中,肝内可无肿瘤,但腹腔内已有转移。因此,对肝内无病灶而AFP持续阳性者,应进一步检查腹腔。

9.其他征象

由于我国肝癌和肝硬化联系密切,80%以上的肝癌有肝硬化征象,故声像图上肝实质回声增粗、增高、分布不均,呈线状甚至结节状,亦可有高或低回声结节,并可出现门静脉高压、脾大、腹水等声像图改变。

(二)彩色多普勒

由于原发性肝癌在没有动脉栓塞前多具有较丰富的血供,因而为彩色多普勒检测提供了可靠基础。

(1)检出肝癌内的血流信号,呈现线条状、分支状、网篮状、环状、簇状等彩色血流。据报道,血流信号的检出率可达95%,其中98%为动脉血流信号,明显高于肝脏其他良性病变。同时,在实时状态下，肝癌内的彩色血流可呈现搏动状血流与心率一致。有时还可见彩色血流从肝癌内部延伸至门静脉的引流血管。

(2)脉冲多普勒常检出高阻力动脉血流，阻力指数(RI)和搏动指数(PI)分别大于0.6和0.9，并且平均流速可呈高速型，最大可达1 m/s以上(图12-26)，这些表现均提示该肝内占位病变以恶性可能为大。在原发性肝癌中，有时可测及高速低阻的动脉样血流，表示肝癌内动静脉瘘存在，也有助于肝癌的诊断。

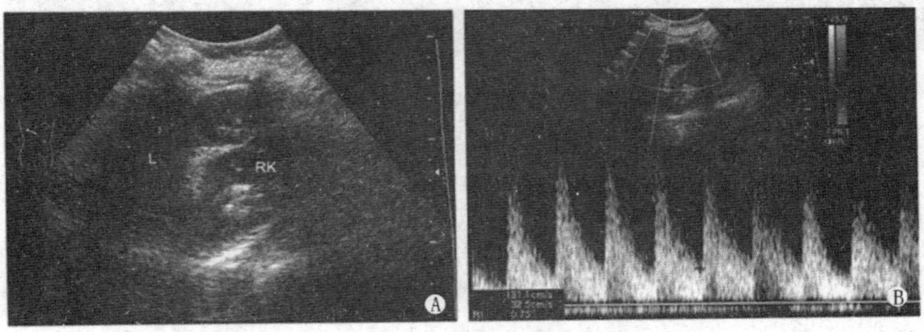

图12-26　肝癌

A.显示肝右叶结节型癌及右肾(RK)压迹；B.PD检测到动脉血流频谱，V_{max}=131 cm/s，RI≥0.75

(3)彩色多普勒使肝动脉较易显示，并在肝癌中明显增宽，可达4～5 mm，而正常仅2～3 mm，血流速度增快(图12-27)。

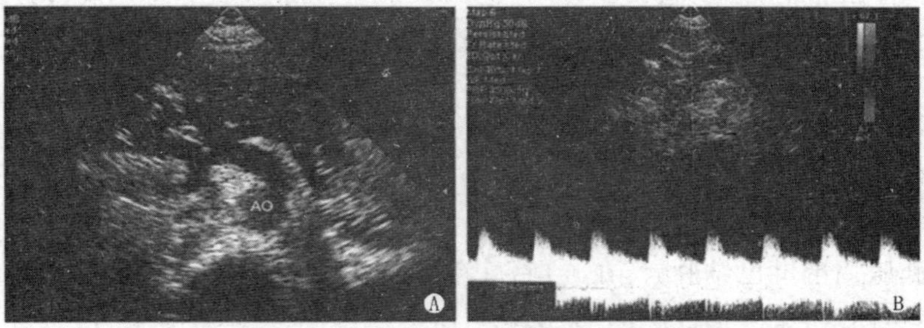

图12-27　弥漫型肝癌肝动脉显著扩张

A.肝总动脉内径增宽(9 mm)，AO：腹主动脉；B.肝动脉流速增高，CW测及最大流速294.5 cm/s

(4)在经介入治疗(包括TAE、乙醇注射)后，肝癌内彩色血流可明显减少甚至消失，提示疗效佳；经TAE治疗的病员中，动脉型彩色血流可减少甚至消失，但门静脉型的彩色血流信号可代偿增多，应引起注意。另外，如原来血流消失的病灶再出现彩色血流信号，则提示肿瘤复发。

(5)当门静脉癌栓形成时，彩色多普勒可显示门静脉属完全性或不完全性阻塞，此时，彩色多普勒显示未阻塞处(即癌栓与管壁之间隙)有条状血流通过，癌栓内亦可见线状深色或多彩血流，用脉冲多普勒能测及动脉及静脉血流，这些均提示门脉内栓子为肿瘤性。但有报道，门静脉瘤栓中其动脉血流的检出率较低，仅18.7%。同时，在门脉完全性阻塞时，门脉旁的肝动脉血流容易显示(图12-28)。

三、鉴别诊断

(一)肝血管瘤

如肝血管瘤为网状高回声团块，边界呈“花瓣”样改变时诊断较容易，但有些肝血管瘤可出现低回声不均质、混合回声不均质及晕圈样改变。有报道其出现率分别为15%、20%、5%，对这类患者应更全面观察，在实时状态下，观察肿瘤有无立体像等加以鉴别，同时对较大肝血管瘤可结合CT增强延迟扫描，同位素血池扫描等较特异征象加以确诊，必要时可在实时超声引导下肝穿活检以明确诊断。

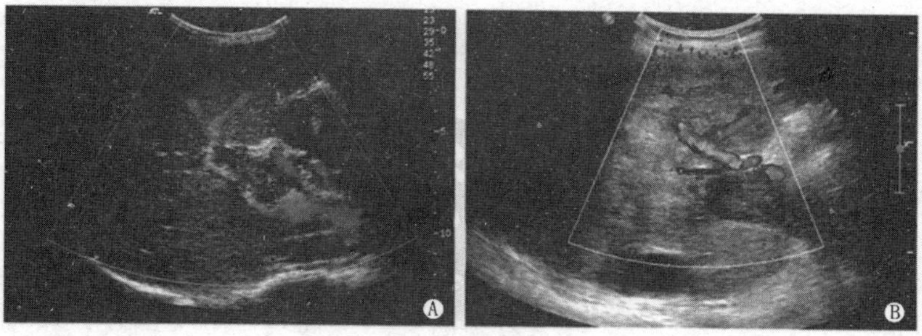

图12-28　门静脉癌栓

A.门静脉不完全阻塞，CDFI显示癌栓与管壁间有条状血流通过；B.门静脉完全阻塞，门静脉充满实质性低回声，肝动脉分支增宽，显示为条状红色血流

(二)肝脓肿

由细菌性或阿米巴原虫感染引起的肝内局灶性炎性改变，呈单发或多发。较典型时，壁厚，内膜粗糙呈"虫咬"状，为无回声或不均匀回声团块，诊断较容易。然而，随着近年来抗生素的广泛应用，肝脓肿的超声和临床表现常不典型，声像图显示肝内比正常组织回声稍低的区域，分布不均匀，边界模糊，包膜较薄，用常规B超诊断较困难。彩色多普勒显示内部有条状彩色血流，脉冲多普勒测及动脉血流频谱，阻力指数和搏动指数分别在0.5、0.8左右，提示良性病变，再结合这类患者多有短暂发热病史，有助于定性诊断。另外，如感染与肝癌并存，则超声诊断困难，必须行超声引导下穿刺活检。

(三)肝内局灶脂肪浸润

肝内局灶脂肪浸润可在肝内出现高回声或低回声灶，而低回声型与肝癌更容易混淆，但这些病灶多位于肝门旁，如肝右前叶、左内叶门脉旁，内部回声较低但多均匀，在实时状态下，边界可不规则或欠清，亦可向肝实质内呈"蟹足"样延伸。彩色多普勒显示病灶内无异常动脉血流信号。也有报道认为这类低回声型更易与肝癌混淆，应加以鉴别。

(四)转移性肝癌

多为低回声不均质团块，可有晕圈等改变，后方回声稍高，有侧后声影。这类病灶常为多发，并且非癌肝实质回声多无肝硬化表现，可资鉴别。如患者有其他原发肿瘤史则更有助于诊断。

(五)胆囊癌

胆囊癌发病近年来有逐渐增多趋势，早期发现仍比较困难。其中一部分患者因肝内转移而就诊时，常在肝右叶出现局灶性低回声不均质团块，有晕圈，可向表面突起，易被误诊为原发性肝癌。操作人员在发现肝右叶肿瘤且无肝硬化时，应仔细观察胆囊的情况，这类患者的胆囊因受压而变小，部分胆囊壁可不规则增厚而与右叶肿瘤相连，甚至在胆囊癌实变时，可与右叶肿瘤融合成一团块，胆囊隐约成一轮廓像，多伴有结石，有助于鉴别诊断。

(六)肝母细胞瘤

常出现于婴幼儿，多为无意触摸腹部时发现。肿瘤常较大，可达5.5～17 cm。声像图上显示肝内巨大团块，多强弱不均，并有液化和包膜，多位于肝右叶，常推移右肾，超声无特异性表现，应结合临床作出诊断。

(七)术后瘢痕

肝肿瘤切除后,手术区多有渗出、出血、纤维化及机化等一系列改变,声像图可呈不均质团块、高回声为主的团块、混合回声团块,边界多不规则、模糊,但后方均有不同程度的衰减和缺乏立体感,可资鉴别。如手术区堵塞吸收性明胶海绵,则呈较均匀的高回声区,伴后方衰减。彩色多普勒多未能显示手术区内的彩色血流信号。

(王　丽)

第七节　胆囊结石

一、病理与临床

胆囊结石有胆固醇结石、胆色素结石和混合性结石,在我国胆囊结石患者中以胆固醇结石最多见。胆囊结石可合并胆囊炎,且两者互为因果,部分患者最终导致胆囊缩小,囊壁增厚,腔内可充满结石。

胆囊结石患者可有右上腹不适、厌油腻等症状。结石嵌顿于胆囊管内时,可导致右上腹绞痛、发热等症状。胆绞痛是胆囊结石的典型症状,可突然发作又突然消失,疼痛开始于右上腹部,放射至后背和右肩胛下角,每次发作可持续数分钟或数小时。部分患者疼痛发作伴高热和轻度黄疸。疼痛间歇期有厌油食、腹胀、消化不良、上腹部烧灼感、呕吐等症状。查体可见右上腹部有压痛,有时可扪到充满结石的胆囊。胆囊结石超声显示率 90%以上,诊断价值较大,是首选的检查方法。

二、声像图表现

胆囊内可见一个或多个团块状强回声,后方伴有声影,可随体位变化而移位。当结石较大时,常只能显示结石表面形成的弧形强回声,内部结构难以显示。多个结石紧密堆积时,有时不能明确显示结石数量及每个结石的具体大小(图 12-29)。特殊类型的胆囊结石有以下 2 种。

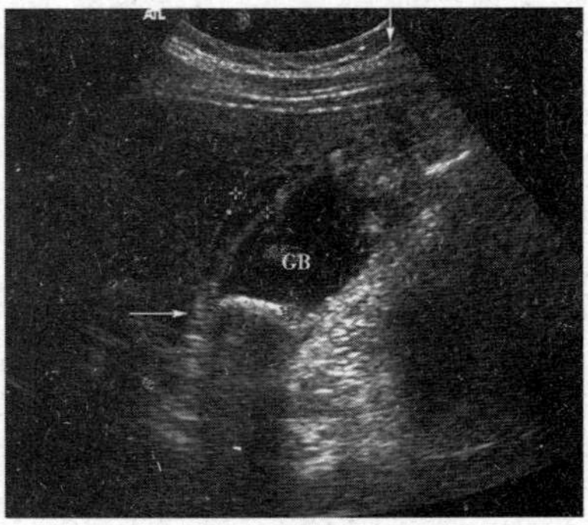

图 12-29　胆囊结石声像图

超声显示胆囊腔内见弧形强回声,后方伴声影。箭头:胆囊结石,GB:胆囊

(一)泥沙样结石

可见多个细小强回声堆积,形成沉积于胆囊后壁的带状强回声,后方伴有声影,随体位改变而移动。

(二)充满型结石

胆囊内呈弧形强回声带,后伴声影,无回声囊腔不显示,强回声带前方有时可显示胆囊壁,后方结构则完全被声影所掩盖(图 12-30)。

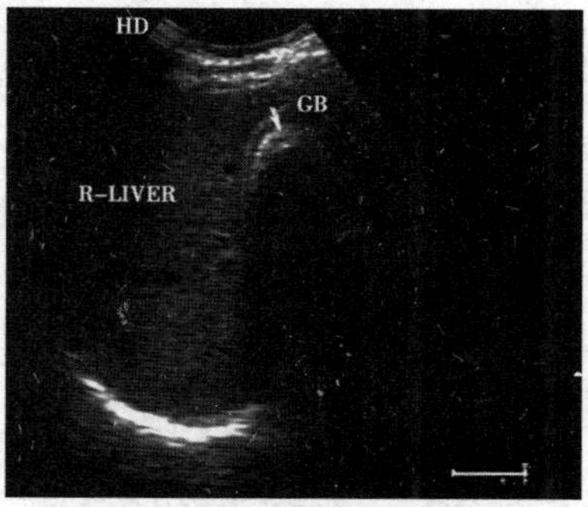

图 12-30　胆囊结石声像图

超声不显示胆囊腔的无回声,可见弧形强回声,后方伴声影,箭头:胆囊结石,GB:胆囊,R-LI VER:右肝

三、鉴别诊断

典型的胆囊结石超声诊断一般不困难。对于胆囊颈部的结石,由于缺少胆汁的衬托,使其结石强回声不明显,仅表现为胆囊肿大或颈部声影,超声必须认真仔细地检查,变换体位,如坐立位、胸膝位等,才能发现结石,并进行正确诊断。

(一)泥沙样结石需与浓缩淤积的胆汁或炎性沉积物相鉴别

泥沙样结石回声强,声影明显,随体位移动速度较快。

(二)充满型结石需与肠腔内积气相鉴别

结石后方为明显声影而非气体后方的彗星尾征,且肠腔内气体形态随时间而变化。

(王　丽)

第八节　胆　囊　癌

一、病理与临床

胆囊癌可发生于胆囊的任何部位,以胆囊底部和胆囊颈部最多见。原发性胆囊癌的大体形态可分为浸润型、结节型、胶质型和混合型。浸润型最多见,占总数的 70%～80%;胆囊癌的病理类型以腺癌最为多见,约占胆囊癌的 70%～90%,此外尚有鳞癌、腺鳞癌、腺瘤恶变、息肉恶变、类癌等。腺癌中最常见的是无其他亚型的腺癌(not other wise specified adenocarcinoma,

NOSA)，占腺癌的60%～70%，该型腺癌大多分化良好。

胆囊癌早期无特异性临床表现，合并胆囊结石或慢性胆囊炎者可有相应症状，中晚期患者可能触及右上腹肿块，或出现黄疸。晚期则产生明显症状，如右中上腹部持续性隐痛、食欲缺乏、恶心、呕吐，持续并进行性加重的黄疸，可伴有发热、腹水等。查体有肝大，右季肋下可扪及坚硬而无压痛的肿物。

二、声像图表现

根据胆囊癌的形态，可将胆囊癌分为结节型、浸润型、实块型等，超声有不同的表现。

（一）结节型

呈乳头状、菌伞状或团块状中低回声，肿块自胆囊壁向腔内突出，基底宽或窄，体积较大，直径常大于10 mm，单发或多发，以单发多见，可合并胆囊结石或胆汁淤积。

（二）浸润型

胆囊壁局限性或弥漫性不规则增厚，呈中等回声（图12-31），为肿瘤浸润胆囊壁的表现。

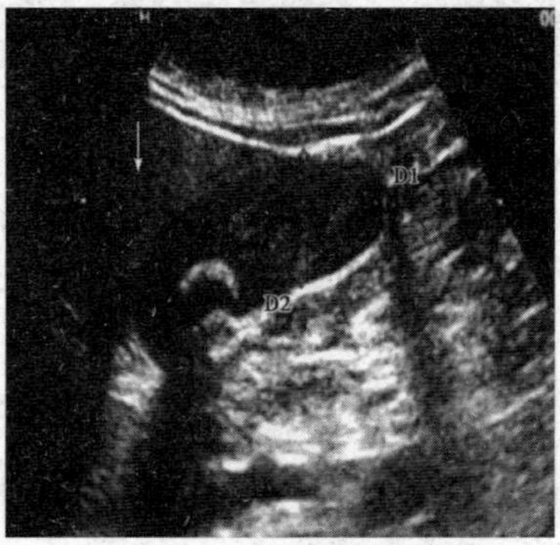

图12-31　胆囊癌声像图

超声显示胆囊底部腔内见中等回声，形态不规则，回声不均

（三）实块型

胆囊呈一中低回声实性肿块，正常无回声的胆囊腔消失。肿块边缘与周围肝脏分界不清，常为晚期胆囊癌伴有周围肝实质浸润转移的表现。CDFI显示病灶内血流信号丰富。

三、鉴别诊断

超声检查对发现胆囊壁隆起性病变具有重要的临床价值，早期胆囊癌在形态上呈隆起性病变者占80%～90%。典型胆囊癌的超声图像，诊断一般并不困难。但是，对于胆囊壁增厚型、小结节型胆囊癌，与胆囊炎、胆囊息肉难以鉴别，应该结合临床资料进行综合分析进行诊断。

（1）结节型胆囊癌与胆囊良性隆起样病变常难以鉴别，对于直径大于10 mm、单发的隆起样病变需密切随诊观察，必要时手术切除。

（2）实块型胆囊癌需与肝癌相鉴别：根据肿块部位、形态轮廓、与周围肝组织的关系等特征不难鉴别。

（王　丽）

第九节　胰　腺　炎

一、急性胰腺炎

(一)流行病学及病因

急性胰腺炎(acute pancreatitis,AP)是胰酶对胰腺组织自身消化导致胰腺腺泡细胞的损伤,同时伴有局部或全身的炎症反应。严重程度可以从轻度水肿到胰周坏死感染,甚至可以导致多器官功能衰竭。组织病理学上,急性胰腺炎分为急性水肿型胰腺炎和急性出血坏死型胰腺炎,前者居多,以间质充血、水肿和炎细胞浸润为主,而后者以胰腺实质坏死、血管损害、脂肪坏死为主伴炎细胞浸润。AP病因很多,主要发病因素为胆道疾病,尤其是胆道结石。文献报道急性胆源性胰腺炎发病率占AP的15%~50%,在我国占AP的60%以上。另外,感染、药物、乙醇、手术及创伤、肿瘤、自身免疫因素、代谢、妊娠、遗传、特发性等也占一定比例。

(二)临床表现

AP的临床表现与其病情严重程度相关。以腹痛、发热、恶心、呕吐等多见,急性胆源性胰腺炎还可伴随黄疸,当出现胰腺假性囊肿或胰腺脓肿时可扪及腹部包块。Grey-Tuner征(双侧或者单侧腰部皮肤出现蓝-绿-棕色大片不规则瘀斑)和Cullen征(脐周围皮肤青紫及两侧肋腹皮肤灰蓝色)少见。临床上将AP分为轻型胰腺炎(mild acute pancreatitis,MAP)和重症胰腺炎(severeacute pancreatitis,SAP)。前者可有极其轻微的多器官功能紊乱,但无严重腹膜炎和代谢功能紊乱,临床恢复快。后者则可出现多器官功能衰竭、代谢紊乱或合并胰腺坏死、脓肿、假性囊肿等并发症。因此,在临床上需要特别加以甄别。10%~25%的AP患者会并发假性囊肿,其中多数自行消退,持续存在者有导致感染、脓肿形成、胰瘘、假性动脉瘤、静脉血栓等可能性。

实验室检查约90%的急性胰腺炎血清淀粉酶升高,超过正常值5倍时,即可确诊为急性胰腺炎。起病后6~12小时血淀粉酶迅速升高,3~5天恢复到正常。尿淀粉酶升高较晚,在病后的12~24小时升高,持续时间较长,一般为1~2周,适用于起病后较长时间未确诊者。检测血清淀粉酶是诊断急性胰腺炎最常用和最快捷、简便的方法之一。在急性胰腺炎起病后24~72小时血清脂肪酶开始上升,持续5~10天,对起病时间较长者适用。有研究发现,C反应蛋白、白细胞计数、血清中降钙素和白介素-4可能是胰腺坏死感染的标志,能更早地反映疾病的严重程度。

(三)超声表现

1.体积

胰腺弥散性肿大,以前后径增大为著。

2.边界

轻型炎症时,胰腺边缘整齐,形态规则,重型时边缘不整齐,形态不规则,与周围组织分界不清。

3.实质回声

胰腺回声减低。水肿型胰腺炎实质回声呈均匀的低回声,但也有实质回声略高于正常的病例。出血坏死型胰腺炎实质回声明显不均匀，呈低回声和高回声相间的混合回声，内部可见片状无回声。

4.胰管

胰管轻度扩张或不扩张，当胰液外漏时扩张胰管可消失或减轻。

5.积液

胰腺炎时可合并积液，超声表现胰周、小网膜囊、肾前旁间隙的无回声，有时腹腔、盆腔甚至胸腔可见积液。

6.胰周

胰腺周围病变发生比例较高，超声表现为病变处见低回声，边界不清，主要见于胰腺腹侧、背侧，双肾旁间隙或肾周围，胰腺后方血管周围等。

7.假性囊肿

急性胰腺炎发病2周后可在胰腺内或周边形成胰腺假性囊肿，圆形或类圆形，边界较清楚，囊壁多数光滑，少数可厚薄不均、可见分隔或钙化，后方回声增强。

8.非典型者

不典型的急性胰腺炎表现为胰腺无肿大，仅腺体内局部回声减低，多见于胰头和胰尾，胰周组织回声减低，模糊不清。有时合并炎症的并发症如胰腺脓肿等，表现为胰腺正常结构消失，内部呈不均匀的混合回声。

9.血管的改变

重症胰腺炎还可以出现血管的并发症。炎症可直接侵蚀脾血管，血管内膜受损，管壁增厚，管腔狭窄，严重者可引起脾静脉血栓形成或闭塞。表现为脾静脉增宽，内见低回声，血流充盈缺损，提示脾静脉血栓形成，或胰腺后方未见脾静脉管腔及血流显示，提示脾静脉闭塞，胰腺周围和脾门区可见蜂窝状迂曲的管状结构，为五彩花色血流，提示侧支循环形成。胰腺炎还可以引起脾动脉病变，其原因可能为炎症直接侵蚀脾动脉；胰液在自我消化过程中侵蚀脾动脉；胰腺炎时脾动脉内血液因高浓度胰蛋白酶大量释放而处于高凝状态导致血栓形成。表现为脾动脉内可见低回声，血流充盈缺损。假性脾动脉瘤表现为脾动脉旁类圆形无回声区，CDFI内部血流呈涡流，与脾动脉相通。

（四）超声造影表现

1.急性水肿型胰腺炎

超声造影后，胰腺与周围组织分界尚清晰，实质回声增强，未见明显无灌注区。

2.急性出血坏死型胰腺炎

超声造影表现为胰腺实质呈不均匀增强，可见散在灶状或片状不规则无增强区，胰腺与周围组织界限不清，表面不光滑呈毛刺状。胰周及腹膜后炎性改变及并发症，如胰周、肾旁前（后）间隙、肾周间隙积液，胰腺内或胰周假性囊肿等在超声造影表现为组织的无灌注或低灌注区。

超声造影显著提高了急性胰腺炎坏死灶的检出率。在急性胰腺炎严重度评价上也具有很高的临床价值。超声造影技术通过观察感兴趣区域内造影剂灌注的有无、强弱来判断该区域血流灌注情况，以此来区别胰腺有无坏死及坏死的程度。

（五）报告内容及注意事项

急性胰腺炎的报告包括胰腺体积、形态变化，回声的改变，胰管是否扩张，胰腺与周边组织分界是否模糊，胰周是否有积液，腹腔、胸腔是否有积液。有无假性囊肿及血管受侵等情况。

超声造影应重点描述胰腺实质增强是否均匀，是否可见无增强坏死区。超声造影还可以评价急性胰腺炎的严重程度，对急性胰腺炎的分级有重要的临床意义。是否合并无增强的假性囊肿。

还应注意胰腺炎的病因，如胆道结石等。更要注意是否有合并胰腺肿瘤的可能。年轻患者应注意是否存在胰管、胆管合流异常，胆、胰管交界汇合处狭窄或受压可导致胰液通道梗阻，胆汁反流，引起胰腺炎。

（六）鉴别诊断

有明显声像图改变的病例，结合临床表现和血清淀粉酶、脂肪酶检查，超声可明确诊断。超声检查应注意对轻型和重型胰腺炎的鉴别诊断。轻型者胰腺常呈轻中度弥散性肿大，胰腺边缘清晰，呈均匀低回声，胰周积液少见或少量。重型者胰腺常呈严重弥漫肿大，边缘不整、模糊不清，内部回声不均匀，胰周积液多见，胸腔积液、腹水多见，肠麻痹、积气多见。

非典型胰腺炎要注意与胰腺癌的鉴别。胰腺炎病灶后方回声增强，主要原因是炎症导致的胰腺水肿或出血坏死使肿块的透声性增强，而胰腺癌的肿块后方多为回声衰减现象。胰头部局限性炎性肿块和胰头癌均可引起胰管和胆总管扩张，前者胰管呈轻中度不规则扩张，并贯穿肿块，胆总管及肝内胆管扩张不明显或仅有轻度扩张，常与胆道慢性炎症、胆石症或胰管结石并存，而胰头癌常早期侵犯压迫胆总管致肝内外胆管明显扩张，少有管壁增厚及钙化表现，胆总管下端截断或显示不规则性狭窄，肿块内见不到扩张的胰管。

假性囊肿出现时要与囊性肿瘤相鉴别。

二、慢性胰腺炎

（一）流行病学及病因

慢性胰腺炎（chronic pancreatitis，CP）是由各种原因导致的胰腺局部、节段性或弥散性的慢性进行性损害，导致胰腺实质和组织和/或功能不可逆的损害，造成胰腺腺泡萎缩，胰腺纤维化、钙化、导管内结石、胰腺假性囊肿，可有不同程度的胰腺内外分泌功能障碍。其主要病理特征为间质纤维化和慢性炎细胞浸润，间质中的血管无明显破坏和增生。目前认为 CP 是胰腺癌的一个危险因素。根据病因不同，CP 分为乙醇性胰腺炎、胆源性胰腺炎、热带性胰腺炎、遗传性胰腺炎、自身免疫性胰腺炎和特发性胰腺炎等。CP 在全球不同地区发病率差异较大。西方的患病率为（10～15）/10 万，发病率为每年（4～7）/10 万。日本的 CP 发病率为 5.77/10 万。我国 CP 发病率低于西方国家，但并不少见，且与全球一样呈上升趋势。

（二）临床表现

因病因不同，临床表现也不同，常见表现为腹痛和/或消化不良。典型者为餐后上腹痛，并可放射至左腰背部，向前屈曲位能减轻。腹痛还与乙醇、药物依赖和心理等有关。腹痛原因复杂，目前确切机制尚不明确，可能与胰管或胰腺实质内压力增加、神经周围炎症、缺血、组织坏死、负反馈功能下降等有关，如若合并假性囊肿、十二指肠梗阻或胰管梗阻（狭窄、结石或继发肿瘤）等，腹痛会进一步加重。胰腺脂肪酶水平下降 90%以上时会有脂肪泻、脂溶性维生素和维生素 B_{12} 缺乏及体重下降等。

当胰腺外分泌功能受损时，患者表现为腹胀、脂肪泻、吸收不良及消瘦等症状。内分泌功能受损时，患者会出现糖尿病。相关的实验室检查包括血、尿淀粉酶测定，苯替酪胺实验，苯甲酰-酪氨酰-对氨基苯甲酸试验，糖耐量试验，胰高血糖素测定等。CP 急性发作时，血淀粉酶、尿淀粉酶浓度可一过性升高。内分泌功能受损时，胰高血糖素升高，血糖升高。

(三)超声表现

1.体积

慢性胰腺炎时,胰腺体积多数缩小,少数可以正常或增大(弥散性增大或局限性增大),形态僵硬,边缘不规则。

2.回声

内部回声粗糙,多数回声增高,有时可以回声减低,内部可见实质钙化或胰管结石的斑点状强回声,是慢性胰腺炎的重要诊断指标。

3.胰管

主胰管可以不均匀扩张,直径多≥3 mm,粗细不均,典型者呈"串珠样"改变,管壁增厚毛糙,回声增强。钙化型胰腺炎常伴胰管内结石,胰管扩张较明显,梗阻型以轻中度扩张较常见。

4.假性囊肿

部分病例合并假性囊肿,可发生在胰腺内和胰周,圆形或类圆形,边界较清楚,囊壁较厚不规则,囊内可见点状回声。

5.肿块型

胰腺局部肿大,呈假肿物样低回声,形态多不规则,内部回声粗糙,可见斑点状强回声,回声可与胰腺其他部位回声相近。

(四)超声造影表现

肿块型慢性胰腺炎,常规超声表现为胰腺的局限性增大伴有不规则低回声团块。这与胰腺癌不易鉴别,而超声造影可以对两者进行鉴别诊断。肿块型胰腺炎超声造影早期表现为局灶性增强,与周围实质增强程度相似;后期廓清时间也与胰腺实质一致。这是因为肿块型胰腺炎病灶内可有不同程度的间质纤维化和炎症细胞浸润,但病灶内微血管属于正常的组织血管,且未受破坏,其数量和分布与正常胰腺实质大致相同,所以病灶的增强多与正常胰腺组织同时增强,且增强程度无明显差别。胰腺癌超声造影多表现为增强强度低于胰腺实质的低增强病灶,造影剂廓清时间早于胰腺实质。

(五)报告内容及注意事项

慢性胰腺炎的超声报告包括胰腺体积、形态变化,内部回声是否粗糙,是否有实质钙化和胰管结石,主胰管是否扩张,是否有假性囊肿。

超声造影应重点描述肿块型胰腺炎的肿块与胰腺实质是否同步增强,二者增强强度是否一致,廓清时间是否一致。

有时肿块型胰腺炎与胰腺癌鉴别困难,必要时需行超声引导下穿刺活检术。

(六)鉴别诊断

慢性胰腺炎的鉴别诊断主要为肿块型胰腺炎与胰腺癌鉴别:①前者胰管呈不规则串珠样扩张,胰管扩张及周围胰腺萎缩程度不如胰腺癌明显;②前者的肿块内多发无回声,为扩张的侧支胰管或小的假性囊肿;③前者可有胰管内结石或实质内钙化;④前者胆总管狭窄为渐进性,而后者多为突然截断。

三、自身免疫性胰腺炎

(一)流行病学及病因

自身免疫性胰腺炎(autoimmune pancreatitis,AIP)是由自身免疫介导、以胰腺肿大和胰管不规则狭窄为特征的一种特殊类型的慢性胰腺炎。病理表现为胰管周围淋巴细胞和浆细胞浸润、小叶间纤维化显著的慢性炎症,免疫组化有大量 IgG4 阳性细胞浸润,常伴有胰腺及周围闭塞性静脉炎。Sarles 等人在 1961 年首次提出用自身免疫来解释部分慢性胰腺炎的病因。1995 年,Yoshida 等使用激素治疗一例慢性胰腺炎伴有高球蛋白血症及自身抗体的患者有效,因此采用"自身免疫性胰腺炎"命名本类疾病。目前认为 AIP 是 IgG4 相关系统性疾病在胰腺的表现,胰腺外的其他器官也可以受累,如干燥综合征、原发性硬化性胆管炎、原发性胆汁性肝硬化等。

AIP 多见于男性,男女比例约 2∶1。发病年龄范围较大,多发生在 40～70 岁人群。日本报道的患病率为 0.82/10 万,占慢性胰腺炎的 2%～6%。AIP 的病因及发病机制尚不明确。AIP 患者血清中可检测到多种异常抗原抗体及升高的 γ-球蛋白,以及激素治疗对本病有效,提示自身免疫在 AIP 发病中有重要作用。也有人提出幽门螺杆菌参与激活 AIP 自身免疫过程。研究认为自身免疫性胰腺炎为一种 IgG4 相关的系统性疾病,2 型 T 辅助细胞和 T 调节细胞介导了大部分自身免疫性胰腺炎的免疫反应。IgG 及 IgG4 水平升高、多种自身抗体阳性及激素治疗有效反映了 AIP 发病的免疫机制。

(二)临床表现

自身免疫性胰腺炎临床表现比较复杂,可以表现为急性、慢性胰腺炎的症状,包括梗阻性黄疸、不同程度的腹痛、后背痛、乏力、体重下降、脂肪泻等,40%～90%的患者可以表现为胰腺外其他器官的症状,如泪腺唾液腺受累症状、胆管炎、胆囊炎、纵隔或腹腔淋巴结肿大、间质性肾小球肾炎、肺间质性纤维化、腹膜后纤维化、硬化性肠系膜炎、炎性肠病等,其中梗阻性黄疸可发生于 2/3 的患者。也有约 15%的患者无临床症状。50%～70%的患者合并糖尿病或糖耐量异常。实验室检查 γ-球蛋白及 IgG4 常明显升高,血清淀粉酶及脂肪酶轻度升高,CA19-9 一般不高,当 AIP 累及胆总管或合并胆管炎时,胆红素及转氨酶可相应升高。

(三)超声表现

AIP 超声影像学表现分为弥散型(约占 70%)和局部型(约占 30%)。

(1)胰腺形态:弥散型 AIP 呈弥散性肿大,典型表现为"腊肠样"改变。局灶型 AIP 表现为局灶性肿大,多位于胰头,可形态不规则、边界不清。

(2)胰腺回声:弥散型 AIP 胰腺弥散性回声减低,回声增粗,内部可见纤维化样高回声斑点。局灶型 AIP 胰腺局部呈肿物样低回声,回声与胰腺实质相近,彩色多普勒可见少许血流信号。

(3)主胰管弥散性变细或局限性狭窄,主胰管远端扩张;病变累及胆总管下段时,可出现局部陡然向心性狭窄,狭窄区较细长,胆管壁增厚,胆总管上段扩张及肝内胆管扩张。胰周可出现少量积液等。

(四)超声造影表现

弥散型 AIP 的超声造影表现为增强早期和晚期均为弥散性、中等强度的增强。局灶型 AIP 的超声造影多表现为肿物与胰腺实质同步增强、同步减退,且呈均匀增强。

(五)报告内容及注意事项

AIP 的超声报告包括胰腺是否有弥散性或局灶性肿大,胰腺回声是否减低、增粗,内部是否可见高回声斑点,主胰管是否有弥散性变细或局限性狭窄,病变是否累及胆总管,胆总管壁是否增厚或陡然向心性狭窄,是否有远端扩张。

AIP 的超声造影应重点描述弥散型 AIP 是否为增强早期和晚期均弥散性、中等强度的增强,局灶型 AIP 是否为病灶与胰腺实质同步增强、同步减退。

依据 AIP 的典型超声表现及超声造影同步增强同步减退的表现，同时结合血清 IgG4 升高、自身抗体阳性、伴其他器官相应病变及激素治疗效果良好等有助于 AIP 的诊断，但有时仍与胰腺癌鉴别困难，必要时需行超声引导或超声内镜引导下穿刺活检术。

（六）鉴别诊断

弥散型 AIP 通过弥散性“腊肠样”肿大、回声弥散性减低等表现，与胰腺癌鉴别较容易。局灶型 AIP 与胰腺癌鉴别较困难，胰腺癌多为蟹足样浸润生长、胰管突然截断、狭窄远端明显扩张、远端胰腺可以萎缩、肝转移灶、转移性淋巴结等。有文献报道局灶型 AIP 假肿物内的高回声斑点具有特异性，有助于鉴别 AIP 与胰腺癌，高回声斑点可能是诸多被压缩的小胰管形成。超声造影也有助于鉴别 AIP 与胰腺癌。AIP 的实验室检查（血清 IgG4 升高、自身抗体阳性）、其他器官相应病变及激素治疗效果良好均对鉴别二者有重要帮助。

四、嗜酸性胰腺炎

（一）流行病学及病因

原发性嗜酸性胰腺炎极罕见，特征为胰腺实质明显的嗜酸性粒细胞浸润。原发性嗜酸性胰腺炎全身表现有外周血嗜酸性粒细胞升高、血清 IgE 升高及其他器官的嗜酸性粒细胞浸润。胰腺可肿大、萎缩或出现纤维化，可出现嗜酸性静脉炎，病变可导致肿块形成或胆总管阻塞。病理学表现为胰腺组织内有大量以嗜酸性粒细胞为主的炎性细胞的浸润，同时伴有组织纤维化，弥散性胰管、腺泡和间质嗜酸性粒细胞浸润伴发嗜酸性动脉炎和静脉炎。胰腺假性囊肿可见局部高密度嗜酸性粒细胞的浸润。除原发性外，嗜酸性胰腺炎常见于寄生虫感染、胰腺肿瘤、胰腺移植排斥反应、对药物（如卡马西平）的高敏感性、中毒、牛奶过敏等。目前此病的发病机制尚不清楚，多数学者认为嗜酸性胰腺炎发病可能与机体变态反应有关。糖皮质激素治疗后，胰腺影像学和血清学异常可得到改善。

嗜酸性胰腺炎因其发病隐匿，目前多为个案报道，缺乏流行病学资料。各年龄段皆可发病，以中老年多见，男女比例为 2∶1，既往有过敏史、哮喘病史者易患。另外，若新生儿的母亲为血糖控制不佳的糖尿病患者，该新生儿的发病风险也高于其他人群。

（二）临床表现

嗜酸性胰腺炎临床表现主要取决于嗜酸性粒细胞的浸润部位。嗜酸性粒细胞可单独浸润胰腺，亦可同时合并胃肠道和全身其他脏器的浸润，包括心脏、皮肤、淋巴结等。由于胰腺的炎性肿胀可压迫和刺激胰腺包膜引起腹部疼痛，肿胀部位不同可诱发不同部位的疼痛，以右侧较多见，可向后背放射。胰头部位的肿胀还可影响胆汁和胰酶的排泄，部分患者甚至可诱发嗜酸性胰腺炎急性发作。持续的炎性反应还可引起胰胆管损伤等，部分患者可出现黄疸、瘙痒、消化不良等症状。少部分患者还有复发恶心、呕吐等症状，严重者出现心脏和呼吸道嗜酸性粒细胞浸润，可导致死亡。

（三）超声表现

胰腺可以弥散性肿大或局限性肿大（以胰头肿大多见），回声减低，可伴胰周少量渗出。胰管全部或局部狭窄，可伴远端胰管扩张，也可出现胆管狭窄伴远端扩张。少数病例可见胰腺假性囊肿。

（四）超声造影表现

弥散型嗜酸性胰腺炎的超声造影表现为弥散性、中等强度的增强。局灶型嗜酸性胰腺炎的超声造影多表现为肿物与胰腺实质同步增强、同步减退，且呈均匀增强。

(五)报告内容及注意事项

嗜酸性胰腺炎超声报告包括胰腺是否弥散性或局灶性肿大，回声是否减低，胰周是否有渗出，主胰管和胆总管是否有狭窄及远端扩张。

超声造影应重点描述是否为同步增强、同步减退及增强强度。

嗜酸性胰腺炎的超声表现不具有特异性，与其他类型的胰腺炎表现不易鉴别。内镜逆行胰胆管造影在嗜酸性胰腺炎的诊断中占有较重要的地位，超声内镜行组织穿刺可进行诊断。

(六)鉴别诊断

主要与胰腺癌和自身免疫性胰腺炎鉴别。三者的临床症状和影像学表现较为相似。多数嗜酸性胰腺炎出现嗜酸性粒细胞增多、免疫球蛋白 IgE 升高，有过敏和哮喘病史、糖皮质激素治疗有效；自身免疫性胰腺炎多出现血清 IgG4 升高，自身抗体阳性等。另外肿瘤标志物、ERCP 检查等也有助于三者的鉴别诊断。病理组织学活检是三者诊断的金标准。

五、胰腺脓肿

(一)流行病学及病因

胰腺脓肿指来自腹腔内邻近胰腺部位的脓液积聚，可来源于胰腺局限性坏死液化继发感染，也可来自胰腺假性囊肿继发感染，是重症急性胰腺炎的严重并发症之一，通常在胰腺炎发病 4 周后形成，在重症急性胰腺炎中的发病率大约为 5%，国外报道胰腺脓肿的死亡率为 14%～54%，国内报道为 12.2%～25%。脓肿好发于胰体和胰尾部，可为单腔或多腔，小者直径数厘米，大者可达 30 cm，可并发膈下脓肿、小网膜积脓和结肠坏死。传统治疗方法有经皮穿刺引流、外科手术等。

(二)临床表现

感染征象是常见的临床表现，急性胰腺炎患者若出现败血症表现，应高度警惕胰腺脓肿。胰腺脓肿可呈隐匿性或爆发性表现。患者原有症状、体征发生改变和加剧，表现为持续性心动过速、呼吸加快、肠麻痹、腹痛加剧，伴腰背部疼痛，外周血白细胞计数升高，患者有全身中毒症状，体温逐步上升，偶有胃肠道症状(恶心、呕吐及食欲缺乏等)。少数会出现糖尿病症状。上腹部或全腹压痛，脓肿较大时可触及包块。1/3～2/3 的患者可出现血清淀粉酶升高。可有肝功能损害，血清转氨酶和碱性磷酸酶升高。40%～48%的患者可出现肾功能损害，血清尿素酶及肌酐增高。35%患者有肺炎、肺不张、胸膜炎等表现。

(三)超声表现

脓肿前期，所累及的胰腺区域回声增强、增粗、不均，轮廓不清。继而转为急性期，脓肿边界模糊，中心有液性暗区。进入慢性期后，脓肿成熟，表现为胰腺周围或胰腺内无回声，边界不清，囊壁增厚不规则，无回声内可见随体位改变而浮动的点状回声，透声较差。脓肿中检出强回声气体时有特异性诊断价值，是产气菌感染的表现。彩色多普勒显示囊壁可见血流，内部脓液无血流信号。

(四)超声造影表现

多数胰腺脓肿表现为动脉期有环状厚壁高增强，囊壁不规则，内部为无增强的液化脓腔，也可表现为蜂窝状增强，内可见多处液化无增强区。

(五)报告内容及注意事项

胰腺脓肿的超声报告应包括脓肿形态、回声,内部是否有液化区,是否有不规则厚壁,彩色多普勒内部是否有血流,囊壁血流情况。

超声造影报告应包括是否有环状厚壁高增强或蜂窝状增强,内部是否有无增强的液化脓腔。

超声对胰腺脓肿的检出率约为 70%,有时不易鉴别胰腺脓肿、积液或假性囊肿,超声引导下脓肿穿刺、细菌培养有助于诊断,手术能明确诊断。

(六)鉴别诊断

胰腺脓肿应与胰腺假性囊肿鉴别,前者有脓肿前期至脓肿形成期的病程变化过程,脓肿形成后可见不规则厚壁,边界不清,内为无回声,透声差,有时内可见气体样回声,患者有发热、全身中毒症状、败血症等表现。假性囊肿多数边界较清楚,囊壁多数光滑,少数可厚薄不均、可见分隔或钙化,患者有急性胰腺炎病史。

(王　丽)

第十节　胰腺非肿瘤性囊性病变

一、流行病学及病因

胰腺非肿瘤性囊性病变中,假性囊肿最常见,多继发于急性或慢性胰腺炎、胰腺外伤或手术,是胰液、渗出液和血液等聚积,刺激周围组织,继而纤维组织增生包裹而成,囊壁无上皮细胞覆盖。假性囊肿多位于胰腺的周围,少数位于胰内。

其他少见的胰腺非肿瘤性囊性病变包括先天性囊肿、潴留性囊肿、寄生虫性囊肿、淋巴上皮性囊肿和黏液性非肿瘤性囊肿等。这类囊肿囊壁来自腺管或腺泡上皮组织,一般体积较小,通常无症状,无须切除。先天性囊肿因胰腺导管、腺泡发育异常所致,多见于小儿,与遗传因素有关。潴留性囊肿由于胰腺炎症、胰管狭窄或梗阻而引起胰液在胰管内滞留而形成。胰腺寄生虫性囊肿主要为发生于胰腺的包虫囊肿,该病多见于肝脏,偶见于胰腺。胰腺淋巴上皮性囊肿极少见,多见于中老年男性,目前病因不明,病变通常位于胰周,内衬成熟的角化鳞状上皮,周围有独特的淋巴组织层。黏液性非肿瘤囊肿一般被覆单层柱状上皮,上皮细胞顶端富含黏液,无任何肿瘤特征,与导管不相通。

二、临床表现

胰腺假性囊肿多发生于急性胰腺炎发作 4 周以后,也可继发于慢性胰腺炎、胰腺外伤或手术。其他少见的胰腺非肿瘤性囊性病变一般无症状,多属偶然发现。部分患者可出现上腹痛、腹胀,当囊肿增大到一定程度会出现周围脏器压迫症状,如梗阻性黄疸。

三、超声表现

(一)假性囊肿

位于胰腺内部或周围,单发或 2～3 个,大小不等,呈类圆形或不规则形,囊壁较厚,可有分隔，无合并症者通常囊液清晰，合并坏死或继发感染者内部可见点片状中低回声，彩色多普勒显示囊腔内无血流信号。假性囊肿患者可能伴有胰腺炎及周边血管、组织受损等相关的影像学表现。囊肿可压迫及挤压周围器官，并与周围器官粘连，引起相应临床症状及超声表现。假性囊肿自发破裂时，患者突然腹痛，超声显示囊肿变小，壁不完整及腹水。

(二)先天性囊肿

胰腺实质内单发或多发的无回声，呈圆形或椭圆形，边界清晰，壁薄，后壁回声增强。体积小，常合并肝、肾、脾等囊肿。

(三)潴留性囊肿

胰腺实质内无回声，位于主胰管附近，多为单发，体积不大。有时超声可见囊肿与胰管相通。有时可见胰腺结石、钙化等慢性胰腺炎的超声表现。

(四)寄生虫性囊肿

如包虫性囊肿，典型者囊壁较厚、表面光滑，后方回声增强。部分囊内可见子囊和头节，声像图上头节表现为多发的团状、点状强回声，子囊可有囊中囊表现。

(五)淋巴上皮性囊肿

常位于腺体边缘的胰腺实质内，无或低回声，呈圆形，边界清晰，常为多房，后方回声稍增强。

(六)黏液性非肿瘤性囊肿

多呈圆形或类圆形单个囊腔，壁薄，边界清楚，内无分隔。黏液性囊肿与黏液性囊性肿瘤有时难以鉴别诊断。

四、超声造影表现

胰腺非肿瘤性囊性病变超声造影囊腔全期无增强，囊壁和分隔光整，无增强壁结节。

五、报告内容及注意事项

超声报告应包括病灶的数目、位置、大小，描述囊壁及囊内回声。注意扫查时应细致、全面，尽可能清晰显示胰腺结构及其与周边组织的毗邻关系，避免漏诊较小的囊肿及位于胰周的假性囊肿。准确的定位诊断需仔细观察囊肿与胰腺的相对位置关系，观察深呼吸时两者是否有相对运动。

六、鉴别诊断

胰腺假性囊肿与其他胰腺非肿瘤性囊性病变的鉴别：前者有胰腺炎、胰腺外伤或手术史，囊壁较厚，囊液欠清晰；后者一般无相应临床病史，体积较小，壁薄，囊液清。

胰腺非肿瘤性囊性病变需与胰外囊肿鉴别：胰头部者应与胆总管囊肿、肝囊肿及右肾囊肿相鉴别；胰体部者应与胃内积液、网膜囊积液相鉴别。胰外囊肿包膜与胰腺被膜不相连，深呼吸时囊肿运动与胰腺运动不一致，可帮助鉴别。

胰腺非肿瘤性囊性病变还需与胰腺脓肿鉴别：后者无回声内可见随体位改变浮动的低、中、高强度的点片状回声，其壁厚、粗糙、不规则，囊液透声较差。胰腺脓肿与典型的非肿瘤性囊肿不难鉴别，但与合并感染的囊肿很难鉴别，超声引导下穿刺有助于明确诊断。

囊液透声较差的胰腺非肿瘤性囊性病变需与胰腺囊腺性肿瘤鉴别：后者囊壁厚而不规则，内部可见实质成分，部分可见壁上结节，囊液透声性较差，彩色多普勒于其实性成分内可探及较丰富的血流信号。

（赵　乾）

第十一节　脾先天性异常

一、副脾

副脾是指脾脏以外尚有一个或数个多余的小脾。尸检发现率10%～30%，属比较多见的先天性变异。副脾的位置多数靠近脾门、脾血管和胰尾部附近。极少数位于网膜、肠系膜、阔韧带和睾丸附近，呈圆形或椭圆形，血供通常来自脾动脉。副脾体积差异较大，通常1～2 cm，最大可达10 cm。当脾增大时，副脾也可增大，副脾不引起临床症状，偶尔由于扭转或栓塞引起急性腹痛，但是在治疗脾功能亢进而做脾切除时应考虑到副脾的存在。位于阴囊内的副脾可引起运动后左侧睾丸痛和发热期间左侧阴囊肿胀。

(一)声像图表现

位于脾门附近的副脾易于发现，呈圆形或卵圆形低回声团，边缘整齐、清晰。直径1～2 cm，似肿大的淋巴结。内部回声与脾脏相同，呈均匀的细点状回声。用高灵敏度的彩色多普勒超声检查，多数可显示副脾动脉和静脉的血流信号，并可能显示其与脾动静脉的关系(图12-32)。

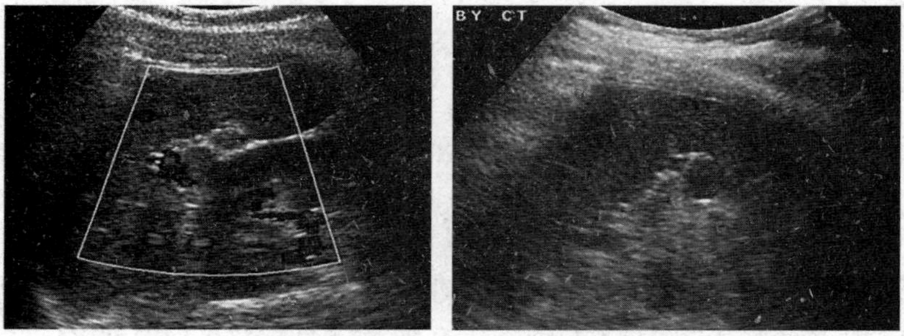

A　　B

图12-32　副脾声像图和CDFI表现

(二)诊断与鉴别诊断

副脾常于腹部超声检查时偶然发现。依据上述声像图表现诊断并不困难。但是应与下列疾病作鉴别。

1.脾门部淋巴结肿大

副脾与脾门部淋巴结肿大声像图较难鉴别。仔细观察后者内部回声与脾实质尚有差别，对脾门部血管可产生压迹(占位效应)，有利于鉴别。彩色多普勒超声检查发现动、静脉血流信号及其与脾血管的关系也有助于鉴别。CT检查不一定有多大帮助。核素检查对体积较大的副脾可能有用。必要时，采取选择性血管造影进行鉴别。

2.腹部肿瘤

较大的副脾或在脾切除术后副脾代偿性增大，临床常误诊为胰尾、胃、肾、肾上腺或腹膜后肿物。重要的鉴别依据是显示副脾的供养血管，配合核素或CT检查以明确诊断。

3.自体脾组织植入

自体脾组织植入是脾外伤或脾术后引起脾组织植入腹膜腔所致或人为植入脾组织。副脾与植入脾声像图鉴别比较困难,常需结合病史、CT 和核素检查。

二、游走脾

游走脾也称异位脾,甚为罕见,中年经产妇相对多见。主要由于脾蒂和韧带先天性过长所致。游走脾多沿腹腔左侧向下移位直至盆腔,甚至横过中线抵达对侧。游走脾容易发生扭转,半数以上患者有发作性腹痛。急性扭转的症状似肾蒂扭转或卵巢囊肿蒂扭转,严重者脾内部缺血坏死或有渗出。慢性扭转者,引起脾静脉回流受阻,出现慢性腹痛。游走脾患者多因腹部包块而就诊。包块光滑,有切迹,活动度大。急性扭转时,包块增大,有触痛。

(一)声像图表现

在脾窝处找不到脾脏声像图,而在腹腔左侧或盆腔内发现实性团块,其轮廓清楚,形状和内部回声与脾脏相似,并可显示脾门切迹和脾门血管征象。彩色多普勒检查易于显示脾门切迹处的脾动、静脉,并有可能沿脾动脉和脾静脉追溯到腹腔动脉或门静脉。游走脾合并扭转时,声像图显示脾外形增大、饱满,坏死出血者内部出现不规则低回声、无回声或混合回声区。脾和胰腺周围可能有液体无回声区;腹腔内也可出现游离液体回声。彩色多普勒显示脾内血流灌注明显减少和脾静脉迂曲扩张。脾动脉近端 RI 值显著增高。

(二)诊断和鉴别诊断

1.腹部肿瘤

发现腹部肿瘤需要排除游走脾的可能,根据脾的位置形态和血管分布不难加以鉴别。

2.游走肾

游走肾也可位于下腹部或骨盆腔,并有肾门切迹和进入该处的血管。扭转后产生与脾扭转相似的症状。但是游走肾在肾窝内找不到正常肾回声。游走肾外形有肾的特点,内部有集合系统强回声,利用彩色多普勒可见典型的肾脏血管分布,与游走脾截然不同。

(三)比较影像学

超声不仅能够显示游走脾的形态特征及内部回声,而且可对其血供状况进行评估。超声能够简便可靠的诊断游走脾及有无扭转等并发症。仅在严重肠气干扰和过度肥胖时,才需要进行其他影像等检查。X 线检查可发现脾窝处被肠襻占据,腹部有肠管受压等局部占位征象,但不能显示肿块内部结构。核素检查通常显示该“肿物”似脾,可正常摄取核素故有诊断意义。但是,游走脾有无合并扭转则难以提供诊断依据。血管造影可明确显示脾动脉的行径、游走脾的部位,但是属于创伤性检查方法,现已很少应用。CT 检查不受气体干扰,易于显示脾窝处的脾缺失及下腹部或盆腔的脾脏,故能确切诊断游走脾。但是,在提供脾扭转的血流灌注方面,不及彩色多普勒检查。联合运用超声、CT 或核素检查,可相互补充,获得更详尽的诊断信息。

三、先天性脾缺失

先天性脾缺失又称无脾综合征、Ivemark 综合征,属于一种十分少见的先天性多内脏畸形综合征。患者无脾,常合并右侧双器官,可有两个右肺;肝脏位于中线,并且左叶大于右叶;腹主动脉和下腔静脉转位;还可合并心血管畸形、马蹄肾等。本病临床表现复杂,除具有呼吸、心血管功能障碍外,无脾患者常有免疫缺陷,易发生严重感染。外周血象内见 Howell-Jolly 小体,可提示本病。

(一)声像图表现

(1)超声检查在脾窝处和腹腔内找不到脾脏声像图。

(2)常同时显示内脏位置异常,如肝脏左右对称,或左叶大于右叶及心血管畸形等。彩色多普勒显示脾动脉缺失,腹主动脉和下腔静脉在同一侧,为本病特征性征象。

(二)诊断与鉴别诊断

根据超声检查确认无脾,加上发现其他内脏和心血管畸形,可诊断无脾综合征。

无脾综合征应与脾萎缩和游走脾鉴别。

(三)比较影像学

超声检查很容易发现无脾和合并内脏畸形,它是全面评价无脾综合征的最简便和实用的方法。心血管造影显示血管畸形具有重要价值,超声心动图检查是本病的主要无损检查方法。CT检查有助于显示肺部畸形和内脏位置异常及畸形。核素肝、脾扫描可发现对称肝和脾缺失。

四、多脾综合征

多脾综合征也是一种罕见的先天性多脏器畸形综合征。其特征为多个小脾,数目2～14个,通常位于右侧,偶尔在双侧。多脾综合征常有左侧双器官,或左侧结构比右侧显著。常有两个左肺、下腔静脉肝段缺失伴奇静脉连接、胆囊闭锁、胆囊缺失、胃肠异常旋转、心血管畸形等。与无脾综合征相比,多脾综合征伴复杂心肺畸形较少,死亡率稍低。1岁以内死亡率为50%～60%。

(一)声像图表现

(1)在脾窝处见不到正常大小的脾脏,代之以几个或数个圆形或椭圆形结节,其内部回声与正常脾脏回声相似。

(2)声像图显示内脏位置异常及心血管畸形等,特别是彩色多普勒显示下腔静脉肝段缺失,血流走向异常。

(二)诊断和鉴别诊断

根据声像图显示多个小脾加内脏异常不难作出诊断。多脾综合征应与下列疾病鉴别。

(1)副脾。

(2)自体脾组织植入:有外伤性脾破裂或脾组织种植手术史,与多脾综合征不难鉴别。

(三)比较影像学

超声对多脾综合征的诊断价值与无脾综合征一样重要。与CT、心血管造影及核素扫描联合应用,有助于显示多脾及心血管畸形和内脏位置及结构的异常。

(赵　乾)

第十二节　弥漫性脾大

一、病因与临床表现

引起弥漫性脾大的病因很多,具体如下。

(1)急、慢性感染,如急慢性病毒性肝炎、传染性单核细胞增多症、伤寒、副伤寒、败血症、血行播散型结核、血吸虫病、疟疾等。

(2)充血性脾大,如肝硬化门静脉高压症,慢性充血性心力衰竭,门静脉或脾静脉炎症、狭窄或血栓形成。

(3)血液病,如急慢性白血病、淋巴瘤、溶血性贫血、真性红细胞增多症、原发性血小板减少性紫癜、骨髓纤维化、先天性溶血性黄疸等。

(4)其他病因引起的脾大如某些结缔组织病、单核-吞噬细胞增多症、戈谢病、AIDS 等。

脾大的临床表现各异。脾脏中度以上肿大的患者一般体检都能扪及脾脏;明显肿大的患者脾脏下缘可达脐下水平。

二、声像图表现

(一)脾大的确定

一般认为,具备下列条件之一者考虑有脾大:成年男性和女性脾脏厚径分别超过 4 cm 和 3.8 cm,同时脾脏下缘超过肋缘线;长径大于 11 cm;脾面积代表值超过 25 cm^2;脾体积代表值男女分别超过240 cm^3和 215 cm^3。因年龄、性别、身高及营养状况不同,脾脏的正常值个人差异颇大。

根据学者一组调查,肝功能正常者的健康人群和运动员群体超声检查中,有 20%～25%脾厚超过4 cm,同时肋缘下可探到脾缘,符合超声或临床的"轻度脾大",然而经两年以上随访健康状况良好,并无其他疾病表现。可见,这类人群"轻度脾大"的真实意义值得探讨。

(二)脾大程度的判断

超声对脾大程度的判断仍然与临床传统的判断标准保持一致。

(1)脾脏轻度肿大:超声可见脾脏形态一般正常,各径线长度或面积、体积超过正常高限;在仰卧位平静吸气时,肋缘下可探及脾脏;深吸气,脾下缘在肋缘下 2～3 cm。

(2)脾脏中度肿大:声像图显示脾脏失去正常形态,各径线测值明显增加,增大比例可不一致,吸气时,脾下缘超过肋缘下 3 cm,直至平脐。脾上、下极圆钝,脾门切迹变浅。

(3)脾脏重度肿大:脾脏体积进一步增大,邻近器官受压移位。脾脏下缘超过脐水平以至抵达骨盆腔。脾门切迹消失。

(三)脾大的内部回声

脾大的内部回声与肿大的时间、程度有一定关系,而与病因关系不密切。慢性重度肿大可因脾内发生小出血灶或纤维化而回声增强。个别代谢性疾病或寄生虫病可使脾脏内部回声不均匀,出现局灶性低回声或高回声结节,但是对疾病的诊断无特异性(图 12-33、图 12-34)。

三、诊断与鉴别诊断

对于中重度脾大,超声很容易诊断。但对个别轻度脾大,有时难以肯定。临床上超声测值超出正常高限诊断"轻度脾大"而无明显病因可寻者,较多见于职业性运动员和部分健康人群,很可能属于正常变异。因此,考虑"轻度脾大"是否有临床病理意义必须慎重。病因诊断主要依靠病史和实验室检查来确定。脾大需与以下疾病鉴别。

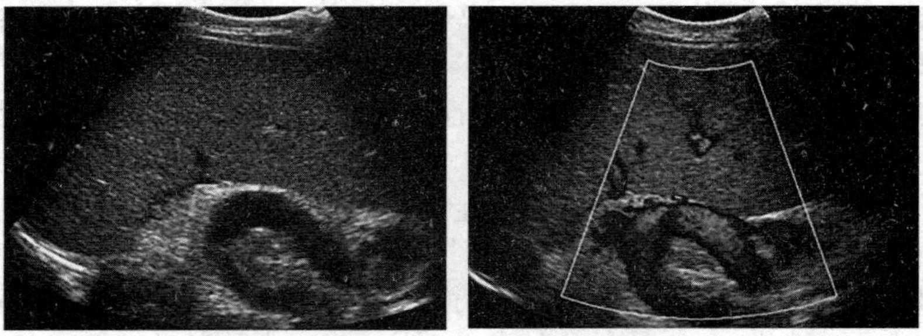

A　　B

图 12-33　肝硬化引起淤血性脾大声像图和 CDFI 表现

A.二维图像；B.彩色多普勒图像（SP：脾，SV：脾静脉曲张）

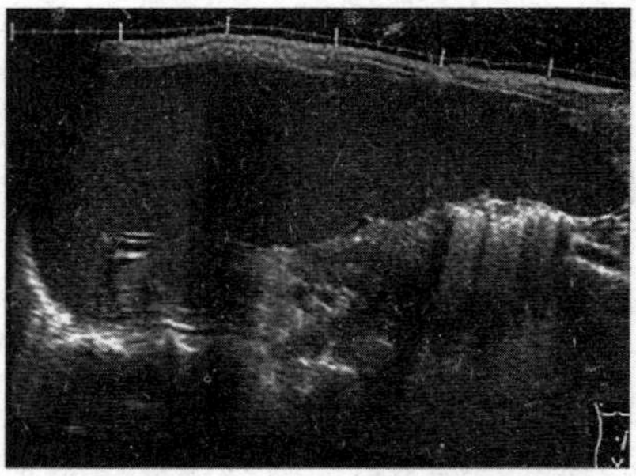

图 12-34　慢性粒细胞白血病引起的巨脾

左侧肋间经过肋骨弓向前下腹壁扫查，SH 为肋骨声影

(一)腹膜后肿瘤

左侧腹膜后巨大肿瘤可以将脾脏向后上方推移，致使脾脏被肺组织遮盖而超声不易显示；同时，容易把肿瘤本身误认为肿大的脾脏。极个别腹膜后肿物可引起脾脏向左下腹和髂窝部移位。腹膜后肿瘤无脾脏特有的外形切迹和脾门血管结构，只要注意全面扫查，容易加以鉴别。

(二)肝左叶显著增大

肿大的肝左叶或肝左叶巨大肿瘤占据左上腹时，也可能与脾大混淆。连续扫查，可以发现其为肝脏整体的延续，与肝脏无分界。其内部管状回声多，为肝内管状结构的分布。彩色多普勒显示其血供来自肝脏，与脾脏血供特点完全不同。

四、比较影像学

超声是检查脾大最为简便的方法，测量脾脏各径线极为方便。除了能很敏感地判断脾脏有无增大及其内部结构异常外，利用彩色多普勒可以对脾大和脾内病变的血流动力学作出评估，为临床提供丰富的病理和病理生理学信息，有助于诊断。CT 可判断脾脏有无肿大，但比较粗略，病因诊断也十分困难且价格昂贵。核素扫描，表现为核素浓集面积增大，而在形态上无特征。MRI 检查，对于脾脏肿大，尤其是充血性脾大的识别，包括发现脾门静脉扩张，有相当的帮助。而对其他原因引起的脾脏肿大，则缺乏特异性。检查费用高，不易普及也限制了 MRI 的应用。相比之下，超声对脾大的形态学和血流动力学的观察优于其他影像学方法。

（赵　乾）

第十三节 脾脏囊性病变

根据病理又可分为原发性真性囊肿与继发性假性囊肿两类。真性囊肿特点是囊的内壁有上皮细胞层覆盖，如单纯性脾囊肿、包虫囊肿、淋巴管囊肿、表皮样囊肿等；假性囊肿内壁无上皮细胞覆盖，为机化的纤维包膜，可有钙化，多继发于外伤性血肿和胰腺炎。临床上以假性囊肿相对多见，约是真性囊肿的4倍。

一、声像图表现

(一)单纯性脾囊肿

本病罕见，可能为脾表面间皮细胞嵌入脾内形成。多为单发性。圆形或类圆形，壁薄而光滑，内部透声好，后壁回声增强，具有典型囊肿特征(图12-35A)。CDFI:肿物内无血流信号。

(二)脾内假性囊肿

多数为圆形或椭圆形，囊壁回声欠光整，局部可能有钙化强回声；内部多有细点状或少量索状或碎片状回声(图12-35B)。CDFI:肿物内无血流信号。

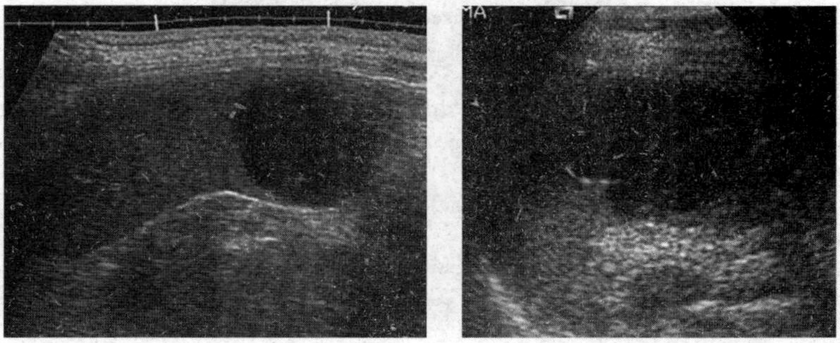

A　　B

图12-35　脾囊性肿物声像图

A.单纯脾囊肿声像图；B.外伤后假性脾囊肿

(三)淋巴管囊肿

本病实为脾内的淋巴管扩张引起。声像图呈具有多个分隔的囊肿，分隔纤细而光滑，囊壁规则或不完整，后壁回声增强。CDFI:肿物内无血流信号(图12-36)。

(四)表皮样囊肿

多为单发，囊壁较厚而且光滑，有时可见分叶状边缘和分隔。囊内通常呈无回声，或因囊液内含有脂质和组织碎屑，囊内可能出现细点状回声，随体位改变浮动。声像图的改变取决于囊肿内脂液性状而定(图12-37)。CDFI:肿物内无明显血流信号。

(五)包虫囊肿

我国西北部流行区较多见。脾脏包虫囊肿与肝包虫囊肿具有相似的声像图特征，如囊壁呈双层结构，有单房型和多房型之分；合并感染者常呈囊实混合型；陈旧性包虫囊肿可以类似实质性肿物回声并伴有囊壁钙化所致回声增强及声影。CDFI:囊性肿物内无血流信号。

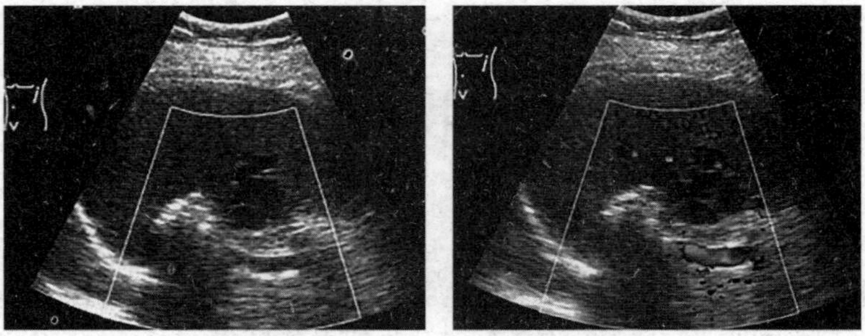

A　　　　B

图 12-36　囊性淋巴管瘤声像图

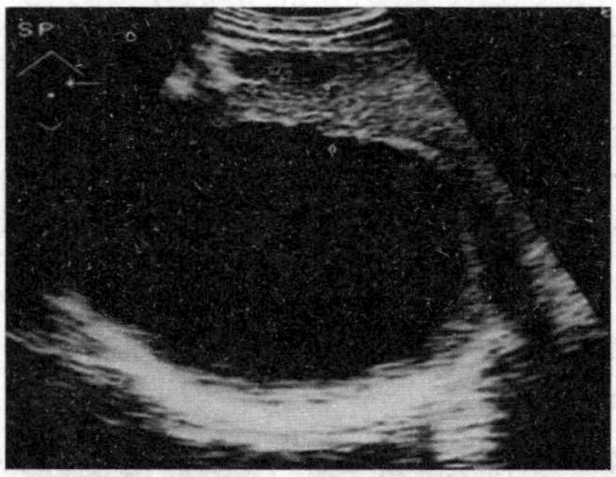

图 12-37　表皮样囊肿声像图

二、诊断与鉴别诊断

借助于超声检查能够准确地判定脾内囊性病变，根据囊性病变的声像图特征并结合病史，可对多数囊肿的性质作出提示性诊断。脾脏假性囊肿可能有外伤史或胰腺炎病史，脾包虫患者有流行病学史和羊犬接触史，声像图具有一定的特征性，如囊壁双层回声结构等；Casoni 皮肤过敏试验及血清学检查等有助于诊断。

此外，尚需与少见的脾动脉瘤鉴别，CDFI 和频谱多普勒有助于明确诊断。其他低回声病变尚有脾脓肿、血肿、脾淋巴瘤，以及左肾上极囊肿和胰尾部巨大囊肿等，通过认真扫查，根据声像图、CDFI 并结合病史，不难加以鉴别。

超声引导穿刺抽吸需要特别慎重。超声引导穿刺抽吸、迅速减压和乙醇硬化治疗脾包虫囊肿，是一项重要的革新技术，它已成功地用于脾脏棘球蚴病的诊断与治疗。操作熟练和严防囊液渗漏引起并发症是很必要的。

三、比较影像学

尽管超声学诊断脾脏囊性病变具有较高的特异性，但鉴别感染性和出血性囊肿尚有一定的困难。

CT、MRI 和核素检查均可以用于脾内囊性病变的诊断。但是在判别病变是否为囊性方面，不及超声准确。而在显示囊壁如皮样囊肿壁的细微结构方面，超声又不及 CT 和 MRI。核素检查难以发现较小的病变，也不能确定病变的囊、实性，对囊性病变的诊断价值有限。超声检查疑有实性成分或恶性病变者，需要进一步进行 CT 或 MRI 检查。

（赵　乾）

第十四节 脾 破 裂

脾破裂可分为外伤性脾破裂和自发性脾破裂。后者比较少见,可发生于正常脾脏、白血病、血友病和其他凝血障碍或接受抗凝治疗者。必须指出,外伤性脾破裂在腹部实质性脏器的闭合性损伤中,占有首要地位。

根据损伤的范围和程度,可将脾破裂分为三种类型:①中央型脾破裂;②包膜下脾破裂;③真性脾破裂。

中央型破裂发生脾实质深方,其包膜完整,形成脾实质内血肿。包膜下血肿是脾实质周缘部破裂并在包膜下形成血肿,其包膜完整。中央型脾挫伤和包膜下脾破裂均很常见,但是临床诊断常有困难。真性脾破裂累及脾包膜,或发生腹腔内游离性出血;或出血局限于脾周围,形成脾周围血肿。此为临床比较容易识别的类型。

一、声像图表现

(一)中央型破裂

脾脏不同程度增大,脾包膜完整。脾实质内回声不均匀,出现单个或多个不规则回声增强和减低区代表出血。新鲜血肿回声增强,随着血凝块液化形成无回声区(图 12-38)。

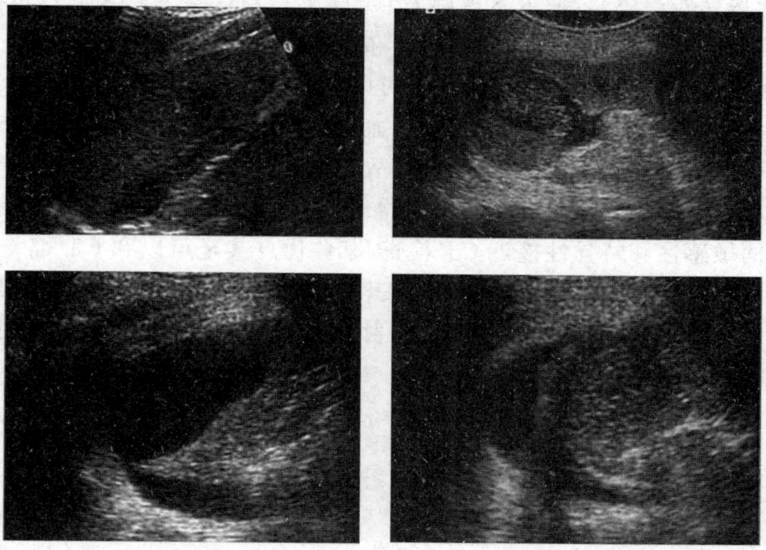

图 12-38 典型脾破裂的几种声像图类型

A.轻度脾破裂、实质内小血肿(HE)和包膜下血肿;B.典型包膜下血肿;C.实质内新鲜较大血肿兼有包膜下、实质内小血肿;D.真性脾破裂,脾周围血肿(HE)及包膜中断

(二)包膜下破裂

以梭形或新月形包膜下血肿为特征,血肿内部呈低回声和无回声。脾实质被挤压。陈旧性

包膜下出血可见血肿内出现不规则索条状或分房样强回声,代表纤维渗出和血凝块机化,血肿的内壁不光滑。

(三)真性脾破裂

常见脾包膜中断,局部脾脏轮廓不清,伴有脾实质不均匀性回声增强或减弱。利用高灵敏度的彩色多普勒可能发现出血的部位。但是小的破裂口,或脾破裂位于扫查盲区,脾脏声像图可无异常发现(直接征象阴性)。然而,真性脾破裂往往伴有程度不同的脾周围积液和游离性腹水征象,部分病例仅有脾周围积液征象。这是真性脾破裂的间接征象,具有重要临床意义。

注意事项:①常规超声诊断,脾外伤的敏感性和特异性有相当大的局限性,其敏感性或检出率仅41%～66.7%;脾破裂的分级诊断的准确率也很低,例如,轻度脾破裂(Ⅰ、Ⅱ级分别仅为38.5%～77.8%)。对于常规脾脏超声未见异常的腹部外伤患者,发现腹腔游离积液和脾周围积液征象者,应保持警惕,密切随诊,必要时做重复超声观察。②脾外伤声像图特点,外伤后24～48小时常有显著的动态变化。例如,新鲜的脾周围血肿因有回声显示不清,液化之后则比较明显;轻度脾实质挫伤后,可发展成脾实质内血肿形成;脾内多个小血肿可以扩大融合成大的血肿,并可向脾实质周围发展成脾实质内包膜下血肿等。

二、诊断和鉴别诊断

新鲜的脾实质内血肿有时因凝血块有回声,酷似脾肿瘤;脾实质内血肿液化完全时,和其他脾脏含液性病变相似。因此需要注意鉴别。根据外伤病史和明显的声像图表现,超声可以诊断脾破裂并试图进行分类,但需指出,现今学者们认为超声诊断腹部实质性脏器外伤,包括脾外伤在内,其敏感性和特异性均较差,远不及增强CT。脾脏超声造影新技术,可以弥补常规超声的不足,微泡造影大大提高了脾外伤诊断的敏感性和特异性,对于脾外伤的分级(分型)诊断特别有利,显著降低了常规超声的假阴性率,而且几乎可以和增强CT相媲美。

中央型脾破裂、包膜下出血及局限于脾周围血肿的轻度真性脾破裂,易被临床漏诊。它们是迟发性脾破裂并引起腹腔内大出血的主要原因,故值得高度警惕。

近年来微泡超声造影广泛用于腹部实质脏器包括脾脏外伤的检查和分级诊断,取得了重要进展。超声造影的敏感性和特异性接近CT检查,某些优点甚至可以和CT媲美,急诊超声造影检查操作简便、经济实用、有助于快速诊断,尽显其优越性。已有报道认为,对于某些严重脾外伤并伴有活动性出血患者,超声造影引导下经皮注射凝血药物——介入性超声微创处理,有望替代部分外科脾切除手术。

(赵　乾)

第十三章　泌尿生殖道疾病的超声诊断

第一节　肾脏疾病

一、肾脏超声解剖

肾脏位于脊柱两旁的腹膜后间隙内，双肾上端向内前倾斜，其长轴呈“八”字形。仰卧位时，上、下端多数在第 12 胸椎与第 3 腰椎之间，右肾低于左肾 1～2 cm。正常肾脏随呼吸上下移动的幅度为 2～3 cm。右肾前面紧邻肝脏，前下部为结肠右曲，内侧为十二指肠降部。左肾前上方为胃底后壁、胰尾和脾门；中部为结肠左曲。双侧肾上端为肾上腺，后面的上部为肋膈隐窝，中下部紧贴腰肌。肾脏由外向内被肾筋膜、脂肪囊、纤维囊包绕。

肾脏的外形似蚕豆，其长径为 9～12 cm，宽径为 4～5 cm，厚为 3～4 cm。左肾略大于右肾，但是在成人长径相差不应＞2 cm。肾的内侧缘有一个垂直并向前内侧开放的裂，称为肾门，其内由肾血管、肾盂、淋巴管和神经通过共同组成肾蒂。肾门向内是一个较大的腔，称为肾窦。肾脏的内部结构如图 13-1。实质部分分为皮质和髓质。皮质在外层，厚为 0.5～0.7 cm，部分伸入到髓质的乳头之间，称为肾柱；髓质在深层，形成 15～20 个圆锥形结构，称为肾锥体；锥体顶端突入肾窦，称为肾乳头。肾小盏边缘包绕肾乳头基部，收集来自乳头孔的尿液。2～3 个肾小盏汇合成一个肾大盏，再由肾大盏集合成漏斗状肾盂，出肾门向后下移行为输尿管。

肾动脉起始于约第 1 腰椎水平的腹主动脉，位于肾静脉的后方。右肾动脉走行于下腔静脉、胰腺头部、右肾静脉之后；左肾动脉向左下行经左肾静脉与胰腺体、尾部之后。双侧肾动脉均在抵达肾门附近处分为前、后两主支经肾门进入肾窦。前支较粗，再分为 4～5 支段动脉进入前部的肾实质；后支较细，进入后部肾实质（图 13-2）。根据其分布的区域，将肾实质分为上段、上前段、下前段、下段和后段，除后段由后支供血外，其余各段均由前支供血。段动脉进一步分为叶间动脉→弓状动脉→小叶间动脉（图 13-3）。在弓状动脉之前，肾动脉分支间几乎没有吻合支。

肾动脉进入肾门前的分支并不恒定。也有不经肾门直接入肾实质者，称副肾动脉或迷走肾动脉，其发生率为 20%～30%。副肾动脉多起源于肾动脉，也有起源于其他动脉（如腹主动脉、肾上腺上动脉等）。有时还可见到一侧双肾动脉，甚至多支副肾动脉。肾下极的副肾血管经过输尿管的前方，可压迫输尿管引起肾积水。

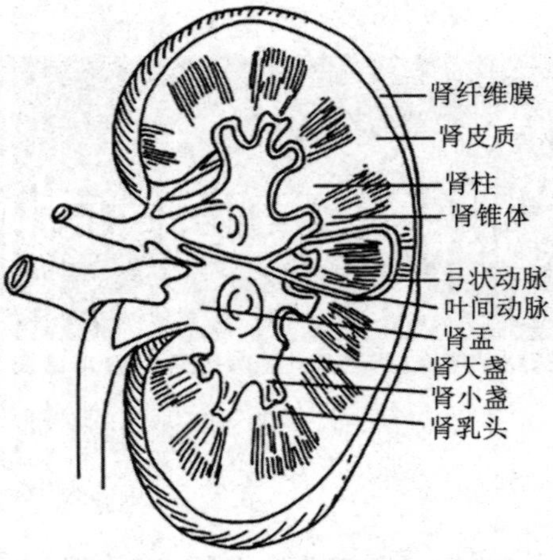

图 13-1 肾脏的内部结构

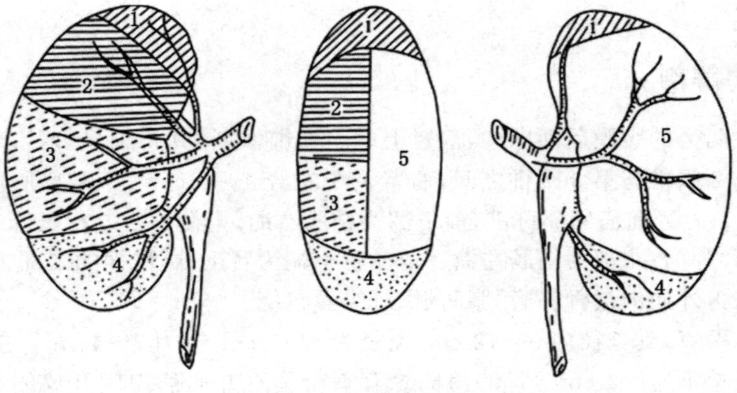

图 13-2 肾段与肾动脉分布

1.上段；2.上前段；3.下前段；4.下段；5.后段

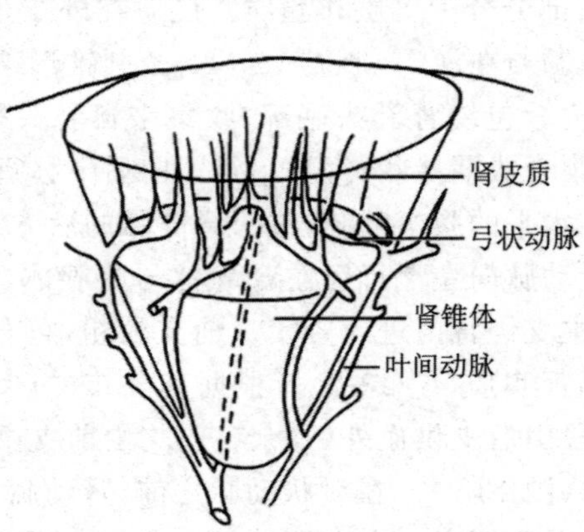

图 13-3 肾脏内部血管结构

肾静脉位于动脉前方。左肾静脉向右沿脾静脉和胰体的后方向右穿过肠系膜上动脉根部与腹主动脉之间汇入下腔静脉，来自左睾丸/卵巢静脉、左肾上腺静脉和左膈下静脉的血流也汇入左肾静脉。右静脉于同名肾动脉后方向左行，汇入下腔静脉。右卵巢/睾丸静脉直接汇入下腔静脉。

肾脏血供异常丰富。肾脏重量仅占人体重量的0.5%，而血流量占心排血量的20%～25%。以单位体积计算，肾脏是全身血流量最大的器官。其中又以皮质血流最多，占全肾血流量的90%～95%，达4 000～5 000 mL/(min・kg)。髓质血流量相对皮质较少，5%～10%，外髓质约1 200 mL/(min・kg)，内髓质约250 mL/(min・kg)。血液不仅在肾实质的分布不均，流过肾实质的速度相差也很大，流过皮质仅需2～3 秒，而流过髓质乳头几乎需 60 秒之久。造成分布不均的主要原因是髓质内小动脉细长，且有平滑肌及交感神经支配，血流阻力大，黏滞度也高。了解肾脏的血流特点对分析肾脏血流灌注有重要帮助。

肾脏的淋巴管自肾门起始与肾静脉伴行，引流至腰淋巴结。

二、超声检查方法

(一)常规超声检查

检查肾脏一般用 3～5 MHz 探头，检查小儿与婴幼儿，采用 5～8 MHz。患者以空腹为好。在需要了解输尿管和膀胱状态时，应充盈膀胱。

患者取仰卧位，必要时取俯卧位、侧卧位或站立位，经侧腰部扫查是最常用的方法，嘱患者深吸气后屏气，以肝脏为声窗检查右肾，以脾脏为声窗检查左肾。

1.冠状断面扫查

患者仰卧位、右前或左前斜侧卧位。探头置于腋后线，纵向扫查，使声束指向内上方。可以获得肾脏最大冠状断面声像图，常在此断面测量肾脏的最大长径。

2.横截面扫查

在冠状扫查的位置，旋转探头 90°，可获得肾脏的横截面声像图。经肾门的横截面可做肾前后径、宽径和集合系统前后径的测量。

3.矢状断面扫查

患者取侧卧位或仰卧位，探头置于侧腹部肋弓下方，显示肾脏声像图后，调整探头方位，使探头与肾脏长轴平行，由内向外检查，可获得肾的一系列纵断切面。

4.斜断面扫查

患者处于任何体位，均可对肾脏做斜断扫查。其中，患者取仰卧位经后侧肋间以肝脏或脾脏做声窗扫查肾上段，经肋缘下在深吸气末扫查肾下段，取俯卧位经脊肋角扫查肾上极都是很常用的重要扫查方法。

检查肾脏，需要取不同体位从多径路多断面进行。检查时还需对探头适当加压，以最大限度地排除肠气干扰并缩短探头与肾脏之间的距离。

(二)超声造影

1.仪器和造影剂

肾脏超声造影对仪器和造影剂的要求与肝脏相同。不同的造影剂，稀释方法和要求各异，要严格按照制造商的说明进行操作。

超声造影剂几乎都是在短时间(20～30 分钟)内就经肾排出，目前未见超声造影对肾功能有影响的报道，故超声造影可以用于增强 CT 或增强 MRI 禁忌证的患者，特别是肾功能损害或尿道梗阻的患者。

2.肾脏超声造影方法

肾脏超声造影患者无须特殊准备。检查体位要求能够清楚显示需要观测的病变。

每例肾脏的超声造影检查必须包括常规超声(包括灰阶超声和彩色多普勒超声)的初步扫查。常规评估之后,进行超声造影。

(1)造影剂的选择和剂量:目前允许用于临床的造影剂种类很少。国内仅有声诺维一种。由于肾脏体积小而血流量大,所以造影剂的使用量要减少,通常大约使用肝脏造影剂量的一半即可以很好显示肾脏的血流灌注特征。剂量过大反而会严重影响病变细节的显示,如肿瘤假包膜、小肿瘤内部的囊性变等。

(2)注射方法。①团注法:也称弹丸式注射法,是将造影剂快速注入血管内的方法。静脉穿刺针尾部连接一个三通管,三通管一侧连接盛有 5 mL 生理盐水的注射器,另一侧连接盛有造影剂的注射器。在造影条件下,显示清楚要观察的部位或病变后,将造影剂一次快速推注入血管内,紧接着快速尾随注入生理盐水 5 mL。这种方法快速简便。②持续滴注法:将稀释好的造影剂经静脉均匀缓慢地滴注入或用输液泵匀速注入血管内。注意在滴注过程中要不断振动造影剂悬液,以免微泡沉淀。

(3)成像方法:采用何种成像方法,以使用的造影剂和观察内容而定。通常使用低机械指数(MI)实时灰阶造影成像,必要时辅以低 MI 条件下的 CDFI 或功率多普勒成像。①实时灰阶造影成像:持续发射低 MI 超声获得微泡的谐波成像,在早期皮质期、髓质期及晚期皮髓质期连续观察肾脏肿瘤的造影强化特点。②触发间隔成像:注射造影剂后,嘱患者屏住呼吸,仪器自动按预先的设置间歇发射或 ECG 同步触发 4～6 个高 MI 超声脉冲以击破微气泡,清除已经进入感兴趣区内的微泡,而后又自动进入低 MI 设置,获取感兴趣区再灌注的信息。

三、正常肾脏声像图

(一)常规超声表现

肾脏冠状断面呈外凸内凹的“蚕豆”形(图 13-4)。

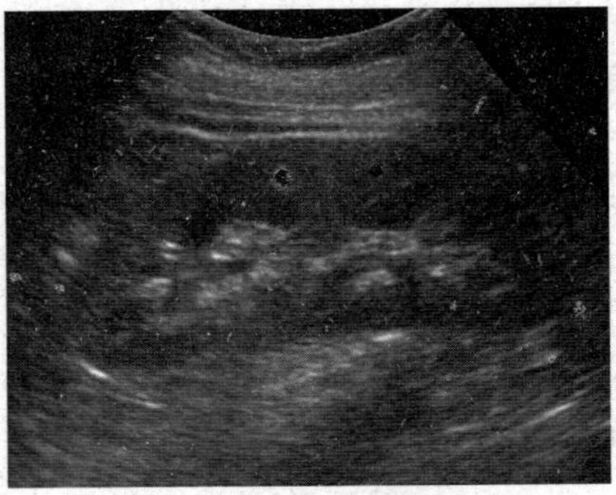

图 13-4　正常肾脏声像图

在儿童及大多数成年人,超声可以分辨出皮质和髓质。正常肾皮质由肾实质外层向内延伸到椎体之间,回声均匀,等于或低于肝脏或脾脏回声。髓质的回声低于皮质,呈顶端指向肾窦的圆锥三角形弱回声区,似果核状围绕肾窦放射状排列。扫查肾脏时由于“各向异性伪像”、脾脏或肾周脂肪的影响,上下段的实质回声可能不一致,有时被误认为回声异常。改变探头方向和位置多断面扫查容易鉴别。

肾窦为被实质包绕的椭圆形高回声结构,也称集合系统回声。宽度占肾横截面宽度的1/2～2/3。其边界不规则,借此可以粗略判定上、中、下组肾盏的位置。肾窦内部常可见到细小的无回声结构，它可能是增宽的静脉回声，也可能为存有尿液的肾窦回声，CDFI 容易将两者鉴别。当膀胱高度充盈时，肾窦轻度扩张，但是一般不超过 1.5 cm。排尿后变窄。

肾皮质被光滑而连续的高回声线包绕，通常被看作肾纤维囊回声。在纤维囊回声之外，又有一层较厚的高回声带。此为肾脂肪囊回声。其厚度因人而异，肥胖者可达 2～3 cm，而消瘦者可能不显示。患者呼吸时，肾脂肪囊回声带与肾脏一起运动，而与肝脏、脾脏做相对运动，称为“滑动症”。

CDFI 容易显示肾内外血管，甚至肾皮质的血供也清晰可见。肾动脉可被从起始部追踪到肾门，为搏动性细管状结构，内径为 0.4～0.6 cm，阻力指数在 0.6～0.8，随年龄增大而增高。动脉进入高回声的肾窦，叶间动脉垂直于肾皮质，而弓形动脉平行于肾皮质（图 13-3）。超声造影可以清晰显示肾皮质微小动脉的血流灌注。纵向扫查时，常可显示位于下腔静脉后方呈环状的右肾动脉。有时可见副肾动脉。

双侧肾静脉伴行于肾动脉前外侧，呈条带状无回声区，上下径略大于前后径，CDFI 显示持续性低速血流。右肾静脉较短，内径为 0.8～1.1 cm，容易显示其全段，于胰头钩突下方汇入下腔静脉。左肾静脉较长，而且内径较右肾静脉略粗，特别是邻近腹主动脉左侧的一段，内径可达 1.0～1.2 cm，但是在肠系膜上动脉和腹主动脉间其前后径显著小于上下径，以致此处血流速度明显增快。

新生儿肾脏声像图与儿童和成人不同，皮质和髓质的差别很明显。皮质回声更高，而髓质相对较大，回声更低。由于肾窦内脂肪较少，所以肾窦回声较低，甚至与实质回声分界模糊。通常这种回声特征在4 个月后逐渐消失。此外，部分新生儿可能有暂时性髓质回声增强，声像图酷似肾髓质海绵肾。其原因和病理意义尚不清楚，一般 1～2 个月消失。由于胎儿小叶的痕迹，肾表面明显不光滑，呈分叶状。这些征象随年龄增长而日趋不明显，2 岁后逐渐接近成人，3～4 岁消失。但是也有少数不消失者，致使肾脏表面有明显切迹，实质呈分叶状。

（二）超声造影

经前臂静脉注射造影微泡 9 秒后肾皮质快速增强，呈均匀高回声，而肾髓质无明显增强。整个肾脏表现为高回声皮质内放射状镶嵌的弱回声髓质。集合区为弱回声内穿行的段动脉回声（图 13-5）。由于造影剂的高衰减特征和声束入射角度影响，可能使声束深方肾实质增强程度减弱或不均匀。其后，肾髓质自周边向中央逐渐增强（从 20 秒到 40 秒），于 40 秒后，皮质和髓质增强相同，整个肾实质呈较均匀的高回声（从 40 秒到 120 秒）。造影剂流出相的表现为肾髓质增强减弱，然后出现肾皮质的缓慢减弱。约3 分钟，实质内造影剂接近全部消退。这一增强过程是因为肾髓质的肾小球血流灌注低于肾皮质（每 100 g肾组织约 190 mL/min 比400 mL/min）。因此，微泡注射后，我们可以获得肾脏皮、髓质分界清晰的早期皮质增强期、髓质增强期、肾脏皮和髓质都均匀增强的晚期，皮髓质消退期。

（三）肾脏的超声测量方法与正常值

长径：在肾脏最大冠状断面（通过肾门的最长和最宽断面），从上极的上缘至下极的下缘。

宽径：从肾门内上缘至肾轮廓的外侧缘，注意与肾长径相垂直。

肾脏厚度：在经肾门部横截面，从前缘至后缘。

实质厚度：冠状断面的中部，从肾窦的外缘至肾实质的外缘。

肾盂前后径：在短轴断面测量肾盂的前后径。膀胱排空后＜1 cm。

肾窦宽径从肾窦高回声的内侧缘到外侧缘。肾门部横截面似“马蹄”形。此断面应显示肾门结构，并使显示的前后径(厚度)和宽径最小。测量肾脏厚度应从前缘至后缘。

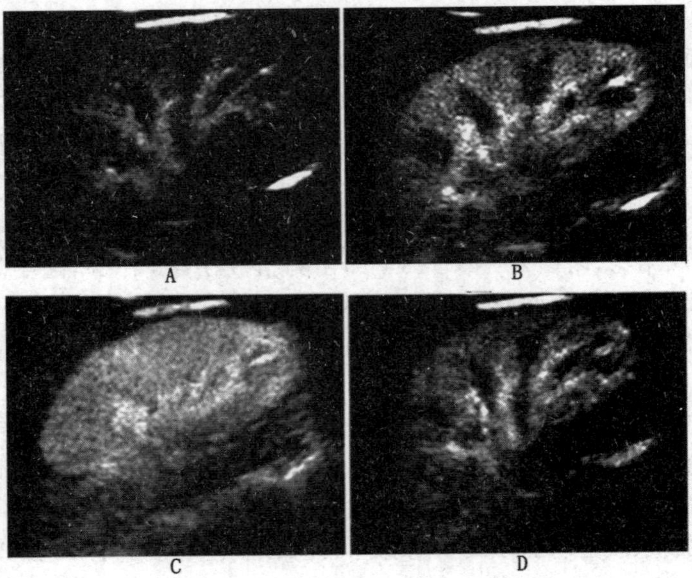

图 13-5　正常肾脏造影表现

A.早期皮质增强期；B.皮质增强期；C.髓质增强期；D.消退期

正常人肾脏超声测量的参考值：①男性成人：肾长径平均(10.7±1.2)cm；宽径(5.5±0.9)cm；厚径(4.4±0.9)cm；实质厚1.1～1.8 cm。②女性成人：肾长径平均(10.3±1.3)cm；宽径(5.3±1.0)cm；厚径(4.1±0.8)cm；实质厚1.1～1.6 cm。左肾略大于右肾，但是长径相差＜1.5 cm。③小儿：肾脏长径随年龄增长而变化，其正常值为：出生时4.0～5.0 cm；1岁5.5～6.5 cm；5岁7.5～8.5 cm；10岁8.5～10.0 cm。

肾脏体积可以用公式 V＝1/2(长×宽×厚)估测。出生时约20 cm^3；1岁约30 cm^3；18岁约155 cm^3。

由于经长轴和短轴测量都可出现误差，所以各个方向的测量值均不很准确。肾脏长径、宽径容易低估，而厚度容易高估。

正常肾血管阻力较小，肾动脉主干、叶间动脉和弓形动脉均可见较高的舒张期血流。正常成人肾动脉多普勒测值：①主肾动脉血流速度峰值：50～150 cm/s。②舒张末期血流速度：＜50 cm/s。③加速度：＞300 cm/s。④加速时间：＜80毫秒。⑤主肾动脉血流速度峰值/主动脉血流速度峰值＜3。⑥肾内动脉阻力指数：＜0.7(与年龄有关)。

四、肾脏正常变异的声像图

肾脏先天性变异在泌尿系统疾病中占有较大比例。部分可能酷似肿瘤，有人称其为“假肿瘤”。熟悉其声像图表现对鉴别诊断有重要帮助。

(一)肥大肾柱

突入肾窦的等回声结构，与正常肾皮质无分界，回声与实质回声一致，与肾窦分界清晰，大小一般不超过3 cm。彩色多普勒和能量多普勒显示其血供与正常肾组织一致，无横向或侧向小动脉穿入。超声造影该结构与肾皮质增强时相与强度相同。

(二)驼峰肾

单驼峰征是肾脏常见的一种变异,与肥大肾柱相反,声像图表现为左肾外侧缘实质的局限性向外隆起,回声与肾实质相同(图 13-6),血流灌注特征与毗邻的肾实质相似,与肾脏的肿块容易鉴别。

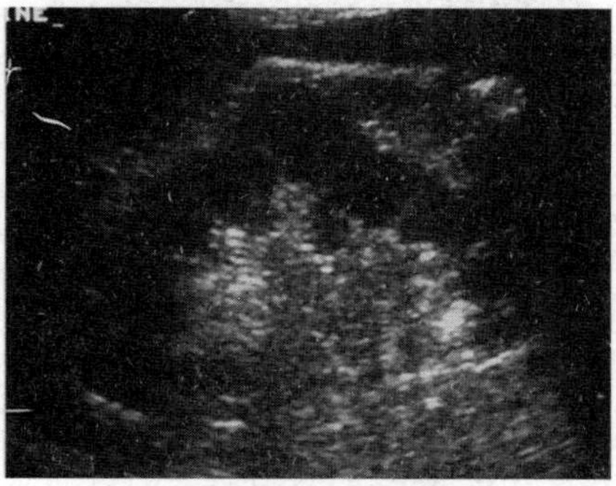

图 13-6 驼峰肾

(三)结合部实质缺损

结合部实质缺损也称永存性肾胚胎分叶、肾叶融合线。常位于肾实质的上前段,表现为线状或三角形高回声结构(图 13-7)。结合部实质缺损是由胚胎时期肾小叶连接处的肾窦延伸所致,它们同病理性损害的鉴别要点是位置特殊,并且通过一个被称为肾内隔膜的高回声线同中央部的肾窦相延续。

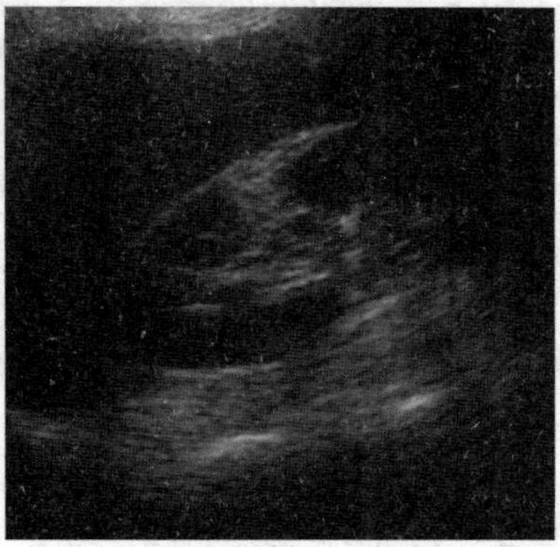

图 13-7 肾实质结合部缺损

(四)分叶肾和肾叶畸形

胎儿期肾实质呈分叶状,在 4～5 岁前消失。若到成人仍保留肾分叶痕迹,称分叶肾。分叶肾是一种常见变异,易被误认为是慢性感染所致的肾脏瘢痕形成。两者的鉴别点在于前者肾脏表面的切迹不会像肾瘢痕那样覆盖到髓质锥体上面,而是仅仅覆盖在肾锥体之间,其下方的髓质和皮质是正常的。

肾叶畸形常见于肾旋转不良时肾叶的融合异常。当肾叶过分突向外周时,肾表面局部隆起,形成一个假瘤样结节(图 13-8)。声像图显示肾窦回声区内与肾实质无分界且回声一致的团块,CDFI 显示团块两侧有叶间动脉,皮髓质间有弓状动脉。

分叶肾和肾叶畸形一般无临床表现,偶尔有血尿者,极易误认为肾肿瘤。超声造影可以显示与肾实质同步一致的灌注，以明确诊断。

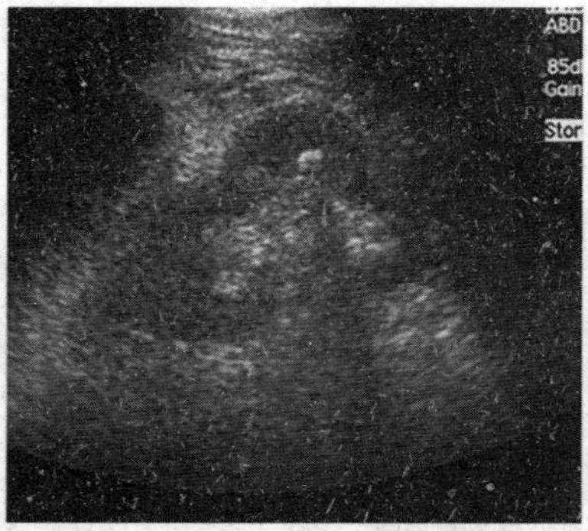

图 13-8 **成人分叶肾伴肾叶畸形**

左肾表面结合部实质缺损伴肾叶畸形，畸形肾叶内有结石，酷似肿瘤

（五）肾窦脂肪沉积

肾窦由纤维结缔组织、脂肪、淋巴管和血管组成，正常声像图显示为椭圆形高回声结构。肾窦大量脂肪沉积可使肾窦回声增强，范围增大。常见于老年人。

（六）肾外肾盂和分支肾盂

通常情况下，肾盂是位于肾窦内的三角形结构。肾外肾盂往往部分或者全部超出肾脏的边界，声像图上显示肾脏中部囊性区域（图 13-9）。当患者由仰卧位转为俯卧位时，扩大的肾外肾盂往往能够缩小。

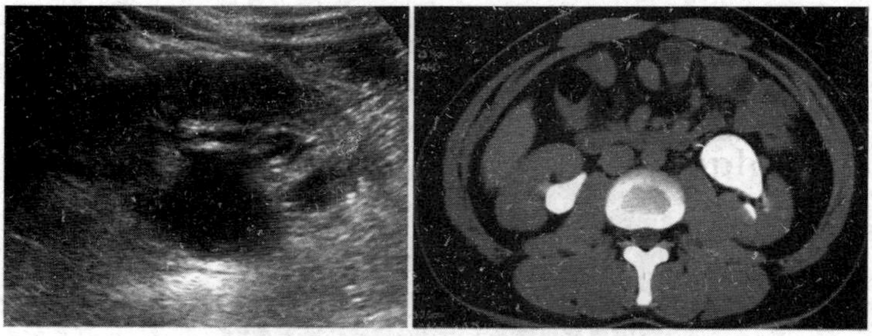

A　　　　B

图 13-9 **肾外肾盂**

A.声像图显示左肾门部无回声区，肾盏扩张；B.同侧 CT 显示肾盂位于肾外，明显扩张

五、常见疾病

（一）肾弥漫性病变

1.病理与临床

肾弥漫性病变是指各种原因造成的肾脏炎性、非肿瘤性病变，主要是肾实质的损害。急性期病变包括急性肾小球肾炎、过敏性紫癜、药物或毒物引起的中毒性肾炎等，主要的病理变化为肾实质充血、肿胀、炎症细胞的浸润，肾脏常有不同程度的增大。慢性期病变包括慢性肾小球肾炎、慢性肾盂肾炎、高血压肾病、狼疮肾、糖尿病肾病等，疾病早期病理变化多样，但后期病理变化比较一致，均为肾毛细血管腔逐渐狭窄、闭塞，引起肾小球缺血、萎缩、硬化，肾小管、肾单位也随之萎缩，间质纤维化，肾实质明显变薄，肾脏小而硬。临床可表现为蛋白尿、血尿、水肿、高血压等，

后期可发展为肾功能不全以致肾衰竭。

2.声像图表现

病变早期声像图无明显变化；当肾脏有充血、水肿时，双肾肿大，肾实质（锥体更明显）回声减低，低于脾脏回声，肾实质增厚；当结缔组织增生明显时，肾实质回声增强，双肾可稍大或缩小，也可在正常范围内；当病变以萎缩、纤维化为主时，双肾缩小，肾实质回声增强、变薄，皮髓质分界不清，结构紊乱（图 13-10）。

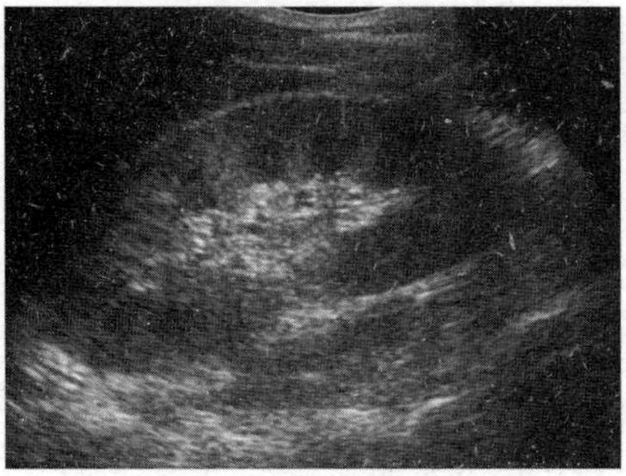

图 13-10 肾弥漫性病变声像图

图示病变肾脏，肾实质回声增强

3.鉴别诊断

本病需与先天性肾发育不良鉴别，前者多双侧发病，肾结构有改变；而后者常单侧发病，以肾缩小为主，肾结构正常。

（二）肾囊肿

1.病理与临床

肾囊肿分为皮质囊肿、肾盂旁囊肿、肾盂源性囊肿、肾髓质囊肿等。各种肾脏囊性病变的发病机制有所不同，可发生于皮质、髓质或皮髓质连接处。本病多无临床症状，囊肿较大时，侧腰部胀痛，可引起压迫症状；囊肿合并感染时，除局部胀痛外，尚有发热等感染症状；肾盂旁囊肿引起肾脏梗阻时还可引起肾积水，影响肾功能，也可继发肾性高血压，有时可引起血尿。

2.声像图表现

孤立性肾囊肿多数发生在单侧，呈圆形或椭圆形，位于肾皮质，较大者常向肾表面隆起、凸出，内部为无回声，壁薄、光滑，后方回声增强；多发性肾囊肿肾内可见多个呈圆形或椭圆形无回声，亦来自肾皮质，声像图表现与孤立性肾囊肿相同，较大者常向肾表面隆起（图 13-11）。

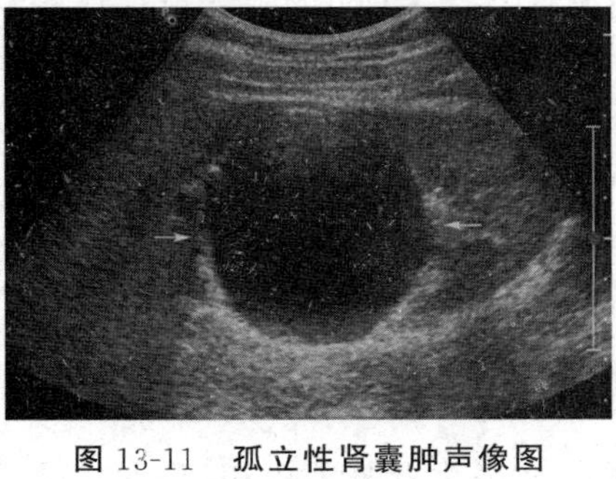

图 13-11 孤立性肾囊肿声像图

箭头所示为肾囊肿，内部为无回声，壁薄、光滑，后方回声增强

3.鉴别诊断

本病应与多囊肾鉴别。前者肾脏多为局限性增大,可单侧或双侧发生,囊肿之间能够显示正常肾实质回声;而后者肾脏为普遍性增大,累及双侧,囊肿间无正常肾实质结构回声,且常合并多囊肝。

(三)多囊肾

1.病理与临床

多囊肾是一种常见的先天性遗传性疾病,可分为成人型和婴儿型。其发展缓慢,病情较轻者无明显症状,病情较重者主要临床表现有腰腹部胀痛、恶心、呕吐、间歇性血尿和季肋部触及肿块等,晚期随肾功能减退可出现尿毒症症状。

2.声像图表现

(1)肾轮廓增大,形态失常。

(2)肾实质内显示无数大小不等的无回声,呈弥漫性分布,互不相通。

(3)未能显示正常的肾实质。

(4)肾动脉血流阻力指数明显增高(图 13-12)。

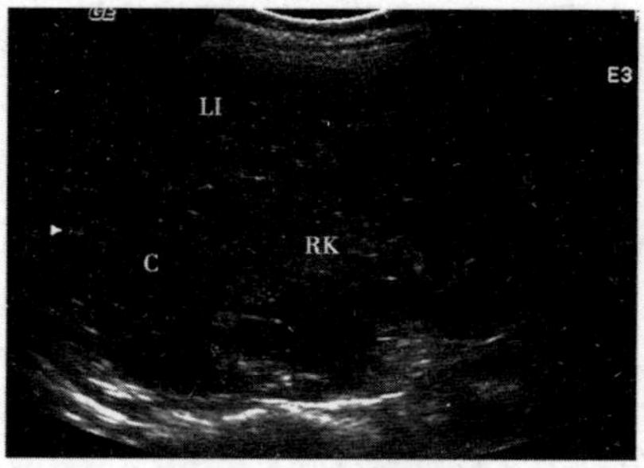

图 13-12 多囊肾声像图

肾脏增大,实质内见无数大小不等的无回声,呈弥漫性分布,互不相通

LI:肝脏;C:囊肿;RK:右肾

3.鉴别诊断

参见“肾囊肿”。

(四)孤立肾

1.病理与临床

孤立肾为单侧肾缺如,是肾脏先天性发育异常。患者往往无明显不适。

2.声像图表现

(1)单侧肾脏明显较正常均值大,但形态和结构未见明显异常。

(2)对侧正常肾脏位置、腹部、盆腔均未能发现肾脏结构。

3.鉴别诊断

本病诊断需慎重,须排除肾异位、游走肾、肾萎缩或肾发育不全。

(五)马蹄肾

1.病理与临床

马蹄肾又称蹄铁形肾,本病有 90%为肾脏下极相连,形状像马蹄而得名。本病由胚胎早期两侧肾胚基在两脐动脉之间融合在一起而导致,融合部分称为峡部,由肾实质或结缔组织构成。

其肾盂因受肾融合的限制，不能正常旋转，输尿管越过融合部前面下行，由于引流不畅，易出现积水、感染和结石，也易并发膀胱输尿管反流。患者可无任何症状，在体检中偶然被发现。或可出现肾盂积水、尿路感染或结石，因脐周痛、胃肠不适和下腹部肿块而就诊。

2.声像图表现

超声显示肾脏增大增长，形态失常，向内下走行，双肾下极横跨腹主动脉和下腔静脉前方而连成一体。肾皮髓质分界清，结构清。CDFI：肾内血流分布未见明显异常(图 13-13)。

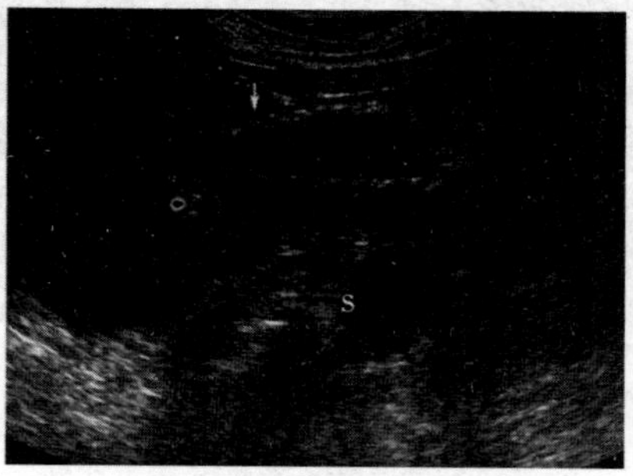

图 13-13 马蹄肾声像图

箭头所示为双肾下极融合后横跨脊柱处(S：脊柱)

3.鉴别诊断

本病属先天性异常中比较常见的一种，声像图比较典型，容易诊断。马蹄肾需与腹膜后纤维化或腹膜后肿物相鉴别。马蹄肾虽亦位于腹膜后，但仔细观察其内可见肾窦回声，不包裹血管。而后两者内部无肾窦回声，腹膜后纤维化常包裹血管而生长，不难鉴别。

(六)肾积水

1.病理与临床

肾积水发生于尿路梗阻后，多由上尿路梗阻性疾病所致，常见原因为先天性肾盂输尿管连接部狭窄、输尿管结石等；长期的下尿路梗阻性疾病也可导致肾积水，如前列腺增生、神经源性膀胱功能障碍等。主要临床表现为肾区胀痛，腹部可触及囊性肿块。不同的梗阻病因，可产生相应的临床表现与体征。

2.声像图表现

(1)肾窦回声分离，其间出现无回声，且无回声相互连通。

(2)如合并输尿管积水，则无回声与输尿管相连通。

(3)轻度肾积水，肾实质及肾外形无明显改变。中度以上肾积水，肾脏明显增大。重度肾积水，肾实质受压变薄(图 13-14)。

3.鉴别诊断

(1)与正常肾盂的鉴别：大量饮水、膀胱充盈及有关药物可引起肾盂、肾盏的生理性分离，但生理性分离一般不超过 1.5 cm，且解除有关影响因素后可恢复正常。

(2)严重的肾积水需与多发性肾囊肿或多囊肾鉴别：前者无回声相互连通，而后两者无回声相互不连通。

(七)肾结石

1.病理与临床

肾结石是泌尿外科的常见疾病，是由于患者代谢障碍、饮水过少等，尿液中的矿物质结晶沉积在肾盂、肾盏内。根据结石成分的不同，肾结石可分草酸钙结石、磷酸钙结石、尿酸（尿酸盐）结石、磷酸铵镁结石、胱氨酸结石及嘌呤结石 6 类。大多数结石可混合两种或两种以上的成分。腰痛和血尿是肾结石的主要症状，且常在活动后发作或加重。腰痛多为钝痛或绞痛，并沿患侧输尿管向下放射。合并感染时，血尿和脓尿可同时发生。

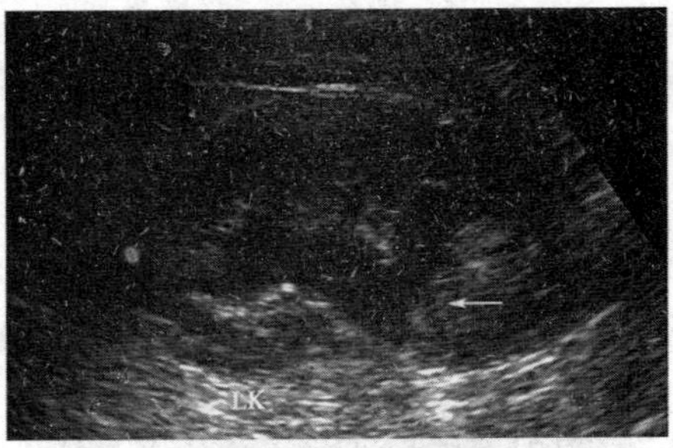

图 13-14　左肾积水声像图

箭头所示为扩张的肾盂肾盏（LK：左肾）

2.声像图表现

肾结石的典型声像图为强回声团，其后方伴声影，结石周围有尿液形成的无回声带。但其声像图表现也因结石的大小、成分、形态和部位而有一些变化。有的结石后方声影可能较弱或无明显声影，有的结石可随体位改变而移动。如结石引起梗阻，可出现肾盂或肾盏扩张（图 13-15）。

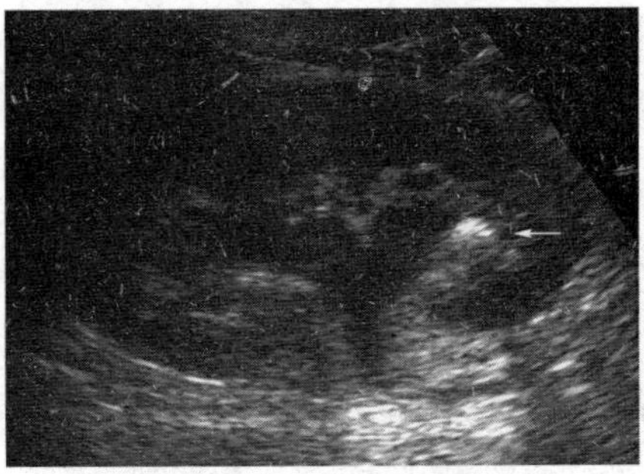

图 13-15　肾结石声像图

箭头所示为肾窦区扩张的下盏内的结石，呈团状强回声，后方有声影

3.鉴别诊断

肾结石的声像图表现较为复杂，应与肾窦灶性纤维化、肾内钙化灶鉴别。后两者病变不是位于肾盂或肾盏内，不随体位改变移动，其周围无尿液形成的无回声带。

（郑瑞琦）

第二节　膀胱疾病

膀胱为储存尿液的囊性器官，适于超声检查，其形态、大小及毗邻关系随尿液充盈量的多少而变化。膀胱充盈时呈类圆形或三角形，上端为顶部，呈尖角状指向前上方，膀胱顶下方膨大部分为膀胱体，体的下部为膀胱底，较宽，此处可见两侧输尿管开口，其与尿道内口连接的三角形区域构成膀胱三角区，它是膀胱肿瘤的好发部位。

一、膀胱正常解剖位置及毗邻

膀胱为贮尿器官，其大小、形状、位置及壁的厚薄随充盈程度和其相邻器官的关系而有所不同。膀胱空虚时成锥体形，膀胱充盈时呈椭圆形或近圆形。膀胱底的下方为膀胱颈部，尿道内口位于该处，它是膀胱声像图正中矢状断面的重要标志。

成人膀胱位于盆腔内耻骨联合后方。充盈的膀胱贴近腹壁，膀胱上面由腹膜覆盖，自其顶部后上方反折，在男性形成膀胱直肠陷窝，女性则形成膀胱子宫陷窝。膀胱后方两侧有输尿管。男性膀胱后下方有两侧精囊、输尿管及其壶腹部、前列腺；女性膀胱后下方与子宫颈和阴道相邻。

膀胱壁由肌层、黏膜下层和黏膜层构成，外表面为薄层疏松结缔组织。肌层有 3 层平滑肌组成，在尿道内口处构成膀胱括约肌。膀胱底部有一三角区，该三角区尖向下、续接尿道内口，底部两端有输尿管的开口，此处无黏膜下层，表面平滑，称为膀胱三角，为肿瘤和结核的好发部位。

二、超声检查技术

(一)仪器

膀胱检查所用探头主要有两类。

1.腹部检查探头

目前常用的是线阵、凸阵及扇扫探头，3 种探头频率可以是 3.5 MHz 和 5.0 MHz。其中线阵探头扫查面广，但要求膀胱充盈量多；扇扫探头灵活，远场宽，对膀胱颈部及侧壁检查效果好，但近场视野狭窄；而凸阵探头弥补了两者的缺点，是经腹壁扫查膀胱的最佳选择。这些探头也可用于经会阴部扫查膀胱，但以凸阵探头较好。

2.腔内检查探头

有经直肠的单平面及双平面扫查探头，还有尿道插入扫查膀胱的探头。经直肠单平面扫查探头有纵断面或横截面，其中纵断面扫查探头对膀胱颈部、三角区、后尿道及与前列腺、精囊、直肠毗邻关系显示较清楚，横截面扫查探头对膀胱侧壁显示得更好。双平面探头是纵断面和横截面扫查的组合。经尿道探头频率一般为 5～7.5 MHz，甚至有 20 MHz 微导管超声探头，显示膀胱壁有无病变，图像更清晰，层次分明，有利于对膀胱肿瘤进行分期，但经尿道检查有一定痛苦。

(二)检查前的准备

1.经下腹壁超声扫查

患者必须充盈膀胱，必要时插导尿管注入 300～500 mL 生理盐水充盈膀胱。经会阴部扫查时适度充盈膀胱，检查时取仰卧位，必要时取左侧卧位。

2.经直肠超声扫查

排空大便，适度充盈膀胱，检查时取膀胱截石位或左侧卧位。

3.经尿道超声扫查

与膀胱镜检查操作类似，有尿道感染者慎用，检查体位同膀胱镜检查体位。

(三)扫查方法

1.经腹壁扫查法

患者仰卧位，充盈膀胱可做纵断面、横截面或斜断面多切面扫查，必要时可左、右侧卧位扫查，注意观察膀胱壁及腔内的异常表现。

2.经会阴部扫查

经会阴部扫查多在男性使用，取截石位，探头置于阴囊根部与肛门口之间做纵、横截面扫查。由于探头距离膀胱颈部位置近，稍加压探头，对显示膀胱颈部、前列腺、精囊及后尿道膀胱层次更清楚。

3.腔内探头扫查法

经直肠探头扫查时取左侧卧位、经尿道探头扫查时取截石位，均可显示清楚膀胱壁及膀胱腔内的异常回声，有利于膀胱肿瘤的分期。

（四）膀胱超声检查中的测量方法

1.膀胱容量及残余尿量的测定

膀胱容量指膀胱充盈状态时膀胱内容积，膀胱残余尿量为排尿后仍留在膀胱内的尿液量，正常人膀胱容量为350～500 mL，残余尿量少于10 mL。计算膀胱容量和残余尿量的超声测定选取经腹壁测量，公式如下。

（1）$V=5PH$：V为膀胱容量，P为膀胱横截面的最大面积，H为膀胱颈至膀胱顶的距离，有学者用此法测定31例正常人，平均误差为18.7%。

（2）$V=10\times(d1\times d2)$：V为膀胱容量，d1、d2分别代表膀胱横截面的最大左右径及前后径。有学者经对100例正常人测定误差为0～44%。

（3）$V=1/2abc$：V为膀胱容量或残余量，a、b、c分别为膀胱的纵、横、前后3个径，有学者用此公式对26例患者测定值与导尿量误差仅5～10 mL。

2.膀胱内径的测量

取膀胱最大横截面测量膀胱腔最大前后径和左右径。取膀胱最大纵断面测量膀胱腔最大上下径，测量时取膀胱内缘至内缘测值。膀胱壁厚度是从浆膜层外缘至黏膜层内缘厚度。经会阴部或直肠扫查可测定后尿道内径。

（五）三维超声在膀胱检查中的应用

三维超声是近几年超声发展的主要方向之一，在心脏的应用上具有很大的成功。在腹部三维超声领域中由于膀胱内充满液体，透声性极佳尤其适用三维超声成像，为临床医师提供了膀胱及内部肿瘤立体结构与相邻结构的立体关系，弥补了二维超声的不足。能充分显示感兴趣病变区域，它可根据临床医师的要求对图像进行多方位的切割，可由前向后、由左至右、由上至下多方位观察膀胱壁及肿瘤的整体结构，肿瘤与膀胱壁的空间位置关系及肿瘤基底面及肿瘤表面的情况，可为外科医师安排手术提供参考信息。可用于病变的体积测量，特别对形态不规则病灶，明显优于二维超声。但三维超声也存在一些不足之处，主要是二维超声成像是三维超声成像的基础，如果二维超声成像质量不好就影响三维重建的质量，病灶与周围组织反差较小时其三维重建质量较差。而且三维成像的速度较慢，对细微结构分辨力不够理想。

三、正常膀胱的超声表现

（一）正常膀胱声像图

充盈正常的膀胱，内部呈均匀的无回声区，膀胱壁为完整光滑的回声带，各处膀胱壁厚度一致，膀胱壁的任一局限性增厚都可能是异常的。膀胱横切面在耻骨联合以上显示圆形或椭圆形，在小骨盆腔内略呈四方形；纵切面略呈钝三角。实时超声观察膀胱时，三角区可观察到输尿管口喷尿现象。排尿后，正常膀胱腔内无回声应基本消失。

(二)膀胱的正常值

膀胱体积由于充盈尿量的不同而异，膀胱形态横切面观察应基本对称，膀胱壁充盈时正常厚度一般<4 mm。

四、异常膀胱病因分析

(一)大膀胱

大膀胱指膀胱容量超过正常者。前列腺肥大；男性尿道狭窄；男性尿道结石；女性尿道损伤、狭窄；新生儿尿道瓣或尿道隔；某些患者的膀胱膨出。

(二)小膀胱

慢性膀胱炎反复发作可引起膀胱缩小；膀胱结核性病变可引起单侧或整个膀胱壁厚、膀胱腔缩小；少见的呈浸润生长的新生物、有肿瘤时膀胱壁常不对称；恶性病变的手术或放疗引起；晚期血吸虫病由于钙化、壁纤维化可致膀胱缩小。

(三)局限性膀胱壁增厚

不充分充盈所致的膀胱折叠；肿瘤、无蒂或息肉状的肿瘤；结核或血吸虫病结节(肉芽肿)；小儿对血吸虫病感染的急性反应；外伤引起的血肿。

(四)弥漫性膀胱壁增厚

(1)男性患者：前列腺梗阻。

(2)严重的慢性感染：如膀胱炎、结核。

(3)小儿膀胱壁极厚常因尿道瓣或尿道隔引起阻塞造成。

(4)神经源性膀胱。

(5)少见的膀胱浸润生长的肿瘤。

(6)血吸虫病：由于膀胱壁的钙化、纤维化引起壁增厚且回声增强。

五、常见疾病

(一)膀胱结石

1.病理与临床

膀胱结石可分为原发性与继发性。原发性膀胱结石多由于营养不良或低蛋白饮食所致，多见于儿童。继发性膀胱结石多由上尿路小结石下降并停滞于膀胱内形成，其主要病因有尿路梗阻、感染、膀胱异物、代谢性疾病等，多见于男性。我国膀胱结石多为草酸钙、磷酸盐和尿酸盐的混合结石。主要临床表现为排尿时尿流中断、尿痛、尿急、尿频和血尿等。

2.声像图表现

在膀胱内探及团状强回声伴后方声影，多位于后壁，且团状强回声随体位改变而移动。超声对膀胱结石较易诊断，但<3 mm 的小结石易被遗漏，应引起注意(图 13-16)。

3.鉴别诊断

应与膀胱肿瘤相鉴别。当膀胱肿瘤合并钙化时，易将肿瘤误诊为结石，此时 CDFI 若能探及肿瘤内的血管，则有助于作出明确诊断。对于随体位改变而位置不发生变化的“结石”，应高度警惕肿瘤合并结石的可能。

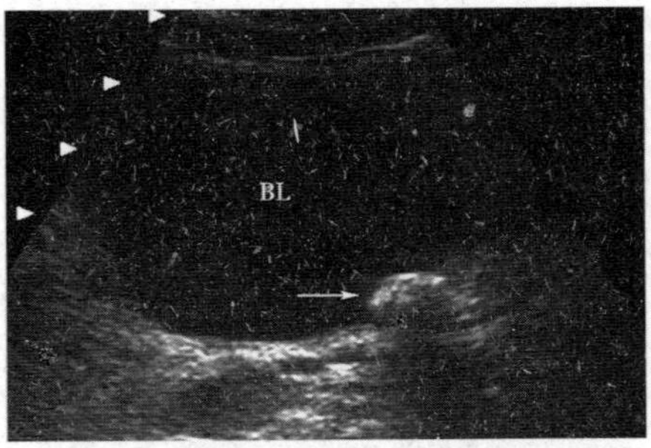

图 13-16　膀胱结石声像图

箭头所示为膀胱结石，呈团状强回声，后方有声影(BL：膀胱)

此外，还应与输尿管口结石及输尿管囊肿内结石相鉴别，只要注意观察，此两者不难作出正确诊断。

(二)膀胱肿瘤

1.病理与临床

膀胱肿瘤是泌尿系统最常见的肿瘤，分为上皮性和非上皮性两类。上皮性肿瘤占 95%～98%，其中最常见的是移行上皮乳头状癌，少数为鳞癌和腺癌。其病因可能与尿液中某些代谢产物的刺激、慢性炎症等有关。好发于 40～60 岁男性。临床表现为间歇性或持续性无痛性全程肉眼血尿。当有血块或肿瘤堵塞尿道口时，可出现排尿不畅或发生尿潴留。多数晚期患者会出现尿频、尿急、尿痛等尿路刺激症状。当肿瘤引起尿路梗阻时，可有肾积水。

2.声像图表现

膀胱内可探及乳头状或菜花样低回声，有蒂或较宽基底与膀胱壁相连，体位改变时可见其在尿液中漂动，但不能脱离基底部而在膀胱内滚动。膀胱壁局限性增厚，依浸润程度不同，膀胱壁连续性中断于不同深度。基底较宽者有时以浸润膀胱壁为主，突入腔内部分较少，浸润肌层较早，膀胱壁回声杂乱，失去正常结构。肿瘤多发生于三角区，其次为两侧壁(图 13-17)。CDFI 常可在肿瘤基底部探及肿瘤血管。

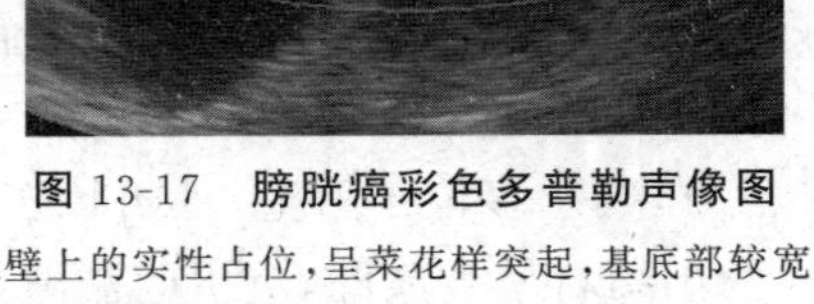

图 13-17　膀胱癌彩色多普勒声像图

箭头所示为膀胱壁上的实性占位，呈菜花样突起，基底部较宽。CDFI：肿块内可探及较丰富的动、静脉血流信号

3.鉴别诊断

(1)当膀胱肿瘤发生钙化时应与膀胱结石相鉴别。

(2)膀胱底部癌常侵犯前列腺，反之前列腺癌亦常侵犯膀胱，肿瘤较小时依其发生部位不难鉴别，但当肿瘤较大时，鉴别较难，经直肠探查常有助于区分。

(3)此外肥大的前列腺常向膀胱内突入，易误诊为膀胱肿瘤，应注意鉴别。

(三)膀胱憩室

1.病理与临床

膀胱憩室是指膀胱壁自分离的逼尿肌之间向外呈袋状膨出而形成的囊状物，其与膀胱内腔之间有孔道相通，称为憩室口，多发生于膀胱三角区周围。膀胱憩室分为先天性和后天性，一般认为无论先天性憩室还是后天性憩室，其发生均与先天性膀胱肌层发育局限性薄弱、下尿路长期梗阻使膀胱内压力长期增高等因素有关。膀胱憩室主要症状为二次排尿和尿液浑浊，合并感染时有排尿刺激症状，合并肿瘤或结石时，可有血尿。

2.声像图表现

膀胱周围探及圆形或椭圆形的无回声区，并通过缺口与膀胱相连通。该无回声区壁薄，边界清晰，排尿后可变小，多见于后壁及两侧壁。依据彩色血流信号可观察到其与膀胱之间的液体相互流通。当合并感染，无回声内可有点状强回声，憩室底部可有沉积物。此外，憩室内可合并结石或肿瘤(图 13-18)。

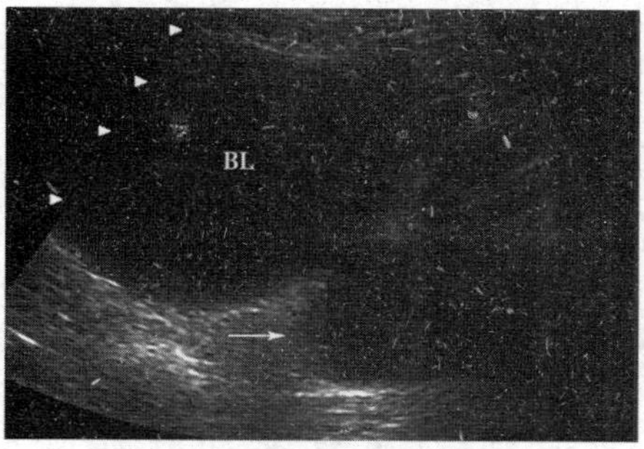

图 13-18 膀胱憩室声像图

箭头所示为膀胱憩室，呈无回声，与膀胱相通(BL：膀胱)

3.鉴别诊断

本病应与膀胱周围其他囊性病变如盆腔囊肿及输尿管囊肿相鉴别。膀胱憩室与膀胱相连通，且大小随膀胱充盈度不同而改变，依据其典型特点不难与其他病变相鉴别。

(四)膀胱凝血块

1.病理与临床

膀胱凝血块是指各种病因导致的膀胱内壁出血形成的实性团块。常见的病因有急、慢性炎症、结石、肿瘤及外伤等。临床主要表现为血尿伴膀胱刺激症状。

2.声像图表现

膀胱内探及形态各异、大小不等的低或中强回声团块，与膀胱壁分界明显。团块边界不规整，内部回声不均，且随体位改变而移动，CDFI 显示其内无血流信号。

3.鉴别诊断

膀胱内凝血块依据其典型声像图表现不难诊断，应注意与膀胱肿瘤相鉴别。

(郑瑞琦)

第三节　输尿管疾病

一、输尿管超声解剖

输尿管是一对细长肌性的管状器官，上端起于肾盂，下端止于膀胱三角区。长为 20～34 cm。其管径粗细不均，平均为 0.5～0.7 cm。输尿管全长分为腹段(上段)、盆段(中段)和膀胱壁段(下段)。

腹段起自肾盂输尿管连接部，沿腰大肌前面下行，止于跨越髂总动脉处。盆段自总动脉前方，向下后内侧移行，并经盆底的结缔组织直达膀胱后壁。膀胱壁段斜穿膀胱壁，在膀胱后方向下内侧移行，止于膀胱三角区的输尿管嵴外侧端——输尿管口处。

每侧输尿管有 3 个狭窄处，其内径为 2 mm 左右，即第一狭窄位于肾盂和输尿管移行处；第二狭窄位于越过髂总动脉或髂外动脉处；第三狭窄为膀胱壁内侧。狭窄部是结石阻塞的常见位置(图 13-19)。

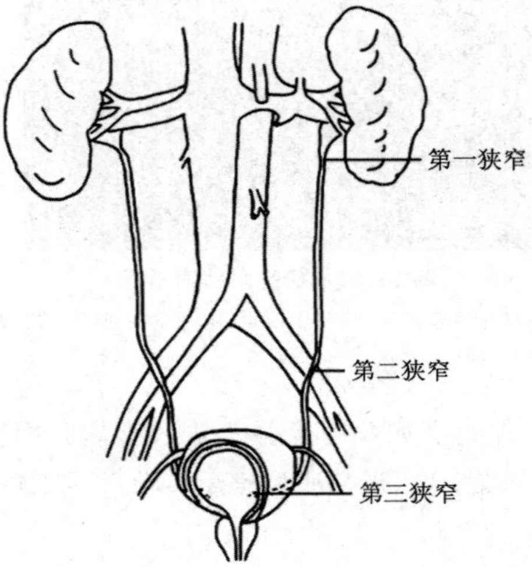

图 13-19　输尿管的 3 个狭窄处

二、输尿管超声检查技术

探头频率多用 3.5～5 MHz，在保证扫查足够深度的情况下，尽可能使用高频率探头，以提高分辨力。应在膀胱充盈后检查，并尽量避免肠气干扰。检查方法有以下 3 种途径。

(一)经腹壁检查

仰卧位或侧卧位。显示肾门后，追踪显示输尿管至盆部。亦可分别在下腔静脉或腹主动脉外侧1～2 cm处寻找扩张的腹段输尿管，向下追踪盆部输尿管。第二狭窄部在两侧髂总动脉末端及髂外动脉前方寻找。以充盈膀胱作为透声窗，能显示膀胱壁段和两侧输尿管口。检查过程中着重观察结石易存留处，即输尿管的 3 个生理狭窄部。输尿管肿瘤或转移性肿瘤压迫可发生在输尿管的任何部位，因此，重点应在扩张的输尿管中断处仔细寻找。

（二）经背部检查

俯卧位。显示扩张积水的肾盂，然后显示肾盂输尿管连接部，若该部输尿管也扩张积水，则向下做滑行扫查，追踪扫查至腹段输尿管。检查过程中，重点观察输尿管第一狭窄部有无病变。

（三）经直肠或经阴道检查

中度充盈膀胱，向前外侧倾斜扫查显示膀胱三角区，寻找输尿管开口，然后调整扫查平面，以显示输尿管盆段的下端。

膀胱高度充盈后检查，有助于提高输尿管梗阻性病变的显示率。

对输尿管膀胱壁段病变的检查，可因膀胱无回声区后方回声过强，可能掩盖病变的回声。适当抑制远场增益，探头适当加压扫查特别重要。但对体型较瘦的患者过分加压可以使扩张的输尿管压瘪，以致不能显示。

三、正常输尿管声像图

正常输尿管内径狭小，超声不易显示。对瘦体型或肾外型肾盂者，有时可显示肾盂输尿管连接部。嘱受检者膀胱充盈后检查，以膀胱作为透声窗，可显示输尿管膀胱壁段。声像图所见该两处输尿管均呈回声较强的纤细管状结构，其内径一般不超过 5 mm，管壁清晰、光滑，内为细条带形无回声区。

四、输尿管基本病变的声像图表现

几乎所有的输尿管疾病都可引起尿液引流阻碍，导致肾盂和近端输尿管扩张。扩张的输尿管呈无回声管状结构，壁薄而光滑。这一征象很容易被发现。因此，它既是输尿管病变的主要间接征象，又是寻找病变的向导。扩张的末端为病变所在部位。结石表现为管腔内的强回声团，管壁回声正常；肿瘤表现为局限性软组织团块或管壁不规则增厚；炎性狭窄表现为管壁均匀性增厚。

五、常见疾病

（一）输尿管结石

1.病理与临床

90％以上输尿管结石为肾结石降入输尿管，原发于输尿管的结石很少见，除非存在输尿管梗阻病变。临床上通常表现为腰部出现阵发性绞痛或钝痛，常伴有不同程度的血尿。由于输尿管结石大都来自肾，故痛点会随结石的移动而向下移动。

2.声像图表现

肾盂、输尿管扩张，扩张的输尿管中断处，其内可探及圆形、椭圆形或弧形强回声，后方有声影，与输尿管管壁分界清楚。当结石较小或质地较疏松时，后方可无声影（图 13-20）。

3.鉴别诊断

典型的输尿管结石超声较易诊断，不典型的输尿管结石应注意与输尿管肿瘤相鉴别。输尿管肿瘤患者常有无痛性血尿发生，肿瘤回声较结石低，有些患者以输尿管管壁不规则增厚为特点，肿瘤与输尿管管壁分界不清，肿瘤较大时，对周围组织有浸润。

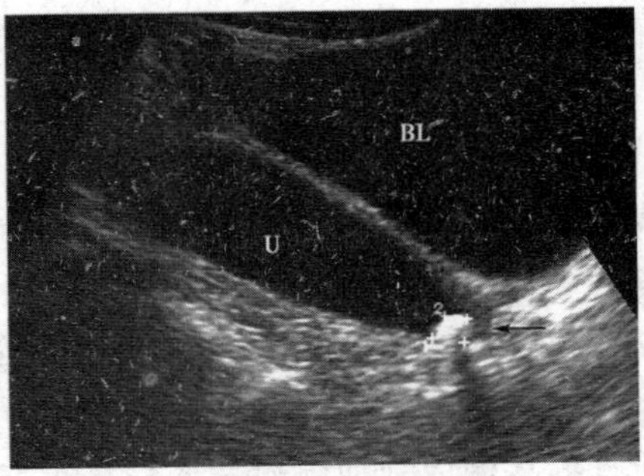

图 13-20　输尿管结石声像图

箭头所示为扩张的输尿管内的结石，呈团状强回声，后方有声影（U：输尿管；BL：膀胱）

（二）输尿管囊肿

1.病理与临床

输尿管囊肿又称输尿管膨出，是指具有膀胱黏膜的下输尿管囊性扩张，致输尿管底部膨胀引起，囊肿外覆膀胱黏膜，内衬输尿管上皮，中间为肌纤维和结缔组织。输尿管囊肿轻者常无明显症状，重者出现下尿路梗阻症状，如排尿不畅等。输尿管梗阻可引起肾功能损坏，甚至导致尿毒症的发生。合并感染时有脓尿、血尿、尿频、尿急、尿痛等症状。

2.声像图表现

在膀胱三角区可探及圆形或椭圆形无回声区，壁薄而光滑，其大小随输尿管蠕动有节律性变化，可合并同则输尿管和肾盂不同程度的扩张。囊肿内合并结石时出现相应的声像图表现（图 13-21）。

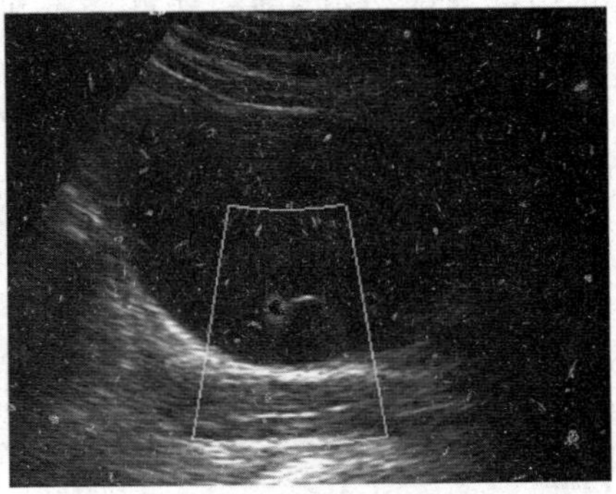

图 13-21　输尿管囊肿声像图

3.鉴别诊断

一般情况，超声依据其典型的声像图表现对本病能作出正确判断。需注意与输尿管脱垂和输尿管憩室相鉴别。

（三）输尿管肿瘤

1.病理与临床

原发性输尿管肿瘤在临床上较少见，约占尿路上皮性肿瘤的 1%，以移行细胞癌为多，好发于41～82 岁的男性患者，约有 3/4 发生于输尿管下段。输尿管癌具有多中心性，即容易合并肾盂癌和膀胱癌，输尿管本身也可呈多发肿瘤状态。早期多无症状，患者常因无痛性血尿来就诊。

2.声像图表现

当病变较小、未引起尿路梗阻时，超声很难发现病变所在。当肿瘤引起输尿管梗阻时，梗阻处输尿管管壁不均匀性增厚、变形，有僵硬感。肿瘤常为低回声或稍强回声，梗阻处以上肾盂输尿管扩张（图 13-22）。CDFI 有时可显示肿瘤内有血流信号。

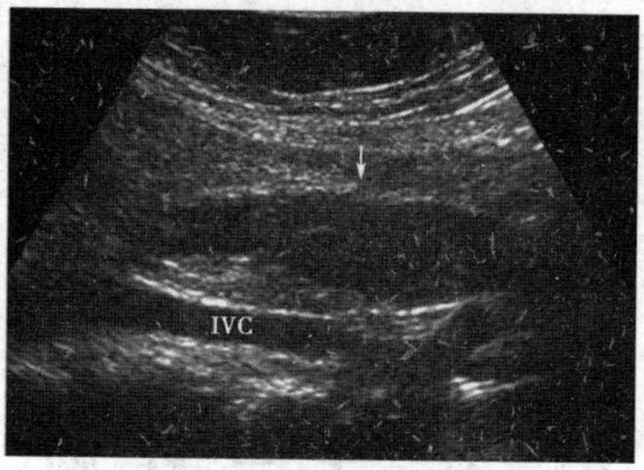

图 13-22 输尿管癌声像图

箭头所示为输尿管上段的实性占位，呈低回声（IVC：下腔静脉）

（郑瑞琦）

第十四章　妇科疾病的超声诊断

第一节　子宫疾病

一、子宫先天性发育异常

子宫先天性发育异常是生殖器官发育异常中最常见的，临床意义亦比较大。

(一)病理与临床

女性生殖器官在胚胎发育过程中，若受到某些内在或外来因素的影响，两侧副中肾管在演化过程的不同阶段停止发育，形成各种子宫发育异常。副中肾管发育不全所致异常包括先天性无子宫、始基子宫、子宫发育不良或幼稚子宫、单角子宫、残角子宫等；副中肾管融合障碍所致异常包括双子宫、双角子宫；副中肾管融合后中隔吸收受阻所致异常为纵隔子宫。女性生殖系发育异常多于青春期后发现，患者常因原发性闭经、周期性腹痛、自然流产等就医。

(二)声像图表现

1.先天性无子宫

于充盈的膀胱后做纵向、横向扫查，均不能显示子宫的声像图。常合并先天性无阴道，不能探及阴道回声；双侧卵巢可显示正常。

2.始基子宫

于充盈的膀胱后方探及条索状呈低回声的肌性结构，长径<2 cm，难辨宫体宫颈结构，无宫腔线和内膜回声。常不能探及阴道回声，双侧卵巢可显示正常。

3.子宫发育不良

子宫发育不良又称幼稚子宫。表现为青春期后妇女子宫的各径线均小于正常，宫体前后径<2 cm，宫颈相对较长，宫体与宫颈的长径之比≤1。可显示宫腔线和内膜回声，内膜较薄。

4.单角子宫

单角子宫的二维超声表现常不明显，有时可见子宫向一侧稍弯曲，宫底横切面显示子宫横径偏小，仅见一侧宫角；三维超声上对诊断帮助较大，于三维成像的子宫冠状切面上仅可见一个宫角，并向一侧略弯曲(图 14-1)。

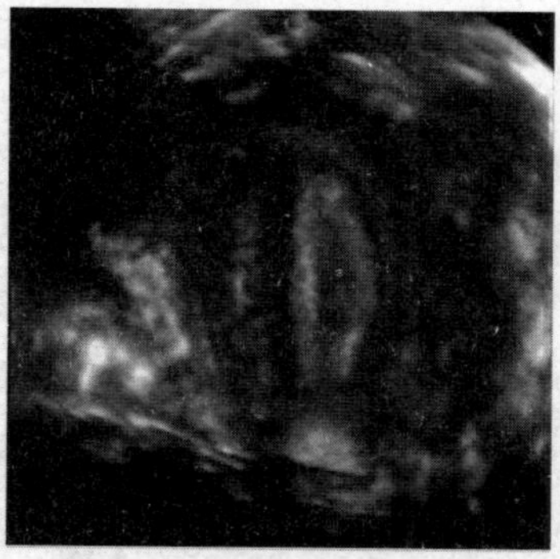

图 14-1　单角子宫

三维超声成像显示左侧宫角缺如，仅见右侧宫角

5.残角子宫

(1)无内膜型残角子宫的声像图表现：盆腔内见一发育正常子宫，其一侧可见一低回声包块，回声与子宫肌层相似，但与宫颈不相连，需与浆膜下肌瘤相鉴别。

(2)有内膜相通型残角子宫，表现为子宫一侧见与子宫相连的低回声包块，中央可见内膜回声(图 14-2)。

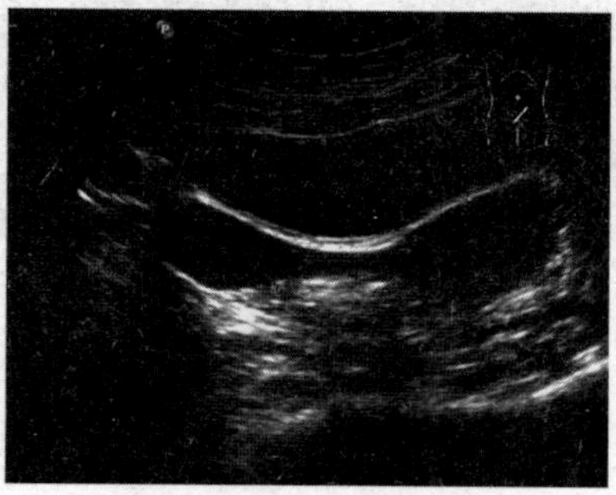

图 14-2　残角子宫

图像显示附件区见一实性低回声包块与子宫相连，其中心可见内膜回声

(3)有内膜不相通型残角子宫，月经初潮后即形成残角子宫腔积血，表现为子宫一侧见中心为无回声的囊实性包块。

6.双子宫

在动态纵向及斜向扫查时可见两个完全分开的独立子宫回声，均有完整的内膜、肌层和浆膜层。横切面观察尤为清楚，见两个子宫体完全分开，之间有深的凹陷，内部均可见内膜回声。两个子宫大小相近或其中之一稍大。常可探及两个宫颈管及阴道的回声(图 14-3)。

7.双角子宫

子宫外形异常，见两个分开的宫角，即子宫上段完全分开，子宫下段仍部分融合；子宫横切面观察，可见子宫底部增宽，中间凹陷呈 Y 形；子宫腔内膜回声也呈 Y 形。三维超声获得的子宫冠状切面显示宫底部凹陷，见两个分开的宫角，整个子宫外形呈 Y 形，内膜形态也呈 Y 形。

8.纵隔子宫

子宫底部横径稍增宽，连续横切面扫查显示宫腔中部见从宫腔下段至宫底处逐渐增厚的低回声带，将子宫内膜分隔开来。三维超声获得的子宫冠状切面显示宫底形态正常，内膜呈 V 形

(完全性纵隔子宫)或 Y 形(不完全性纵隔子宫)。三维超声不仅可以清晰显示宫腔中的纵隔长度，鉴别完全性与不完全性纵隔子宫，而且还可以显示纵隔的形态、厚度等(图 14-4)。

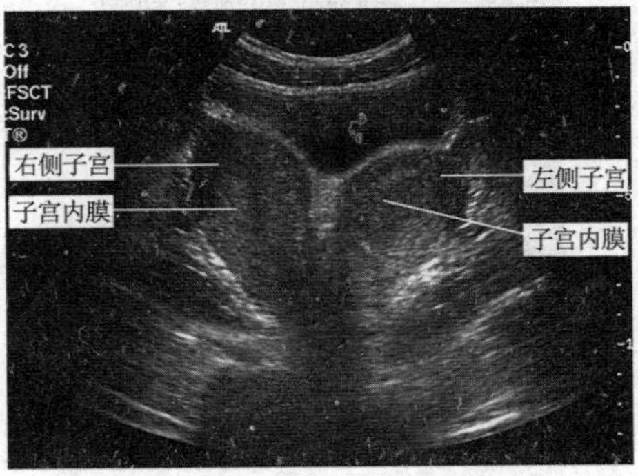

图 14-3 双子宫

图像显示两个独立完整的子宫

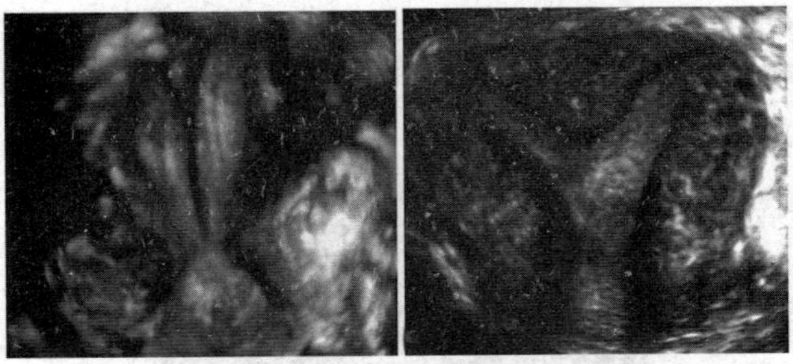

A B

图 14-4 纵隔子宫

A.完全性纵隔子宫；B.不完全性纵隔子宫

(三)鉴别诊断

残角子宫应与浆膜下肌瘤、卵巢实性肿瘤、宫外孕包块等相鉴别。双角子宫应注意与部分性纵隔子宫相鉴别，前者子宫外形及宫腔内膜回声均呈 Y 形；后者宫腔内膜回声呈 Y 形，但子宫外形正常。

二、子宫腺肌病

(一)病理与临床

子宫腺肌病是指子宫内膜腺体及间质侵入子宫肌层，是子宫内膜异位症最常见的形式之一。多发生在 30～50 岁妇女。其发病机制尚未完全阐明。异位的子宫内膜弥散于子宫肌壁(以后壁多见)，在性激素作用下发生周期性少量出血，在局部形成微小囊腔，肌纤维弥漫性反应性增生。大体病理上，于肌层组织内见增粗的肌纤维和微囊腔。局灶性的子宫腺肌病病灶称为子宫腺肌瘤。

子宫腺肌病的主要临床表现为痛经进行性加重，经期延长及月经量多。妇科检查时扪及增大而质硬的子宫。

(二)声像图表现(图 14-5)

(1)子宫增大，形态饱满，前后壁肌层多不对称性增厚，后壁肌层增厚较前壁多见；或仅表现为后壁或前壁的明显增厚。

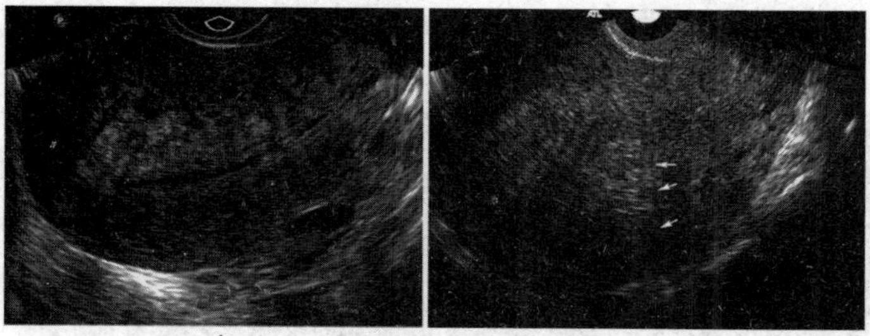

A　　　　　　B

图 14-5 子宫腺肌病

A.子宫前壁肌层弥漫增厚,回声不均,可见条索状及片状中强回声,间以蜂窝状小低回声区;B.箭头示栅栏状细线样声影

(2)受累肌层回声增强、明显不均,见紊乱的点状或条索状强回声,间以蜂窝状小低回声区,有时也可见散在的小无回声区,仅数毫米。

(3)肌层内及子宫后方常伴有栅栏状细线样的声影。

(4)腺肌瘤时,可见肌层内局灶性中低回声区,单发多见,边界不清,周边无包膜回声及声晕,内部见点条状血流信号。

(5)可伴发卵巢巧克力囊肿。

(三)鉴别诊断

局灶性的子宫腺肌瘤需与子宫肌瘤相鉴别。子宫肌瘤周边有假包膜,边界清楚,周边可见环绕或半环绕的血流信号。

三、子宫肌瘤

(一)病理与临床

子宫肌瘤是女性生殖器最常见的良性肿瘤,由子宫平滑肌组织增生而成。多见于中年妇女。大多数患者无明显症状,仅是在妇科检查时偶然发现。根据生长部位的不同分为肌壁间肌瘤、浆膜下肌瘤及黏膜下肌瘤。子宫肌瘤的临床症状与肌瘤的生长部位、生长速度、大小等有关。主要症状包括:①月经改变,如月经周期缩短、经量增多、经期延长。②压迫症状,如尿频、排尿障碍、便秘等。③疼痛,肌瘤本身不引起疼痛,一般最常见的症状是下腹坠胀、腰背酸痛等。④阴道分泌物增多。⑤贫血等。

(二)声像图表现

子宫肌瘤的声像图表现各异,取决于肌瘤的大小、部位和生长时间长短。

(1)子宫的形态和大小:肌瘤为多发或位于子宫表面时,子宫体积增大、形态失常;有蒂的浆膜下肌瘤有时可清楚地观察到肌瘤与子宫相连的蒂(图 14-6A);单发的小肌瘤位于肌层内,子宫形态和大小无明显异常。

(2)宫腔线位置:宫腔线可因肌瘤的压迫变形、移位,黏膜下肌瘤时基底处可见内膜线中断,宫腔内见低回声或中等回声区(图 14-6B)。

(3)肌瘤的回声特征:子宫肌瘤声像图以低回声为主,根据平滑肌组织及纤维组织的构成和排列不同,其回声分布有所差异。以平滑肌组织成分为主的肌瘤,回声低,后方可有声衰减;纤维组织增多时,肌瘤的回声相对增强;肌瘤较大时可发生囊性变,出现回声明显不均区域及无回声区。若肌瘤有钙化时，钙化部分呈强回声带，肌瘤内见灶状、团块状、半环状或环状强回声区，后方伴声影，肌瘤钙化更多见于绝经后。较大的肌瘤内部可呈旋涡状回声，并伴有不同程度的后方衰减。

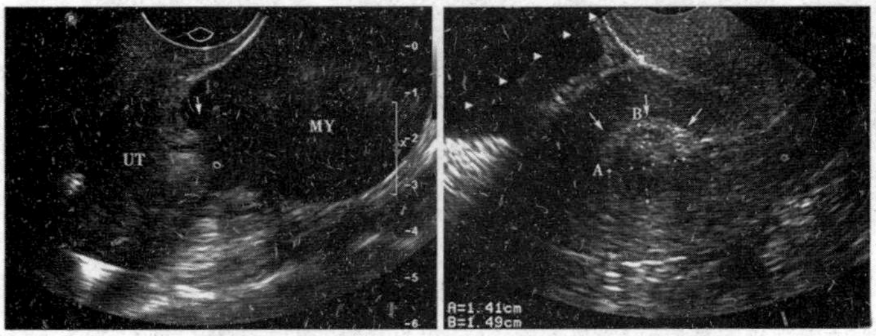

A　　　　　　B

图 14-6　子宫肌瘤

A.子宫左侧实性低回声包块，箭头所指为其与子宫相连的蒂部；B.子宫黏膜下肌瘤，子宫后壁内膜下方见 1.5 cm×1.8 cm×1.4 cm 低回声，约 50%的体积突向宫腔，其前方可见内膜受压弯曲（箭头所示）

（4）彩色多普勒血流：血流信号多分布在肌瘤病灶的周边区域，病灶周边的假包膜区域常见环状或半环状血流，包绕肌瘤。

（三）鉴别诊断

1.子宫黏膜下肌瘤与子宫内膜息肉鉴别

子宫黏膜下肌瘤多为低回声，基底处可见内膜线中断。子宫内膜息肉多为中强回声，基底处内膜连续性无中断。

2.卵巢肿瘤

子宫浆膜下肌瘤突出于子宫表面，应与卵巢实性肿瘤鉴别。鉴别要点在于观察包块是否与子宫相连，包块血流来源及包块同侧是否可见正常卵巢。

四、子宫内膜增生

（一）病理与临床

子宫内膜增生症是由于子宫内膜受雌激素持续作用而无孕激素拮抗，发生不同程度的增生性改变，多见于青春期和更年期。大体病理见子宫内膜呈灰白色或淡黄色，表面平坦或呈息肉状突起，可伴有水肿，切面有时可见扩张腺体形成的腔隙。根据子宫内膜增殖的程度分为单纯型、复杂型和不典型增生。临床最常见的症状是月经紊乱、经期延长或不规则阴道出血，可伴贫血。

（二）声像图表现

（1）内膜增厚：育龄妇女的子宫内膜厚度超过 15 mm，绝经妇女的内膜厚度超过 5 mm。

（2）宫腔线清晰。

（3）内膜回声偏强，回声均匀或不均匀。

（4）服用三苯氧胺的患者，增厚的内膜中常可见到小囊状无回声区（图 14-7）。

（5）血流信号轻度增加或无明显异常。

（三）鉴别诊断

子宫内膜癌多发生于绝经后的妇女，常有阴道不规则出血。超声检查发现宫腔内局限性或弥漫性中强回声，形态不规则，与子宫肌层分界不清，肌层局部变薄。CDFI 显示其内部可见丰富血流信号，血流形态及分布不规则，可探及低阻动脉频谱。需要注意的是，早期的内膜癌与内膜增生在声像图上很难鉴别。因此，对于有阴道不规则出血的绝经后妇女，应行诊断性刮宫明确诊断。

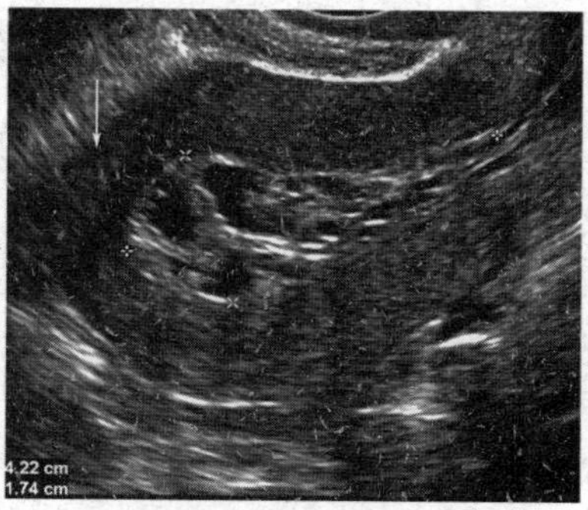

图 14-7　子宫内膜囊性增生

子宫内膜增厚，与子宫肌层（箭头所示）分界清晰，内可见多个小囊状无回声区

五、子宫内膜息肉

（一）病理与临床

子宫内膜息肉是由内膜腺体及间质组成的肿块，向宫腔突出，是妇科常见的一种宫腔良性病变。子宫内膜息肉形成的原因，可能与炎症、内分泌紊乱，特别是体内雌激素水平过高有关。单发较小的息肉一般无临床症状，多发息肉或较大的息肉可引起月经过多、月经不规则、经间出血（月经间期出血）或绝经后出血等症状。

（二）声像图表现（图 14-8）

（1）宫腔内见一个或多个团状中高回声区，形态规则，边界清晰。

（2）病灶处宫腔线分开并弯曲。

（3）内部回声较均匀，少数伴囊性变者内部可见蜂窝状小无回声区。

（4）CDFI 可见滋养血管自蒂部伸入病灶中心区域内。

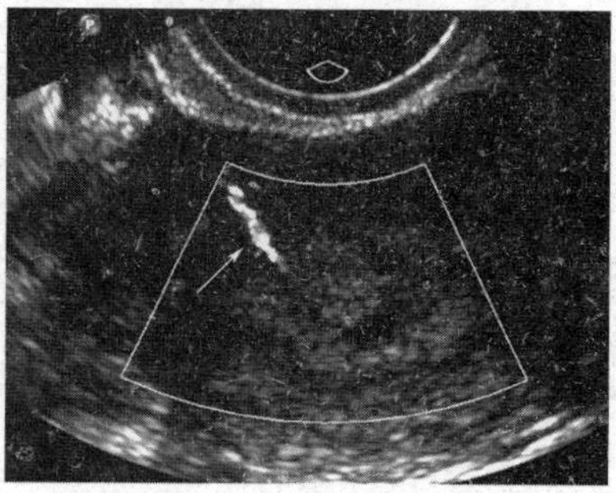

图 14-8　子宫内膜息肉

宫腔内见一形态规则边界清晰的中强回声，CDFI 显示一条状滋养血流穿入其内（箭头所示）

（三）鉴别诊断

（1）子宫内膜癌：多发生于绝经后的妇女，常有阴道不规则出血。超声检查发现宫腔内局限性或弥漫性中强回声，形态不规则，边界不清，病灶内部可见较丰富血流信号。

（2）黏膜下肌瘤：黏膜下肌瘤多为低回声，基底处内膜线中断。

六、子宫颈癌

(一)病理与临床

子宫颈癌是女性生殖系统常见的恶性肿瘤之一,发病年龄以40～50岁多见,近些年呈现年轻化趋势。子宫颈癌的组织发生可能来源于子宫颈阴道部或移行带的鳞状上皮或子宫颈管黏膜柱状上皮。子宫颈癌80%～95%为鳞状细胞癌,其次为腺癌。浸润型宫颈癌肉眼观主要表现为内生浸润型、溃疡型或外生乳头、菜花型。子宫颈癌的主要扩散途径为直接蔓延和经淋巴道转移,向两侧可侵犯或压迫输尿管而引起肾盂积水。宫颈癌浸润范围的判断对治疗方式的选择具有重要意义。子宫颈癌的主要症状为阴道分泌物增多、接触性出血或阴道不规则出血。

(二)声像图表现(图14-9)

超声不能识别和诊断早期宫颈癌,子宫颈刮片细胞学检查是发现宫颈癌前病变和早期宫颈癌的主要方法。浸润性宫颈癌声像图表现如下。

(1)宫颈结构紊乱,可见低回声区病灶。

(2)内生浸润型和溃疡型病灶常边界不清,外生型病灶则多边界清。

(3)CDFI显示病灶内见丰富血流信号。

(4)宫旁浸润时,宫旁结构不清,呈低回声,与宫颈病灶相延续。

(5)肿瘤引起宫颈狭窄时,可见宫腔积液;肿瘤向宫旁浸润至输尿管下段受累,或肿瘤压迫输尿管时,可见一侧或双侧肾积水。

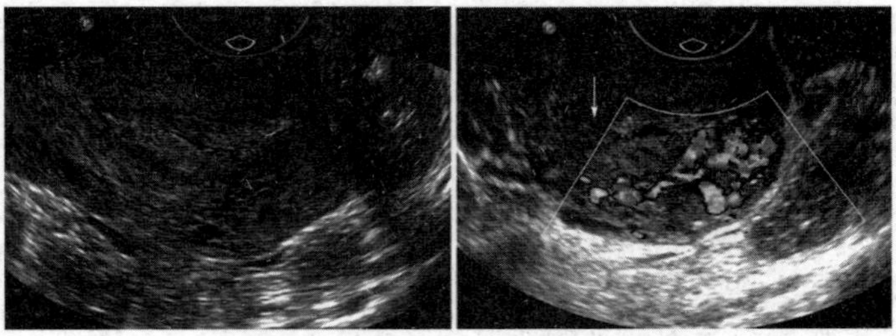

A　　B

图14-9　宫颈癌

宫颈后唇低回声(A),边界不清,彩色多普勒显示其内丰富血流信号(B,箭头所示),病理证实为宫颈癌

(三)鉴别诊断

与宫颈肌瘤相鉴别:多无明显临床症状,超声表现为宫颈内低回声占位,形态规则,圆形或椭圆形,边界清晰,回声不均,血流信号较稀疏,沿周边分布。

七、子宫内膜癌

(一)病理与临床

子宫内膜癌是女性生殖道常见的肿瘤之一,多发生在50～65岁的绝经后妇女。子宫内膜癌的发病一般认为与雌激素对子宫内膜的长期持续刺激有关,镜下最常见的病理类型为子宫内膜样腺癌。临床症状主要为阴道不规则出血或绝经后阴道出血、白带增多等。

(二)声像图表现(图14-10)

(1)子宫内膜不均匀增厚:当育龄期妇女的内膜厚度＞15 mm,绝经后妇女的内膜厚度

>5 mm时，应视为内膜增厚。内膜厚度不均匀，形态不规则。

(2)大多数的内膜癌表现为弥漫性或局限性不规则的中等回声，少数可以是低回声。

(3)肿瘤浸润肌层时，增厚的内膜与肌层间的低回声分界消失，肌层局部变薄。

(4)宫腔内有积液、积脓时，可见无回声区或无回声区内有点状回声。

(5)彩色多普勒显示肿瘤病灶周边及内部有较多的点状或迂曲条状彩色血流信号，呈低阻型动脉频谱。

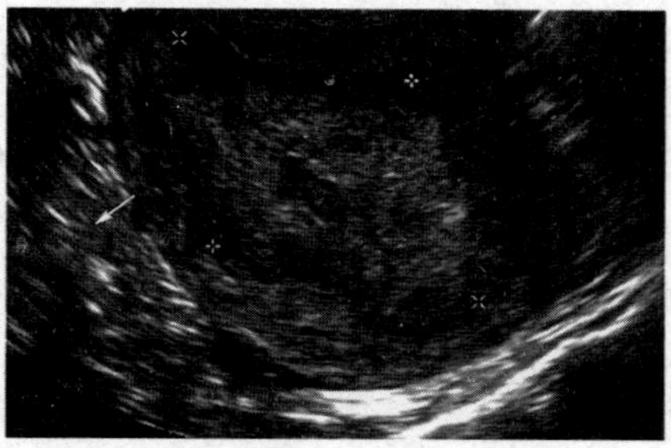

图 14-10　子宫内膜癌

宫腔线消失，宫腔内充满中等回声，局部与子宫肌层分界不清，子宫肌层变薄(箭头所示)，病理证实为子宫内膜癌伴深肌层浸润

(三)鉴别诊断

子宫内膜癌需与良性子宫内膜病变相鉴别。子宫内膜增生时，内膜呈均匀性增厚，与子宫肌层分界清晰，血流不丰富。子宫内膜息肉表现为局限性中强回声，形态规则，边界清晰，中心部可见条状滋养血流。但内膜癌与局灶性内膜增生及部分表现不典型的内膜息肉在超声上仍较难鉴别，需通过诊断性刮宫获得病理诊断。

八、子宫肉瘤

(一)病理与临床

子宫肉瘤是一种罕见的高度恶性的女性生殖器肿瘤，来源于子宫肌层或肌层内结缔组织。子宫肉瘤组织学成分复杂，包括子宫平滑肌、内膜间质、结缔组织、上皮或非上皮等成分。分类繁多，且分类仍未统一。根据不同的组织发生来源主要分为平滑肌肉瘤、内膜间质肉瘤和恶性苗勒管混合瘤。子宫肉瘤好发于围绝经期妇女，最常见的症状是不规则阴道流血，部分患者自诉下腹部包块在短时间内迅速长大。

(二)声像图表现

(1)子宫肌层或盆腔单发巨大占位：病灶位于子宫肌层，使子宫不规则增大，或取代子宫肌层结构，显示为盆腔占位。平均直径>8 cm，多呈分叶状或不规则形态，边界不清。

(2)常见的病灶内部回声呈不均匀中、低回声或不均质混合回声，内部失去旋涡状的典型平滑肌瘤样回声，可见不规则无回声区。

(3)肿瘤内部、周边血流信号显著增多，流速增快，血管形态不规则，排列紊乱，管径粗细不均。

(4)可探及高速低阻动脉频谱。

(三)鉴别诊断

子宫肉瘤主要与子宫肌瘤相鉴别，内部回声及血流丰富程度是鉴别重点。体积较大的子宫肌瘤内部回声呈旋涡状，周边可见环状或半环状血流信号，形态规则。

九、宫腔妊娠物残留

(一)病理与临床

宫腔妊娠物残留是早、中期流产后的常见并发症，是指妊娠终止后妊娠物没有完全排出，仍有部分残留在宫腔，清宫后病理检查可见绒毛。临床表现为流产后不规则或持续阴道流血。

(二)声像图表现

(1)部分宫腔线模糊或不连续。

(2)宫腔可探及团块状中高回声，以宫腔近宫角处多见，大小为 1～3 cm，形态不规则，边界欠清，内部回声不均。

(3)CDFI 显示中高回声内部及其附着处肌层探及较丰富血流信号，可探及低阻动脉血流。

(三)鉴别诊断

1.内膜息肉

声像图也表现为中强回声，但回声均匀，边界清晰，蒂部可见条状滋养血流，血流不丰富。

2.妊娠滋养细胞肿瘤

该类肿瘤临床表现及实验室检查与妊娠物残留有交叉。声像图表现的鉴别要点是病灶位置及血流情况，妊娠物残留的病灶位于宫腔，附着处肌层血流可较丰富，但走行规则；妊娠滋养细胞肿瘤病灶侵犯肌层，血流极其丰富且紊乱。

(王艳艳)

第二节　卵巢疾病

卵巢疾病主要包括卵巢瘤样病变和卵巢肿瘤。

卵巢瘤样病变又称卵巢非赘生性囊肿，包括卵巢生理性囊肿、黄素化囊肿、多囊卵巢综合征和卵巢子宫内膜异位症。

卵巢肿瘤种类繁多，根据其来源可分为上皮性肿瘤、性索间质肿瘤、生殖细胞肿瘤和转移性肿瘤。其中主要良性肿瘤包括卵巢浆液性/黏液性囊腺瘤、卵巢成熟性畸胎瘤、卵巢卵泡膜细胞瘤-纤维瘤。主要恶性肿瘤包括卵巢浆液性/黏液性囊腺癌、卵巢子宫内膜样癌、卵巢透明细胞癌、卵巢颗粒细胞瘤、卵巢未成熟畸胎瘤、卵巢无性细胞瘤、内胚窦瘤和卵巢转移癌。

各类卵巢肿瘤均可并发肿瘤蒂扭转，出现妇科急腹症。

一、卵巢生理性囊肿(滤泡囊肿、黄体囊肿)

(一)病理与临床

本病常见于生育年龄段妇女，通常无症状，少数病例可出现一侧下腹部隐痛。多数生理性囊肿可在1～3 个月自行消失，无须特殊治疗。滤泡囊肿是最常见的卵巢单纯性囊肿，为卵泡发育至成熟卵泡大小时不破裂，且其内液体继续积聚所致，囊内液体清亮透明，直径一般小于5 cm，偶可达7～8 cm，甚至10 cm。一般无症状，多在 4～6 周逐渐消失。正常排卵后形成的黄体直径一般为1.5 cm左右。当黄体腔内积聚较多液体或卵泡壁破裂引起出血量较多而潴留于黄体腔内，形成直径达 2.5 cm 以上的囊肿时，称为黄体囊肿，也有称黄体血肿、出血性黄体囊肿等。黄体囊肿的直径可达到 4 cm 左右，一般不超过5 cm，偶可达 10 cm。较大的黄体囊肿破裂时可出现腹痛、腹膜刺激征等急腹症症状，是妇科较常见的急腹症之一。

（二）声像图表现

1.滤泡囊肿

于一侧卵巢内见无回声区，壁薄而光滑，后方回声增强，一侧或周边可见少许卵巢回声（图 14-11）。

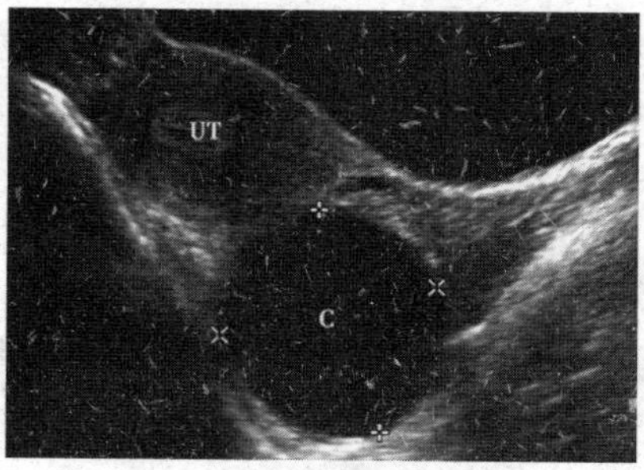

图 14-11　卵巢滤泡囊肿

纵切面显示子宫（UT）左后方无回声（C），壁薄而光滑、透声好

2.黄体囊肿

其超声表现在不同病例中变化较大，与囊内出血量的多少、残余卵泡液的多少及机化血块的大小和形成时间长短等相关。早期，急性出血可表现为强回声，可能被误认为实性肿物；此后囊内血液机化形成不规则中低或中高回声；后期血块溶解时可以见到低回声网状结构。囊肿壁塌陷时则形成类圆形实性中等或中高回声。CDFI 表现为囊肿周边有环绕血流，频谱呈低阻型。而囊内包括机化的血块等则均不显示血流信号（图 14-12）。

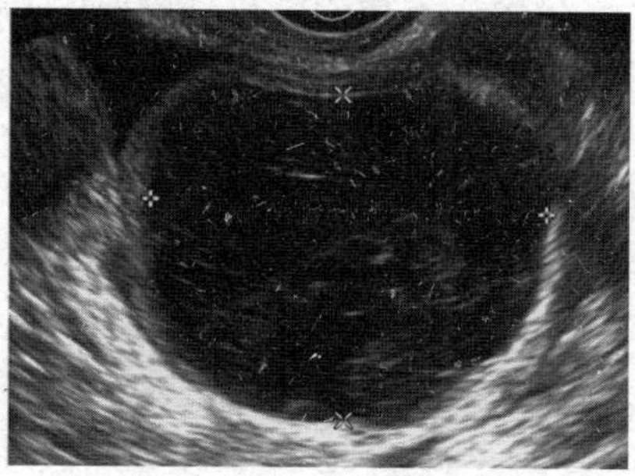

图 14-12　卵巢黄体囊肿

卵巢内见混合回声，类圆形，内见网状中等回声

（三）鉴别诊断

黄体囊肿的超声表现多样，应与卵巢肿瘤相鉴别。囊壁上有血块附着时，可能被误认为是卵巢囊性肿瘤壁上的乳头；囊内较多急性出血或囊肿壁塌陷时可能被误认为是卵巢实性肿瘤或卵巢子宫内膜异位囊肿。鉴别要点包括：①滤泡囊肿和黄体囊肿为单侧、单发囊肿，多于 1～3 个月自行消失；而巧克力囊肿可多发、双侧，不会自行消失。随诊复查，可帮助两者的鉴别。②黄体囊肿周边有环绕血流信号，走行规则，频谱呈低阻型，内部未见血流信号，而卵巢实性肿瘤的实性成

分内可见血流信号，必要时进行微泡超声造影剂的超声造影检查，有助于明确诊断。

黄体囊肿破裂需与宫外孕破裂相鉴别，前者常发生在月经周期的后半段，表现为一侧卵巢增大、结构模糊，卵巢内见不规则囊性包块。后者多有停经史，超声表现为一侧附件区包块，多位于卵巢与子宫之间，形态不规则，双侧卵巢均可见。

二、黄素化囊肿

（一）病理与临床

黄素化囊肿见于促排卵治疗时出现的卵巢过度刺激综合征（外源性 HCG 过高）患者和滋养细胞疾病（内源性 HCG 过高）患者。临床症状表现为恶心、呕吐等，严重者可伴有胸腔积液、腹水，出现胸闷、腹胀症状。卵巢过度刺激综合征患者停促排卵药物后囊肿缩小、症状逐渐消失；滋养细胞肿瘤患者化疗后 HCG 水平下降、囊肿也随之缩小。

（二）声像图表现

卵巢过度刺激综合征患者双侧卵巢呈对称性或不对称性增大，内见多个卵泡回声，体积较正常卵泡大；另子宫直肠陷凹可见少量至中等量的积液。滋养细胞肿瘤的黄素化囊肿可出现在单侧，囊肿数目通常并不多。

（三）鉴别诊断

此类疾病的诊断主要依靠病史和声像图特点，多数情况下容易诊断。当因黄素化囊肿而增大的卵巢发生扭转时，患者可出现一侧下腹部剧痛等急腹症症状，此时需与其他妇科急诊相鉴别，例如卵巢黄体囊肿破裂、宫外孕破裂、卵巢畸胎瘤扭转等。根据其声像图特点并结合病史，可资鉴别。

三、多囊卵巢综合征（polycystic ovarian syndrome，PCOS）

（一）病理与临床

本病由于女性内分泌功能紊乱导致生殖功能障碍、糖代谢异常，体内雄激素增多，卵泡不能发育成熟，无排卵。临床表现为月经稀发或闭经、不孕，多毛、肥胖、胰岛素抵抗等。本病常见于青春期女性，关于其发病机制至今尚不十分清楚。大体病理上，60%～70%的多囊卵巢综合征患者表现为双侧卵巢对称性增大，少数病例卵巢无增大或仅单侧增大；切面显示卵巢白膜明显增厚，白膜下排列多个卵泡，数个至数十个不等，直径 0.2～0.6 cm。

（二）声像图表现

典型病例中，子宫略小于正常水平；双侧卵巢增大，长径大于 4 cm，卵泡数目增多，最大切面卵泡数≥10 个，沿卵巢周边分布（图 14-13）；卵泡直径较小，平均在 5 mm 左右，无优势卵泡；卵巢髓质部分增多、回声增强。不典型病例中，卵巢体积可在正常范围内，或仅一侧卵巢体积增大，卵泡数目、大小和分布特点同上，超声发现卵巢的卵泡数目增多时，应提示卵巢的卵泡数目增多或卵巢多囊样改变，请临床注意除外多囊卵巢综合征。

（三）鉴别诊断

根据其临床表现、实验室激素水平检测结果，结合超声声像图特点，不难对本病作出判断。但仍应注意与其他因素引起的卵巢多囊性改变相鉴别，如慢性盆腔炎时卵巢的多囊性改变等。

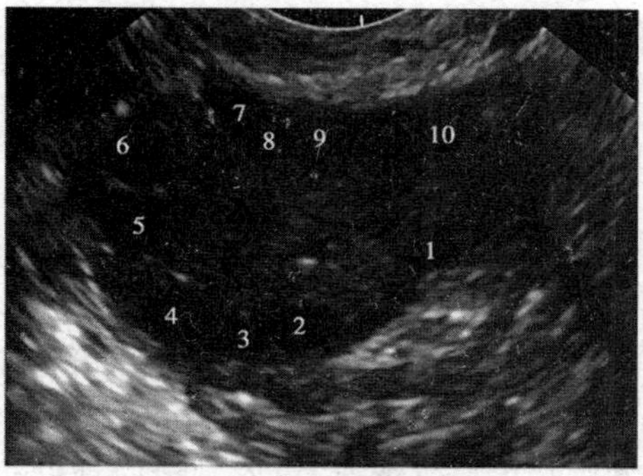

图 14-13 多囊卵巢综合征

卵巢内可见多个小卵泡，沿卵巢周边分布（数字标示 1～10 为卵泡）

四、卵巢子宫内膜异位症

（一）病理与临床

卵巢子宫内膜异位症是指具有生长功能的子宫内膜组织异位到卵巢上，与子宫腔内膜一样发生周期性的增殖、分泌和出血所致的囊肿，临床上本病又称“巧克力囊肿”，简称巧囊。巧克力囊肿是子宫内膜异位症最常见的类型之一。卵巢子宫内膜异位症的发生学说包括子宫内膜种植、体腔上皮化生、转移等，其中以种植学说得到最为广泛认同，认为子宫内膜及间质组织细胞随月经血通过输卵管逆流进入盆腔，种植到卵巢和盆腔腹膜上，经过反复增生、出血形成囊肿，囊内液通常呈暗褐色、黏稠。由于子宫内膜异位症导致盆腔粘连，卵巢可固定于盆壁或子宫后方。临床表现主要有继发性、渐进性加重的痛经和不孕，部分患者痛经于月经来潮前即出现，来潮后2～3 天即缓解；部分患者还有月经失调的表现。约有 25％的患者可无任何症状。卵巢子宫内膜异位症囊肿破裂或合并急性感染时亦可引起急腹症。

（二）声像图表现

子宫内膜异位症的声像图表现多样，典型的子宫内膜异位囊肿特点包括以下几点。

（1）囊肿内充满均匀的点状低回声。

（2）有时囊内可见不规则中等回声或网状回声，为出血机化表现（图 14-14）。

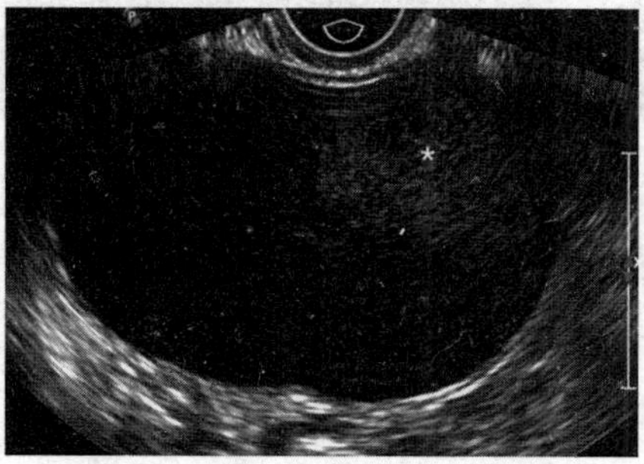

图 14-14 卵巢子宫内膜异位症

病变内见均匀点状低回声，一侧可见不规则中等回声（*）

（3）囊肿壁较厚。有时一侧卵巢内出现多个囊肿，聚集而形成一个较大的多房性囊肿，之间有厚的分隔。

(4)1/3～1/2 的病例呈双侧性发生，囊肿出现于双侧卵巢。

(5)含有巧克力囊肿的卵巢与周围组织粘连，可固定于子宫的后方。

(6)CDFI：囊肿壁上可探及少许血流信号。

(三)鉴别诊断

卵巢子宫内膜异位症虽有较特异的超声声像图特点，多数病例诊断并不困难。但少数不典型病例的卵巢子宫内膜异位症囊肿内血液完全机化，可出现实性不规则的中等或中高回声，或出现厚薄不均的网状分隔，应注意与卵巢肿瘤、卵巢黄体囊肿等相鉴别。CDFI 肿物内部是否探及血流信号是鉴别诊断的关键，巧克力囊肿内不论是否存在实性回声均不出现血流信号；鉴别困难时，可行静脉超声造影检查明确肿物内血供情况，对鉴别诊断帮助很大。经腹超声检查时，应注意调高仪器 2D 增益，使用仪器的谐波功能或观察囊内有无密集的点状低回声，以与卵巢的滤泡囊肿相鉴别。

五、卵巢冠囊肿

(一)病理与临床

卵巢冠囊肿并不直接来自卵巢，而是来源于卵巢系膜里的中肾管。以生育年龄妇女多见，通常囊肿直径在 3～5 cm，但也可像卵巢囊腺瘤一样大。少数情况下，囊肿合并囊内出血；极少数情况下，囊内有分隔。囊肿体积较小时患者通常无明显不适症状，当囊肿长大到一定程度时，患者可出现腹部隆起、腹胀或一侧下腹隐痛的症状；当其合并囊肿蒂扭转时，则出现急性腹痛等症状。

(二)声像图特点

卵巢冠囊肿表现为一侧附件区的囊性肿物，壁薄、透声好，最主要的特点是同侧卵巢形态完整，位于其旁(图 14-15)。

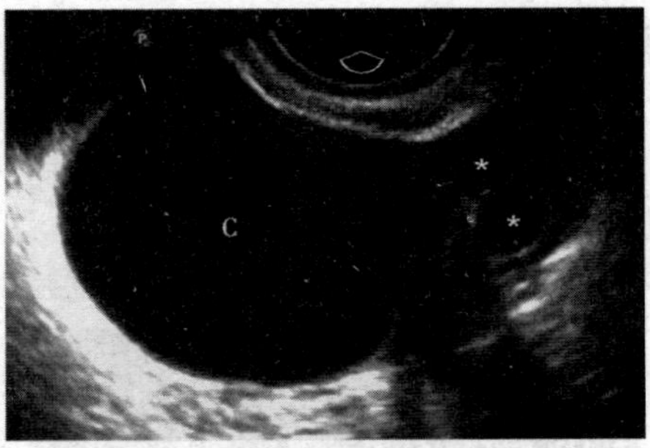

图 14-15　卵巢冠囊肿

卵巢的一侧可见薄壁无回声(C)，类圆形，内部无分隔，透声好，其旁可见卵巢回声(*：卵巢内的卵泡)

(三)鉴别诊断

本病应与卵巢生理性囊肿和卵巢子宫内膜异位症囊肿等相鉴别，能够观察到卵巢的完整结构位于其旁是鉴别的关键。

六、卵巢囊腺瘤

(一)病理与临床

卵巢囊腺瘤是最常见的卵巢良性肿瘤之一，分为浆液性囊腺瘤和黏液性囊腺瘤。浆液性肿瘤大体病理上为囊性肿物，大多单侧发生，直径 1～20 cm，单房或多房；囊内壁及外壁均光滑，多数囊内含清亮的浆液，少数也可能含较黏稠液；囊内壁有乳头者为乳头状囊腺瘤。黏液性囊腺瘤大体病理上为囊性肿物，多呈圆形、体积巨大；表面光滑，切面常为多房性，囊壁薄而光滑，有时因房过密而呈实性。囊腔内充满胶冻样黏稠液，但少数囊内为浆液性液；较少出现乳头。卵巢囊腺瘤早期体积小，多无症状。中等大的肿瘤常引起腹胀不适。巨大的肿瘤占据盆、腹腔出现压迫症状，腹部隆起，可触及肿块。合并感染时出现腹水、发热、腹痛等症状。黏液性囊腺瘤可发生破裂，种植于腹膜上形成腹膜黏液瘤病，肿瘤体积巨大，压迫但不侵犯实质脏器。

（二）声像图表现

浆液性和黏液性囊腺瘤超声特点有所不同。

(1)浆液性囊腺瘤：中等大小，外形呈规则的类圆形，表面光滑，内部呈单房或多房囊性，分隔薄而规则，囊内透声好。浆液性乳头状囊腺瘤囊内见单个或多个内生性和/或外生性乳头，乳头形态较为规则(图 14-16)；CDFI 乳头内可见血流信号。少数病例发生于卵巢冠，仍可见部分正常卵巢组织的回声。

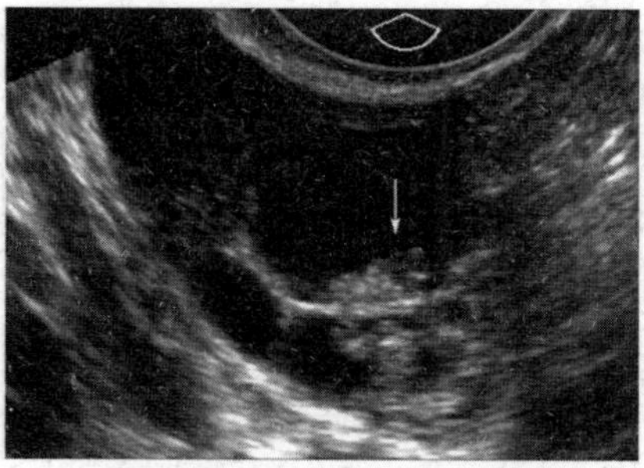

图 14-16　卵巢浆液性乳头状囊腺瘤

卵巢内见无回声，内含网状分隔，隔上可见多个乳头样中高回声(箭头所指为乳头)

(2)黏液性囊腺瘤：常为单侧发生，常呈多房性囊肿，体积通常较大，直径可达 15～30 cm；分隔较多而厚(图 14-17)，内部可见散在的点状回声，为黏液性肿瘤的特征性表现；本病较少出现乳头。

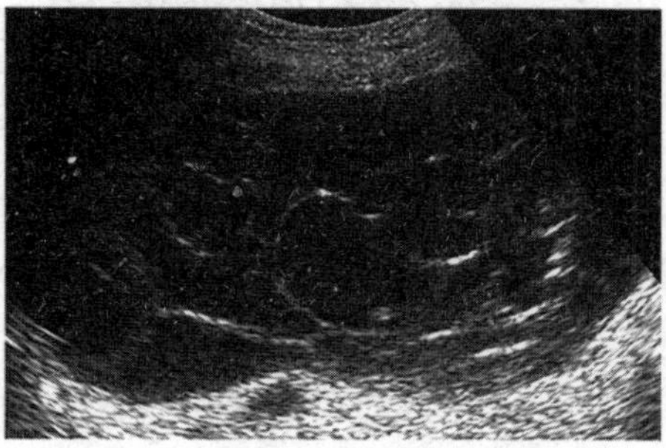

图 14-17　卵巢黏液性乳头状囊腺瘤

附件区见多房性无回声，大小约 20 cm×18 cm×9 cm，
内含较密集的网状分隔，内部可见散在的点状回声

(3)腹膜黏液瘤病表现为腹腔内见多个病灶，回声表现与单发病变相似，分隔更多、囊腔更小。

(4)交界性囊腺瘤的表现与上述相似，但乳头可能更多、更大，CDFI 可能显示乳头上较丰富血流信号。

(三)鉴别诊断

注意与卵巢生理性囊肿、卵巢子宫内膜异位症、输卵管积水及炎性包块等疾病相鉴别。

七、卵巢囊腺癌

(一)病理与临床

卵巢囊腺癌是卵巢原发的上皮性恶性肿瘤,包括浆液性囊腺癌和黏液性囊腺癌,其中浆液性囊腺癌是最常见的卵巢恶性肿瘤。浆液性囊腺癌肿瘤平均直径 10～15 cm,切面为囊实性,以形成囊腔和乳头为特征,有多数糟脆的乳头和实性结节,囊内容为浆液性或浑浊血性液;黏液性囊腺癌切面呈多房性,囊腔多而密集,囊内壁可见乳头及实性区,囊液为黏稠黏液或血性液,但有约 1/4 囊内为浆液性液。组织学可分为高、中、低分化三级。卵巢囊腺癌患者早期多无明显症状。出现症状时往往已届晚期,迅速出现腹胀、腹痛、腹部肿块及腹水。预后较差。目前筛查卵巢肿瘤的主要方法是盆腔超声和肿瘤标志物 CA125 的检测,两者联合应用,可提高诊断准确性。

(二)声像图特点

(1)肿物通常体积巨大,外形不规则。

(2)可双侧发生,双侧等大或一侧大而另一侧小。

(3)肿物表现为混合回声,常为一个巨大的肿物内部可见低回声及无回声与分隔。当肿物以低回声为主时,低回声内部明显不均匀、不规则(图 14-18)。以囊性成分为主时,肿瘤内可见多个厚薄不均、不规则的分隔,并可见乳头样中等或中高回声,数目多、体积大、形态不规则,乳头内有圆形无回声区域。囊内有时可见充满细密光点。黏液性囊腺癌超声表现与浆液性囊腺癌相似,不同的是黏液性囊腺癌的无回声区内常见充满密集或稀疏点状回声,为黏液的回声。

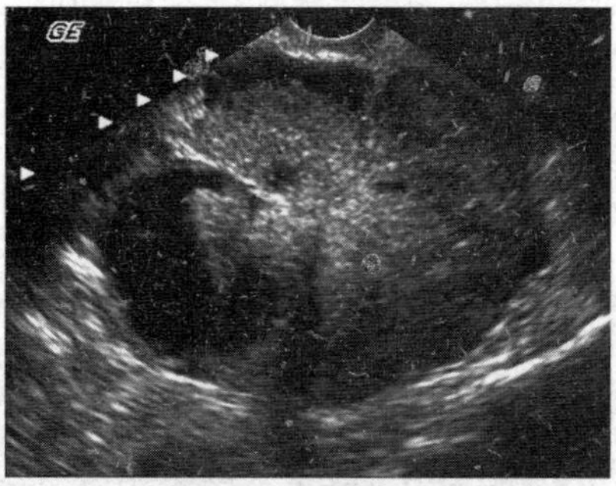

图 14-18 卵巢浆液性乳头状囊腺癌

附件区可见巨大混合回声,形态不规则,内部以不规则中等回声为主,间以不规则无回声区

(4)CDFI:分隔、乳头及肿瘤内低回声区可见较丰富条状血流信号,频谱呈低阻型(RI<0.5)。

(5)常合并腹水。

(三)鉴别诊断

超声检查通常难以在术前确定卵巢恶性病变的病理类型,主要的鉴别诊断包括良性病变与恶性病变的鉴别、卵巢肿瘤与炎性包块的鉴别。鉴别要点如下。

1.二维形态

(1)有实性成分的单房或多房囊肿,乳头数目较多、不规则时要考虑到恶性病变。

(2)以实性为主的囊实性病变,或回声不均匀的实性肿瘤则大多为恶性。恶性肿瘤较大时形态不规则、边界欠清、内部回声明显不均,可见厚薄不均的分隔,多合并腹水。

(3)良性肿瘤多表现为囊性或以囊性为主的混合性包块,如单房囊肿、无实性成分或乳头,或多房囊肿、有分隔、但无实性成分或乳头、且分隔薄而均匀时,一般为良性;有乳头但数目少且规则,也多为良性。

(4)盆腔炎性包块的二维及CDFI特征与卵巢恶性肿瘤有不少相似之处,是超声鉴别诊断的难点。通过仔细观察输卵管炎症的腊肠样回声,以及是否有正常的卵巢回声结构是鉴别诊断的关键,若在附件区域或病灶内见到正常卵巢结构,则首先考虑为炎性病变。当然,盆腔炎症明显累及卵巢(如输卵管-卵巢脓肿)时,单凭超声表现是很难确定的,必须密切结合临床病史、症状及体征进行综合判断。

2.CDFI对卵巢肿瘤良恶性鉴别的帮助

恶性肿瘤由于其大量新生血管及动静脉瘘形成、血管管壁缺乏平滑肌,CDFI可见丰富血流信号,动脉血流多呈低阻型,多数学者认为RI<0.4可作为诊断恶性卵巢肿瘤的RI阈值。

因卵巢肿瘤组织学的种类繁多,除典型的畸胎瘤、浆液性囊性瘤和黏液性囊腺瘤外,超声检查通常无法判断其组织学类型。根据卵巢肿物二维声像图上的形态学特点,可以对一部分肿瘤的性质作出良恶性鉴别。但是非赘生性囊肿合并出血、不典型的卵巢子宫内膜异位症囊肿及盆腔炎时声像图变异很大,给良恶性肿瘤的鉴别诊断带来困难。

八、卵巢子宫内膜样癌

(一)病理与临床

卵巢子宫内膜样癌为卵巢上皮来源恶性肿瘤,大体病理上,肿物为囊实性或大部分为实性,直径为10～20 cm,囊内可有乳头状突起。部分肿瘤为双侧性。镜下组织结构与子宫内膜癌极相似。临床表现包括盆腔包块、腹胀、腹痛、不规则阴道出血、腹水等。本病可能为子宫内膜异位囊肿恶变,也可与子宫内膜癌并发,因此当发现囊实性类似囊腺癌的肿块时,若有内膜异位症病史,或同时发现子宫内膜癌,应注意卵巢子宫内膜样癌的可能性。

(二)声像图特点

本病声像图特点类似卵巢乳头状囊腺癌,呈以中等回声为主的混合回声,或无回声内见多个乳头状中等回声或形态不规则的中等回声(图14-19)。

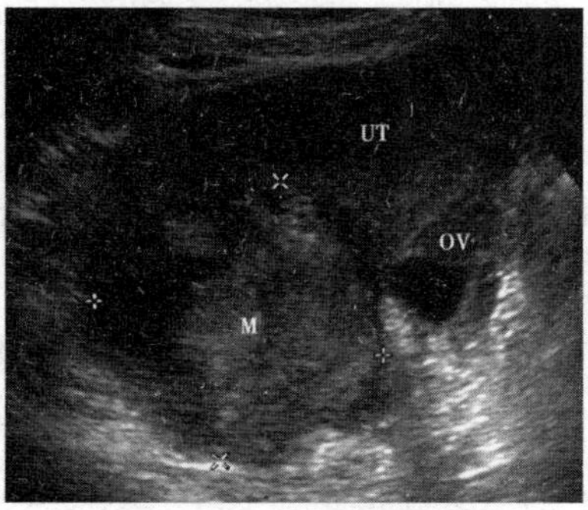

图14-19 卵巢子宫内膜样癌

附件区可见混合回声包块,部分边界不清、形态欠规则,内见不规则中高回声(M:肿物;UT:子宫;OV:另一侧的卵巢)

(三)鉴别诊断

见卵巢囊腺癌。

九、卵巢颗粒细胞瘤

(一)病理与临床

卵巢颗粒细胞瘤为低度恶性卵巢肿瘤,是性索间质肿瘤的主要类型之一;75%以上的肿瘤分泌雌激素。自然病程较长,有易复发的特点。大体病理上,肿瘤大小不等,圆形、卵圆形或分叶状,表面光滑;切面实性或囊实性,可有灶性出血或坏死;少数颗粒细胞瘤以囊性为主,内充满淡黄色液体,大体病理上似囊腺瘤。颗粒细胞瘤可分为成人型及幼年型,成人型约占95%,而幼年型约占5%。幼年型患者可出现性早熟症状。成人患者好发年龄为40～50岁妇女及绝经后妇女,主要临床症状包括月经紊乱、月经过多、经期延长或闭经,绝经后阴道不规则出血;高水平雌激素的长期刺激使子宫内膜增生,或出现息肉甚至癌变,还会出现子宫肌瘤等。其他临床症状包括盆腔包块、腹胀、腹痛等。

(二)声像图特点

(1)颗粒细胞瘤可以为实性、囊实性或囊性,因而声像图表现呈多样性。小者以实性不均质低回声为主,后方无明显声衰减。大者可因出血、坏死、囊性变而呈囊实性或囊性,可有多个分隔而呈多房囊实型,有时表现为实性包块中见蜂窝状无回声区;囊性为主包块可表现为多房性甚或大的单房性囊肿。

(2)CDFI:由于颗粒细胞瘤产生雌激素,使瘤体内部血管扩张明显,多数肿瘤实性部分和分隔上可检出较丰富血流信号。

(3)子宫:肿瘤产生的雌激素可导致子宫内膜增生、息肉甚至内膜癌表现。

(三)鉴别诊断

实性卵巢颗粒细胞瘤需与浆膜下子宫肌瘤鉴别;多房囊实性者需与其他卵巢肿瘤如浆液性囊腺癌、黏液性囊腺瘤/癌等相鉴别;囊肿型颗粒细胞瘤内含清亮液体回声且壁薄,需与囊腺瘤甚或卵巢单纯性囊肿鉴别。鉴别困难时,需密切结合临床资料综合判断。

十、卵泡膜细胞瘤-纤维瘤

(一)病理与临床

卵泡膜细胞瘤和卵巢纤维瘤均为性索间质肿瘤,为良性肿瘤。前者可与颗粒细胞瘤合并存在,分泌雌激素,出现子宫内膜增生症、月经不规律或绝经后出血等相关症状。后者不分泌激素,但有时并发腹水或胸腔积液,此时称 Meigs 综合征。卵泡膜细胞瘤与卵巢纤维瘤常混合存在,故有泡膜纤维瘤之称。病理检查前者由短梭形细胞构成,细胞质富含脂质,类似卵巢卵泡膜内层细胞;后者瘤细胞呈梭形、编织状排列,内含大量胶原纤维。卵泡膜细胞瘤好发于绝经前后,约65%发生在绝经后;卵巢纤维瘤也多发于中老年妇女。卵泡膜细胞瘤的临床症状包括月经紊乱、绝经后阴道出血等雌激素分泌引起的症状及腹部包块等。卵巢纤维瘤的主要临床症状包括腹痛、腹部包块及由于肿瘤压迫引起的泌尿系统症状等。卵巢纤维瘤多为中等大小、光滑活动、质实而沉,很容易扭转而发生急性腹痛。也有相当的病例并没有临床症状,于体检及其他手术时发现,或因急性扭转始来就诊。

(二)声像图表现

两者均为单侧实性肿物,肿物类圆形、边界清晰,内部回声均匀或不均匀。泡膜细胞瘤表现为中高或中低水平回声区,透声性尚好,后方回声可轻度增强(图 14-20)。CDFI:内可见散在血流信号。少数病例呈囊实性表现。卵巢纤维瘤特点为圆形或椭圆形低回声区(回声水平多较子宫肌瘤更低),边界轮廓清晰,常伴后方衰减,此时后方边界不清(图 14-21)。有时难与带蒂的子宫浆膜下肌瘤或阔韧带肌瘤鉴别。

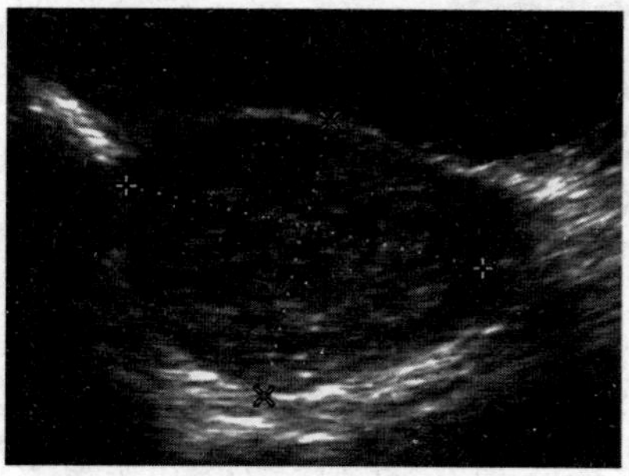

图 14-20　卵泡膜细胞瘤图像

病变呈混合回声,类圆形、边界清晰,内见中等回声及少许无回声

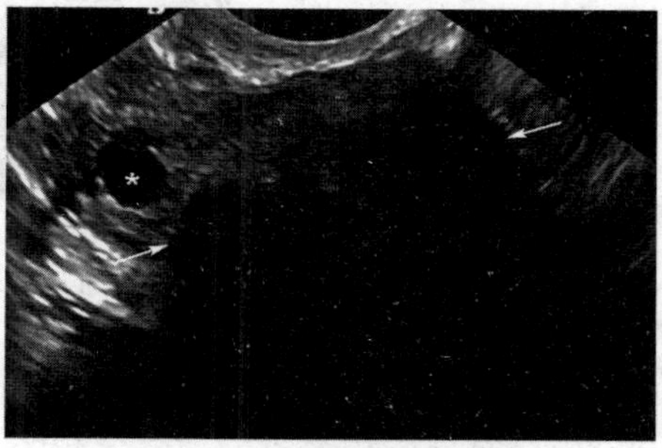

图 14-21　卵巢纤维瘤图像

病变呈低回声(箭头),后方回声衰减,其旁可见卵巢回声(*:卵泡)

(三)鉴别诊断

应与浆膜下子宫肌瘤、卵巢囊肿等相鉴别。多数情况下,可以发现浆膜下肌瘤与子宫相连的蒂,鉴别较易;不能观察到蒂时,若见双侧完整、正常的卵巢结构,则有助于判断为浆膜下子宫肌瘤,若同侧的卵巢未显示或不完整,则卵巢纤维瘤可能性大。少数质地致密的纤维瘤,声像图上回声极低,尤其经腹扫查时可表现为类似无回声样的包块,可能误诊为卵巢囊肿,经阴道超声仔细观察囊肿后方回声增强的特征及病灶内有否血流信号可帮助明确诊断。

十一、成熟性畸胎瘤(皮样囊肿)

(一)病理与临床

成熟性畸胎瘤即良性畸胎瘤,肿瘤以外胚层来源的皮肤附件成分构成的囊性畸胎瘤为多,故又称皮样囊肿,是最常见的卵巢良性肿瘤之一。大体病理上,肿瘤最小的仅 1 cm,最大可达 30 cm或充满腹腔,双侧性占 8%~24%;肿瘤为圆形或卵圆形,包膜完整光滑;切面单房或多房。囊内含黄色皮脂样物和毛发等。囊壁内常有一个或数个乳头或头结节。头结节常为脂肪、骨、软骨,有时可见到一个或数个完好的牙齿。成熟畸胎瘤可发生在任何年龄,但 80%~90%为生育年龄妇女。通常无临床症状,多在盆腔检查或影像检查时发现。肿瘤大者可及腹部包块。并发症有扭转、破裂和继发感染。由于肿瘤成分多样、密度不一,易发生蒂扭转,扭转和破裂均可导致急腹症发生。

(二)声像图表现

由于本病组织成分多样,其声像图表现也多种多样,诊断主要依靠以下特征性表现(图 8-22)。

(1)为类圆形混合回声,边界较清晰,外形规则。

(2)内部可见散在点状、短线样强回声(落雪征),为毛发的回声。

(3)内有多发强回声光团后伴声影,其组织学类型为毛发和油脂,有时几乎充满整个囊腔,易被误认为肠道气体造成漏诊。

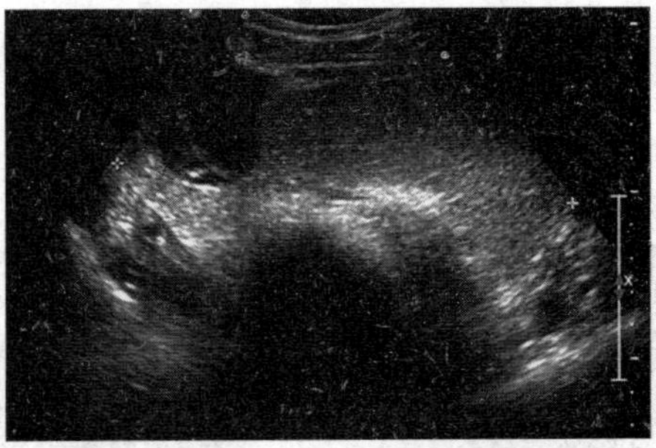

图 14-22 卵巢成熟畸胎瘤图像

腹盆腔巨大混合回声,内部可见点状回声、线状回声、无回声及强回声光团后伴声影

(4)脂-液分层征:高回声油脂密度小而浮在上层,含有毛发和上皮碎屑的液性成分密度大而沉于底层。两者之间出现分界线,此界线于患者发生体位变化时(平卧、站立和俯卧等)随之变化。

(5)囊壁上可见强回声,后方声影明显,此为壁立结节征,其成分为骨骼或牙齿。

(6)杂乱结构征:肿瘤内因同时含有多种不同成分而同时出现落雪征、强光团和脂液分层征象。

(三)鉴别诊断

成熟性畸胎瘤的声像图表现较典型,鉴别较易。但仍需与巧克力囊肿、黄体囊肿、肠管等相鉴别。畸胎瘤内密集点状回声的回声水平常高于巧克力囊肿,且常见有后方声影的团状强回声;黄体囊肿囊内回声水平较畸胎瘤低。特别需要注意的是与肠管及肠道胀气相鉴别,应仔细观察肠管蠕动,必要时嘱患者排便后复查。此外,还应注意有无畸胎瘤恶变及畸胎瘤复发。

十二、未成熟性畸胎瘤和成熟畸胎瘤恶变

(一)病理与临床

未成熟性畸胎瘤和成熟畸胎瘤恶变为少见的卵巢恶性肿瘤,好发于儿童和青年女性。成熟畸胎瘤恶变发生率为1%~2%,主要发生于年龄较大妇女。可出现血 AFP 升高。大体病理上,大多数肿瘤为单侧性巨大肿物。瘤体包含 3 个胚层来源的组织。未成熟畸胎瘤中除 3 胚层来的成熟组织外还有未成熟组织,最常见的成分是神经上皮。肿瘤多数呈囊实性,实性部分质软,肿瘤可自行破裂或在手术中撕裂。可见毛发、骨、软骨、黑色脉络膜及脑组织等,但牙齿少见。未成熟畸胎瘤多见于年轻患者,平均年龄为 17~19 岁。常见症状为腹部包块、腹痛等;因腹腔种植率高,60%有腹水。血清 AFP 可升高。

(二)声像图表现

肿瘤结构杂乱,以囊实性表现为主,声像图与其他卵巢癌无特征性差异(图 14-23)。有时可见伴声影的团状强回声。

(三)鉴别诊断

本病超声表现与其他原发卵巢癌相似,鉴别依靠病理。

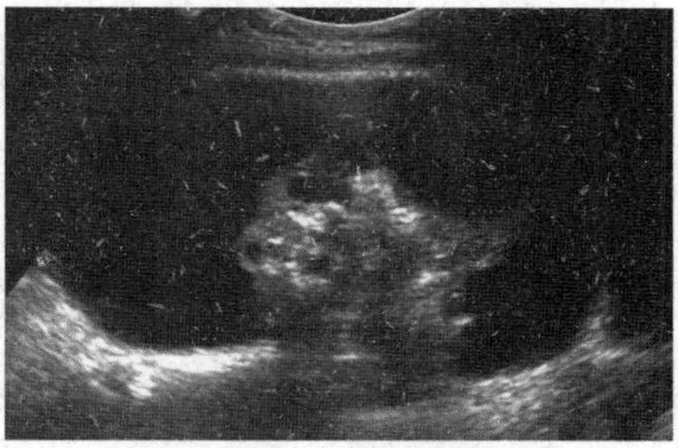

图 14-23　未成熟畸胎瘤

盆腹腔巨大混合回声，边界尚清、外形欠规则，内可见不规则中高回声、分隔及无回声

十三、卵巢转移癌

(一)病理与临床

卵巢转移癌的原发部位主要是胃和结肠，其次还有乳腺、肺、泌尿道、淋巴瘤、生殖器官(子宫、阴道、宫颈、对侧卵巢等)。通常发生在生育年龄妇女。60%～80%为双侧发生。库肯勃瘤特指内部含有“印戒”细胞的卵巢转移性腺癌，原发于胃肠道，肿瘤呈双侧性、中等大小，多保持卵巢原状或呈肾形。一般与周围组织无粘连，切面实性、胶质样、多伴腹水。镜下见典型的印戒细胞，能产生黏液；周围是结缔组织或黏液瘤性间质。本病预后差。

(二)声像图表现

双侧卵巢增大，但多保持原有形状，有时外缘不规则呈结节状，有清晰轮廓。为以实性成分为主的实性包块，或间以囊性成分的囊实性包块(图 14-24)，内部呈中高、中等或低回声，后方回声可衰减；CDFI 显示瘤内血流丰富。常伴腹水。

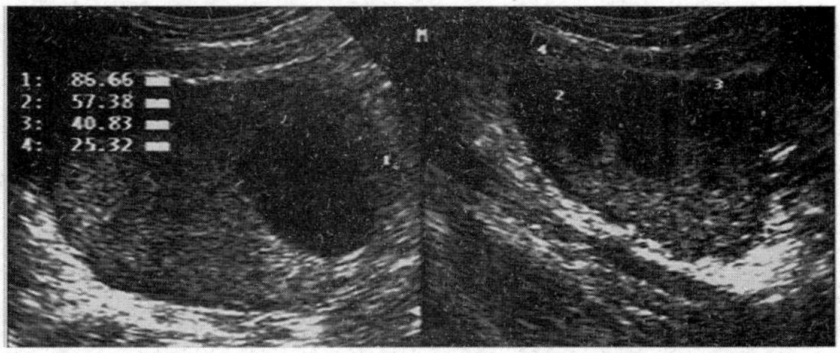

A　　B

图 14-24　卵巢库肯勃瘤

右侧(A)及左侧(B)附件区混合回声，边界尚清，均呈类圆形，以中等回声为主

(三)鉴别诊断

卵巢原发肿瘤和继发肿瘤的鉴别相当重要，因为两者的临床治疗方式和预后有很大差别。本病的主要特点是双侧、以实性为主、具有一定的活动度的附件区肿物。如患者有消化道、乳腺等部位的恶性肿瘤病史或有不适症状，应考虑到转移性卵巢癌的可能。

十四、卵巢肿瘤蒂扭转

(一)病理与临床

卵巢肿瘤蒂扭转是常见的妇科急腹症，单侧常见。卵巢畸胎瘤、卵巢冠囊肿及卵巢过度刺激综合征等是造成扭转的常见病因，卵巢体积增大导致其蒂部相对变细而使卵巢易发生扭转；正常卵巢发生扭转少见。蒂由输卵管、卵巢固有韧带和骨盆漏斗韧带组成。急性扭转发生后，静脉、淋巴回流受阻，瘤内有出血，瘤体急剧增大，可导致卵巢发生坏死。慢性扭转症状不明显，间歇性或不完全扭转时，卵巢明显水肿。急性扭转的典型症状是突然发生一侧下腹剧痛，常伴恶心呕吐甚至休克。妇科检查可触及张力较大的肿块，压痛以瘤蒂处最为剧烈。卵巢蒂扭转一经确诊应立即手术。

(二)声像图表现(图 14-25)

卵巢蒂扭转的声像图表现取决于扭转发生的时间、扭转的程度(完全性扭转、不完全性扭转)、伴发的肿瘤或卵巢内出血的情况，所以在扭转的早期声像图无特征性表现，往往给早期诊断带来困难。典型的病例声像图特征包括以下几点。

(1)扭转的卵巢多位于子宫的上方、靠近中线的部位。

(2)扭转的卵巢体积弥漫性增大，并包含一个或多个出血性坏死导致的低回声或中等回声区(图 14-25)。

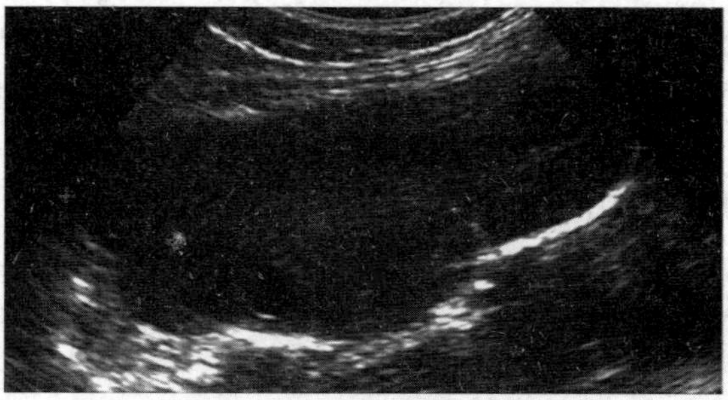

图 14-25　卵巢刺激综合征合并卵巢蒂扭转

患者曾行 IVF-EP，后行减胎术。患侧卵巢增大(卡尺之间)，边界尚清，形态不规则，内部多个低-无回声，边界模糊；卵巢实质回声普遍减低

(3)在蒂部有时可以见到低回声的缠绕的血管结构，由多普勒检查可以沿卵巢韧带和漏斗韧带显示卵巢血供，如果检测到高阻动脉或动静脉血流缺失，可以帮助超声作出特异性诊断。

(4)非特异性表现：附件区无回声、混合回声，壁厚，内部有出血，盆腔积液。

(三)鉴别诊断

本病多出现于妇科急诊患者，临床症状对于诊断非常有帮助。超声医师往往由于卵巢的肿瘤性疾病容易为超声所观察到，而忽略本病的存在导致漏诊。因此，应提高对本病的认识。

(王艳艳)

第三节　盆 腔 疾 病

一、盆腔炎性疾病(pelvic inflammatory disease，PID)

(一)病理与临床

盆腔感染的主要途径是上行性感染，微生物由阴道和宫颈向上蔓延，经过子宫内膜感染输卵管黏膜。微生物培养标本中发现的病原菌通常是多种的，包括淋球菌、沙眼衣原体，以及需氧和厌氧细菌。而且，病原菌的种类和数量取决于获取标本时疾病所处的不同发展阶段。子宫内膜炎常常是急性盆腔炎的一部分，炎症导致宫颈粘连闭塞后可发生宫腔积脓。病变进一步发展形成输卵管炎，是最常见、最具代表性的一类盆腔炎。病灶多位于子宫后方或阔韧带后叶与肠管间粘连处。典型症状为下腹疼痛伴发热，可以出现膀胱或直肠刺激症状。如果炎症累及卵巢并形成脓肿时，则称为输卵管-卵巢脓肿。单独的卵巢脓肿极少见。炎症消退后产生纤维粘连，造成输卵管伞端闭锁，输卵管内液体积聚，形成输卵管积水，输卵管卵巢脓肿可演变为输卵管卵巢积水。结核性盆腔炎往往继发于身体其他部位的结核，其中，输卵管结核占 90%，并且多为双侧性。

(二)声像图表现

(1)子宫内膜炎时声像图无特异性表现，往往仅有非特异性的内膜增厚、不规则或有少量的宫腔积液。

(2)卵巢、输卵管病变在疾病的早期声像图表现可以完全正常。诊断必须结合临床。

(3)宫腔积脓时超声检查可见宫腔扩张，根据感染和出血程度的不同，液体的回声不同。发现宫腔积脓后，应考虑宫颈口闭塞的原因，寻找有无占位性病变。

(4)典型的输卵管积水或积脓(图 14-26)：输卵管积水形成梭形或腊肠形的无回声区，内见不完整分隔(输卵管皱襞)，积脓时无回声区内见点状低回声，或呈低回声表现，大小粗细在不同病例间差异较大。包块壁由输卵管形成，壁的厚薄在急慢性炎症表现不同，一般急性期输卵管壁增厚，边界不清；慢性期壁薄。有时沿着扩张的输卵管可以追踪到子宫角区域。

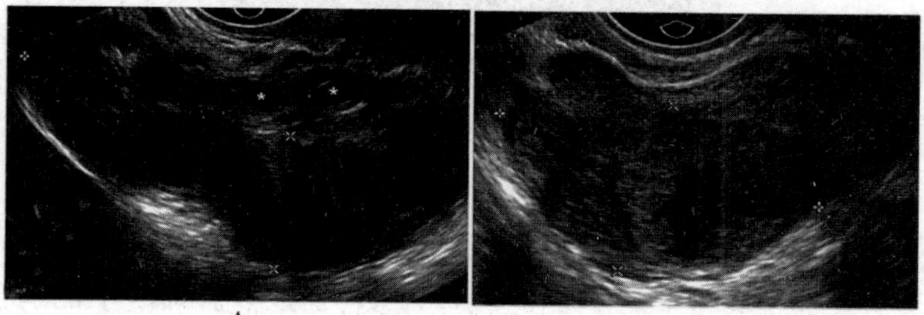

A B

图 14-26 输卵管炎症、积水

A.附件区混合回声呈腊肠样，内有不完整分隔，卵巢位于其一侧；B.同一患者附件区混合回声，内见低回声及不规则无回声区(＊：卵泡)

(5)输卵管卵巢脓肿时，附件区见多房囊性混合回声区，囊肿壁增厚，壁上可见多个结节样强回声突起，大小均匀，内有光点及中等回声光团，为脓液、细胞碎片和结缔组织产生的回声；包块与周围组织粘连；子宫直肠陷凹可见积液。图像与卵巢浆液性肿瘤相似。

(三)鉴别诊断

1.需与卵巢瘤样病变鉴别

黄体囊肿随诊可见变化(缩小或消失)；巧克力囊肿内见细小密集的点状回声。而输卵管积水未累及卵巢时可探及正常卵巢回声，这一点对鉴别诊断很重要。应仔细观察两侧卵巢回声、囊性包块内有无不完整分隔等，以明确输卵管积水的诊断。

2.需与卵巢肿瘤鉴别

输卵管卵巢炎、输卵管卵巢脓肿等，均表现为非特异性的囊实性包块，且盆腔炎时 CA125 也可以升高，因此临床及超声上与卵巢肿瘤鉴别比较困难。若包块内或其旁见到正常卵巢回声，则炎性包块可能性很大；另外，双侧性囊实性包块，尤其是可见卵巢样结构时，为炎性包块。但是在某些病例中，特别是缺乏盆腔炎临床症状时，输卵管卵巢炎、输卵管卵巢脓肿的声像图表现不易与肿瘤，特别是有时与恶性肿瘤鉴别不易，需行穿刺或腹腔镜手术检查明确诊断。

二、原发性输卵管癌

(一)病理与临床

原发性输卵管癌罕见，多发生于绝经后老年女性。单侧多见，输卵管呈结节状或腊肠样增大，切面见灰白色乳头状或菜花样肿物，镜下特征为腺癌。本病早期无特异性症状，进展期出现输卵管癌三联症，即阴道排液、腹痛、盆腔包块。阴道排液是特征性症状，呈间歇性，多为浆液性、黄色、无臭液体，有时为血性液体，阴道排液前可出现一侧下腹部疼痛。

(二)声像图表现(图 14-27)

肿物位于宫旁附件区，呈囊实性混合回声，多为腊肠形或类圆形，内见不规则实性中等或中低回声，有时可见乳头状回声；子宫宫腔可见积液。CDFI：于实性成分内可见血流信号。

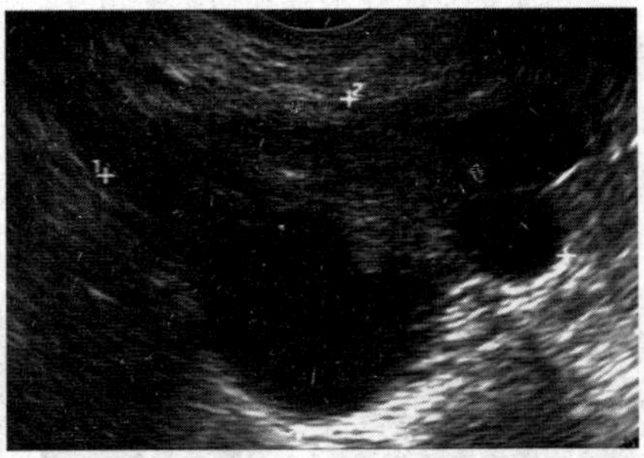

图 14-27　原发性输卵管癌

(三)鉴别诊断

本病应与输卵管炎性包块和卵巢肿瘤相鉴别，临床特征是鉴别的有力帮助。但鉴别较困难，诊断依靠手术病理获得。

三、盆腔静脉淤血综合征(pelvic congestion syndrome，PCS)

(一)病理与临床

本病可分为原发性和继发性两类，原发性 PCS 是指由于卵巢静脉瓣功能障碍导致卵巢静脉、宫旁静脉扩张迂曲、流速减低，Valsalva 动作时可见反流引起的一系列不适综合征，主要有盆腔慢性钝痛、压迫感和沉重感等。继发性 PCS 是由于静脉以外因素造成的静脉扩张迂曲，病因包括：胡桃夹现象和盆腔血供增多等，后者包括炎症、多次妊娠和较大子宫肌瘤等；输卵管结扎术也是引起 PCS 的原因之一。

(二)声像图表现

超声显示盆腔静脉扩张呈串珠状、蚯蚓状、湖泊样无回声区，内径 5～10 mm(图 14-28)；静脉流速低，Valsalva 动作时可出现反向血流信号；可伴有子宫肌层弓形静脉扩张。

(三)鉴别诊断

主要与包裹性积液相鉴别，CDFI 特征结合 Valsalva 动作表现可明确诊断。

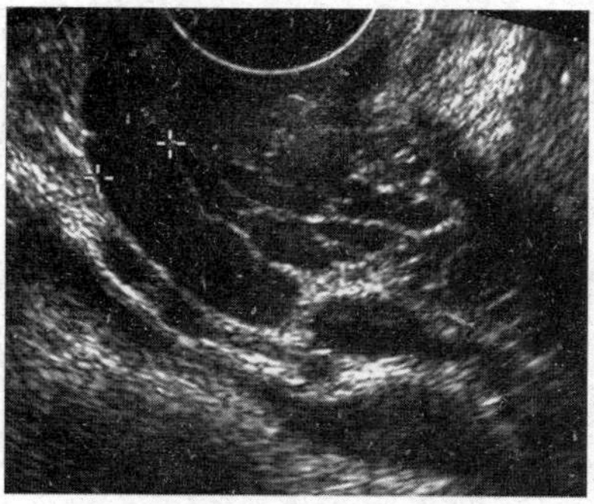

图 14-28 盆腔静脉淤血综合征

宫旁可见迂曲的静脉丛回声，呈湖泊样或串珠状，最宽 0.78 cm，内见细密光点

四、盆腔包裹性积液

(一)病理与临床

盆腔包裹性积液常见于盆腔炎、卵巢子宫内膜异位症、盆腹腔手术或创伤后，囊肿周边有间皮细胞围绕，囊肿的直径可达 20 cm，囊内液体可以是无色透明，也可以是血性的。患者出现下腹疼痛，并可扪及肿块，囊肿合并感染时有发热。包裹性积液手术治疗后复发率高，可达 30%～50%。

(二)声像图表现

常见表现为无回声区，形态欠规则，张力低，有时内部可见纤细的分隔；有时无回声区内可以见到形态正常的卵巢或输卵管伞端，居于一侧(图 14-29)。

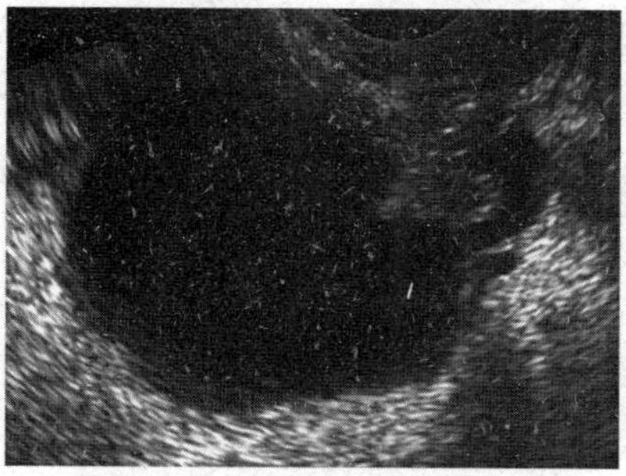

图 14-29 盆腔包裹性积液

一侧附件无回声区，形态欠规则，张力低，内可见输卵管伞端被包绕其中

(三)鉴别诊断

(1)卵巢冠囊肿：也在囊肿旁见到正常卵巢，应与包裹性积液相鉴别。卵巢冠囊肿的形态多为圆形或椭圆形，有一定张力，有助鉴别。

(2)淋巴囊肿：患者有手术史，进行淋巴结清扫手术后易出现淋巴囊肿，淋巴囊肿为圆形或椭圆形囊肿，且有特定的发生部位，即双侧的髂血管旁，而包裹性积液可发生在盆腔不同部位。

五、盆腔手术后血肿或脓肿形成

(一)病理与临床

盆腔手术后患者出现血红蛋白进行性下降或不明原因的发热时，应考虑有无活动性出血或脓肿形成。此时超声检查的主要目的是判断有无血肿、脓肿及其部位。出血可以发生在腹膜内、腹膜外(如筋膜下)、腹壁内,所以超声检查的部位应包括腹壁手术切口处和膀胱前方。

(二)声像图表现

1.血肿

(1)筋膜下血肿:往往发生在腹直肌的深面,位于腹膜外,为无回声包块内部有点状强回声,或因血块收缩而呈囊实性包块。出血进一步增多时,包块向下延伸可达耻骨后。

(2)膀胱反折处血肿:往往发生在剖宫产术后,包块位于膀胱后方、子宫下段手术切口附近。出血进一步增多时,包块在两侧阔韧带内延伸。

2.脓肿

血肿可继发感染形成脓肿。可在超声引导下穿刺抽液等,既是诊断也是治疗。

3.肾积水

血肿或脓肿压迫输尿管,可引起同侧肾积水。手术损伤也可造成同侧肾积水。超声可帮助判断肾积水的程度和原因。

(三)鉴别诊断

患者有明确手术史,术后出现血红蛋白进行性下降、发热等临床症状,结合超声检查显示腹水、混合回声包块、同侧肾积水等,诊断并不困难。需鉴别的疾病包括手术未能切除的肿物、腹腔肿大的淋巴结、淋巴囊肿等。综合分析声像图特点、血清学检验及临床症状是鉴别的关键。

六、盆腔手术后淋巴囊肿

(一)病理与临床

本病为妇科恶性肿瘤淋巴清扫术后的并发症之一,由于淋巴管手术结扎而造成淋巴液回流障碍形成潴留性囊肿,一般发生于术后 1 周,单侧或者双侧均可发生,多位于双侧髂窝区域、髂血管旁及腹股沟区域。较小的未经治疗可自行缓慢消失,较大囊肿产生压迫症状或炎症、出血,引起发热、腹痛,需要治疗,可于超声引导下进行囊肿穿刺引流。

(二)声像图表现

位于髂血管旁的无回声区,体积变化较大。内部回声多为透声好的无回声,合并出血和炎症反应时出现内部透声性差、可见细密点状低回声,少数病例囊内见部分薄的分隔。CDFI:内部未见血流信号。

(三)鉴别诊断

本病应与包裹性积液、复发肿瘤和淋巴结肿大相鉴别,根据其特殊部位、内部回声特点较易鉴别。

七、妇科恶性肿瘤术后盆腔复发病灶

(一)病理与临床

妇科恶性肿瘤的恶性程度普遍较高,手术后不乏复发病例。其中卵巢癌的复发可位于腹腔脏器、肠系膜和大网膜表面,而阴道残端并不一定出现病灶,检查时应当进行全面的全腹腔扫查。而宫颈癌、子宫内膜癌及子宫肉瘤等的复发病灶主要位于阴道残端,其形态不规则,内部回声特点与原发病相似。临床症状包括下腹胀痛、腰痛、腹部扪及包块。部分患者可无明显自觉症状。

(二)声像图特点

不同组织学类型肿瘤的复发病灶具有不同的声像图特点，浆液性乳头状癌的复发病灶呈囊实性(图 14-30)，而肉瘤的复发病灶可呈完全实性的病灶(图 14-31)。CDFI:实性成分内常常出现较丰富血流信号。

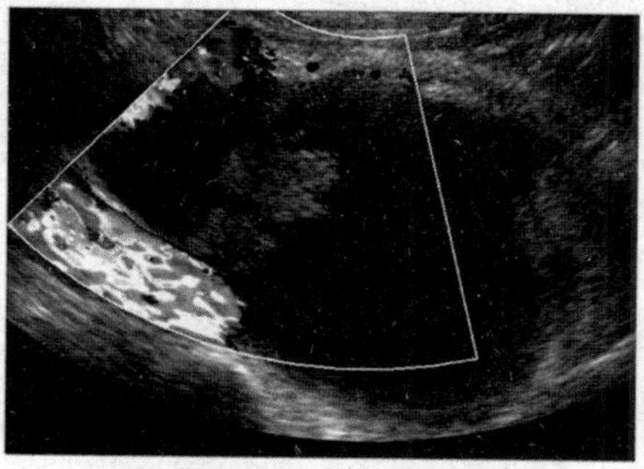

图 14-30　卵巢浆液性乳头状癌术后复发病灶

患者系低分化卵巢浆液性乳头状癌 3c 期分期术后 6 年，发现腹部包块及 CA125 升高来检查。图中可见混合回声，形态不规则，内可见乳头状中等回声及无回声。CDFI:于中等回声内可见点状血流信号

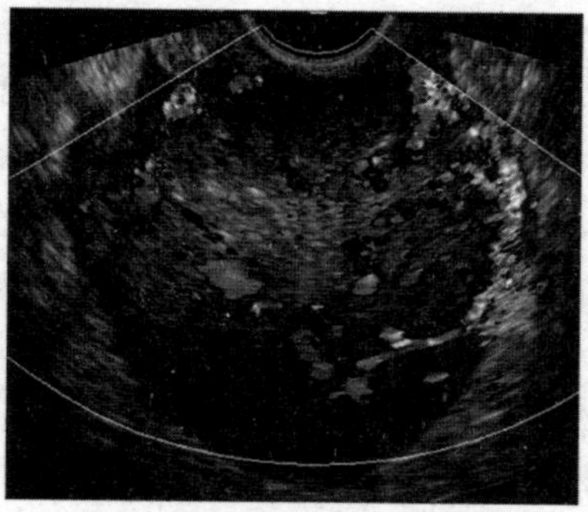

图 14-31　子宫肉瘤复发病灶

患者因子宫肉瘤两次手术，子宫、双侧附件已切除，腹痛并发现腹部包块半年来检查，图中可见盆腔中低回声，边界尚清，形态不规则；CDFI:内见条状分支血流信号

(三)鉴别诊断

囊实性病变应与盆腔术后包裹性积液或血肿相鉴别，结合临床特征、血液检查等手段可以帮助鉴别。实性病变应与盆腔淋巴结肿大相鉴别，CDFI 特点和病变部位有助于鉴别。

(王艳艳)

参考文献

[1] 夏莉莉.医学影像学临床应用[M].开封:河南大学出版社,2019.
[2] 王悍.泌尿外科影像学[M].郑州:河南科学技术出版社,2021.
[3] 李超.实用医学影像诊断精要[M].哈尔滨:黑龙江科学技术出版社,2021.
[4] 杨宁.实用影像学与核医学[M].天津:天津科学技术出版社,2019.
[5] 霍学军,杨俊彦,付强,等.医学影像诊断与放射技术[M].青岛:中国海洋大学出版社,2021.
[6] 孟庆民,洪波,王亮,等.临床医学影像诊断技术[M].青岛:中国海洋大学出版社,2019.
[7] 袁慧书,郎宁.脊柱疾病影像诊断[M].北京:北京大学医学出版社,2021.
[8] 周琦.甲状腺疾病超声图谱[M].北京:科学技术文献出版社,2021.
[9] 王韶玉,冯蕾.头颈部影像解剖图谱[M].济南:山东科学技术出版社,2020.
[10] 郑继慧,王丹,王嵩.临床常见疾病影像学诊断[M].北京:中国纺织出版社,2021.
[11] 梁靖.新编临床疾病影像诊断学[M].汕头:汕头大学出版社,2019.
[12] 赫文,王晓蕾,王璟璐.肿瘤超声诊断与综合诊疗精要[M].北京:中国纺织出版社,2021.
[13] 吕建林.实用泌尿超声技术[M].北京:中国科学技术出版社,2021.
[14] 褚华鲁.现代常见疾病影像诊断技术[M].西安:陕西科学技术出版社,2020.
[15] 修忠标,袁普卫.骨伤科影像学[M].北京:人民卫生出版社,2021.
[16] 卞磊.临床医学影像学[M].北京:中国大百科全书出版社,2020.
[17] 唐军.实用妇科盆底与超声[M].北京:中国医药科学技术出版社,2021.
[18] 吕德勇.实用医学影像学[M].汕头:汕头大学出版社,2019.
[19] 郑娜.实用临床医学影像诊断[M].青岛:中国海洋大学出版社,2020.
[20] 吴成爱.现代影像诊断技术与临床应用[M].南昌:江西科学技术出版社,2019.
[21] 陈宝定,李嘉,邓学东.超声新技术临床应用[M].北京:科学技术文献出版社,2021.
[22] 曹代荣,陶晓峰,李江.头颈部影像诊断基础[M].北京:人民卫生出版社.2020.
[23] 周兆欣.实用影像学鉴别与诊断[M].开封:河南大学出版社,2019.
[24] 于广会,肖成明.医学影像诊断学[M].北京:中国医药科技出版社,2020.
[25] 山君来.临床 CT、MRI 影像诊断[M].北京:科学技术文献出版社,2019.
[26] 菅吉华.临床疾病影像诊断[M].长春:吉林科学技术出版社,2019.
[27] 江洁,董道波,曾庆娟.实用临床影像诊断学[M].汕头:汕头大学出版社,2019.

[28] 杜辰.现代影像指南[M].北京：中国纺织出版社，2020.
[29] 张小丽，李普楠，张中华.超声诊断学[M].北京：中国纺织出版社，2021.
[30] 赵一平，袁欣.乳腺疾病影像诊断与分析[M].北京：科学出版社，2020.
[31] 李林泽，徐小丽，李晓青，等.实用急诊与介入超声[M].哈尔滨：黑龙江科学技术出版社，2021.
[32] 李智岗，王秋香.乳腺癌影像诊断[M].北京：科学技术文献出版社，2021.
[33] 廖建梅，杨舒萍，吕国荣.现代妇科超声诊断与治疗[M].福州：福建科学技术出版社，2021.
[34] 宋刚.消化系统疾病影像诊断[M].沈阳：沈阳出版社，2020.
[35] 韩岩冰，聂存伟，李成龙，等.实用医学影像技术与诊疗应用[M].合肥：中国科学技术大学出版社，2021.
[36] 刘磊，王晶，邵馨.胃肠胰神经内分泌肿瘤的超声诊断价值[J].中国现代医药杂志，2021，23(12)：79-81.
[37] 罗久伟.影像诊断思维在临床工作中的应用[J].影像技术，2019，31(4)：49-50.
[38] 何丽丽.超声对甲状腺结节性质的诊断价值[J].中国药物与临床，2021，21(5)：744-746.
[39] 王强.MRI 与 CT 影像检查在老年多发性脑梗死诊断中的价值[J].中国实用医药，2021，16(9)：28-30.
[40] 易妍，王怡宁，张大明，等.CT 影像诊断案例教学成效反馈分析[J].中国医学科学院学报，2022，44(2)：290-293.